W0269851

P. Dominiak · A. Hjalmarson · M. J. Kendall · W. Kübler · G. Olsson (Hrsg.)

Betablocker – im Mittelpunkt der Forschung

Springer-Verlag Berlin Heidelberg GmbH

P. Dominiak · A. Hjalmarson
M. J. Kendall · W. Kübler · G. Olsson (Hrsg.)

Betablocker – im Mittelpunkt der Forschung

Mit 79 Abbildungen und 41 Tabellen

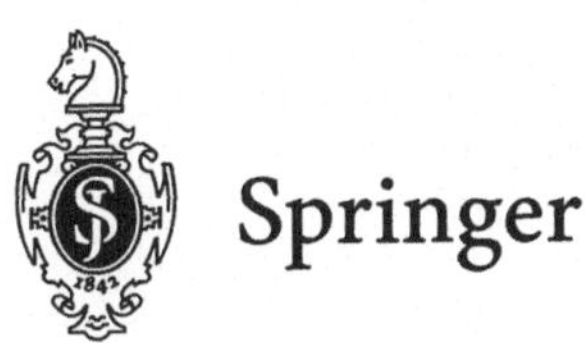 Springer

Prof. Dr. P. Dominiak
Med. Universität zu Lübeck, Institut für Pharmakologie,
Ratzeburger Allee 160, D-23538 Lübeck

Prof. Dr. A. Hjalmarson
Sahlgrenska University Hospital, Division of Cardiology, S-41345 Göteborg

Dr. M. J. Kendall
University of Birmingham, Clinical Pharmacology Section, Edgbaston,
UK-Edgbaston-Birmingham B15 2TH

Prof. Dr. W. Kübler
Universität Heidelberg, Innere Medizin III, Bergheimer Str. 58,
D-69115 Heidelberg

Prof. Dr. G. Olsson
Astra Hässle AB, Clinical R & D, S-43183 Mölndal

Die Deutsche Bibliothek - CIP-Einheitsaufnahme
Betablocker im Mittelpunkt der Forschung / Hrsg.: P. Dominiak ... - Berlin ; Heidelberg ; New York ;
Barcelona ; Budapest ; Hongkong ; London ; Mailand ; Paris ; Santa Clara ; Singapur ; Tokio : Springer,
1997
ISBN 978-3-642-64522-8   ISBN 978-3-642-60716-5 (eBook)
DOI 10.1007/ 978-3-642-60716-5

Einbandgestaltung: design & production GmbH, D-69121 Heidelberg
Herstellung: Pro Edit GmbH, D-69126 Heidelberg
Satz: Hermann Hagedorn GmbH, D-68519 Viernheim
SPIN 10543589   9/3134-5 4 3 2 1 0 – Gedruckt auf säurefreiem Papier

Vorwort

1964 berichtete Prichard erstmals über hypotensive Effekte eines β-Blockers (4). 1966 folgten Arbeiten, die günstige Wirkungen des β-Blockers Propranolol bei der koronaren Herzkrankheit zum Inhalt hatten [1, 2, 3]. Seit den frühen 70iger Jahren stehen β-Blocker in Deutschland für die Therapie der arteriellen Hypertonie und der koronaren Herzkrankheit zur Verfügung. Die erste Substanz war Propranolol, die aber nicht zwischen β_1- und β_2-Adrenozeptoren diskriminieren konnte. 1976 erschien mit Metoprolol ein β_1-selektiver Antagonist, der bis heute erfolgreich bei den beiden erwähnten Erkrankungen therapeutisch angewendet wird. Diese Substanz feierte 1996 ihren 20. Geburtstag und bot daher Gelegenheit, über den Stellenwert der β-Blocker-Therapie bei der koronaren Herzkrankheit und essentiellen Hypertonie nachzudenken, aber auch gleichzeitig andere und neue Indikationen zu berücksichtigen, die teilweise früher sogar als Kontraindikationen angegeben wurden, wie z. B. die Herzinsuffizienz.

Der 20. Geburtstag von Metoprolol war Anlaß genug, international renommierte Wissenschaftler – Theoretiker und Kliniker – zu einem internationalen Symposium nach Hamburg einzuladen, um über den Stellenwert und die zukünftigen Möglichkeiten der β-Blocker zu diskutieren. Das vorliegende Buch stellt eine komplette Darstellung über die verschiedenen Indikationen wie koronare Herzkrankheit, Arrhythmien, Hypertonie, Herzinsuffizienz, vagale Mechanismen und Migräne, aber auch zu den Grundlagen der Therapie dar und faßt annähernd alle Vorträge in Autorenübersichten zusammen.

Die Herausgeber verbinden mit dem Erscheinen des Buches die Hoffnung auf eine Vertiefung des Wissens über die Grundlagen der Anwendung der β-Blocker und möchten gleichzeitig die Diskussion und zukünftige Forschung bezüglich dieser Substanzen anregen.

Im Sommer 1997

Für die Herausgeber:
Peter Dominiak,
Institut für Pharmakologie
der Medizinischen Universität zu Lübeck

Literatur

1. Grant RHE, Keelan P, Kernohan RJ, Leonard JC, Nancekievill L, Sinclair K (1966) Multicenter trial of propranolol in angina pectoris. Am J Cardiol 18: 361–365
2. Hamer J, Sowton E (1966) Effects of propranolol on exercise tolerance in angina pectoris. Am J Cardiol 18: 354–360
3. Parrat JR, Grayson J (1966) Myocardial vascular reactivity after β-adrenergic blockade. Lancet 1: 338–340
4. Prichard BNC (1964) Hypotensive action of pronethalol. Br Med J I: 1227–1228

Inhaltsverzeichnis

Autorenverzeichnis

Prof. Dr. med. D. Andresen
Universitätsklinikum Benjamin Franklin der FU Berlin, Medizinische Klinik
und Poliklinik, Abteilung Kardiopulmologie,
Hindenburgdamm 30, D-12200 Berlin

Prof. Dr. M. Böhm
Klinik III für Innere Medizin der Universität zu Köln,
Joseph-Stelzmann-Straße 9, D-50924 Köln

Dr. med. R. Cappato
II. Med. Abteilung, AK St. Georg,
D-20099 Hamburg

Prof. Dr. med. E. Erdmann
Klinik III für Innere Medizin der Universität zu Köln,
Joseph-Stelzmann-Straße 9, D-50924 Köln

Prof. Dr. med. J. Girndt
Nephrologische Abteilung, St. Vincenz-Krankenhaus,
Auf dem Schafsberg, D-65549 Limburg / Lahn

Prof. Dr. G. Grönefeld
J. W. Goethe-Universität, Medizinische Klinik IV,
Theodor-Stern-Kai 7, D-60590 Frankfurt a. M.

Prof. Dr. B. Hauer
Herzzentrum Ludwigshafen, Kardiologie, Angiologie und Pneumologie,
Bremserstraße 79, D-67063 Ludwigshafen

Prof. Dr. med. O. M. Hess
Kardiologie, Universitätsspital,
Rämistraße 100, CH-8091 Zürich, Schweiz

Å. Hjalmarson, MD, PhD
Department of Cardiology, Institute of Heart & Lung Diseases,
Göteborg University,
S-41345 Göteborg, Sweden

Prof. Dr. S. H. Hohnloser
J. W. Goethe-Universität, Medizinische Klinik IV,
Theodor-Stern-Kai 7, D-60590 Frankfurt a. M.

Dr. med. B. T. Ivandic
Medizinische Klinik II, Medizinische Universität zu Lübeck,
Ratzeburger Allee 160, D-23538 Lübeck

Dr. med. B. Julius
Kardiologie, Universitätsspital,
Rämistraße 100, CH-8091 Zürich, Schweiz

Prof. Dr. med. H. Just
Universitätsklinik Freiburg, Abt. Innere Medizin III,
Kardiologie und Angiologie,
Hugstetterstraße 55, D-79106 Freiburg

J. R. Kaplan, Ph.D.
Department of Comparative Medicine, Bowman Gray School of Medicine
of Wake Forest University, Medical Center Boulevard,
Winston-Salem, NC 27157–1040, USA

Prof. Dr. med. H.A. Katus
Medizinische Klinik II, Medizinische Universität zu Lübeck,
Ratzeburger Allee 160, D-23538 Lübeck

Dr. med. P. Kaufmann
Kardiologie, Universitätsspital,
Rämistraße 100, CH-8091 Zürich, Schweiz

Dr. M. J. Kendall, MD FRCP
The University of Birmingham, Faculty of Medicine and Dentistry,
The Medical School Edgbaston,
Birmingham B15 2 TT, U.K.

J. Kjekshus, M. D., Ph.D.
Abteilung für Kardiologie, Abteilung für Innere Medizin, Rikshospitalet
Universität Oslo,
Pilestredet 32, N-0027 Oslo, Norwegen

Dr. T. Klingenheben
J. W. Goethe-Universität, Medizinische Klinik IV,
Theodor-Stern-Kai 7, D-60590 Frankfurt a. M.

Prof. Dr. K.-H. Kuck
II. Med. Abteilung, AK St. Georg,
D-20099 Hamburg

Prof. Dr. V. Kühlkamp
Abteilung Innere Medizin III, Medizinische Universitäts-Klinik,
Ottfried-Müller-Straße, D-72076 Tübingen

Prof. Dr. K.I. Lie
Department of Cardiology, University Hospital Groningen,
9700 RB, P.O.B 30.00.1, Groningen, The Netherlands

Prof. Dr. A.J. Man in 't Veld
Department of Internal Medicine I, University Hospital Dijkzigt
Erasmus University Rotterdam,
Dr. Molewaterplein 40, 3015 GD Rotterdam, The Netherlands

A.H. v. d. Meiracker, M.D.
Department of Internal Medicine II, University Hospital Dijkzigt
Erasmus University Rotterdam,
Dr. Molewaterplein 40, 3015 GD Rotterdam, The Netherlands

Dr. med. H. Mølgaard
Department of Cardiology, Skejby Sygehus, Arhus University Hospital,
DK-8200 Arhus N, Denmark

Dr. med. M. Müller-Bardorff
Medizinische Klinik II, Medizinische Universität zu Lübeck,
Ratzeburger Allee 160, D-23538 Lübeck

G. Olsson, MD, PhD, Assoc Prof.
CV Management & Strategies, Clinical R&D,
Astra Hässle, S-431 83 Mölndal, Sweden

M.C.M. Portegies, M.D.
Department of Cardiology, University Hospital Groningen,
9700 RB, P.O.B 30.00.1, Groningen, The Netherlands

PD Dr. med. R. Pothmann
Leitender Arzt, Neuropediatrisches Zentrum, Ev. Krankenhaus,
D-46047 Oberhausen

Dr. R. Rüppel
II. Med. Abteilung, AK St. Georg,
D-20099 Hamburg

Priv.-Doz. Dr. med. P.T. Sawicki
Med. Klinik und Poliklinik, Klinik für Stoffwechselkrankheiten und Ernährung,
H.-Heine-Universität Düsseldorf,
Postfach 101007, D-40001 Düsseldorf

M. A. Schalekamp
Department of Internal Medicine I, University Hospital Dijkzigt
Erasmus University Rotterdam,
Dr. Molewaterplein 40, 3015 GD Rotterdam, The Netherlands

Dr. M. A. E. Schneider
II. Med. Abteilung, AK St. Georg,
D-20099 Hamburg

Prof. Dr. med. J. Schrader
Medizinische Klinik, St.-Josefs-Hospital Cloppenburg,
Krankenhausstraße 13, D-49661 Cloppenburg

Dr. K. Seidl
Herzzentrum Ludwigshafen, Kardiologie, Angiologie und Pneumologie,
Bremserstraße 79, D-67063 Ludwigshafen

Prof. Dr. med. L. Seipel
Abteilung Innere Medizin III, Medizinische Universitäts-Klinik,
Ottfried-Müller-Straße, D-72076 Tübingen

Prof. Dr. med. J. Senges
Herzzentrum Ludwigshafen, Kardiologie, Angiologie und Pneumologie,
Bremserstraße 79, D-67063 Ludwigshafen

Prof. Dr. med. M. Sigmund
Innere Medizin I, Kardiologie und Angiologie, Dr.-Horst-Schmidt-Kliniken,
Ludwig-Erhard-Straße 100, D-65199 Wiesbaden

Dr. J. Siebels
II. Med. Abteilung, AK St. Georg,
D-20099 Hamburg

Prof. Dr. med. G. Steinbeck
Medizinische Klinik I, Klinikum Großhadern, Universität München,
D-81366 München

Prof. Dr. med. R.H. Strasser
Medizinische Universitätsklinik, Abteilung Kardiologie, Pulmologie
und Angiologie, Universität Heidelberg,
Bergheimer Straße 59, D-69115 Heidelberg

Dr. med. A. van de Loo
Universitätsklinik Freiburg, Abteilung Innere Medizin III,
Kardiologie und Angiologie,
Hugstetterstraße 55, D-79106 Freiburg

Dr. G. Vassalli
Kardiologie, Universitätsspital,
Rämistraße 100, CH-8091 Zürich, Schweiz

Prof. Dr. G. Vauquelin
Department of Protein Chemistry, Institute of Molecular Biology,
Free University Brussels (VUB),
Paardenstraat 65, B-1640 St. Genesius-Rode, Belgium

F. Waagstein, MD, PhD
Abteilung für Kardiologie und Thoraxchirurgie,
Institut für Herz- und Lungenerkrankungen,
Sahlgrenska-Universitätsklinik,
S-41345 Göteborg, Schweden

J. Wikstrand, MD, PhD
Wallenberg Laboratory for Cardiovascular Research, Sahlgrenska Hospital,
Göteborg University,
S-41345 Göteborg, Sweden

Dr. R. Zahn
Herzzentrum Ludwigshafen, Kardiologie, Angiologie und Pneumologie,
Bremserstraße 79, D-67063 Ludwigshafen

Einführung

A. Vedin

Die Kardiologie ohne β-Blocker ist undenkbar. Diese Substanzen sind ein etablierter und unverzichtbarer Bestandteil in der Therapie von verschiedenen Herzerkrankungen geworden. Sogar ein Jubiläum ist zu verzeichnen: Metoprolol, einer der bedeutendsten Vertreter dieser Substanzgruppe, feierte 1996 in Deutschland seinen 20. Geburtstag.

Gleichzeitig stehen die β-Blocker an der Spitze der klinischen Forschung; mit ihrem fast revolutionär zu nennenden Einsatz bei der Herzinsuffizienz sind sie Medikamente der Zukunft.

Zunächst noch ein Wort zum „Geburtstagskind": Betrachtet man die Geschichte von Metoprolol und von β-Blockern allgemein, muß man bis in das Jahr 1907 zurückgehen. Zu diesem Zeitpunkt postulierte Dale seine Theorie der adrenergen Rezeptoren. 1948 belegte Ahlquist die Existenz von α- und β-Rezeptoren, indem er zeigte, daß Katecholamine in unterschiedlicher Wirkstärke verschiedene physiologische Reaktionen hervorrufen. Powell und Slater berichteten 1958 erstmals von Dichlorisoproterenol, das eine adrenalininduzierte Vasodilatation und Uterus- bzw. Bronchialrelaxation blockierte. Black erfaßte den möglichen klinischen Nutzen der β-Blocker bei Herz-Kreislauf-Erkrankungen und entwickelte 1962 Pronethanol. Für seine Leistungen erhielt er später den Nobelpreis. 1965 wurde mir Propranolol, der erste klinisch verwendete nichtselektive β-Blocker vorgestellt.

Auch Astra ist zu den Pionieren auf dem Gebiet der β-Blocker zu zählen: 1967 wurde Alprenolol, der erste nichtselektive β-Blocker mit schwacher intrinsischer sympathomimetischer Aktivität entwickelt. Mit Alprenolol sammelte unsere Arbeitsgruppe schon früh, Mitte der 70er Jahre, Beweise, daß β-Rezeptor-Antagonisten das Auftreten des plötzlichen Herztodes nach Myokardinfarkt verringern können.

Etwa zur gleichen Zeit (1967) beschrieb Lands die Einteilung in β$_1$- und β$_2$-Rezeptoren. Zwei Jahre später wurde der β$_1$-selektive β-Blocker Metoprolol das erste Mal synthetisiert. Danach ging alles recht schnell; 1970/71 der erste klinische Einsatz von Metoprolol, 1975 Abschluß der intensiven klinischen Dokumentation und 1976 Zulassung in Deutschland.

Heute wird Metoprolol weltweit eingesetzt; jeden Tag werden mehr als 8 Mio Patienten behandelt. Die Liste der Indikationen ist lang; ein wichtiger Bereich ist die Hypertonie, ein weiterer die vielfältigen Erscheinungsformen der ischämischen Herzkrankheit: Angina pectoris, akuter Myokardinfarkt, Langzeitprävention nach Infarkt, Arrhythmien, um nur einige zu nennen.

Doch die Forschung und mit ihr eng verbunden auch Astra stehen nicht still. Bahnbrechend, und von Experten zunächst sehr kritisch beurteilt, war die Anwendung von β-Blockern bei der Herzinsuffizienz durch Waagstein. Mit zunehmender Kenntnis beispielsweise der Up- und Downregulation der β-Rezeptoren wuchs auch das Wissen um die Wirksamkeit der β-Blocker, z. B. bei Patienten mit dilatativer Kardiomyopathie. Mit Metoprolol als Modell für die Therapie der Herzinsuffizienz ließen sich gute Erfolge durch die β-Blockade verzeichnen. Und die Forschung geht weiter. Große laufende Studien in den USA und Europa werden weitere Erkenntnisse auf diesem Gebiet bringen: β-Blocker bleiben in der vordersten Linie – und mit ihnen auch Astra.

Begrüßungsrede

A. Vedin

Es ist eine große Freude für mich, Sie zu diesem internationalen Symposium „β-Blockers in the forefront of research" zu begrüßen. Ich bin sicher, Sie werden im Verlauf des Tages sehen, daß dieser Titel gut gewählt ist. β-Blocker sind tatsächlich im Brennpunkt des wissenschaftlichen Interesses, auch wenn Metoprolol in diesem Jahr in Deutschland seinen 20. Geburtstag feiert. Diese Substanz befindet sich immer noch in der vordersten Linie der wissenschaftlichen Forschung – und es ist ein Medikament der Zukunft. Ich möchte Ihnen auch sagen, daß es für mich persönlich eine ganz große Freude ist, daß ich dieses Symposium eröffnen darf. Der Grund für meine Freude: Fast 30 Jahre lang habe ich mich intensiv mit der β-Rezeptor-Blockade beschäftigt, war viele Jahre in Deutschland tätig und in verschiedenen klinischen Studien direkt mit diesem Thema verbunden. Es freut mich sehr, zurückzukehren und viele Kollegen und Freunde wiederzusehen. Genau wie ich sind sie ein bißchen älter geworden. Aber gerade aus diesem Grund ist es beglückend zu sehen, daß nun eine Gruppe von jungen Wissenschaftlern – vielleicht mit mehr Talent und Brillanz als wir jemals hatten – das Wissen über β-Rezeptor-Blockade und deren klinischen Nutzen weiterentwickelt.

Zu Beginn möchte ich einige historische Bemerkungen machen. Es begann alles im Jahr 1907, als Dale eine Entdeckung machte, die Ahlquist später, in seiner klassischen Arbeit von 1948, weiter in α- und β-Rezeptoren einteilen konnte. β-Rezeptor-Antagonisten gehörten zu den ersten Substanzen unter den Rezeptorenblockern, die klinisch eingesetzt wurden. Der große Pionier auf diesem Gebiet war James Black, der zunächst die β-Rezeptor-Antagonisten entwickelte, später auch die Histamin-II-Rezeptor-Antagonisten, die sich als wirkungsvoll in der Behandlung von säurebedingten Erkrankungen erwiesen haben.

Im Jahre 1962 stellte James Black Pronethanol, den ersten β-Blocker, her. Wie Sie wissen, wurde ihm für seine Leistungen auf dem Gebiet der β-Blocker und der H_2-Blocker der Nobelpreis zuerkannt. In jenen Tagen war Astra – zusammen mit ICI – ein Pionier auf diesem Gebiet. Astra Hässle entwickelte und synthetisierte Alprenolol, einen nichtselektiven β-Blocker mit intrinsischer sympathischer Aktivität. Mit Hilfe dieser Substanz konnten meine Mitarbeiter und ich im Jahre 1974 erstmals darauf hinweisen, daß β-Blocker, unter den Bedingungen einer kontrollierten Studie, tatsächlich in der Lage sind, das Auftreten des plötzlichen Herztodes nach Myokardinfarkt zu verringern.

β_1 und β_2 sind eine relativ neue Entdeckung. Die Einteilung in verschiedene Klassen von β-Rezeptoren wurde erstmals 1967 veröffentlicht. 1969 wurde die Struktur von Metoprolol erstmals synthetisiert – so der Auszug aus den Laborprotokollen von Astra Hässle. Diese Informationen finden sich in Buch Nr. 93

auf Seite 26, der Name für die Substanz war lange Zeit H93/26. Etwa anderthalb Jahre später wurde dieses Medikament das erste Mal einem Patienten verabreicht, wiederum durch die Arbeitsgruppe in Göteborg. 1975 war die intensive klinische Dokumentation für Metoprolol abgeschlossen. Die Anwendung wurde weltweit bei den zuständigen Zulassungsbehörden beantragt. 1976 wurde der Einsatz von Metoprolol von den deutschen Behörden genehmigt.

Immer ganz vorne in der Forschung und der Tradition von Astra verhaftet, haben wir stets das Wissen und die Anwendbarkeit von Metoprolol erweitert. Ein Beispiel aus dem Jahr 1986 ist die Einführung einer neuen galenischen Zubereitung, die die Anwendung 1mal am Tag erlaubt – die „zero order kinetics" (ZOK).

Heute ist Metoprolol der meistverwendete β_1-Rezeptor-Antagonist auf der ganzen Welt. Jeden Tag werden 8 Mio Patienten behandelt, mittlerweile können wir auf 70 Mio Patientenjahre zurückblicken. Das gibt uns eine ausgezeichnete Position, aus der heraus wir nicht nur über die Wirksamkeit und Leistungsfähigkeit von Metoprolol, sondern auch über die ausgezeichnete Sicherheit dieser Substanz sprechen können.

Wenn ich die beiden Hauptfaktoren nennen sollte, die zu einem solchen Erfolg von Metoprolol geführt haben, wäre der erste Punkt die intensive kontinuierliche klinische Forschung. Außerdem haben wir im Vorfeld intensive Arbeit geleistet: Laboruntersuchungen an Tieren und an Geweben. Diese Arbeit hat es uns ermöglicht, neue therapeutische Konzepte für den Tag nach dem „morgen" zu entwickeln – diese Konzepte, die wir heute untersuchen und mit Fakten untermauern.

Die Liste der Indikationen, für die Metoprolol weltweit zugelassen ist, ist lang: zunächst einmal die Hypertension, dann die vielfältigen Facetten der ischämischen Herzkrankheit, Angina, akuter Myokardinfarkt, Langzeitprävention nach Myokardinfarkt, Arrhythmien usw. Metoprolol wurde außerdem – von Waagstein und Hjalmarson – in einen Bereich hineingetragen, der von allen Kollegen zunächst mit großer Zurückhaltung betrachtet wurde: die Herzinsuffizienz. Und damals, als wir langsam die Bedeutung der Up- und Downregulation der Rezeptoren erfassten, erkannten wir, daß die Blockade der β-Rezeptoren bei Patienten mit dilatativer Kardiomyopathie einen Sinn ergibt.

Wir werden noch viel über diese verschiedenen Erkenntnisse hören, auch darüber, was das Ziel der Forschung von morgen sein wird. Wenn Sie mich fragen, was die wichtigste Erkenntnis in bezug auf Metoprolol ist: Ich denke, es war der Beweis, daß Metoprolol den plötzlichen Herztod verhindern kann, sowohl während eines akuten Myokardinfarktes als auch danach. Außerdem natürlich die Tatsache, die vielleicht von noch größerer Bedeutung für das Gesundheitswesen ist: die erfolgreiche Behandlung von Patienten mit primärer Hypertension.

In diesem Sinne und zu dem Zeitpunkt, als diese Studienergebnisse veröffentlicht wurden, nahm Astra eine Pionierstellung ein auf einem Gebiet, das wir heute Ergebnisstudien nennen. Dieser Begriff trifft genau ins Schwarze: Wir müssen den Einfluß eines Medikaments auf den wichtigen medizinischen Erfolg nachweisen. Wir sprechen hier in den meisten Fällen von bedeutsamen Veränderungen der Morbidität, neuen Infarkten beispielsweise. Oder wir sprechen hier vom Überleben, von einer Reduktion der Mortalität. Erst wenn wir unser Ziel der Mortalitätsreduktion erreicht haben – unter der Bedingung einer angemessenen Lebensqualität – dann können wir mit Recht behaupten, daß wir etwas Positives für den Patienten erreicht haben. In diesem Sinne können wir versichert sein, daß Patienten mit Hypertension, die mit Metoprolol behandelt werden, gut beraten sind. Wir haben ein gutes Fundament an Wissen, wir wissen viel über den Einfluß auf die Hämodynamik, die Leistung und jetzt auch auf die Lebenserwartung.

Um wieder auf die gegenwärtige Position zurückzukommen: Astra ist an der Durchführung von einigen großen unabhängigen Studien beteiligt. Einige der Namen oder Akronyme beschreiben diese Arbeit. Und ich bin überzeugt, daß die Referenten mehr über diese Studien und deren Bedeutung sagen können, als ich selbst dazu in der Lage bin.

Es existieren Kurven, in denen Plasmakonzentrationen veranschaulicht sind. Das Maximum nach konventioneller Tabletteneinnahme wird verglichen mit der langsamen, allmählichen Freisetzung von Metoprolol in verschiedenen weiterentwickelten oralen Darreichungsformen. Den Nutzen kann man sich sicher leicht vorstellen, wenn man die Graphik der konventionellen Substanz mit der Kurve der ZOK („zero order kinetics") vergleicht. Sie vermeiden Nebenwirkungen infolge von hohen Plasmakonzentrationen; und – nach anfänglicher Überraschung – stellten wir fest, daß die Effizienz einer Therapie bei Hypertension verbessert wurde. Die Substanz hat durch die Anwendung eines weiterentwickelten Systems der Substanzfreisetzung eindeutig an Wert gewonnen.

Heute steht die Rolle der β-Rezeptor-Blockade bei Herzinsuffizienz im Mittelpunkt. Und Metoprolol gilt – man kann sagen, schon seit den 70er Jahren – als Modell für die Therapie der Herzinsuffizienz. Wir haben nun den Entschluß gefaßt, eine große internationale Multicenterstudie mit 3 200 Patienten in den USA und Europa zu unterstützen; die Studie wird noch in diesem Jahr beginnen.

Zurück zum Thema der Tagung – im Mittelpunkt der Forschung. Wir glauben, daß wir es sind, und wir fühlen uns verpflichtet, mit Ihnen dort zu bleiben.

Vielen Dank und herzlich willkommen zu diesem Symposium.

I Grundlagen der Therapie mit β-Blockern

β-Rezeptor-Subtypen beim Menschen

G. Vauquelin

β₁- und β₂-adrenerge Rezeptoren

Bereits zu Beginn dieses Jahrhunderts wies der Befund, daß Mutterkornalkaloide nur gewisse Effekte von Adrenalin blockieren konnten, auf das Konzept verschiedener adrenerger Rezeptorsubtypen hin. Diese Vorstellung wurde jedoch ignoriert, bis Ahlquist 1948 nachwies, daß es 2 Gruppen adrenerger Rezeptoren gibt, die jeweils ein spezifisches pharmakologisches Profil aufweisen [1]. Die α-adrenergen Rezeptoren wurden mit der Mehrzahl der erregenden Wirkungen assoziiert (z. B. Vasokonstriktion und Kontraktion der glatten Uterusmuskulatur); der β-adrenerge Rezeptor wurde mit der Mehrzahl der hemmenden Wirkungen (z. B. Vasodilatation und Relaxation der glatten Uterus- und Bronchialmuskulatur) und einer wichtigen erregenden Wirkung (Myokardstimulation) in Verbindung gebracht.

Mit der Entdeckung von Substanzen, die zu einer spezifischen Blockade der α- und β-adrenergen Rezeptoren führten, gewann Ahlquists Theorie an Bedeutung. Es wurde der Nachweis erbracht, daß Dichlorisoprenalin die kardialen Reaktionen gegenüber Sympathomimetika blockieren konnte; 1961 wurde diese Substanz als „β-adrenerger Blocker" erkannt [2]. Ein möglicher therapeutischer Nutzen solcher β-adrenerger Antagonisten am Herzen wurde von Black Anfang der 60er Jahre postuliert [3]. Solche Substanzen konnten sich tatsächlich nach einem Myokardinfarkt als günstig erweisen, da sie die Kraft und Geschwindigkeit der Kontraktion der Herzmuskelzellen herabsetzten und dadurch deren O_2-Bedarf zu reduzieren vermochten. Die sich daraus ergebende Forschung führte zur Entdeckung potenter und spezifischer β-adrenerger Antagonisten wie Propranolol (von ICI, 1965) und Alprenolol (von Hässle, 1967) [2].

Mitte der 60er Jahre wurde der Nachweis erbracht, daß parasubstituiertes Alprenolol eine stärkere blockierende Wirkung auf β-adrenerge Rezeptoren im Herzen ausübte als auf diejenigen in Blutgefäßen und Bronchien. Dieser Befund veranlaßte zur Suche nach kardioselektiven Blockern, und im Rahmen solcher Programme wurden Medikamente wie Metoprolol (von Hässle) und Atenolol (von ICI) entwickelt (Tabelle 1). Lands et al. [4] schufen 1967 eine theoretische Grundlage für diese Selektivität. Sie postulierten, daß β-adrenerge Rezeptoren 2 Subklassen umfassen (β₁ und β₂). β₁-Rezeptoren zeigten eine gleich starke Affinität zu Adrenalin und Noradrenalin; ihnen wurde u. a. die kardiale Stimulation und der Fettsäureabbau aus dem Fettgewebe zugeschrieben. β₂-Rezeptoren zeigten eine stärkere Affinität zu Adrenalin als zu Noradrenalin und wurden u. a. mit der Bronchodilatation, der Vasodilatation und Hemmung der Uteruskontraktion in Zusammenhang gebracht (Tabelle 1).

Tabelle 1. Unterscheidung zwischen β-adrenergen Rezeptorsubtypen

Subtyp	β_1	β_2	β_3
Reihenfolge der Katecholaminpotenz	Isoprenalin > Noradrenalin > Adrenalin	Isoprenalin > Adrenalin > Noradrenalin	Isoprenalin > Noradrenalin > Adrenalin
selektive Antagonisten	Metoprolol Atenolol CGP 20712	ICI 118551	
selektive Agonisten		Terbutalin Salbutamol Ritodrin	BRL 37344 CGP 12177

β-adrenerge Rezeptoren und Radioligandenbindung

Die klassische pharmakologische Methode zur Untersuchung adrenerger Rezeptoren bestand in der Messung der Fähigkeit adrenerger Agonisten und Antagonisten zur Modulation physiologischer Reaktionen in vivo, in situ oder in isolierten Organpräparaten. Dabei handelt es sich jedoch um eine indirekte Methode, die möglichen experimentellen Artefakten unterliegt, die mit Phänomenen wie Abbau und Aufnahme des Medikaments, begrenztem Zugang zu den Zielzellen und Beeinflussung anderer Rezeptoren zusammenhängen. Anfang der 70er Jahre wurden Methoden zur direkten Untersuchung der Rezeptoren mit Hilfe der Bindung von radioaktiv markierten Substanzen – den „Radioliganden" – entwickelt. Nach mehreren Fehlschlägen mit radioaktiv markierten Agonisten erwiesen sich um das Jahr 1975 tritiummarkierte Antagonisten wie Alprenolol als nützliche Radioliganden. Dies bedeutete einen wichtigen methodologischen Durchbruch bei der Charakterisierung und pharmakologischen Subklassifizierung β-adrenerger Rezeptoren beim Tier sowie auch in humanen Geweben.

Die meistgebräuchliche Bindungstechnik besteht in der Inkubation von Zellen, Zellhomogenaten oder gereinigten Plasmamembranen mit einem Radioliganden und der anschließenden quantitativen Bestimmung der Menge von rezeptorgebundenem Radioliganden. Diese Untersuchungen liefern 2 Hauptkategorien von Informationen. Erstens kann die Konzentration eines Rezeptors anhand von „Sättigungsbindungsexperimenten" bestimmt werden (Messung der Bindung bei ansteigenden Konzentrationen des Radioliganden). Diese Experimente werden vor allem gefordert, um die Konzentrationen verschiedener Rezeptoren in einem bestimmten Gewebe zu vergleichen und um Unterschiede der Rezeptorkonzentration in bezug auf die normale physiologische Regulation, pathophysiologische Bedingungen und Medikationen zu überwachen. Zweitens besteht die Möglichkeit, die Affinität einer Substanz zu einem bestimmten Rezeptor mit Hilfe von Experimenten mit „kompetitiver Bindung" zu bestimmen (Messung der Bindung einer festgelegten Konzentration eines Radioliganden in Gegenwart ansteigender Konzentrationen der Prüfsubstanz). Solche Experimente mit einer kompetitiven Bindung sind vor allem für Screeningprogramme in pharmazeutischen Unternehmen von Nutzen, da sie eine rasche und zuverlässige Bestimmung der Affinität neu synthetisierter Produkte zu Rezeptoren von Tieren und Menschen ermöglichen.

Mit den radioaktiv markierten Antagonisten, die anfangs für die Untersuchung von β-adrenergen Rezeptoren verwendet wurden ([^{125}J]Pindolol, [^{125}J]Cyanopindolol, [^{3}H]Alprenolol und das hydrophile [^{3}H]CGP 12177), gelang es nicht, zwischen β$_1$- und β$_2$-Rezeptoren zu unterscheiden. Die kompetitiven Bindungsexperimente mit subtypenselektiven Substanzen (Tabelle 1) zeigten jedoch eindeutig, daß beide Rezeptorsubklassen in einem bestimmten Gewebe oder Organ nebeneinander vorkommen können. In diesem Zusammenhang wurde festgestellt, daß die Vorhöfe verschiedener Tierspezies, u. a. auch des Menschen, einen ziemlich hohen Anteil von β$_2$-Rezeptoren enthalten [5] (Tabelle 2). Diese Beobachtung stimmt ausgezeichnet mit pharmakologischen Daten überein, wonach β$_2$-adrenerge Rezeptoren auch positiv inotrope und chronotrope Reaktionen in den Vorhöfen vermitteln können [5]. Lands et al. [4] zufolge konnten die β-adrenergen Rezeptoren eines Organs als β$_1$ oder β$_2$ klassifiziert werden, und das Herz galt als typisches β$_1$-reagierendes Organ. Die neueren Daten aus Bindungsstudien mit Radioliganden zeigen somit, daß ein solcher „Ein-Organ Ein-Rezeptorsubtyp"-Zusammenhang zu einfach ist, und heute ist klar, daß beide Rezeptorsubtypen in vielen Säugetiergeweben nebeneinander vorkommen. Der Anteil von β$_1$- und β$_2$-Rezeptoren in einigen humanen Geweben ist in Tabelle 2 aufgeführt. Diese Koexistenz hängt mit der Tatsache zusammen, daß Gewebe und Organe gewöhnlich eine große Anzahl unterschiedlicher Zelltypen enthalten, die jeweils ihre eigene Rezeptor- und Reaktionsspezifität aufweisen. Isolierte Zellen oder Zelllinien haben den Vorteil, einen einzigen β-adrenergen Rezeptorsubtypen zu enthalten, und ersetzen bei Screeninguntersuchungen daher heute allmählich Membranpräparate aus Geweben. Außerdem stehen heute subtypenselektive Radioliganden zur Verfügung ([^{3}H]CGP 26505 und [^{3}H]Bisoprolol für β$_1$ und [^{3}H]ICI 118551 für β$_2$).

Studien mittels kompetitiver Bindung liefern wichtige Informationen zur Affinität therapeutisch genutzter β-adrenerger Antagonisten zu den jeweiligen Rezep-

Tabelle 2. β$_1$- und β$_2$-adrenerge Rezeptoren in humanen Geweben

Humanes Gewebe	β$_1$-Rezeptor [%]	β$_2$-Rezeptor [%]
Herz		
linker Vorhof	63	37
rechter Vorhof	50	50
linke Kammer	86	14
rechte Kammer	65	35
Uterus		
(postmenopausal)	0	100
(Mitte der Follikelphase)	15	85
(Mitte der Lutealphase)	0	100
Plazenta	66	33
Fettgewebe	70	30
Frontaler Kortex des Gehirns	33	66
Lunge	30	70
Lymphozyten	0	100
glatte Muskulatur der Luftröhre	0	100
Hypophyse	0	100
epidermale Keratinozyten	0	100

torsubtypen und damit zu ihrer Selektivität. Was die Antagonisten Metoprolol und Atenolol anbelangt, so wurde von Abrahamsson et al. [6] aufgezeigt, daß sie eine vergleichbare, etwa 30fache Selektivität für β_1-Rezeptoren in humanen und in tierischen Geweben aufweisen. Die Affinität von Metoprolol ist etwa um das 6- bis 7fache höher als die von Atenolol. Dieser Unterschied bezüglich der Affinität gibt sehr gut den Unterschied der Plasmakonzentrationen beider Substanzen wieder, die für eine signifikante β_1-Blockade erforderlich sind. Eine Reduktion der Belastungsherzfrequenz um etwa 20% wird bei 100–200 nM für Metoprolol und bei 1000–1500 nM für Atenolol beobachtet [6, 7]. Aufgrund ihrer ausgeprägten β_1-Selektivität besetzen Antagonisten wie Metoprolol in Konzentrationen, bei denen eine signifikante β_1-Blockade feststellbar ist, nur einen geringen Anteil der β_2-Rezeptoren (Abb. 1).

Zur Untersuchung der Rezeptorverteilung in komplexen Geweben, wie Gehirn, Herz und Lunge, wurden autoradiographische bildgebende Verfahren entwickelt. Bei dieser Untersuchungsmethode werden dünne Gewebsschnitte (Dicke $\leq$ 10 μm) mit einem Radioliganden inkubiert; die Radioaktivität auf den verschiedenen Bezirken der Schnitte wird anschließend mittels fotografischer Darstellung bestimmt. Solche autoradiographischen Untersuchungen zeigten eine gleichmäßige Verteilung von β_1- und β_2-Rezeptoren im rechten Vorhofsohr und linksventrikulären Papillarmuskel des Menschen [8]. Trotz der geringen Innervation des humanen Ventrikels [9] war der Anteil von β_2-Rezeptoren im linksventrikulären Papillarmuskel und in den Vorhöfen vergleichbar. β_2-Rezeptoren sind daher wahrscheinlich eher mit dem Myokard assoziiert als mit sympathischen Nervenendigungen [8]. Autoradiographische Methoden ermöglichen uns die Untersuchung der Rezeptorverteilung auf mikroskopischer Ebene. Dies reicht jedoch noch nicht aus, um präsynaptische von postsynaptischen Rezeptoren zu unterscheiden; es laufen daher Versuche, den Grad der Auflösung bis zur elektronenmikroskopischen Ebene zu erhöhen.

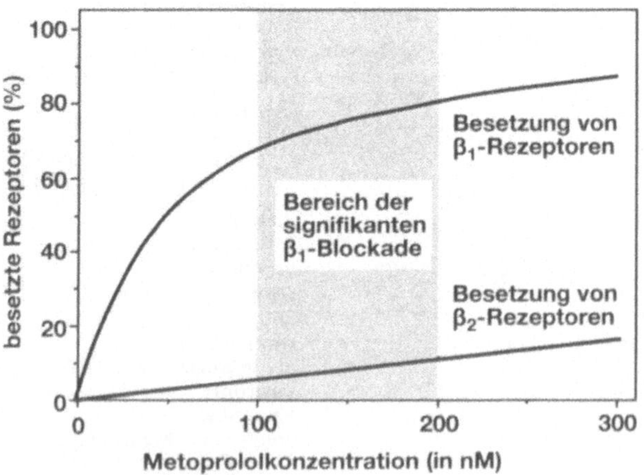

Abb. 1. Besetzung von β_1- und β_2-adrenergen Rezeptoren durch unterschiedliche Konzentrationen von Metoprolol

Molekularbiologie und Abklärung der Struktur von β-adrenergen Rezeptoren

Die Existenz adrenerger Rezeptoren wurde anfangs postuliert, um pharmakologische Effekte auf Zielgewebe zu erklären, über lange Zeit blieben sie jedoch eine abstrakte Vorstellung. Zur Aufklärung ihrer chemischen Struktur wurde daher weitere Forschungsarbeit initiiert. In diesem Zusammenhang stellten Robinson et al. [10] fest, daß β-adrenerge Rezeptoren die Adenylatzyklase in Zellplasmamembranen stimulieren; daraus wurde ersichtlich, daß sie Bestandteile der Membranen sind. 1972 wurde beschrieben, daß Zellmembranen aus einer Lipiddoppelschicht bestehen, in der globuläre Strukturen (Proteine wie etwa Rezeptoren) frei „flottieren" können [11]. Die direkte Identifikation von β-adrenergen Rezeptoren auf Zellmembranen mit Hilfe der Radioligandenbindung war ein entscheidender Schritt nach vorne; bald danach konnten die Rezeptoren mit Hilfe von Detergenzien aus ihrer Membranumgebung gelöst werden. Über die erste erfolgreiche Reinigung solcher „solubilisierter" β-adrenerger Rezeptoren mit Hilfe der überzeugenden Technik der Affinitätschromatographie wurde 1977 berichtet [12]. Nach erfolgter Reinigung konnten die β-adrenergen Rezeptoren von Säugetieren als Glykoproteine mit einem apparenten Molekulargewicht von 62 000–67 000 nachgewiesen werden.

Die Bestimmung von Aminosäuresequenzen aus kleinen Fraktionen der gereinigten Rezeptoren eröffnete neue Horizonte für den Molekularbiologen. Ausgehend von diesen Sequenzen ließen sich tatsächlich Oligonukleotidsonden herstellen, um „DNS-Bibliotheken" auf das Vorliegen von Genen hin zu untersuchen, welche für die Rezeptormoleküle selbst kodieren, sowie auf eng verwandte Rezeptoren. Die DNS-Sequenz dieser Gene lieferte den Schlüssel zur vollständigen Aminosäuresequenz der Rezeptoren, für die sie kodierten. Mit Hilfe dieser Methode konnte 1986 über die erste komplette Sequenz des β_2-Rezeptors aus der Hamsterlunge berichtet werden [13]. Auf diesem Gebiet werden sehr rasch Fortschritte erzielt, und derzeit liegen die Sequenzen von β-adrenergen Rezeptorsubtypen vom Menschen und vielen anderen Spezies fest. Diese Methode hat auch die Sequenz von hunderten von verwandten Rezeptoren geliefert. Eine ganze Reihe davon entsprechen bekannten Rezeptoren oder Rezeptorsubtypen, für viele andere [sog. „Orphan-Rezeptoren" (*orphan* = Waise)] wurde jedoch bisher kein endogener Messenger entdeckt. Obgleich die β-adrenergen Rezeptoren und verwandte Rezeptoren unterschiedliche Messengermoleküle erkennen können, haben sie einige Eigenschaften gemeinsam. Sie setzten sich aus einem einzigen Peptid zusammen und weisen 7 hydrophobe Segmente auf, die jeweils eine Länge von etwa 20–25 Amniosäuren haben. Außerdem zeigen die Aminosäuresequenzen dieser Rezeptoren einen hohen Grad der Übereinstimmung; dies läßt darauf schließen, daß sie sich aus einem gemeinsamen Vorläufer entwickelt haben. Schließlich scheinen sie alle mit in der Membran vorhandenen GTP-bindenden Proteinen – den berühmten „G-Proteinen" – interagieren zu können.

Ausgehend von der bekannten räumlichen Struktur eines dieser Proteine – Bakteriorhodopsin – ist heute allgemein anerkannt, daß G-Protein-assoziierte Rezeptoren 7 Transmembrandomänen aufweisen (d. h. α-Helices, numeriert von I–VII), die kreisförmig um einen zentralen Spalt angeordnet sind [14] (Abb. 2). Kleine Nichtpeptidmessengermoleküle, wie Adrenalin und Noradrenalin, lagern

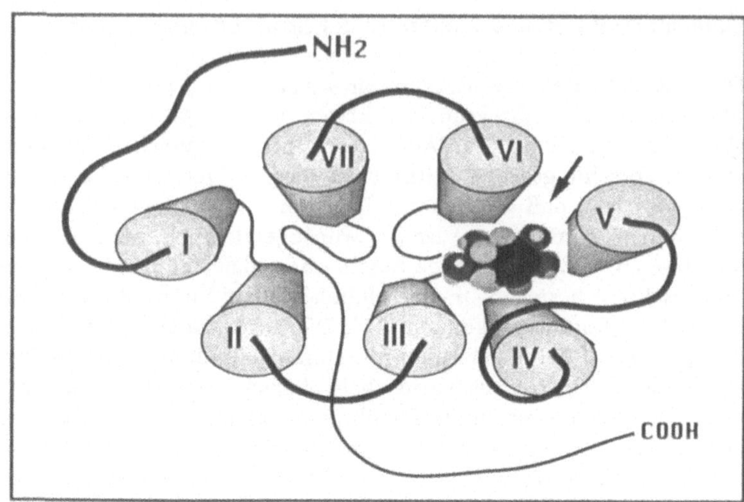

Abb. 2. Schematische Darstellung eines β-adrenergen Rezeptors in der Zellmembran. Die Zylinder stellen die 7 transmembranären α-Helices dar. Sie sind um einen zentralen Spalt angeordnet, in dem Adrenalin (Pfeil) dargestellt ist

sich vermutlich in diesen zentralen Spalt ein und interagieren mit Aminosäureresten, die zu einigen der Transmembrandomänen des Rezeptors gehören. In diesem Zusammenhang weisen neuere Mutationsstudien mit β-adrenergen Rezeptoren darauf hin, daß die Domänen III und V an der Bindung von Adrenalin beteiligt sind [14]. Zytoplasmaregionen des Rezeptors, vor allem zwischen Domäne V und VI, spielen nachweislich eine wichtige Rolle bei der Informationsübermittlung zwischen Rezeptor und G-Proteinen. Schließlich wurde der Nachweis erbracht, daß Zytoplasmaregionen des Rezeptors, vor allem am COOH-Ende Aminosäuren enthalten, die als Phosphorylisierungsstelle für verschiedene Proteinkinasen dienen können, die bekanntlich eine Rezeptordesensibilisierung hervorrufen. Wichtige Eigenschaften der β-adrenergen Rezeptoren können somit mit einigen ihrer spezifischen Regionen in Zusammenhang gebracht werden.

Zwischen den Aminosäuren der Transmembrandomänen von humanen β_1- und β_2-Rezeptoren besteht eine Identität von nur 71%. Dies liefert eine elegante Erklärung für die unterschiedlichen pharmakologischen Profile dieser Rezeptorsubtypen. Tatsächlich führen Unterschiede bezüglich der Aminosäuresequenz der Transmembrandomänen der β_1- und β_2-Rezeptoren zwangsläufig zu einer unterschiedlichen räumlichen Anordnung ihrer Bindungsstellen. Sogar bei demselben Rezeptorsubtyp finden sich auch geringe speziesabhängige Unterschiede der Aminosäuresequenz. So besteht nur eine Übereinstimmung von 95% zwischen den Aminosäuren der Transmembrandomänen der β_2-Rezeptoren von Mensch und Hamster. Dies spricht für die These, daß das pharmakologische Profil eines Rezeptormoleküls bei einem Vergleich von verschiedenen Spezies nicht unbedingt übereinstimmen muß und daß daher bei der Extrapolation von Daten aus Tierstudien auf den Menschen Vorsicht geboten ist. Glücklicherweise hat uns der molekularbiologische Ansatz auch Untersuchungsmethoden verschafft, mit denen sich dieses Problem umgehen läßt. So lassen sich Gene, die für humane β-adrenerge Rezeptoren kodieren, tatsächlich in Zelllinien inkorporieren, die von Säugetieren (z. B. Ovarialzellen des chinesischen Hamsters) oder sogar von Insekten stammen. Diese transfizierten Zelllinien exprimieren die humanen Rezeptoren und können daher zur Untersuchung der Wirkung von β-adrenergen Agonisten und Antagonisten mittels Radioligandenbindung sowie mit Hilfe der Messung funktioneller Reaktionen, wie etwa der Bildung von zyklischem AMP, herangezogen werden.

Atypische/β_3-adrenerge Rezeptoren

Molekulare Klonierungsstudien, die von Emorine et al. [15] durchgeführt wurden, warfen ebenfalls ein Licht auf die humane Genkodierung für einen nahen Verwandten der klassischen (d. h. β_1 und β_2) β-adrenergen Rezeptoren. Nach der Transfektion in Ovarialzellen des chinesischen Hamsters steuerte dieses Gen die Synthese eines Rezeptors, der das Adenylatcyclaseenzym über denselben G_s-abhängigen Mechanismus stimulieren konnte wie die β_1- und β_2-Rezeptoren. Außerdem wiesen diese Rezeptoren dieselbe Reihenfolge der Potenz in bezug auf Katecholaminagonisten auf wie β_1-Rezeptoren (d. h. Isoprenalin > Noradrenalin > Adrenalin, Tabelle 1). Ausgehend von dieser Ähnlichkeit wurden sie als neues Mitglied der β-Rezeptor-Familie bewertet und daher als β_3-adrenerge Rezeptoren bezeichnet. In jüngster Zeit wurden auch murine Gene und Rattengene isoliert, die für solche β_3-Rezeptoren kodieren.

Ein bedeutender Unterschied zwischen den β_1- und β_3-Rezeptoren besteht darin, daß letztgenannte nur eine schwache Affinität zu klassischen β-adrenergen Antagonisten aufweisen. Dieser Unterschied bringt uns zurück zur Pionierarbeit von Harms et al., die in den 70er Jahren aufzeigten, daß β-adrenerge Antagonisten eine abnorm geringe Potenz bei der Hemmung der lipolytischen Reaktion auf Katecholamine in weißen Fettzellen der Ratte aufweisen [16]. Dies paßte nicht zu dem Postulat von Lands et al. [4], wonach die beteiligten β-adrenergen Rezeptoren dem β_1-Typ angehören müßten, und die geringe Affinität zu den Antagonisten schloß auch die Beteiligung von β_2-Rezeptoren aus.

Um diese abnorme pharmakologische Eigenschaft erklären zu können, äußerten verschiedene Autoren die Annahme, daß Fettzellen eine neue Subklasse β-adrenerger Rezeptoren enthalten müßten, die sie als „atypische" Rezeptoren bezeichneten. Später stellte sich heraus, daß atypische Rezeptoren eine Relaxation des Ileums und eine Stimulation des O_2-Verbrauchs in Zellen des braunen Fettgewebes induzieren konnten. Die pharmakologischen Eigenschaften der klonierten β_3-adrenergen Rezeptoren hatten auffallende Ähnlichkeit mit denjenigen, die allgemein den atypischen Rezeptoren auf Rattenfettzellen zugeschrieben wurden. Dennoch blieb es über 1 oder 2 Jahre nach der Entdeckung von Emorine ungeklärt, ob beide Rezeptoren identisch waren oder unterschiedliche Vertreter einer größeren bisher verborgenen Gruppe von β-adrenergen Rezeptoren darstellten. Vor kurzem wurde jedoch für die Ratte der Nachweis erbracht, daß der β_3-Rezeptor (d. h. aus molekularen Klonierungsstudien) und der atypische Rezeptor (d. h. aus funtionellen Studien) identische pharmakologische Eigenschaften aufweisen. Diese Identität spricht für die These, daß sich die Begriffe „atypisch" und „β_3" auf denselben Rezeptorsubtyp beziehen.

Das Vorliegen funktioneller β_3-adrenerger Rezeptoren in Fettzellen bestimmter Säugetierspezies wie etwa der Ratte ist heute erwiesen, und es wurde darüber hinaus postuliert, daß diese Rezeptoren auch physiologische Reaktionen in anderen Geweben und Organen, wie Herz, Skelettmuskel und Gastrointestinaltrakt, auslösen können. Der rasche Fortschritt auf diesem Gebiet wurde durch seit Mitte der achtziger Jahre verfügbare synthetische β_3-selektive Agonisten wie beispielsweise BRL 37344 möglich. Ein weiteres Medikament, CGP 12177, ist ein allgemein bekannter und potenter β_1- und β_2-adrenerger Antagonist, der jedoch als spezifischer Agonist für atypische Rezeptoren bei Ratte und Hamster wirkt [17]. Durch diese chemischen Methoden wird heute der Nachweis und die Charakterisierung β_3-adrenerger Rezeptoren in verschiedenen Geweben erheblich erleichtert (Tabelle 1).

Die initialen Bindungsstudien mit Radioliganden erbrachten jedoch keinerlei Bestätigung für die Existenz atypischer/β_3-adrenerger Rezeptoren. Anstelle dessen zeigten sie, daß die Fettzellmembranen der Ratte β_1-Rezeptoren und möglicherweise auch β_2-Rezeptoren enthalten müßten. Wegen dieser widersprüchlichen Befunde begegnete man dem Konzept „atypischer" β-adrenerger Rezeptoren bis zur Entdeckung ihres Gens mit viel Skepsis. Trotzdem ist heute klar, daß es in diesen initialen Radioligandenbindungsexperimenten aus rein technischen Gründen nicht gelang, die Existenz atypischer Rezeptoren nachzuweisen. Tatsächlich waren die eingesetzten Radioliganden Antagonisten ([^{3}H]Dihydroalprenolol, [^{3}H]Cyanopindolol und [^{3}H]CGP 12177), die eine sehr ausgeprägte Affinität zu den klassischen β_1- und β_2-Rezeptoren aufweisen, jedoch nur über eine geringe Affinität zu atypischen Rezeptoren verfügen. Es ist daher nicht überraschend, daß sich diese Radioliganden bevorzugt an β_1- und β_2-Rezeptoren banden. Eine Möglichkeit, dieses Problem zu überwinden, ist die Durchführung von Experimenten mit hohen Konzentrationen der Radioliganden; auf diese Weise würde auch ein angemessener Anteil atypischer Rezeptoren markiert werden. Trotzdem sind potente β_3-selektive Radioliganden zur direkten Identifikation und Charakterisierung dieser Rezeptoren in verschiedenen Geweben nach wie vor höchst willkommen.

β_3-adrenerge Rezeptoren und humane Fettzellen

Weiße Fettzellen sind auf die Speicherung von Triglyzeriden spezialisiert. Bei Bedarf werden diese Triglyzeride zu den Bestandteilen (freie Fettsäuren und Glyzerin) abgebaut, die aus den Fettzellen in den Blutstrom freigesetzt werden können. Dieser „lipolytische" Prozeß ist für die Energieversorgung unter bestimmten physiologischen Bedingungen, wie körperliches Training, und nach Verletzungen unerläßlich. Adrenalin und Noradrenalin üben eine wichtige regulatorische Kontrolle auf die Lipolyse in Fettzellen vieler Tierspezies aus und gelten beim Menschen sogar als einzige, akut wirkende, lipolytische Messenger [18]. α_2-adrenerge Rezeptoren, die die Lipolyse hemmen, und β-adrenerge Rezeptoren, die die Lipolyse stimulieren, können beide auf Fettzellen vorhanden sein;

die lipolytische Nettoreaktion dieser Zellen gegenüber Katecholaminen hängt daher von dem funktionellen Gleichgewicht zwischen den entgegengesetzten Wirkungen dieser adrenergen Rezeptorsubtypen ab [19]. Dieses Gleichgewicht ist nicht festgelegt und kann zwischen den einzelnen Spezies sowie zwischen einzelnen Fettdepots variieren und auch von Alter und Geschlecht abhängen.

Bindungsstudien mit Radioliganden zeigten, daß in nahezu allen Säugetiergeweben verschiedene β-adrenerge Rezeptorsubtypen nebeneinander vorhanden sind und daß in einem bestimmten Gewebe der vorherrschende Rezeptorsubtyp zwischen einzelnen Spezies variieren kann (Tabelle 1). Diese Überlegungen veranlaßten uns zu einer sorgfältigen Untersuchung der Beteiligung verschiedener β-adrenerger Rezeptorsubtypen an der lipolytischen Reaktion von Fettzellen verschiedener Säugetierspezies. Diese Ergebnisse zeigen, daß funktionelle β_3-adrenerge Rezeptoren in den Fettzellen bestimmter Säugetierspezies, wie der Ratte, ohne weiteres nachweisbar sind, nicht jedoch in Fettzellen des Menschen [20, 21].

Die Fähigkeit von CGP 12177, eine physiologische Reaktion auszulösen, ist ein Hauptkriterium für die Untersuchung des Vorliegens von β_3-adrenergen Rezeptoren in Fettzellen sowie auch in anderen Geweben. Anhand dieser Methode konnten wir und andere Untersucher nachweisen, daß diese Rezeptoren auf den Fettzellen der Ratte (Abb. 3a), des Hamsters, des Kaninchens und des Hundes vorhanden sind [17, 20]. Aus diesen Studien ging hervor, daß unterschiedliche β-adrenerge Rezeptorsubtypen nebeneinander existieren und zur lipolytischen Reaktion von Fettzellen beitragen können.

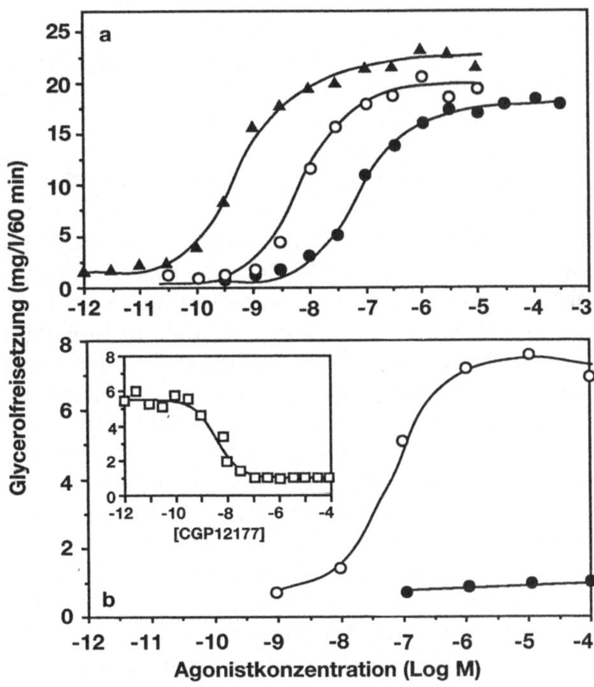

Abb. 3 a,b. Lipolyse (a) in isolierten Nebenhodenfettzellen der Ratte. Dosis-Wirkungs-Kurven für BRL 37344 (schwarze Dreiecke), l-Isoprenalin (weiße Kreise) und CGP 12177 (schwarze Kreise); (b) in isolierten humanen omentalen Fettzellen; Dosis-Wirkungs-Kurven für l-Isoprenalin (weiße Kreise) und CGP 12177 (schwarze Kreise). Insert: antagonistischer Effekt von CGP 12177 gegenüber der durch 200 nM l-Isoprenalin (weiße Quadrate) hervorgerufenen lipolytischen Reaktion

Der Nachweis von β_3-adrenergen Rezeptoren in Fettzellen von erwachsenen Menschen scheint weitaus schwieriger zu sein. Tatsächlich gelang es dem Bericht von Langin et al. [17] zufolge nicht, durch BRL 37344 und CGP 12177 – zwei β_3-selektive Agonisten – in subkutanen Fettzellen eine Lipolyse zu induzieren. Auch in unseren Untersuchungen konnten wir mit CGP 12177 keine lipotypische Reaktion in humanen omentalen Fettzellen hervorrufen [21] (Abb. 3b). Anstelle dessen hemmte diese Substanz die durch Isoprenalin vermittelte Reaktion vollständig und mit hoher Potenz (Abb. 3b). Diese Befunde weisen darauf hin, daß die lipolytische Reaktion auf β-adrenerge Agonisten in humanen omentalen Fettzellen hauptsächlich über die klassischen β-adrenergen Rezeptoren vermittelt wird. In diesem Zusammenhang stellten Mauriege et al. [22] vor kurzem umfassende pharmakologische Befunde vor, aus denen hervorgeht, daß sowohl β_1- als auch β_2-adrenerge Rezeptoren beteiligt sind. Das Vorliegen von β_1- und β_2-Rezeptoren wurde auch mit Hilfe von Bindungsstudien mit Radioliganden in humanen subkutanen und omentalen Fettzellen nachgewiesen [22].

Der Mensch war die erste Spezies, bei der ein Gen entdeckt wurde, das für β_3-adrenerge Rezeptoren kodiert. Seither wurde auch der Nachweis erbracht, daß β_3-adrenerge Rezeptor-mRNA in verschiedenen humanen Fettdepots sowie in der Gallenblase und im Kolon vorhanden ist [23]. Die Gründe für die unterschiedlichen Ergebnisse zwischen solchen „In-situ-Hybridisierungsexperimenten" und funktionellen Experimenten sind derzeit unbekannt. Man muß jedoch daran denken, daß die Expression von β_3-adrenerger Rezeptor-mRNA und das Auftreten von rezeptorvermittelten Reaktionen wie der Lipolyse durch eine lange Abfolge von zellulären Prozessen getrennt sind, und es ist plausibel, daß einer dieser Prozesse in humanen Fettzellen unwirksam oder sogar blockiert ist. Ausgehend von den vorliegenden funktionellen Daten ist es verlockend zu verallgemeinern, daß, falls β_3-adrenerge Rezeptoren eine Rolle in humanen Fettzellen spielen sollten, diese im Vergleich zu den β_1- und β_2-Pendants nur von untergeordneter Art wäre.

Lipolyseexperimente wurden hauptsächlich an subkutanen und omentalen Fettzellen des erwachsenen Menschen durchgeführt. Das humane Fettgewebe ist jedoch aus funktioneller Sicht nicht einheitlich, und zwischen Fettdepots aus unterschiedlichen Regionen wurden ausgeprägte Unterschiede bezüglich der β-adrenergen Sensitivität beobachtet. Analog dazu zeigte sich auch, daß die Konzentrationen β_3-adrenerger Rezeptor-mRNA in tiefen Depots, wie perirenalem und omentalem Gewebe, höher sind als in subkutanen Fettdepots [23]. Es kann daher nicht ausgeschlossen werden, daß β_3-adrenerge Rezeptoren in bestimmten anderen, tiefer gelegenen Fettdepots eine bedeutendere Rolle spielen könnten. β-adrenerge Rezeptoren sind auch keine statischen Entitäten; ihre Anzahl sowie ihre Fähigkeit, zelluläre Reaktionen zu vermitteln, werden bekanntlich von einer ganzen Reihe externer Faktoren reguliert. Dies gilt vor allem für Fettzellen, in denen die Expression und/oder Reaktionsfähigkeit β-adrenerger Rezeptoren nachweislich durch hormonale Faktoren, wie Schilddrüsenhormone, Steroidhormone und Insulin, sowie durch Bedingungen wie Fasten und körperliches Training und auch durch Erkrankungen, wie Typ-1-Diabetes, beeinflußt werden [19]. In diesem Zusammenhang haben verschiedene Studien gezeigt, daß β_3-adrenerge Rezeptoren weitaus weniger anfällig für eine Desensibilisierung bei langanhaltender Exposition gegenüber Katecholaminen sind im Vergleich zu β_1- und β_2-adrenergen Rezeptoren. Aufgrund dieser Resistenz wurde die Annahme geäußert, daß die β_3-adrenergen Rezeptoren dazu dienen können, die Reaktionsfähigkeit von Fettzellen während Perioden einer intensiven Sympathikusstimulation aufrechtzuerhalten [24]. Somit ist denkbar, daß sie unter Bedingungen einer erhöhten Sympathikusaktivität und/oder erhöhter zirkulierender Katecholaminspiegel eine bedeutendere Rolle spielen könnten.

Schlußfolgerung: Trotz der negativen Resultate, die sich für subkutane und omentale Fettzellen des erwachsenen Menschen ergaben, bleibt noch die Möglichkeit, daß atypische Rezeptoren in anderen Fettdepots sowie auch unter bestimmten physiologischen und pathophysiologischen Bedingungen von funktioneller Bedeutung sein könnten. Die Suche nach solchen Rezeptoren ist nicht nur aus rein wissenschaftlicher Sicht, sondern auch aus klinischer Sicht von Bedeutung. Tatsächlich sind β_3-Rezeptor-selektive Agonisten potentiell antiadipös und antidiabetisch wirkende Medikamente und haben in Tiermodellen nachweislich zu einem signifikanten Gewichtsverlust und zu einer günstigen Beeinflussung der Glukosehomöostase geführt.

Literatur

1. Ahlquist RP (1948) A study of the adrenotropic receptors. Am J Physiol 153: 586–600
2. Shanks RG (1984) The discovery of β-adrenoceptor blocking drugs. Trends Pharmacol Sci 5: 405–409
3. Black JW, Stephenson JS (1962) Pharmacolog of a new beta-adrenergic receptor blocking compound. Lancet: 311–314
4. Lands AM, Luduena FP, Brown TG (1967) Differentiation of receptors activated by sympathomimetic amines. Nature 214: 597–598
5. Summers RJ, Molenaar P, Stephenson JA (1987) Autoradiographic localisation of receptors in the cardiovascular system. Trends Pharmacol Sci 8: 272–276
6. Abrahamsson T, Ek B, Nerme V (1988) The β_1- and β_2-receptor affinity of atenolol and metoprolol. Biochem Pharmacol 37: 203–208
7. Harron WG, Balnave K, Kinney CD, Wilson R, Russell CJ, Shanks RG (1981) Effects on exercise tachycardia during forty-eight hours of a series of doses of atenolol, sotalol and metoprolol. Clin Pharmacol Ther 29: 295–302
8. Buxton BF, Jones CR, Molenaar P, Summers RJ (1987) Characterisation and autoradiographic localization of β-adrenoceptor subtypes in human cardiac tissues. Br J Pharmacol 92: 299–310
9. Chidsey CA, Braunwald E (1966) Sympathetic activity and neurotransmitter depletion in congestive heart failure. Pharmacol Rev 18: 685–700
10. Robison GA, Butcher RW, Sutherland EW (1971) Cyclic AMP. Academic Press, New York
11. Singer JJ, Nicholson GL (1972) The fluid mosaic model of the structure of cell membranes: cell membranes are viewed as two-dimensional solutions oforiented globular proteins and lipids. Science 175: 720–731
12. Vauquelin G, Geynet P, Hanoune J, Strosberg AD (1977) Isolation of adenylate cyclase free β-adrenergic receptor from turkey erythrocyte membranes by affinity chromatography, Proc. Natl. Acad. Sci. USA 74: 3710–3714
13. Dixon RAF, Koblika BK, Strader DJ, Benovic JL, Dolman HG, Frielle T, Bolanowski MA, Bennet CD, Rands E, Diehl RE, Mumford RA, Slater EE, Sigal IS, Caron MG, Lefkowitz RJ, Strader CD (1986) Cloning of the gene and cDNA for mammalian β-adrenergic receptor and homology with rhodopsin, Nature 231: 75–79
14. Ostrowski J, Kjelsberg MA, Caron MG, Lefkowitz RJ (1992) Mutagenesis of the β_2-adrenergic receptor: how structure elucidates function. Ann Rev Pharmacol Toxicol 32: 167–183
15. Emorine LJ, Marullo S, Briend-Sutren M-M, Patey G, Tate K, Delavier-Klutchko C, Strosberg AD (1989) Molecular characterization of the human β-adrenergic receptor. Science 245: 1118–1120

16. Harms HH, Zaagsma J, Van Der Wal B (1974) β-adrenoceptor studies III. On the β-adreno-
    ceptors in rat adipose tissue. Eur J Pharmacol 25: 87–91
17. Langin D, Portillo MP, Saulnier-Blache J-S, Lafontan M (1991) Coexistence of three β-adrener-
    gic receptor subtypes in white fat cells of various mammalian species. Eur J Pharmacol 199:
    291–301
18. Marcus C, Ehren H, Bolme P, Arner P (1988) Regulation of lipolysis during the neonatal
    period: importance of thyrotropin. J Clin Invest 82: 1793–1797
19. Arner P (1992) Adrenergic receptor function in fat cells. Am J Clin Nutr 55: 228s–236s
20. Van Liefde I, Witzenburg A van, Vauquelin G (1992) Multiple β-adrenergic receptor subclasses
    mediate the I-isoproterenol-induced lypolytic response in rat adipocytes. J Pharmacol Exp
    Ther 262: 552–558
21. Van Liefde I, Van Ermen A, Vauquelin G (1994) No functional atypical β-adrenergic receptors
    in human omental adipocytes. Life Sci 54: 209–214
22. Mauriege P, De Pergola G, Berlan M, Lafontan M (1988) Human fat cell β-adrenergic recep-
    tors: β-agonist-dependent lipolytic responses and characterization of β-adrenergic binding
    sites on human fat cell membranes with highly selective β_1-agonists. J Lipid Res 29: 587–601
23. Krieif S, Lonnqvist F, Raimbault S et al. (1993) Tissue distribution of β_3-adrenergic receptor
    mRNA in man. J Clin Invest 91: 344–349
24. Chaudhry A, Lahners KN, Granneman JG (1992) Perinatal changes in the coupling of β_1- and
    β_3-adrenergic receptors in brown fat adenylyl cyclase. J Pharmacol Exp Ther 261: 633–637

β-Adrenerge Signaltransduktion am insuffizienten menschlichen Herzen[1]

M. Böhm

Die WHO hat das Syndrom Herzinsuffizienz im Jahr 1996 als einen Symptomen-komplex mit typischen Symptomen wie einer Abnahme der körperlichen Leistungsbereitschaft (klinische Definition) aufgrund einer linksventrikulären Funktionsstörung (pathophysiologische Definition) definiert. Da unter körperlicher Belastung die Anpassung der Herzauswurfleistung durch eine vermehrte Aktivität des sympathischen Nervensystems oder eine Stimulation des Herzens mit Katecholaminen vermittelt wird, erklärt sich daraus, daß eine Dysregulation des sympathischen Nervensystems einen wesentlichen Beitrag zur Pathophysiologie der Herzinsuffizienz leistet. Seit Jahren ist bekannt, daß das sympathische Nervensystem bei Herzinsuffizienz aktiviert ist [1]. Dies zeigt sich in einer Erhöhung der zirkulierenden Noradrenalinplasmakonzentrationen, deren Höhe eine enge Korrelation zur Prognose der Herzinsuffizienz aufweist [2]. Diese präsynaptische Aktivierung hat wiederum bei längerem Bestehen wichtige Konsequenzen für die präsynaptische und postsynaptische Regulation der myokardialen Kontraktilität durch das sympathische Nervensystem.

β-Adrenerge Signaltransduktion und Mechanismen der β-adrenergen Desensibilisierung

Auf zellulärer Ebene erfolgt die Erhöhung der Herzauswurfleistung und die Regulation der Kontraktilität durch die Stimulation von sympathischen Nervenfasern. Bei Depolarisation der Nervenfaser erfolgt die Freisetzung von Noradrenalin, das in Varikositäten der sympathischen Nervenendigung gespeichert ist. Nach Degranulation der Varikositäten gelangt Noradrenalin in den synaptischen Spalt und interagiert dort präferentiell mit β_1-Adrenozeptoren. β_1-Adrenozeptoren aber auch β_2-Adrenozeptoren, die vorwiegend durch Adrenalin aktiviert werden [3], interagieren mit heterotrimer stimulatorischen G-Proteinen und aktivieren das zellmembranständige Enzym Adenylatzyklase, das aus ATP den „second messenger" cAMP bildet. Dieser führt über Phosphorylierungsvorgänge zu einer Steigerung der Kontraktilität. Das System wird in inhibitorischer Weise durch M_2-Muskarin-Rezeptoren und A_1-Adenosin-Rezeptoren reguliert. Diese inhibitorischen Rezeptoren interagieren mit inhibitorischen G-Proteinen (Giα) und führen

---

[1] Die eigenen experimentellen Arbeiten wurden mit Unterstützung der Deutschen Forschungsgemeinschaft durchgeführt.

durch eine Hemmung der Adenylatzyklase und des langsamen Ca^{2+}-Einwärtsstromes zu antiadrenergen Effekten auf die Kontraktilität. Somit kann die Aktivität der Adenylatzyklase durch stimulatorische, aber auch die inhibitorischen Rezeptoren und G-Proteine beeinflußt werden (Abb. 1).

Wird das β-Adrenozeptor-Adenylatzyklase-System über einen längeren Zeitraum durch Agonisten stimuliert, kommt es zu Desensibilisierungsvorgängen, die in einer relativen Katecholaminresistenz resultieren [4]. In tierexperimentellen und zellphysiologischen Untersuchungen wurden die Mechanismen der β-adrenergen Desensibilisierung eingehend untersucht. Die β-Adrenozeptor-Desensibilisierung kommt in zwei Schritten vor. Die schnelle Desensibilisierung wird durch 2 Proteinkinasen, nämlich die β-Adrenozeptorspezifische Kinase (β-ARK) und die cAMP-abhängige Proteinkinase A (PKA) vermittelt [4, 5]. Nach Phosphorylierung des Rezeptors im Bereich des C-Terminus ändert dieser seine Konformation. Die Konformationsänderung erlaubt die Bindung des zytosolischen Proteins β-Arrestin an den Rezeptor [6]. Durch die Bindung von β-Arrestin

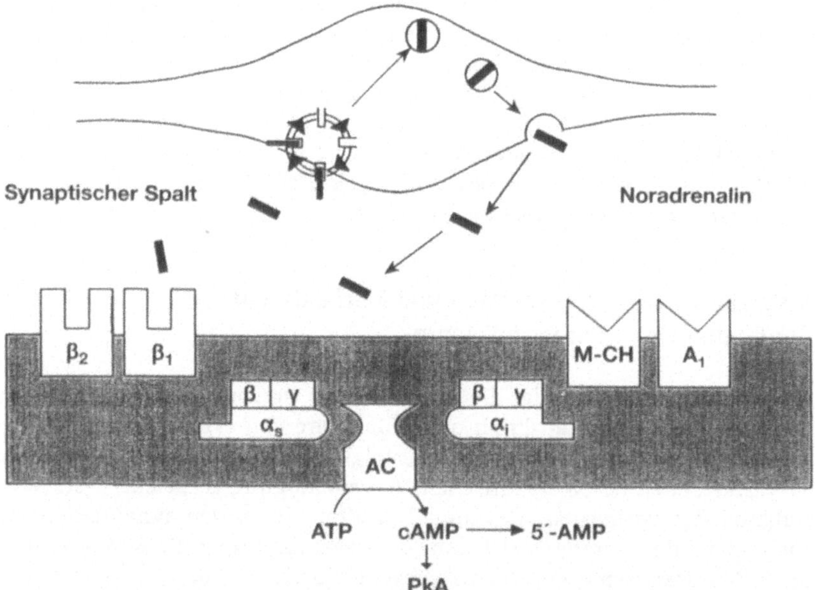

Abb. 1. Schema der Rezeptor-G-Protein-regulierten Adenylatzyklase der Hertmuskelzelle. Noradrenalin wird aus sympathischen Nervenendigungen in den synaptischen Spalt freigesetzt. Dort interagiert es überwiegend mit $β_1$-Adrenozeptoren (Selektivität $β_1$:$β_2$ etwa 30:1). Die Wirkung von Noradrenalin wird durch eine Wiederaufnahme in die präsynaptischen Speicher wieder rückgängig gemacht. Stimulatorische β-Adrenozeptoren ($β_1$, $β_2$) interagieren nach Besetzung mit Agonisten mit heterotrimer stimulatorischen G-Proteinen (αs, βγ) und stimulieren die Adenylatzyklase (AC). Dies aktiviert die Bildung von cAMP aus ATP; cAMP aktiviert die Proteinkinase A, die über Phosphorylierungsschritte zu einer Zunahme der Kontraktilität führt. Inhibitorische Muskarinrezeptoren und Adenosinrezeptoren (M-CH, A_1) aktivieren inhibitorische G-Proteine (αi, βγ) und führen zu antiadrenergen Effekten. Gsα (Molekulargewicht von 45 oder 52 Da) können durch Choleratoxin ADP-ribosyliert werden. Inhibitorische G-Protein-α-Untereinheiten) (Giα 1–3; Molekulargewicht von 40000–42000 Da) werden durh Pertussistoxin ADP-ribosyliert und können so quantifiziert und charakterisiert werden

kommt es zu einer Entkopplung des β-Adrenozeptors vom stimulatorischen G-Protein [4–6]. Diese entkoppelten Rezeptoren können so nicht mehr zu einer Stimulation der zellulären cAMP-Bildung beitragen. Bei der Phosphorylierung durch die β-ARK handelt es sich um einen schnellen Prozeß mit einer Halbwertszeit von etwa 20 s [5]. Die zweite Phosphorylierung durch die PKA kommt bereits bei niedrigen Agonistenkonzentrationen vor und ist ein etwas langsamerer (Halbwertszeit 3,5 min) Prozeß [5, 7]. Bei länger bestehender Stimulation des Rezeptors mit hohen Konzentrationen von Agonisten kommt es zu einer sog. „Rezeptordownregulation" [6]. Sie bedeutet, daß der Rezeptor endgültig aus der Zellmembran und auch aus anderen Kompartimenten der Herzmuskelzelle verschwindet, was aus einem proteolytischen Abbau des Rezeptorproteins resultiert. Bekannt ist, daß die Phosphorylierung des Rezeptors seine Degradation und Sequestrierung aus der Zellmembran beschleunigt [6]. Zusätzlich haben Untersuchungen an isolierten Zellen gezeigt, daß es nach Stimulation des β-Adrenozeptors mit Agonisten zu einer beschleunigten Degradation der den β-Adrenozeptor kodierenden mRNA kommt [8]. Dieser Mechanismus führt zusätzlich zu der beschleunigten Degradation und Funktionseinbuße des Rezeptors und zu einer Abnahme der Neusynthese der Rezeptorproteine (Abb. 2).

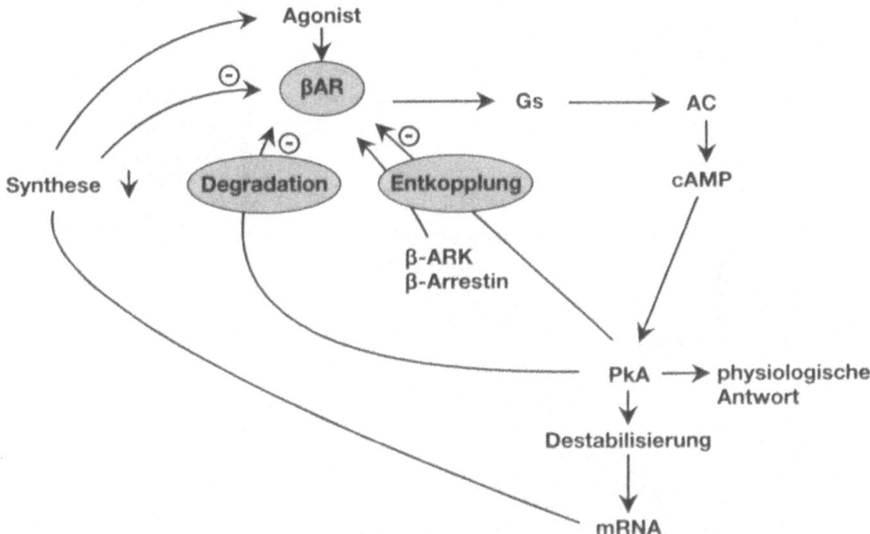

Abb. 2. Mögliche Mechanismen der β-Adrenozeptor-Regulation an Myokardmembranen. Nach Stimulation des β-Adrenozeptors (β AR) durch Agonisten wird der Rezeptor durch die β-Adrenozeptor-Kinase (β-ARK) phosphoryliert und nach Bindung des zytosolischen Proteins β-Arrestin von dem stimulatorischen G-Protein (Gs) entkoppelt. Dadurch kann der Effekt der Adenylatzyklase (AC) nicht mehr stimuliert werden. Die durch cAMP erfolgende Aktivierung der Proteinkinase A (PkA) führt ebenfalls zu einer Phosphorylierung des β-Adrenozeptors und zu seiner Entkopplung. Zusätzlich erfolgt wohl über eine PKA-induzierte Destabilisierung der mRNA eine Abnahme der Neusynthese von β-Adrenozeptoren

Veränderungen bei Herzinsuffizienz –
Präsynaptische Veränderung der neuroadrenergen Signaltransduktion

Neben einer Erhöhung der zirkulierenden Katecholaminkonzentrationen [1, 2] wurde gezeigt, daß es bei Herzinsuffizienz zu einer besonders starken Erhöhung der Noradrenalinkonzentrationen im Koronarsinusvenenblut kommt [9, 10]. Bei Errechnung der lokalen Noradrenalinfreisetzung zeigte sich, daß das Herz bei Herzinsuffizienz Noradrenalin in hohen Konzentrationen freisetzt und somit zur Erhöhung der zirkulierenden Noradrenalinplasmakonzentrationen [9] beiträgt. Diese vermehrte Freisetzung führt zu einer Verminderung der Noradrenalinspeicher im insuffizienten Herzen [11]. Die Erhöhung der Noradrenalinfreiset-

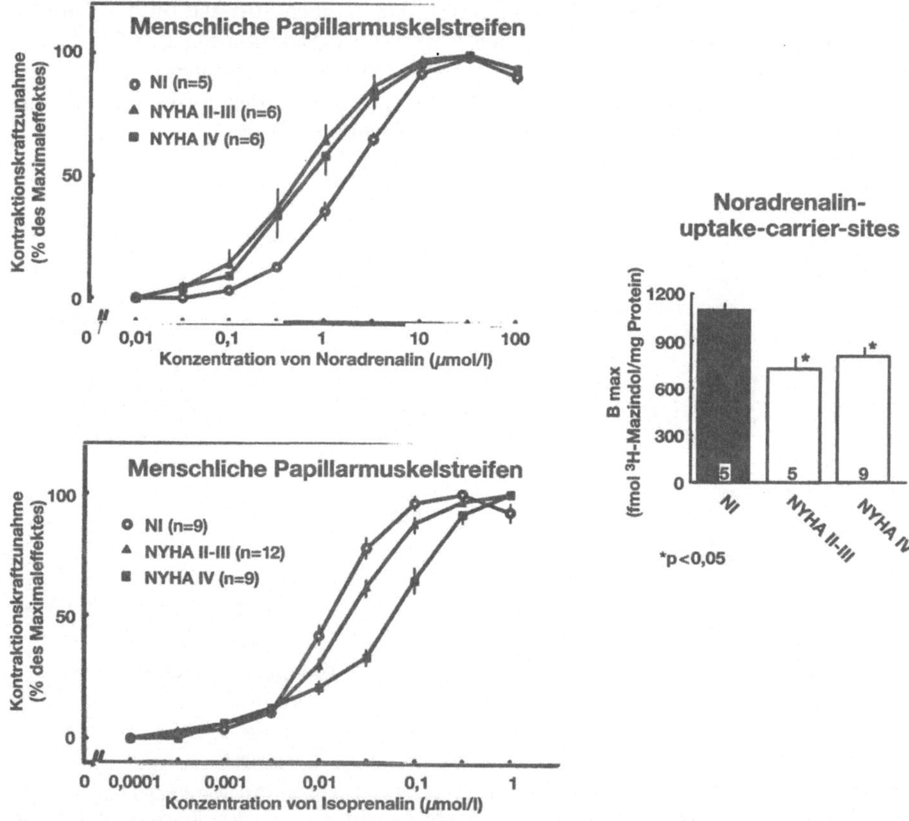

Abb. 3. Konzentrationswirkungskurven von Noradrenalin (oben links) und Isoprenalin (unten links) auf die Kontraktilität ventrikulärer Herzmuskelpräparate von nichtinsuffizienten Spenderherzen (*NI*) und von Patienten mit mäßiggradiger (*NYHA II–III*) und hochgradiger (*NYHA IV*) Herzinsuffizienz. Im Vergleich zu nichtinsuffizienten Herzen sind am insuffizienten Herzen die Konzentrationswirkungskurven von Noradrenalin nach links und die von Isoprenalin nach rechts verschoben. Rechts sind die Noradrenalin-uptake-carrier-sites, gemessen mit Radioligandenbindungsstudien, mit 3H-Mazindol, dargestellt. Die Dichte der Noradrenalin-uptake-carrier-sites nehmen am insuffizienten Herzen um 40% ab. (Mod. nach Böhm et al. 1995 [12])

zung und die Verminderung der myokardialen Speicher wird in erster Linie durch eine Erhöhung der kardialen sympathischen Nervenaktivität erklärt. Zum anderen kommt es zu einer verminderten Kapazität von Noradrenalinwiederaufnahmemechanismen im Herzen [12]. Abbildung 3 zeigt, daß Noradrenalin, das Substrat für den Noradrenalinwiederaufnahmemechanismus durch den spezifischen Noradrenalinaufnahmecarrier („uptake" I) am Herzen ist, am insuffizienten Myokard sogar zu einer potenteren Kontraktionskraftsteigerung als am nichtinsuffizienten Herzen führt (Abb. 3, links oben). Isoprenalin hingegen, das nicht durch diesen Wiederaufnahmemechanismus inaktiviert wird, weist eine verminderte Potenz am insuffizienten Herzen auf (Abb. 3, links unten). Für diese Befunde wird eine verminderte Noradrenalinclearance aus dem synaptischen Spalt bei Herzinsuffizienz verantwortlich gemacht. In Übereinstimmung mit diesen funktionellen Daten kommt es zu einer 40%igen Abnahme der Noradrenalinwiederaufnahmepumpmoleküle am insuffizienten Herzen (Abb. 3). Somit führt sowohl die sympathische Nervenaktivitätssteigerung als auch eine ineffiziente Noradrenalinwiederaufnahme aus dem synaptischen Spalt zu einem Verlust von Noradrenalin in das Koronarsinusblut und zu einer starken sympathischen Aktivierung innerhalb des Herzens. Diese lokale Freisetzung von Noradrenalin hat eine engere Korrelation zur Prognose als die peripher gemessenen Plasmanoradrenalinkonzentrationen [10].

β-Adrenozeptoren im insuffizienten Herzen

Seit einigen Jahren ist bekannt, daß die Dichte kardialer β-Adrenozeptoren bei Patienten mit Herzinsuffizienz abnimmt [13, 14]. Eine Serie von Experimenten, bei denen durch Radioligandenuntersuchungen die Rezeptordichte in Membranen bestimmt wurde, ist in Abbildung 4 gezeigt. Es ist zu sehen, daß bei schwerster terminaler Herzinsuffizienz durch eine dilatative Kardiomyopathie die β-Adrenozeptoren-Dichte im Vergleich zu nichtinsuffizienten Herzen um bis zu 80% abnimmt. Dieser Effekt ist nicht typisch für das terminale Versagen der Herzen, sondern kommt bereits bei Myokardproben von Patienten mit mäßiggradiger Herzinsuffizienz vor. Außerdem ist die Abnahme der β-Adrenozeptoren nicht von der Art der zugrundeliegenden Herzerkrankung abhängig. Die Abnahme der Rezeptoren ist bei der Mitralstenose und bei der Mitralinsuffizienz mit vergleichbarem Schweregrad der Herzinsuffizienz ähnlich, obwohl die mechanische Belastung des linken Ventrikels bei diesen Krankheitsbildern grundsätzlich unterschiedlich ist. Zahlreiche Untersucher konnten zeigen, daß die Abnahme der β-Adrenozeptoren-Dichte sich vorwiegend auf β_1-Adrenozeptoren beschränkt [14, 15, 16]. β_2-Adrenozeptoren sind nur bei manchen Mitralklappenerkrankungen und bei der ischämischen Kardiomyopathie verändert [14, 15]. Dieser Befund wurde auf eine vorwiegende Stimulation von β_1-Adrenozeptoren durch das vermehrt freigesetzte Noradrenalin erklärt [14].

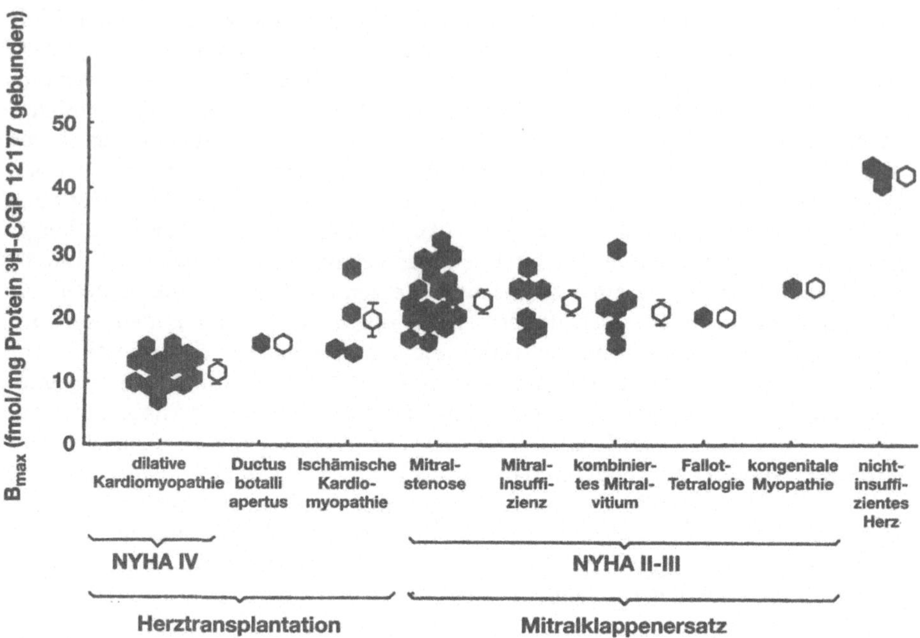

Abb. 4. Dichte kardialer β-Adrenozeptoren in Myokardmembranen von Patienten mit unterschiedlichen Erkrankungen. Die Rezeptordichte wurde durch Radioligandenbindungsexperimente gemessen

Genexpression für β-Adrenozeptoren

Die Abnahme der β-Adrenozeptor-Dichte kann generell durch 2 Mechanismen verursacht sein. Durch die Agonistenstimulation kann es zu einer vermehrten und beschleunigten Degradation des Rezeptorproteins nach Phosphorylierung durch die PKA oder die β-ARK kommen [5, 8]. Außerdem kann eine verminderte Rezeptorneusynthese zur Abnahme der β-Adrenozeptor-Dichte beitragen. In isolierten Zellen konnte eine verminderte Halbwertszeit der die β_2-Adrenozeptoren kodierenden mRNA in Gegenwart von Agonisten beobachtet werden [8]. Um zu klären, ob diese verminderte Neusynthese von β-Adrenozeptoren von Bedeutung ist, wurde mit Hilfe einer quantitativen Polimerasekettenreaktion (PCR) die β_1- und β_2-Adrenozeptor-mRNA bei Patienten mit Herzinsuffizienz durch eine ischämische und dilatative Kardiomyopathie gemessen [17]. Abbildung 5 zeigt, daß es zu einer 55%igen Abnahme der β_1-Adrenozeptor-mRNA bei dilatativer Kardiomyopathie kommt. Die Abnahme ließ sich auch bei Patienten mit ischämischer Kardiomyopathie beobachten. Bei beiden Erkrankungen war allerdings die Dichte der β_2-Adrenozeptor-mRNA unverändert. Diese Befunde sprechen für eine Bedeutung einer verminderten β_1-Adrenozeptor-Neusynthese bei der Abnahme der β_1-Adrenozeptoren-Dichte bei ischämischer und dilatativer Kardiomyopathie. Der Befund, daß nur β_1-Adrenozeptoren nicht aber β_2-Adrenozeptoren betroffen sind, spricht erneut für eine Bedeutung der β_1-Adrenozeptor-Stimulation durch

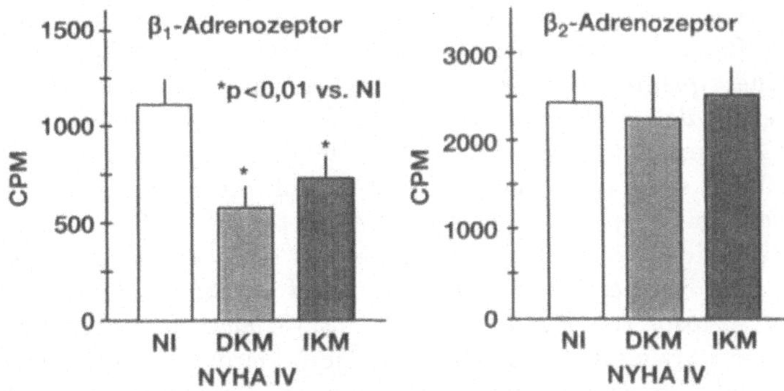

Abb. 5. β₁-Adrenozeptor- (links) und β₂-Adrenozeptor- (rechts)mRNA aus nichtinsuffizienten Spenderherzen (*NI*) und von Herzen mit Patienten mit terminaler Herzinsuffizienz (*NYHA IV*) durch eine dilatative (*DKM*) oder ischämische (*IKM*) Kardiomyopathie. Es ist zu sehen, daß die β₁-Adrenozeptor-mRNA um 55 (DKM) oder 45 (IKM)% abnimmt. (Mod. nach Ungerer et al. 1993 [17])

vermehrt freigesetztes Noradrenalin. Ähnliche Befunde konnten kürzlich von zwei Arbeitsgruppen durch den „S1 nuclease protection assay" reproduziert werden [18, 19].

β-ARK, PKA und β-Arrestin bei Herzinsuffizienz

Interessanterweise findet sich bei Herzinsuffizienz eine unveränderte Dichte von β₂-Adrenozeptoren, obwohl bei unveränderter Rezeptoranzahl auch die Auswirkungen einer β₂-Adrenozeptor-Stimulation auf die Kontraktilität und die Adenylatzyklase vermindert sind. Dieser Effekt wurde als eine Entkopplung von β₂-Rezeptoren vom stimulatorischen G-Protein gedeutet. Eine Entkopplung könnte

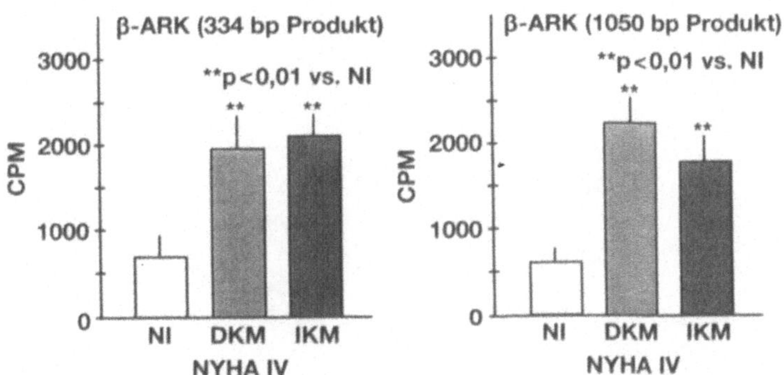

Abb. 6. β-Adrenozeptorkinase-(*β-ARK*)mRNA bei nichtinsuffizienten Spenderherzen (*NI*) und bei Patienten mit terminaler Herzinsuffizienz (*NYHA IV*) durch eine dilatative (*DKM*) oder ischämische (*IKM*) Kardiomyopathie. Mit Hilfe der quantitativen Polymerasekettenreaktion wurden zwei PCR-Produkte vom 5'-Ende (334 bp) oder aus einem mittleren Abschnitt (1050 bp) amplifiziert. Es ist zu sehen, daß die β-ARK-mRNA um 220–290% zunimmt. (Mod. nach Ungerer at al. 1993 [17])

durch eine vermehrte Aktivität der β-ARK oder der PKA oder einer vermehrten Verfügbarkeit des β-Arrestin zustande kommen. Abbildung 6 zeigt die Ergebnisse einer quantitativen Polymerasekettenreaktion der β-ARK-1-mRNA. Es ist zu sehen, daß es bei dilatativer und bei ischämischer Kardiomyopathie zu einer 130%igen Zunahme der β-ARK kodierenden mRNA kommt. Ähnliche Ergebnisse fanden sich, wenn man ein PCR-Produkt des 5'-Endes (334 bp) oder eines aus dem mittleren Teil (1050 bp) der die β-ARK kodierenden mRNA amplifiziert. Bei beiden Reaktionen kommt es zu einer deutlichen Zunahme der β-ARK-mRNA bei Herzinsuffizienz. Dies deckt sich mit Befunden der β-ARK-Aktivität im Zytosol von Herzen mit Herzinsuffizienz. Im Gegensatz dazu fand sich in einer kürzlichen Untersuchung keine Änderung der PKA-Aktivität. Dementsprechend wäre eine gesteigerte Aktivität und Genexpression der β-ARK des Subtyps I ein weiterer Kandidat, der zur Entkopplung der bereits herabregulierten β_1- oder der unveränderten β_2-Adrenozeptoren beitragen kann. Zusätzlich könnte eine vermehrte Genexpression und ein vermehrter Proteingehalt von β-Arrestin zu einer leichten Entkopplung von β-Adrenozeptoren vom Gsα-Protein beitragen. Durch Immunoblotmethoden und quantitative PCR-Techniken konnten Ungerer et al. zeigen, daß der β-Arrestin-Protein- und mRNA-Gehalt bei insuffizienten Herzen unverändert sind [20].

Adenylatzyklaseaktivität und Kontraktilitätssteigerung bei Herzinsuffizienz

Um zu klären, ob die Abnahme der β-Adrenozeptoren sowie deren Entkopplung der einzige Mechanismus ist, der zu einer Verminderung der zellulären cAMP-Bildung führt, wurden in den letzten Jahren zahlreiche Untersuchungen durchgeführt, bei denen die anderen Elemente der β-adrenergen Signaltransduktion untersucht wurden. Interessanterweise ist nicht nur die β-Adrenozeptor-stimulierte Adenylatzyklaseaktivität, sondern auch die nichtstimulierte, basale Enzym-

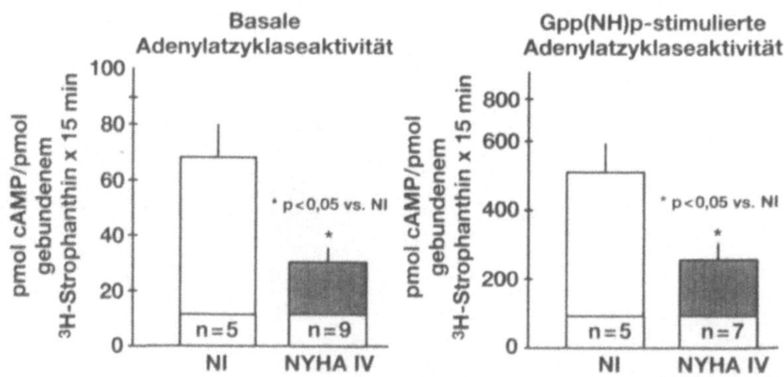

Abb. 7. Basale (links) und Guanylylimidodiphosphat-(Gpp(NH)p, rechts)stimulierte Adenylatzyklaseaktivität in nichtinsuffizienten Spenderherzen (*NI*) und Herzen mit terminaler Herzinsuffizienz (*NYHA IV*) bei dilatativer Kardiomyopathie. Sowohl die basale als auch die Gpp(NH)p-stimulierte Adenylatzyklaseaktivität nimmt um 60–70% ab. (Mod. nach Böhm et al. 1990 [33])

aktivität signifikant vermindert (Abb. 7). Auch eine Stimulation von G-Proteinen durch das metabolisch stabile GTP-Derivat Gpp(NH)p führt zu einer verminderten Stimulation der cAMP-Bildung im Herzen (Abb. 7, rechts). Im Gegensatz dazu fand sich, daß die Adenylatzyklaseaktivität unverändert ist, wenn man direkt die katalytische Untereinheit mit Forskolin oder mit Manganionen aktiviert. Diese funktionellen Befunde belegen eine Veränderung im Bereich der G-Proteine, wohingegen die Aktivität der katalytischen Untereinheit der Adenylatzyklase unverändert zu sein scheint.

Um zu untersuchen, ob die Regulation der Kontraktionskraft durch positiv inotrope Interventionen, die den β-Adrenozeptor unbeeinflußt lassen, unverändert ist, wurden in den letzten Jahren zahlreiche Untersuchungen an isolierten menschlichen Herzmuskelpräparationen durchgeführt.

Abbildung 8 zeigt Konzentrationswirkungskurven für Isoprenalin, Milrinon, Strophanthin und Kalzium [21, 22, 23]. Es ist zu sehen, daß der positiv inotrope Effekt von Isoprenalin gemäß der Abnahme der β-Adrenozeptoren bei Herzinsuffizienz um 80% vermindert ist. Überraschenderweise zeigte der Phosphodiesterasehemmstoff Milrinon, der unter Umgehung des β-Adrenozeptors den zellulären cAMP-Gehalt erhöht, ebenfalls abgeschwächte positiv inotrope Effekte. Im Gegensatz dazu war der Effekt cAMP-unabhängig wirkender positiv inotroper Interventionen, z. B. durch das Herzglykosid Strophanthin oder durch eine Erhöhung der extrazellulären Kalziumkonzentration, unverändert. Diese Daten belegen, daß nicht nur die Abnahme der β-Rezeptoren, sondern auch die basale cAMP-Bildung bei Herzinsuffizienz bedeutsam ist. Da cAMP-unabhängige Mechanismen die Kontraktilität maximal steigern können, belegen diese Befunde, daß es sich bei der Herzinsuffizienz nicht um eine generelle Abnahme der Kontraktilität, sondern um eine differenzierte Dysregulation des cAMP-Systems handelt.

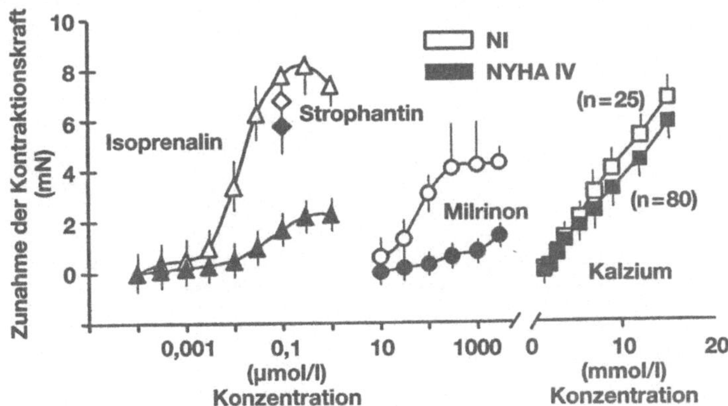

Abb. 8. Wirkung von Isoprenalin, Strophanthin, Milrinon und einer Erhöhung der extrazellulären Kalziumkonzentration auf die Kontraktionskraft von linksventrikulären Präparaten aus nichtinsuffizienten Spenderherzen (*NI*) und aus Herzen von Patienten mit terminaler Herzinsuffizienz (*NYHA IV*). Es ist zu sehen, daß der Effekt der cAMP-abhängig wirksamen Substanzen Isoprenalin und Milrinon bei Herzinsuffizienz deutlich vermindert ist, wohingegen der Effekt von Strophanthin und Kalzium unverändert ist. (Daten aus Böhm et al. 1988 [21, 22])

G-Proteine bei Herzinsuffizienz

Die Abnahme des Effektes des nichthydrolisierbaren Guaninnukleotidderivates Gpp(NH)p deutet bereits auf eine veränderte Aktivität der G-Protein-regulierten Adenylatzyklase hin. Eine Verminderung der Adenylatzyklaseaktivität könnte sich also durch eine Dysfunktion der stimulatorischen oder eine vermehrte Expression und Aktivität der inhibitorischen G-Proteine erklären.

Gsα

Stimulatorische G-Proteine können durch die choleratoxininduzierte ADP-Ribosylierung oder durch poliklonale Antiseren dargestellt und quantifiziert werden [24]. Die funktionelle Aktivität kann durch Rekonstitutionsexperimente von solubilisiertem Gsα aus gesunden und erkrankten Herzen in Gsα-defiziente S49-cyc-Membranen von Mäuselymphomzellen und anschließende Messung der Adenylatzyklase quantifiziert werden [25]. Alle diese Techniken zeigten keine Veränderung der Gsα-Proteinmenge oder Gsα-Aktivität bei Herzinsuffizienz [26–28]. Dementsprechend konnte bislang kein Funktionsverlust von Gsα bei Herzinsuffizienz nachgewiesen werden.

Giα

Inhibitorische G-Protein-α-Untereinheiten können durch pertussistoxininduzierte ADP-Ribosylierung dargestellt werden [29]. Bei den pertussistoxinsensiblen G-Protein α-Untereinheiten handelt es sich um eine ganze Familie von Subtypen

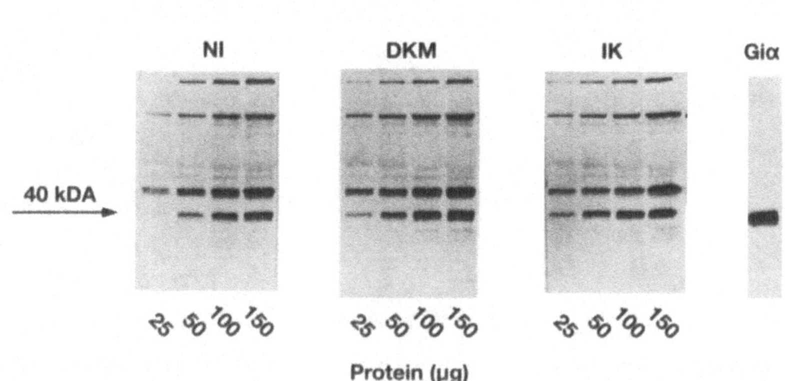

Abb. 9. Immunoblot von Giα bei nichtinsuffizienten Spenderherzen (*NI*) und Herzen mit terminaler Herzinsuffizienz durch eine dilatative (*DKM*) und ischämische (*IKM*) Kardiomyopathie. Es ist zu sehen, daß in Abhängigkeit vom eingesetzten Protein eine vermehrte Giα-Protein-Konzentration bei dilatativer aber auch bei ischämischer Kardiomyopathie detektiert wird

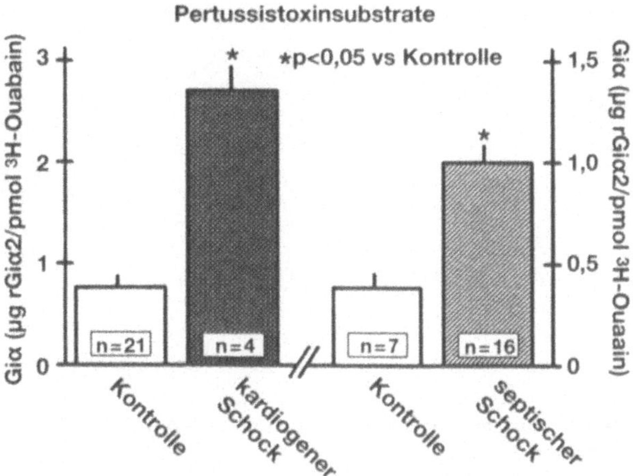

Abb. 10. Giα-Proteine gemessen mit der pertussistoxininduzierten ADP-Ribosylierung in links-ventrikulären Membranen bei Patienten mit kardiogenem (links) oder septischem (rechts) Schock im Vergleich zu Patienten, die an einer vom Herz-Kreislauf-System unabhängigen Erkrankung verstarben (Kontrolle). Die Patienten mit kardiogenem und septischem Schock wurden hochdosiert mit Katecholaminen behandelt und hatten vor dem akuten Geschehen keine linksventrikuläre Funktionseinschränkung. Es ist zu sehen, daß die Dichte der inhibitorischen G-Proteine um 250–320% ansteigt. (Mod. nach Böhm et al. 1995 [37])

(Giα1, α2, α3, α01, α02, Transducin α; [30]). Am Herzen kommt vorwiegend in αi2 und αi3 vor [31]. Sowohl die pertussistoxininduzierte ADP-Ribosylierung als auch immunchemische Methoden haben in vielen Arbeitsgruppen übereinstimmend eine Zunahme von Giα-Proteinen (wahrscheinlich Giα2) um 40–110% erbracht [28, 30, 32–34]. Diese Zunahme der Giα-Proteine geht mit einer Zunahme der das Giα2-Protein kodierenden mRNA einher [35]. In tierexperimentellen Untersuchungen wurde gezeigt, daß die Transkriptionsrate von Giα2 durch Katecholaminbehandlung erhöht werden kann [36]. Somit liegt als Mechanismus der Giα-Protein-Erhöhung bei Herzinsuffizienz wahrscheinlich auch die vermehrte Stimulation des Herzens mit Katecholaminen zugrunde (ein repräsentativer Immunoblot der Giα-Proteine in Abhängigkeit von der eingesetzten Membranproteinkonzentration ist in Abb. 9 gezeigt). Um zu klären, ob auch am Menschen die Zunahme inhibitorischer G-Proteine eine funktionelle Bedeutung haben, wurden Myokardproben von Patienten, die im kardiogenen Schock oder im septischen Schock verstorben waren, bezüglich der Giα-Proteine untersucht [37]. Diese Patienten hatten vor Auftreten eines großen Herzinfarktes oder vor Auftreten des infektiösen Geschehens keine chronische Herzinsuffizienz. Abbildung 10 zeigt, daß, gemessen mit der pertussistoxininduzierten ADP-Ribosylierung, die G-Proteine um 180–250% vermehrt vorliegen. Dies spricht dafür, daß auch am menschlichen Herzen die veränderte Giα-Expression durch Katecholamine erzeugt werden kann und zu einer Katecholaminrefraktärität des insuffizienten Herzen beiträgt. In Übereinstimmung mit diesen Befunden fanden Brown u. Harding [38], daß die Hemmung die Giα-Proteine mit Pertussistoxin an isolierten menschlichen Kardiomyozyten mit und ohne Herzinsuffizienz zu einer Wiederherstellung des Isoprenalineffektes auf die Kontraktilität führt. Dem-

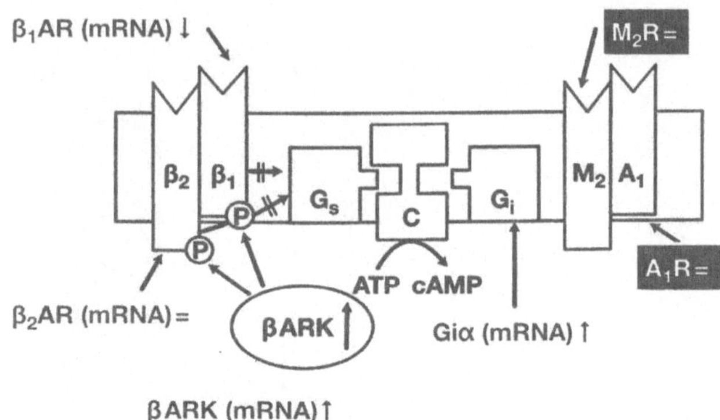

Abb. 11. Zusammenfassung der Veränderungen des β-adrenergen Signaltransduktionssystems bei Herzinsuffizienz

entsprechend ist nicht nur die Zunahme der Giα-Proteine sondern auch deren funktionelle Bedeutung für die Regulation der Kontraktionskraft belegt.

Abbildung 11 zeigt die bislang charakterisierten Veränderungen der β-adrenergen Signaltransduktion. Am insuffizienten Herzen kommt es zu einer Abnahme von β₁-Adrenozeptoren, wohingegen die Dichte der β₂-Adrenozeptoren unverändert ist. Die Abnahme der Rezeptordichte deckt sich mit einer Abnahme der β₁-Adrenozeptor-mRNA. Zusätzlich kommt es zu einer vermehrten Genexpression und Aktivität der β-Adrenozeptor-Kinase, die zu einer Phosphorylierung und zunehmenden Entkopplung der verbleibenden β₁- und unveränderten β₂-Adrenozeptoren von Gs führen kann. Stimulatorische G-Proteine sind funktionell und biochemisch bei Herzinsuffizienz unverändert gemessen worden. Ebenso findet sich keine veränderte Aktivität der katalytischen Untereinheit der Adenylatzyklase. Inhibitorische G-Proteine (Giα2) sind auf mRNA- und Proteinebene vermehrt. An Giα koppelnde A₁-Adenosin und M₂-Muskarin-Rezeptoren sind in ihrer Dichte und Kopplungsfähigkeit an das inhibitorische G-Protein unverändert [39]. Die antiadrenergen Effekte, die durch sie vermittelt werden, sind ebenfalls bei Herzinsuffizienz nicht verändert.

Zusammenfassung

In den letzten Jahren wurde eine vermehrte Aktivität des sympathischen Nervensystems als wesentliche pathophysiologische Ursache der Entstehung und Progression der Herzinsuffizienz identifiziert. Das aus dem Herzen freigesetzte Noradrenalin, aber auch die Erhöhung der zirkulierenden Noradrenalinkonzentrationen werden durch eine vermehrte Aktivität sympathischer Nerven im Herzen selbst und durch eine Verminderung von Noradrenalinwiederaufnahmemechanismen verstärkt (Abb. 12). Durch die Erhöhung der Noradrenalinkonzentrationen im synaptischen Spalt wird am insuffizienten Herzen eine β-adrenerge Desensibilisierung induziert. Biochemisch und zellbiologisch beruht sie auf einer Verminderung der Expression und Dichte von β-Adrenozeptoren und auf einer

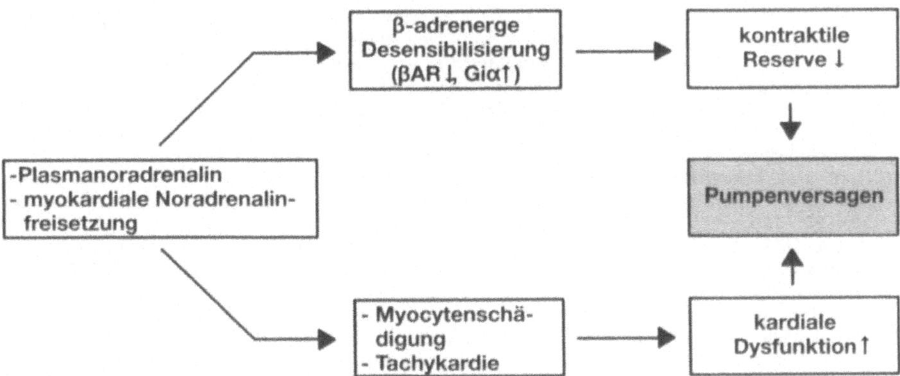

Abb. 12. Wirkungen des bei Herzinsuffizienz erhöhten Plasmanoradrenalins und einer exzessiven myokardialen Noradrenalinfreisetzung auf Mechanismen, die zum terminalen Pumpversagen bei Herzinsuffizienz beitragen

Heraufregulation inhibitorischer G-Proteine. Diese beiden Mechanismen bewirken eine Abnahme der kontraktilen Reserve. Diese kontraktile Reserve muß insbesondere bei körperlicher Belastung ausschöpfbar sein. Da die Mechanismen der Regulation der Kontraktilität unter Belastung am insuffizienten Herzen defekt sind, spielen diese in der Pathophysiologie wohl eine entscheidende Rolle. Zusätzlich kommt es durch die chronische Stimulation des Herzens mit hohen Konzentrationen von Noradrenalin zu Schädigungen der Kardiomyozyten und zu einer Frequenzzunahme. Diese Veränderungen schränken die kontraktile Reserve weiter ein. Sie führen zu ungünstigen energetischen Veränderungen im Herzen und tragen so zusätzlich zur kardialen Dysfunktion bei. Beide Mechanismen sind an der Entwicklung des terminalen Pumpversagens bei Herzinsuffizienz beteiligt. Neuere pathophysiologische und klinische Untersuchungen haben gezeigt, daß die Hemmung dieser ungünstigen Noradrenalineffekte durch β-Blocker den klinischen Verlauf und möglicherweise auch die Prognose der Herzinsuffizienz günstig beeinflussen können [40].

Literatur

1. Packer M (1988) Neurohormonal interactions and adaptations in congestive heart failure. Circulation 77: 721–730
2. Cohn JN, Levine TB, Olivari MT et al. (1984) Plasma norepinephrine as a guide to prognosis in patients with chronic congestive heart failure. N Engl J Med 311: 819–823
3. Gille E, Lemoine H, Ehle B, Kaumann AJ (1985) The affinity of (–)-propranolol for β_1- and β_2-receptors of human hearts. Differential antagonism of the positive inotropic effects and adenylate cyclase stimulation by (–)-noradrenaline and (–)-adrenaline. Naunyn Schmiedebergs Arch Pharmacol 331: 60–70
4. Lohse MJ (1992) Mechanisms of β-adrenergic receptor desensitization. In: Hargave PA, Hofmann KP, Kaupp UB (eds) Signal transmission in photoreceptor systems. Springer, Berlin Heidelberg New York Tokyo, pp 160–171
5. Hausdorff WP, Caron MG, Lefkowitz RJ (1990) Turning off the signal: Desensitization of β-adrenergic receptor function. FASEB J 4: 2881–2889
6. Lohse MJ, Benovic JL, Codina J, Caron MG, Lefkowitz RJ (1990) β-Arrestin: A protein that regulates β-adrenergic receptor function. Science 248: 1547–1550

7. Lohse MJ, Benovic JL, Caron MG, Lefkowitz RJ (1990) Multiple pathways of rapid β_2-adrenergic receptor densitization. J Biol Chem 265: 3202–3209
8. Hadcock JR, Malbon CC (1991) Regulation of receptor expression by agonists: Transcriptional and posttranscriptional controls. Trends Neurosci 14: 242–247
9. Swedberg K, Viquerat C, Rouleau JL, Roizen M, Atherton B, Parmley WW, Chatterjee K (1984) Comparison of myocardial catecholamine balance in chronic congestive heart failure and in angina pectoris without failure. Am J Cardiol 54: 783–789
10. Kaye DM, Lefkovitz J, Jennings GL, Bergin P, Broughton A, Esler MD (1995) Adverse consequences of high sympathetic nervous activity in the failing human heart. J Am Coll Cardiol 26: 1257–1263
11. Bristow MR, Anderson FL, Port DP et al. (1991) Differences in β-adrenergic neuroeffector mechanisms in ischemic versus idiopathic dilated cardiomyopathy. Circulation 84: 1024–1039
12. Böhm M, La Rosée K, Schwinger RHG, Erdmann E (1995) Evidence for reduction of norepinephrine uptake sites in the failing human heart. J Am Coll Cardiol 25: 146–153
13. Bristow MR, Ginsburg R, Minobe W et al. (1982) Decreased catecholamine sensitivity and β-adrenergic receptor density in failing human hearts. N Engl J Med 307: 205–211
14. Brodde OE (1991) β_1- and β_2-Adrenoceptors in the human heart: Properties, function, and alterations in chronic heart failure. Pharmacol Rev 43: 203–242
15. Steinfath M, Geertz B, Schmitz W et al. (1991) Distinct downregulation of cardiac β_1- and β_2-adrenoceptors in different human heart diseases. Naunyn Schmiedebergs Arch Pharmacol 343: 217–220
16. Bristow MR, Hershberger RE, Port JD, Minobe W, Rasmussen R (1989) β_1- and β_2-adrenergic receptor-mediated adenylate cyclase stimulation in nonfailing and failing human ventricular myocardium. Mol Pharmacol 35: 295–303
17. Ungerer M, Böhm M, Elce JS, Erdmann E, Lohse MJ (1993) Altered expression of β-adrenergic receptor kinase and β_1-adrenergic receptors in the failing human heart. Circulation 87: 454–463
18. Bristow ME, Minobe WA, Raynolds MV, Port JD, Rasmussen R, Ray PE, Feldmann AM (1993) Reduced β_1-receptor messenger RNA abundance in the failing human heart. J Clin Invest 92: 2737–2745
19. Ihl-Vahl R, Eschenhagen T, Kübler W et al. (1996) Differential regulation of mRNA specific for β_1- and β_2-adrenergic receptors in human failing hearts. Evaluation of the absolute cardiac mRNA levels by two independent methods. J Mol Cell Cardiol 28: 1–10
20. Ungerer M, Parruti G, Böhm M, Puzicha M, DeBlase A, Erdmann E, Lohse MJ (1994) Expression of β-arrestins and β-adrenergic receptor kinases in the failing human heart. Circ Res 74: 206–213
21. Böhm M, Diet F, Feiler G, Kemkes B, Kreuzer E, Weinhold C, Erdmann E (1988) Subsensitivity of the failing human heart to isoprenaline and milrinone is related to β-adrenoceptor downregulation. J Cardiovasc Pharmacol 12: 726–732
22. Böhm M, Beuckelmann D, Brown L et al. (1988) Reduction of β-adrenoceptor density and evaluation of positive inotropic responses in isolated, diseased human myocardium. Eur Heart J 9: 844–852
23. Böhm M, Morano I, Pieske B, Rüegg JC, Wankerl M, Zimmermann R, Erdmann E (1991) Contribution of cAMP-phosphodiesterase inhibition and sensitization of the contractile proteins for calcium to the inotropic effect of pimobendan in the failing human myocardium. Circ Res 68: 689–701
24. Moss J, Vaughan M (1988) ADP-ribosylation of guanyl nucleotide-binding regulatory proteins by bacterial toxins. Adv Enzymol 61: 13303–13379
25. Insel PA, Ransnäs LA (1988) G proteins and cardiovascular disease. Circulation 78: 1511–1513
27. Schnabel P, Böhm M, Gierschik P, Jakobs KH, Erdmann E (1990) Improvement of cholera toxin-catalyzed ADP-ribosylation by endogenous ADP-ribosylation factor from bovine brain provides evidence for an unchanged amount of Gsα in failing human myocardium. J Mol Cell Cardiol 22: 73–82
28. Feldman AM, Cates AE, Veazey WB et al. (1988) Increase in the 40,000-mol wt pertussis toxin substrate (G-protein) in the failing human heart. J Clin Invest 82: 189–197
29. Milligan G (1988) Techniques used in the identification and analysis of function of pertussis toxin-sensitive guanine nucleotide binding proteins. Biochem J 255: 1–13
30. Gilman AG (1987) G proteins: Transducers of receptor-generated signals. Ann Rev Biochem 56: 615–649
31. Böhm M, Eschenhagen T, Gierschik P et al. (1994) Radioimmunochemical quantification of Giα in right and left ventricles from patients with ischaemic and dilated cardiomyopathy and predominant left ventricular failure. J Mol Cell Cardiol 26: 133–149

32. Hershberger RE, Feldman AM, Bristow MR (1991) A1-Adenosine receptor inhibition of adenylate cyclase in failing and nonfailing human ventricular myocardium. Circulation 83: 1343–1351

33. Böhm M, Gierschik P, Jakobs KH, Pieske B, Schnabel P, Ungerer M, Erdmann E (1990) Increase of Giα in human hearts with dilated but not ischemic cardiomyopathy. Circulation 82: 1249–1265

34. Neumann J, Scholz H, Döring V, Schmitz W, v. Meyerinck L, Kalmar P (1988) Increase in myocardial Gi-proteins in heart failure. Lancet II: 936–937

35. Eschenhagen T, Mende U, Nose M et al. (1992) Increased messenger RNA level of the inhibitory G-protein α-subunits Giα2 in human end-stage heart failure. Circ Res 70: 688–696

36. Müller FU, Boheler KR, Eschenhagen T, Schmitz W, Scholz H (1993) Isoprenaline stimulates gene transcription of the inhibitory G protein α-subunit Giα2 in rat heart. Circ Res 72: 696–700

37. Böhm M, Kirchmayr R, Gierschik P, Erdmann E (1995) Increase of myocardial inhibitory G-proteins in catecholamine-refractory septic shock or in septic multiorgan failure. Am J Med 98: 183–186

38. Brown LA, Harding SE (1992) The effect of pertussis toxin on β-adrenoceptor responses in isolated cardiac myocytes from noradrenaline-treated guinea-pigs and patients with cardiac failure. Br J Pharmacol 106: 115–122

39. Böhm M, Ungerer M, Erdmann E (1993) Adenosine receptors in the human heart: pharmacological characterization in nondiseased and cardiomyopathic tissue. Drug Develop Res 28: 268–276

40. Waagstein F, Caidahl K, Wallentin I, Bergh CH, Hjalmarson A (1989) Long-term β-blockade in dilated cardiomyopathy: effects of short- and long-term metoprolol treatment followed by withdrawal and readministration of metoprolol. Circulation 80: 551–563

Klinische Relevanz der Pharmakokinetik für die Pharmakodynamik von β-Blockern

G. Olsson

β-Blocker wurden bereits in den 60er Jahren in die klinische Praxis eingeführt. Seitdem ist überzeugend demonstriert worden, daß einige β-Blocker die kardiovaskuläre Morbidität und Mortalität in Langzeitstudien bei Hypertonie [22] und zur Post-Myokardinfarkt-Prophylaxe [5] reduzieren. Es sind mehrere vermutliche Eigenschaften dieser Wirkstoffe mitgeteilt worden, die auf eine mögliche kardioprotektive Aktivität hinweisen:

- Mechanismen
  - Verbesserung des Ungleichgewichts zwischen Koronardurchfluß und myokardialem Bedarf,
  - antiarrhythmische Wirkungen,
  - Schutz ischämischer Gewebe,
  - Reduzierung der Atheromentwicklung;
- Wirkungen auf Daten beim Tier
  - koronare Durchflußmuster,
  - Infarktgröße,
  - Stoffwechselfunktionen,
  - Arrhythmien;
- Klinisch
  - primäre Prävention,
  - akute Post-MI-Verabreichung,
  - chronische Post-MI-Verabreichung.

Eines der wesentlichen Probleme der β-Blocker ist, daß sie unter Umständen bei einigen empfindlichen Patienten schwere unerwünschte Wirkungen verursachen können. Hierzu zählen Patienten mit Asthma/Bronchitis, Patienten mit peripheren Gefäßleiden und jene, die körperlich ziemlich aktiv sind. In diesen Fällen sind die ungünstigen Wirkungen hauptsächlich durch eine Blockade der β_2-Rezeptoren vermittelt, die für Bronchodilatation, Vasodilatation und Mobilisation von Substrat für den Muskelstoffwechsel verantwortlich sind. Die beobachteten günstigen Wirkungen der β-Blocker sind ihren β_1-blockierenden Eigenschaften zuzuschreiben.

Ziel der Entwicklung kardioselektiver β_1-Blocker war es, die potentiellen Nebenwirkungen zu reduzieren. Somit ist es seit vielen Jahren möglich, effektive antianginöse, antihypertensive und kardioprotektive Wirkungen bei geringen β_2-Effekten zu erreichen [8, 11]. Allerdings können auch die β_1-Blocker in hohen Plasmakonzentrationen an die β_2-Rezeptoren binden [14, 20]. Dies kann bei Verabreichung hoher Dosen oder bei maximalen Plasmakonzentrationen während der Behandlung mit Präparaten mit sofortiger Freisetzung geschehen. In dem Versuch, die potentiellen unerwünschten Wirkungen, die durch β_2-blockierende Effekte bei Erreichen von Spitzenplasmakonzentrationen verursacht werden, noch weiter zu vermindern, wurden spezifische Formulierungen mit verzögerter Freisetzung entwickelt. Der Vergleich verschiedener Tablettenformulierungen bietet eine gute Gelegenheit, den Einfluß der Pharmakokinetik auf die pharmakodynamischen Effekte der β-Blockade zu evaluieren. Im folgenden werden die Daten aus der Entwicklung einer spezifischen Metoprololformulierung mit verzögerter Freisetzung (Metoprolol CR/Zok) [19] überprüft, um diese Effekte zu veranschaulichen.

Pharmakokinetik von Metoprolol

Metoprolol ist eine schwache Base mit einem pKa von ungefähr 9,5. Der Verteilungskoeffizient zwischen Octanol und Phosphatpuffer (pH 7,4 und 25 °C) beträgt 0,53 [17]. Die gastrointestinale Absorption von Metoprolol erfolgt nach oraler Einnahme schnell und vollständig bei Verwendung einer rasch löslichen Verabreichungsform, und die maximale Plasmakonzentration wird nach 1–2 h erreicht [18]. Nach oraler Verabreichung ist die systemische Verfügbarkeit jedoch durch den First-pass-Metabolismus in der Leber um ungefähr 50 % reduziert. Der zeitliche Verlauf der Plasmakonzentration ist biexponentiell mit einer kurzen Verteilungshalbwertszeit von 5–15 min, gefolgt von der Eliminationsphase mit einer durchschnittlichen Halbwertzeit von 3–4 h. Metoprolol wird in der Leber extensiv durch Enzyme metabolisiert, die zum Cytochrom-P450-System gehören. Die Pharmakokinetik von Metoprolol ist bei älteren Menschen [4, 10] sowie bei Patienten mit Niereninsuffizienz [7] im Vergleich zu jungen, gesunden Probanden im wesentlichen unverändert.

Pharmakodynamik von Metoprolol

Es besteht eine gute Plasmakonzentrations-Wirkungs-Beziehung für die β_1-vermittelten Wirkungen. Somit wird eine monoexponentielle Beziehung zwischen der Plasmakonzentration von Metoprolol und der β_1-blockierenden Wirkung – wie z. B. der Verminderung der belastungsinduzierten Tachykardie – registriert [1, 6]. Die therapeutischen Plasmakonzentrationen gehen bis zu 400 µmol/l und werden mit täglichen Dosen von 50–200 mg erreicht. Die Beziehung zwischen Plasmakonzentration und Wirkung ist in Abb. 1 entsprechend dem E_{max}-Modell dargestellt. Anhand dieses Modells wurde berechnet, daß Plasmakonzentrationen von 50 bzw. 100 und 400 µmol/l ungefähr 20 bzw. 50 und 80 % der maximal erreichbaren β_1-Blockade entsprechen, die als Hemmung der belastungsinduzierten Tachykardie gemessen wird (Tabelle 1). Wenn die Plasmakonzentration von Metoprolol ca. 500–600 µmol/l übersteigt, kann es zu β_2-blockierenden Effekten kommen. Demnach kann angenommen werden, daß das therapeutische Fenster für die β_1-Hemmung im Bereich von 30–80 % der β_1-Blockade über dem gesamten 24-h-Intervall liegt.

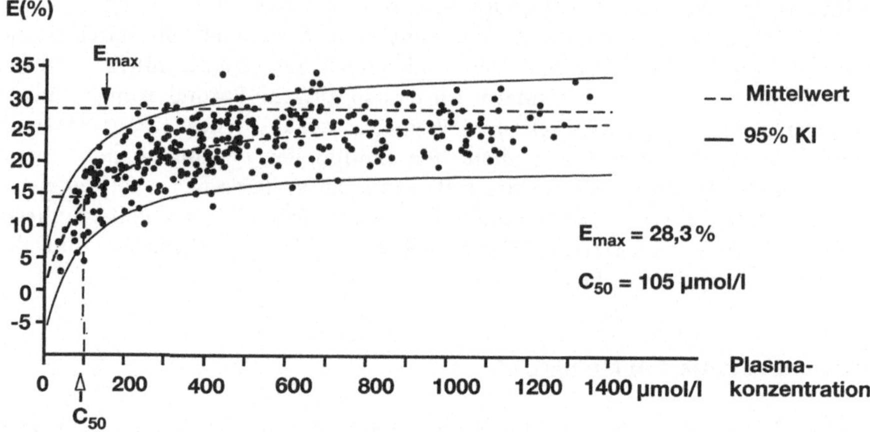

Abb. 1. Mittelwert und 95 %-Vorhersageintervall für die Beziehung zwischen Plasmakonzentration und Effekt (E) nach Metoprolol. (Aus Lucker et al. 1990 [13])

Tabelle 1. Metoprololplasmakonzentrationen, die mit einer gegebenen, anhand des E_{max}-Modells berechneten maximalen β_1-Blockade assoziiert sind (n = 18). Die β_1-Hemmung wurde als die Reduzierung der belastungsinduzierten Tachykardie gemessen

% der maximalen β_1-Blockade	Plasmakonzentration (µmol/l)	
	Mittelwert	95 % KI
10	12	8–15
20	26	19–34
30	45	32–58
40	70	50–90
50	105	74–135
60	157	111–203
70	245	173–316
80	419	297–541
90	943	669–1218

Die Ergebnisse der pharmakokinetischen/pharmakodynamischen Untersuchungen wurden in einem Diagramm zusammengefaßt, das die niedrigsten und höchsten Plasmakonzentrationen während des Dosierungsintervalls mit den verschiedenen Dosierungsregimen wiedergibt (Abb. 2). In der gleichen Abbildung wird das „therapeutische Fenster" von 30–80% der maximal erreichbaren β_1-Blockade wiedergegeben. Es ist offensichtlich, daß die Metoprololformulierung CR/Zok Vorteile bietet, wenn es das Ziel ist, die Plasmakonzentration innerhalb dieser Grenzen zu halten.

Plasmakonzentrationen, die mit Präparaten mit sofortiger Freisetzung bzw. verzögerter Freisetzung des Wirkstoffs erreicht werden

In der Behandlung von Hypertonie und Angina pectoris mit Metoprololtabletten mit sofortiger Freisetzung liegt die Dosierung im Bereich von 100–200 mg pro Tag und wird auf mehrere Einnahmen verteilt (mit Ausnahme der Dosis von

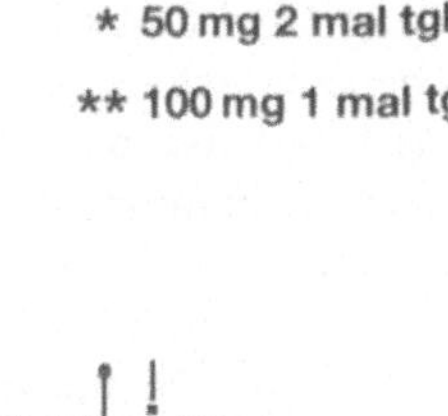

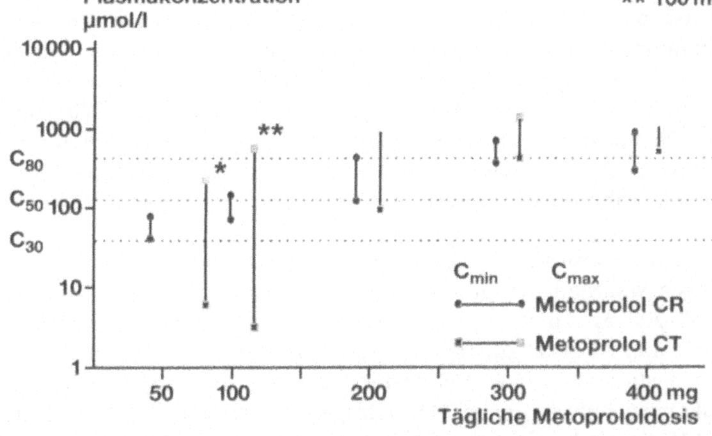

Abb. 2. Höchste (C_{max}) und niedrigste (C_{min}) Plasmakonzentration nach verschiedenen Dosen von Metoprolol CR/Zok (*CR*) und herkömmlichen Tabletten (*CT*) nach Erreichen des Steady state. (Aus Lucker et al. 1990 [13])

Abb. 3. Zeitlicher Verlauf von Plasmakonzentration und β_1-Blockade nach 100 mg Metoprolol (*M*) CR/Zok (*CR*) und herkömmlichen Tabletten (*CT*) im Steady state. Die β_1-Blockade (*E*) wird als prozentuale Reduktion der belastungsinduzierten Tachykardie gemessen. (Aus Lucker et al. 1990 [13])

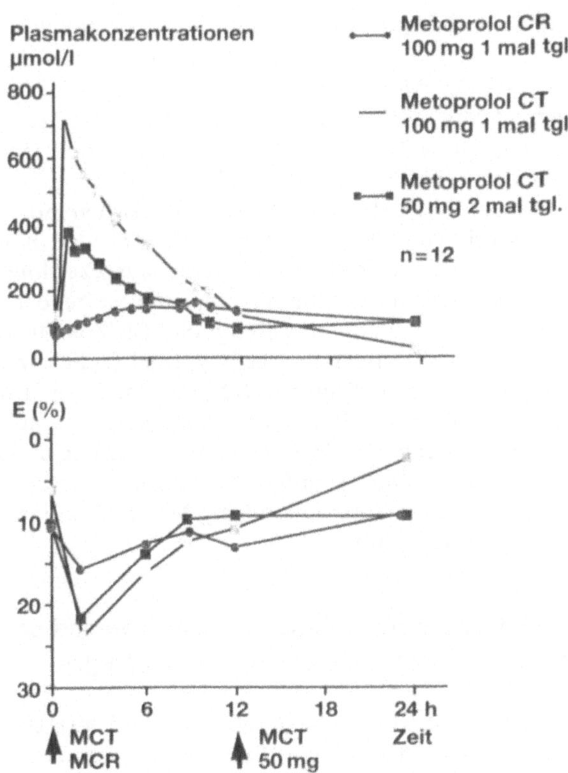

100 mg 1mal täglich bei Hypertonie) [3]. Bei dieser Verabreichungsart kommt es zu beträchtlichen Schwankungen der Plasmakonzentration im Verlauf des Dosierungsintervalls, die auch in Veränderungen der β_1-blockierenden Wirkung zum Ausdruck kommen (Abb. 3). Darüber hinaus kommt es selbst im Fall der 100-mg-Tablette mit sofortiger Freisetzung zu maximalen Plasmakonzentrationen in einem Bereich, der auch mit der Auslösung von β_2-blockierenden Wirkungen verbunden ist. Demnach erzeugt die Verabreichung von 100 mg Metoprolol mit sofortiger Freisetzung 1mal täglich maximale Plasmakonzentrationen von ungefähr 600 µmol/l, während die niedrigsten Plasmaspiegel annähernd bei 0 liegen [13].

Bei verzögerter Freisetzung (Formulierung CR/Zok) werden die β_1-blockierenden Wirkungen während des gesamten Dosierungsintervalls von 24 h mit einer Dosis von 50–200 mg 1mal täglich aufrechterhalten. Interessanterweise führen Dosen von 50 bzw. 100 und 200 mg Metoprolol in Form von CR/Zok zu maximalen Plasmaspiegeln von 70 bzw. 150 und 400 µmol/l. Die entsprechenden niedrigsten Plasmakonzentrationen nach 24 h betragen ungefähr 50 % der höchsten Plasmaspiegel [13]. Somit bewirkt die CR/Zok-Formulierung während des gesamten 24-h-Intervalls eine therapeutische β_1-Blockade, ohne signifikante β_2-blockierende Eigenschaften zu entwickeln, d. h., die β_1-Selektivität ist auch bei höheren Dosen erhalten (Abb. 2).

Klinische Relevanz des veränderten pharmakokinetischen Profils

Im Fall der Metoprololformulierung mit sofortiger Freisetzung des Wirkstoffs beträgt die gebräuchlichste Tagesdosierung zur Behandlung der Hypertonie 100 mg. Diese kann entweder auf 2mal täglich 50 mg aufgeteilt oder als Einmaldosis von 100 mg pro Tag gegeben werden.

In einer plazebokontrollierten klinischen Studie wurde aufgezeigt, daß die Tagesdosis von 50 mg Metoprolol CR/Zok den Blutdruck signifikant senkt [21]. In der gleichen Studie wurde eine ausgezeichnete Verträglichkeit beobachtet, da kein Patient die Studie aufgrund störender Nebenwirkungen verließ. In einer Vergleichsstudie mit Metoprolol CR/Zok 50 mg 1mal täglich und Metoprolol 100 mg mit sofortiger Freisetzung 1mal täglich war die blutdrucksenkende Wirkung der beiden Therapeutika am Ende des Dosierungsintervalls annähernd gleich [16]. Des weiteren war der Anteil der auf die Therapie ansprechenden Patienten identisch. Darüber hinaus wurden unter der Behandlung mit 50 mg Metoprolol CR/Zok signifikant weniger unerwünschte Wirkungen mitgeteilt als unter der Behandlung mit 100 mg Metoprolol 1mal täglich mit sofortiger Freisetzung des Wirkstoffs.

Grad der „klinischen β_1-Selektivität" während der Behandlung mit verschiedenen Metoprololformulierungen

Viele verschiedene Studien haben sich mit der Untersuchung der „klinischen β_1-Selektivität" während der Behandlung mit diversen Metoprololformulierungen

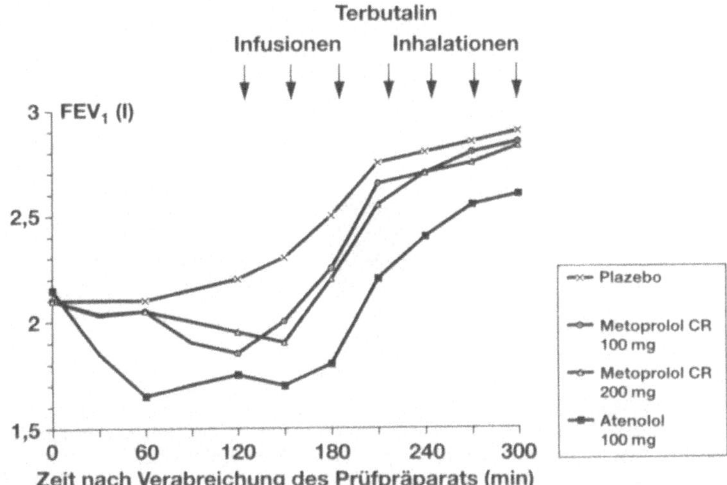

Abb. 4. FEV_1 nach Plazebo, Metoprolol CR/Zok 200 mg, Metoprolol CR/Zok 100 mg und Atenolol 100 mg bei leichten Asthmatikern. Die Pfeile zeigen die Verabreichung des β_2-Stimulators Terbutalin an. (Aus Lucker et al. 1990 [13])

befaßt. In einer Studie an Patienten mit leichtem Asthma wurden Metoprolol CR/ Zok 100 mg 1mal täglich, Metoprolol CR/Zok 200 mg 1mal täglich und Atenolol 100 mg 1mal täglich mit Plazebo verglichen [12]. In dieser Studie wurde die Lungenfunktion (FEV_1) nach der Verabreichung von Terbutalin, eines β_2-Stimulators, untersucht. Ganz offensichtlich hemmte Atenolol 100 mg das forcierte Exspirationsvolumen FEV_1 und das Ansprechen auf Terbutalin in einem größeren Ausmaß als Metoprolol CR/Zok 200 mg, das wiederum eine stärkere Hemmung verursachte als Metoprolol CR/Zok 100 mg und als Plazebo (Abb. 4). Somit verminderte Atenolol 100 mg das Ansprechen auf Terbutalin und den Anstieg des FEV_1 in einem größeren Ausmaß als Metoprolol CR/Zok 100 und 200 mg, die zwischen den Reaktionen auf Plazebo bzw. Atenolol lagen.

In einer Studie an gesunden Probanden wurden Terbutalininfusionen gegeben, um die β_2-vermittelte Wirkung auf die Kalium- und Glukoseplasmaspiegel zu untersuchen [9]. Die Probanden wurden mit Atenolol 100 mg, Metoprolol 100 mg mit sofortiger Freisetzung, Metoprolol CR/Zok 100 mg oder Plazebo behandelt. In der Plazebogruppe kam es während der Terbutalininfusion zu einem signifikanten Anstieg der Serumglukose (Abb. 5) und einer signifikanten Abnahme des Kaliumspiegels. Diese Wirkungen wurden am stärksten durch Atenolol 100 mg gehemmt; Metoprolol 100 mg mit sofortiger Freisetzung nahm eine mittlere Position ein, und die geringste Hemmung wurde nach Metoprolol CR/ Zok beobachtet. Auch diese Befunde bestätigen somit eine im Fall der Metoprololformulierung CR/Zok aufrechterhaltene β_1-Selektivität.

In einer weiteren Studie unterzogen sich gesunde Probanden einem submaximalen Langzeitbelastungstest (20 min) [2]. Am Ende der körperlichen Aktivität bewerteten die Probanden den Grad ihrer Ermüdung, und es wurden Plasmaproben zur Bestimmung von Glycerin, freien Fettsäuren und Ammonium im Plasma

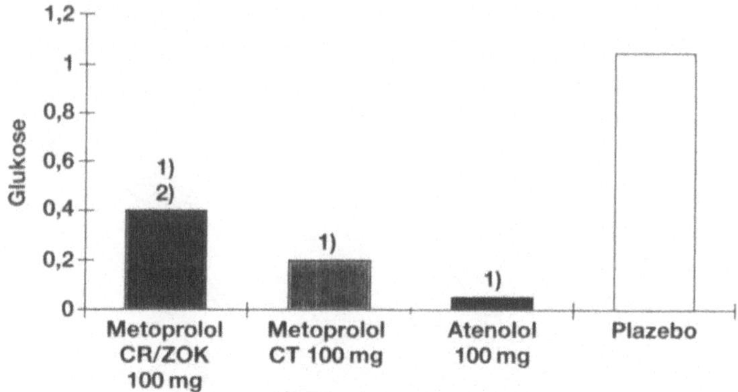

Abb. 5. Veränderung der Serumglukose bei mit Plazebo, Atenolol 100 mg, Metoprolol herkömmliche Tablette 100 mg und Metoprolol CR/Zok 100 mg behandelten Probanden während der Terbutalininfusion (β_2-Stimulation). 1) p < 0,05 – Metoprolol CR/Zok, Metoprolol oder Atenolol vs. Plazebo; 2) p < 0,05 – Metaprolol CR/Zok vs. Atenolol. (Aus Lucker et al. 1990 [13])

entnommen. Die Probanden erhielten randomisiert ein Plazebo, Metoprolol CR/Zok 50 mg, Metoprolol CR/Zok 100 g oder Metoprolol 100 mg mit sofortiger Freisetzung. Metoprolol 100 mg in der herkömmlichen Formulierung führte zu einer Verstärkung der wahrgenommenen Ermüdung (Abb. 6). Metoprolol CR/Zok 100 mg zeigte eine intermediäre Wirkung, während Metoprolol CR/Zok 50 mg die wahrgenommene Ermüdung nicht beeinflußte. Parallel zu diesen Befunden war deutlich erkennbar, daß Glycerin und freie Fettsäuren im Plasma während der körperlichen Aktivität in der Plazebogruppe erhöht waren (Abb. 7). Dieser Anstieg wurde durch Metoprolol 100 mg mit sofortiger Freisetzung fast vollständig, durch Metoprolol 50 mg CR/Zok hingegen nur in einem geringen Ausmaß gehemmt. Der Plasmaammoniumspiegel schließlich erfuhr in der Plazebogruppe

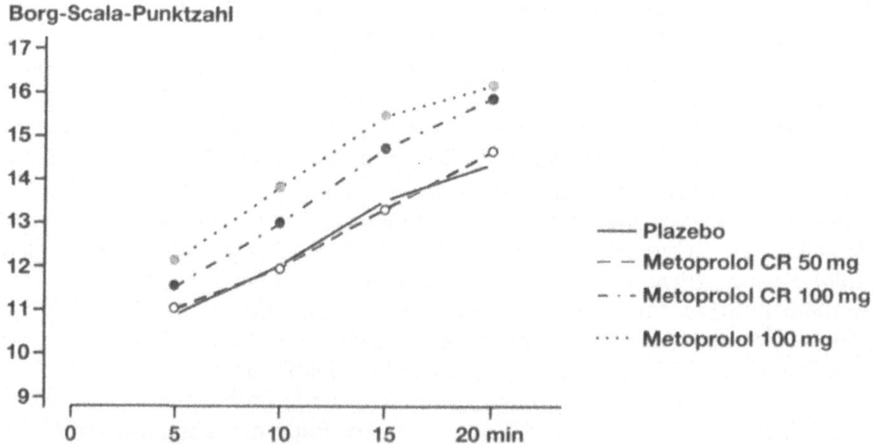

Abb. 6. Beschriebener Grad der Ermüdung (Borg-Skala) während des submaximalen Ausdauertests (20 min). (Aus Lucker et al. 1990 [13])

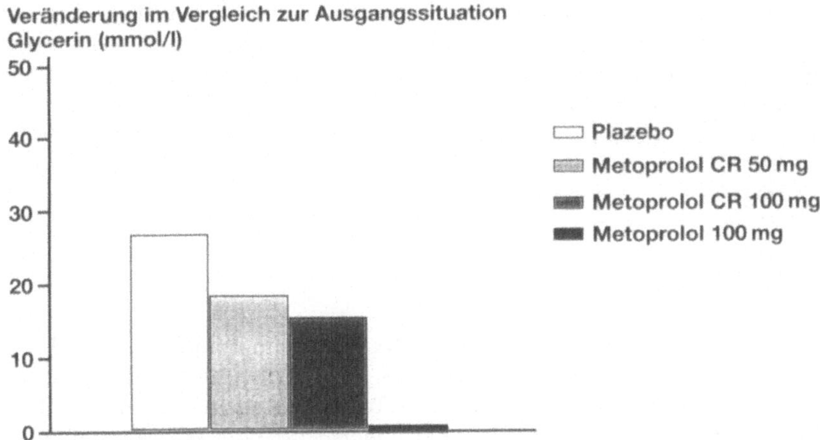

Abb. 7. Plasmaglycerin während des submaximalen Ausdauertests (20 min) unter der Behandlung mit Plazebo, Metoprolol CR/Zok 50 mg, Metoprolol CR/Zok 100 mg und Metoprolol herkömmliche Tabletten 100 mg. (Aus Lucker et al. 1990 [13])

unter Belastung eine moderate Erhöhung. Dieser Anstieg wurde durch Metoprolol 100 mg mit sofortiger Freisetzung verstärkt, während Metoprolol CR/Zok im Vergleich zu Plazebo nur geringfügige Veränderungen verursachte. Somit zeigen diese Daten, daß während der maximalen Plasmakonzentration von sofort freigesetztem Metoprolol β_2-vermittelte Wirkungen auf den an der Substratutilisation beteiligten Metabolismus des aktiven Muskels durch die hohen Plasmakonzentrationen (die jene übersteigen, die mit der klinischen β_1-Selektivität verbunden sind) gehemmt werden. Diese Stoffwechselwirkungen wurden parallel zu der beobachteten verstärkten Ermüdung gesehen. Metoprolol CR/Zok mit verzögerter Freisetzung konnte diese Effekte vermindern oder sogar aufheben (im Fall von Metoprolol CR/Zok 50 mg).

Diskussion und Zusammenfassung

Die überprüften Daten zeigen, daß durch biopharmazeutische Weiterentwicklung signifikante Veränderungen der Freisetzungseigenschaften aus oral eingenommenen Präparaten erzielt werden können. Bei Substanzen wie β_1-selektiven β-Blockern kann eine derartige Modulierung durch Entwicklung eines geeigneten, 1mal täglich einzunehmenden Präparates zu einer besseren Abdeckung der β_1-hemmenden Wirkung über das 24-h-Intervall bei gleichzeitiger Verminderung der β_2-vermittelten Nebenwirkungen führen. Die Verbesserung der Verträglichkeit liegt auf der Hand. Wenn β-Blocker zur primären Prävention (bei Hypertonie) oder zur sekundären Prophylaxe (Post-MI-Therapie) verabreicht werden, kann nur darüber spekuliert werden, ob die Verbesserung der β_1-Blockade über das 24-h-Intervall die bereits zuvor bewiesenen nützlichen Wirkungen auf die Prognose vergrößern wird. Es ist jedoch interessant zu beobachten, daß in der norwegischen Timololstudie [15] besondere Anstrengungen darauf verwendet wurden, den Zusammenhang zwischen dem Grad der Herzfrequenzreduzierung und dem verringerten Risiko bei Post-MI-Patienten zu analysieren. In der genannten Studie ergab sich ein signifikanter Zusammenhang zwischen der Senkung der Herzfrequenz und der Verringerung des Risikos. Daher kann nicht ausgeschlossen werden, daß die bessere Abdeckung der β_1-Hemmung während des 24-h-Dosierungsintervalls auch in dieser Hinsicht zu zusätzlichen Nutzeffekten beiträgt.

Schlußfolgerung

Die Veränderung der Pharmakokinetik der Metoprololtabletten mit sofortiger Freisetzung zu einer Formulierung mit verzögerter Freisetzung des Metoprolols (CR/Zok) hat es möglich gemacht, die Tagesdosis zu reduzieren und die Verträglichkeit zu verbessern bei gleichzeitiger Aufrechterhaltung der β_1-Blockade während des gesamten Dosierungsintervalls. Somit hat die Veränderung der Plasmakinetik oraler Formulierungen von β-Blockern einen Einfluß auf die pharmakodynamischen Wirkungen.

Literatur

1. Abrahamsson B, Lucker P, Olofsson B, Regårdh C-G, Sandberg A, Wieselgren I, Bergstrand R (1990) The relationship between metoprolol plasma concentration and β_1-blockade in healthy subjects: A study on conventional metoprolol and metoprolol CR/Zok formulations. J Clin Pharmacol 30: S46–S54
2. Akhlaghi S, Maxwill SRJ, Kendall MJ, Hughes B, Greenhaff P (1993) A comparison of the β_1-selectivity of conventional metoprolol and metoprolol CR during exercise in healthy volunteers. J Clin Pharm Ther 18: 259–266
3. Benfield P, Clisold SP, Brogden RN (1986) Metoprolol: An update review of its pharmacodynamic and pharmacokinetic properties, and therapeutic efficacy in hypertension, ischemic heart disease and related cardiovascular disorders. Drugs 31: 376–429
4. Briant RH, Dorrington RE, Ferry DG, Paxton UW (1983) Bioavailability of metoprolol in young adults and the elderly, with additional studies on the effects of metoclopramide and probanthine. Eur J Clin Pharmacol 25: 353–356
5. Hjalmarson Å, Olsson G (1991) Myocardial infarction: Effects of β-blockade. Circulation 84 (suppl VI): VI101–VI107
6. Johnsson G, Regårdh C-G, Sölvell L (1975) Combined pharmacokinetic and pharmacodynamic studies in man of the adrenergic β_1-receptor antagonist metoprolol. Acta Pharmacol Toxicol 36 (suppl 5): 31–44
7. Jordö L, Attman PO, Aurell M, Johansson L, Johnsson G, Regårdh C-G (1980) Pharmacokinetic and pharmacodynamic properties of metoprolol in patients with impaired renal function. Clin Pharmacokinet 5: 169–180
8. Kendall MJ (1981) Are selective β-adrenoceptor blocking drugs an advantage? J R Coll Physicians Lond 15: 33–39
9. Kendall MJ, Akhlaghi S, Hughes B, Lewis H 1990) Is metoprolol CR/Zok more selective than conventional metoprolol and atenolol? J Clin Pharmacol 30: S98–S102
10. Larsson M, Landahl S, Lundborg P, Regårdh C-G (1984) Pharmacokinetics of metoprolol in healthy, elderly, non-smoking individuals after a single dose and two weeks of treatment. Eur J Clin Pharmacol 27: 217–222
11. Löfdahl CG, Svedmyr N (1981) Cardioselectivity of atenolol and metoprolol. A study in asthmatic patients. Eur J Respir Dis 62: 396–404
12. Löfdahl CG, Dahlöf C, Westergren G, Olofsson B, Svedmyr N (1988) Controlled-release metoprolol compared with atenolol in asthmatic patients: interaction with terbutaline. Eur J Clin Pharmacol 33 (suppl): S25–S32

13. Lucker P, Moore G, Wieselgren I, Olofsson B, Bergstrand R (1990) Pharmacokinetic and pharmacodynamic comparison of metoprolol CR/Zok once daily with conventional tablets once daily and in divided doses. J Clin Pharmacol 30: S17–S27
14. Minneman KL, Hedberg A, Molinoff PB (1979) Comparison of β-adrenoceptor subtypes in mammalian tissue. J Pharm Exp Ther 211: 502–508
15. Norwegian Multicenter Study Group (1981) Timolol-induced eduction in mortality and reinfarction in patients surviving acute myocardial infarction. N Engl J Med 304: 801–807
16. Omvik P, Leer J, Istad H, Westergren G (1994) Equal efficacy and improved tolerability with 50 mg controlled-release metoprolol compared with 100 mg conventional metoprolol in hypertensive patients. Am J Ther 1: 65–73
17. Regårdh C-G (1982) Pharmacokinetic aspects of some β-blocking drugs. Acta Med Scand 665 (suppl): 49–60
18. Regårdh C-G, Borg KO, Johansson R, Johnsson G, Palmer L (1974) Pharmacokinetic studies on the selective β_1-receptor antagonist metoprolol in man. J. Pharmacokinet Biopharm 2: 347–364
19. Sandberg A, Abrahamsson B, Regårdh C-G, Wieselgren I, Bergstrand R (1990) Pharmacokinetic and biopharmaceutic aspects of once daily treatment with metoprolol CR/Zok: A review article. J Clin Pharmacol 30: S2–S16
20. Smith SR, Kendall MJ, Worthington DJ, Holder R (1983) Can the biochemical responses to a β_2-adrenoceptor stimulant be used to assess the selectivity of β-adrenoceptors? Br J Clin Pharmacol 16: 557–560
21. Westergren G, Olofsson B, Palevlief K (1994) Effective once-daily treatment of hypertension with low-dose controlled release metoprolol. Curr Ther Res 55: 142–148
22. Wikstrand J, Warnold I, Olsson G, Tuomilehto J, Elmfeldt D, Berglund G (1988) Primary prevention with metoprolol in patients with hypertension: Mortality results from the MAPHY study. JAMA 259: 1976–1982

II Koronare Herzkrankheit

Rationale Therapie bei koronarer Herzkrankheit

B. T. Ivandic, M. Müller-Bardorff, H. A. Katus

Für die Therapie der koronaren Herzkrankheit (KHK) steht eine Fülle von therapeutischen Optionen mit unterschiedlichen Wirkmechanismen zur Verfügung. Der optimale Einsatz dieser Methoden und/oder die Kombination verschiedener therapeutischer Ansätze ist eine wesentliche Aufgabe in der Therapieplanung bei Patienten mit KHK. Eine rationale Therapie muß sowohl auf eine Verlangsamung der Progression der Erkrankung als auch auf eine Reduktion der Häufigkeit ischämischer Ereignisse und auf eine Verlängerung der Überlebenszeit bei erhaltener Lebensqualität zielen. Dies ist durch die Kombination einer allgemeingültigen Basistherapie mit einer am individuellen Risiko ausgerichteten speziellen Therapie erreichbar.

Risikostratifizierung bei Patienten mit KHK

Am Anfang der Therapieplanung steht die Risikostratifizierung der Patienten. Grundsätzlich kann das individuelle Risiko eines Patienten mit KHK mit nichtinvasiv erfaßbaren Parametern eingegrenzt werden. Hohes Alter, reduzierte körperliche Belastbarkeit, eingeschränkte linksventrikuläre Funktion, Ischämie bei niedriger Belastungsstufe und komplexe Tachyarrhythmien im 24-h-EKG wurden in den meisten randomisierten und prospektiven Studien als unabhängige Prädiktoren für ein hohes kardiales Risiko identifiziert [1–4]. Bei Patienten mit hohem kardialen Risiko kann sowohl von medikamentösen wie auch von operativen und interventionellen Therapieansätzen die beste Kosten-Nutzen-Relation erwartet werden.

Neben den nichtinvasiven Parametern eines kardiovaskulären Risikos ist auch der koronarangiographische Befund von wesentlicher und unabhängiger prognostischer Bedeutung und muß bei der individuellen Therapieplanung berücksichtigt werden. Deshalb ist die Koronarangiographie ein wesentlicher Bestandteil der Risikostratifizierung. In der CASS-Studie, in der Europäischen Multicenterstudie und in der Veterans Administration Study konnte belegt werden, daß Patienten mit koronarer 3-Gefäß-Erkrankung und eingeschränkter linksventrikulärer Funktion eine signifikant schlechtere Fünfjahresüberlebensrate als die medikamentös behandelten Patienten aufwiesen [5–7]. Dies traf nicht für die Patienten mit 1- und 2-Gefäß-Erkrankungen zu, die nach chirurgischer und medikamentöser Therapie vergleichbare Überlebensraten aufwiesen. Auch eine signifikante Stenose der proximalen links-anterior deszendierenden Koronararterie bei koronarer 3-Gefäß-Erkrankung und eine mehr als 50%ige Hauptstammstenose können durch chirurgische Therapie effektiver behandelt werden als durch eine medikamentöse Therapie [8]. Allerdings ist im Langzeitverlauf bemerkenswert, daß nach 10 bzw. 15 Jahren Beobachtungszeit die Vorteile einer chirurgischen Therapie nicht mehr erkennbar sind. Dies ist möglicherweise durch eine raschere Progression der KHK oder eine weniger intensive medikamentöse Therapie bei den operierten Patienten erklärbar.

Beeinflussung von Risikofaktoren

In der Harvard-Alumni-Studie konnte überzeugend belegt werden, daß der Lebensstil die Überlebensrate langfristig beeinflußt. Absolventen des Harvard College, die regelmäßig einer mittelschweren körperlichen Aktivität nachgingen, die nicht rauchten und einen normalen Blutdruck hatten, waren durch ein im Mittel 25% geringeres Risiko am Ende der Beobachtungszeit von 25 Jahren charakterisiert [9]. Ähnliche Daten wurden auch in anderen Primärpräventionsstudien erhoben [10]. Diese Daten können selbstverständlich nicht unkritisch auf Patienten mit präexistenter KHK übertragen werden. Es besteht jedoch wenig Zweifel, daß eine Änderung des Lebensstils auch bei diesen Patienten wirksam ist [11–13]. Deshalb muß allen Patienten mit KHK eine Modifizierung ihres individuellen Risikoprofils empfohlen werden. Die Effektivität einer körperlichen Belastung auf die Progression der Krankheit und Infarktrate bzw. Letalität wurde in mehreren kleinen Studien untersucht. In einer Metaanalyse dieser Studien konnte nach körperlichem Training bei Patienten mit KHK zwar keine eindeutigen Effekte auf die Letalität, wohl aber eine grenzwertig signifikante Reduktion der Reinfarktrate beobachtet werden [14, 15].

In den letzten Jahren wurden mehrere randomisierte, prospektive Studien über die Effekte einer Cholesterinsenkung bei Patienten mit KHK durchgeführt [16–19]. Beispielhaft kann auf 2 Studien verwiesen werden. In der 4S-Studie wurden 4444 Patienten mit KHK und Cholesterinwerten im Bereich von 5,5–8,0 mmol/l entweder durch Plazebo oder Simvastatin behandelt. Es konnte nach 5,4 Jahren Therapiedauer eine signifikante Reduktion der Mortalität (RR = 0,70; p = 0,0003) und der Häufigkeit koronarer Ereignisse (22,6% vs. 15,9%; p < 0,00001) gezeigt werden. Dabei war auffallend, daß der protektive Effekt der Therapie nicht nur bei Patienten mit deutlich erhöhtem Cholesterin, sondern auch bei Patienten mit nur mäßiger Hypercholesterinämie nachweisbar war. In der West-of-Scotland-Studie wurden 6596 Männer mit Cholesterinspiegeln über 252 mg/dl (6,5 mmol/l), aber ohne eindeutige Hinweise auf einen abgelaufenen Myokardinfarkt in der Anamnese mit Pravastatin behandelt [19]. Trotz dieses gering ausgeprägten Risikoprofils vor der Therapie konnte in der mit Pravastatin behandelten Gruppe nach 4,9 Jahren eine signifikante Reduktion der Häufigkeit von koronaren Ereignissen (von Myokardinfarkt um 31%, p < 0,001; von kardial bedingtem Tod um 28%, p = 0,13) und der Gesamtmortalität (21%, p = 0,051) dokumentiert werden. Demnach kann davon ausgegangen werden, daß bei Patienten mit KHK eine Senkung des Cholesterins schon bei leicht erhöhten Cholesterinwerten zu einem festen Bestandteil der Therapie gehört. Diese Daten belegen, daß eine Cholesterinsenkung bei Patienten mit erhöhtem kardialen Risiko eine kosteneffiziente Therapie darstellt [20]. Der protektive Effekt der Cholesterinsenkung kann durch eine verlangsamte Progression der Erkrankung, eine Reduktion der Häufigkeit von Plaquerupturen und eine Reduktion von koronaren Spasmen durch eine verbesserte Endothelfunktion nach Cholesterinsenkung erklärt werden [21, 22].

Hemmung der Plättchenaggregation

Azetylsalizylsäure (ASS) ist ein fester Bestandteil der Therapie bei Patienten mit KHK. In vielen prospektiven Studien wurde die Wirksamkeit von ASS bei Patienten mit akutem Koronarsyndrom, mit akutem Myokardinfarkt, nach Bypasschirurgie und in wenigen Studien auch bei Patienten mit stabiler Angina pectoris gezeigt [23, 24]. Die Rolle von ASS in der Primärprävention bleibt allerdings umstritten [25]. In der British-Medical-Doctors-Studie wurde im Trend eine Reduktion der Mortalität um 10% und der nichttödlichen Schlaganfälle und Herzinfarkte um 25% beobachtet [26]. In der American-Physicians-Health Studie wurde bei 22071 Teilnehmern und 325 mg ASS jeden 2. Tag eine signifikante Reduktion des Risikos für einen akuten Myokardinfarkt von 44% (p > 0,00001) nach einer 5jährigen Therapiedauer beobachtet [27].

Die optimale Dosis von ASS zur Therapie der KHK ist nicht eindeutig geklärt. Bei Patienten nach aortokoronarer Bypassoperation und in mehreren kleineren Studien bei Patienten mit KHK konnte belegt werden, daß 100 mg und 75 mg ASS die Offenheitsrate von Bypässen bzw. die Infarktrate und Letalität signifikant beeinflussen [28–32]. Bei Patienten mit ASS-Unverträglichkeit kann alternativ Tyklopidin eingesetzt werden, welches in seiner Wirksamkeit bei Patienten mit instabiler Angina belegt ist [33]. Die Bedeutung der Blutplättchen in der Pathogenese der akuten Koronarsyndrome wird indirekt durch die Wirksamkeit von potenten Inhibitoren der Plättchenaggregation, wie dem 7E3-Antikörper, nach komplexen Koronarinterventionen belegt [34].

Antianginöse Therapie

Zur Behandlung der koronaren Herzkrankheit werden Nitrate und Kalziumkanalblocker deutlich häufiger eingesetzt als β-Blocker [35]. Diese Bevorzugung von Nitraten und Kalziumkanalblockern gegenüber β-Blockern läßt sich wissenschaftlich nicht begründen. In vergleichenden Analysen über die antianginöse Wirksamkeit der 3 genannten Substanzen verbessern zwar alle Substanzklassen die Symptomatik, verlängern die Dauer bis zur ST-Streckensenkung im EKG und reduzieren die Häufigkeit ischämischer Ereignisse im 24-h-EKG [36–39]. Allerdings sind Nitrate und Kalziumkanalblocker in vergleichenden Analysen nicht wirksamer als β-blockierende Substanzen. In einigen Studien sind β-Blocker deutlich besser antiischämisch wirksam als Kalziumkanalblocker [36, 37]. Dies ist möglicherweise durch den zusätzlich frequenzsenkenden Effekt der β-Blocker-Therapie erklärbar.

Auch ist die Verträglichkeit der Kalziumkanalblocker nicht besser als die der β-Blocker. In der APSIS-Studie wurden im Trend mehr Therapieabbrüche unter Verapamil als unter Metoprolol beobachtet [38]. In der TIBET-Studie waren Therapieabbrüche unter einer retardierten Nifedipinmedikation signifikant häufiger als unter einer Therapie mit Atenolol zu beobachten [39]. Die Lebensqualität wurde von den Patienten unter beiden Substanzklassen jeweils als gleichwertig beurteilt.

Weder für die Kalziumkanalblocker noch für die Nitrate gibt es aus randomisierten prospektiven Studien überzeugende Daten, die eine Senkung der Letalität bei Patienten mit unterschiedlichster Manifestation der KHK belegen würden. Lediglich für die Kalziumkanalblocker vom Nichtdihydropyridintyp konnte in einigen Postinfarktstudien ein positiver Effekt bei Patienten mit guter linksventrikulärer Funktion belegt werden [40, 41]. Kurzwirksame, nichtretardierte Nifedipinpräparate müssen derzeit bei Patienten mit symptomatischer KHK und insbesondere bei Patienten mit akuten Koronarsyndromen als kontraindiziert bezeichnet werden. In einer Metaanalyse konnte für kurzwirksames Nifedipin über einen weiten Dosisbereich eine erhöhte Letalität bei Patienten mit akutem Infarkt und bei Patienten mit instabiler Angina belegt werden [42]. Obwohl diese Daten nicht auf die anderen Klassen der Kalziumantagonisten und auf retardierte Dihydropyridine extrapoliert werden dürfen, haben diese Analysen zu einer anhaltenden Diskussion über die Wertigkeit der Kalziumantagonisten in der Therapie der KHK geführt [43, 44].

Im Gegensatz zu den verfügbaren wissenschaftlichen Daten über Kalziumkanalblocker und Nitrate gibt es eine große Anzahl von Studien über die Effektivität der β-Blocker-Therapie bei Patienten mit KHK [45–49]. In all diesen Studien wurde für β-Blocker ohne intrinsische Aktivität entweder eine signifikante Reduktion der Mortalität oder kein Effekt auf die Mortalität beobachtet. Im Gegensatz zu den Kalziumkanalblockerstudien fand sich jedoch keine einzige größere randomisierte Studie mit einer gesteigerten Letalität unter β-Blocker-Therapie. Dies trifft auch für Patienten mit Herzinsuffizienz zu [50–52]. Aufgrund dieser vorliegenden Daten sollten β-Blocker bei Patienten mit KHK gegenüber Kalziumantagonisten als Monotherapie vorgezogen werden. Eine Kombination von β-Blockern mit Nitraten oder Kalziumkanalblockern ist nicht erforderlich, sofern der Patient unter alleiniger β-Blocker-Therapie symptomfrei ist. Unter theoretischen Erwägungen ist allerdings eine Kombination von β-Blockern mit Kalziumantagonisten oder auch Nitrat sinnvoll, da die Neigung zur Vasokonstriktion unter alleiniger β-Blocker-Therapie erhöht sein kann. Bei Kontraindikation gegen eine β-Blocker-Therapie ist aufgrund der vorliegenden Daten retardierten Kalziumantagonisten vom Dihydropyridintyp und Kalziumantagonisten vom Nichtdihydrophyridintyp der Vorzug gegenüber den nichtretardierten Dihydropyridinen einzuräumen. In der TIBET- und APSIS-Studie war die Effektivität von Verapamil und retardiertem Nifedipin bei Patienten mit stabiler Angina-pectoris-Symptomatik der β-Blocker-Therapie vergleichbar.

Bei Patienten mit KHK und eingeschränkter linksventrikulärer Pumpfunktion ist der Stellenwert der ACE-Hemmer-Therapie unbestritten [53]. Interessanterweise ist die verbesserte Überlebensrate unter Therapie mit ACE-Hemmer in der Regel auch mit einer Reduktion ischämischer Komplikationen und einer Verminderung der Reinfarkte vergesellschaftet. Bei Patienten mit KHK und einge-schränkter Pumpfunktion sowie Neigung zur Sinustachykardie erscheint eine zusätzliche Gabe von β-Blockern zur ACE-Hemmer-Therapie bei Patienten mit eingeschränkter Ventrikelfunktion dann berechtigt, wenn die Dosis vorsichtig gesteigert wird.

Interventionelle Therapie der KHK

Bis dato existieren keine randomisierten, prospektiven Studien, die eine Reduk-tion der Letalität durch eine interventionelle Behandlung von Patienten mit KHK belegen [54, 55]. Allerdings ist die symptomatische Wirksamkeit einer PTCA-Behandlung bei KHK unbestritten [56]. Mit verbesserter Kathetertechnologie und einer weiteren Reduktion der Restenoserate durch intrakoronare Stentim-plantation werden sich in Zukunft möglicherweise vergleichbare Langzeitergeb-nisse erzielen lassen, wie dies mit chirurgischen Verfahren erreichbar ist. Dann müssen prospektive und randomisierte Studien durchgeführt werden, in denen die interventionelle Therapie mit medikamentösen Therapieansätzen oder chirur-gischen Behandlungsmethoden verglichen werden.

Literatur

1. Launbjerg J, Fruergaard P, Jacobsen HL, Madsen JK (1995) Long-term risk factors from non-invasive evaluation of patients with acute chest pain, but without myocardial infarction. *Eur Heart J* 16: 30–37
2. Volpi A, De Vita C, Franzosi MG et al. (1993) Determinants of 6-month mortality in survivors of myocardial infarction after thrombolysis: results of the GISSI-2 data base. *Circulation* 88: 416–429
3. Volpi A, De Vita C, Franzosi MG et al. (1994) Predictors of nonfatal reinfarction in survivors of myocardial infarction after thrombolysis: results of the Gruppo Italiano per lo Studio della Sopravivenza nell'Infarto Miocardico (GISSI-2) data base. *J Am Coll Cardiol* 24: 608–615
4. Olona M, Candell-Riera J, Permanyer-Miralda G et al. (1995) Strategies for prognostic assess-ment of uncomplicated first myocardial infarction: 5-year follow-up study. *J Am Coll Cardiol* 25: 815–822
5. Varnauskas E, the European Coronary Surgery Study Group (1988) Twelve-year follow-up of survival in the randomized European Coronary Surgery Study. *N Engl J Med* 6: 332–337
6. VA Coronary Artery Bypass Surgery Cooperative Study Group (1992) Eighteen-year follow-up in the Veterans Affairs Cooperative Study of coronary artery bypass surgery for stable angina. *Circulation* 86: 121–130
7. Davis KB, Chaitman B, Ryan T, Bittner V, Kennedy W (1995) Comparison of 15-year survival for men and women after initial medical or surgical treatment for coronary artery disease: a CASS registry study. *J Am Coll Cardiol* 25: 1000–1009
8. Caracciolo EA, Davis KB, Sopko G et al. (1995) Comparison of surgical and medical group survival in patients with left main equivalent coronary artery disease: long-term CASS experience. *Circulation* 91: 2335–2344
9. Paffenbarger RS, Hyde RT, Wing AL, Lee I-Min, Jung DL, Kampert JB (1993) The association of changes in physical-activity level and other lifestyle characteristics with mortality among men. *N Engl J Med* 328: 538–545
10. Manson JE, Tosteson H, Ridker PM et al. (1992) The primary prevention of myocardial infarc-tion. *N Engl J Med* 326: 1406–1416
11. Ornish D, Brown SE, Scherwitz LW et al. (1990) Can lifestyle changes reverse coronary heart disease? The Lifestyle Heart Trial. *Lancet* 336: 129–133
12. Wittemann JCM, Grobbee DE, Valkenburg HA, Hemert AM van, Stijnen T, Hofman A (1993) Cigarette smoking and the development and progression of aortic atherosclerosis: a 9-year population-based follow-up study in women. *Circulation* 88: 2156–2162

13. Després J-P, Lamarche B (1994) Low-intensity endurance exercise training, plasma lipoproteins and the risk of coronary heart disease. *J Intern Med* 236: 7–22
14. O'Connor GT, Buring JE, Yusuf S, Goldhaber SZ, Olmstead EM, Paffenbarger RS, Hennekens CH (1989) An overview of randomized trials of rehabilitation with exercise after myocardial infarction. *Circulation* 80: 234–244
15. Haskell WL, Alderman EL, Fair JM et al. (1994) Effects of intensive multiple risk factor reduction on coronary atherosclerosis and clinical cardiac events in men and women with coronary artery disease: the Stanford Coronary Risk Intervention Project (SCRIP). *Circulation* 89: 975–990
16. MAAS investigators (1994) Effect of simvastatin on coronary atheroma: the Multicenter Anti-Atheroma Study (MAAS). *Lancet* 344: 633–638
17. Gould AL, Roussouw JE, Santanello NC, Heyse JF, Furberg CD (1995) Cholesterol reduction yields clinical benefit: a new look at old data. *Circulation* 91: 2274–2282
18. Scandinavian Simvastatin Survival Study Group (1994) Randomized trial of cholesterol lowering in 4444 patients with coronary heart disease: the Scandinavian Simvastatin Survival Study (4S). *Lancet* 344: 1383–1389
19. Shepherd J, Cobbe SM, Ford I et al. (1995) Prevention of coronary heart disease with pravastatin in men with hypercholesterolemia. *N Engl J Med* 333: 1301–1307
20. Yusuf S, Anand S (1996) Cost of prevention: the case of lipid lowering. *Circulation* 93: 1774–1776
21. Falk E, Fuster V (1995) Angina pectoris and disease progression. *Circulation* 92: 2033–2035
22. Falk E, Shah PK, Fuster V (1995) Coronary plaque disruption. *Circulation* 92: 657–671
23. Patrono C (1994) Aspirin as an antiplatelet drug. *N Engl J Med* 330: 1287–1294
24. Goldman S, Copeland J, Moritz T et al. (1994) Long-term graft patency (3 years) after coronary artery surgery: effects of aspirin: results of a VA cooperative study. *Circulation* 89: 1138–1143
25. Relman AS (1988) Aspirin for the primary prevention of mycardial infarction. *N Engl J Med* 318: 245–246
26. Peto R, Gray R, Collins R et al. (1988) Randomised trial of prophylactic daily aspirin in british male doctors. *B M J* 296: 313–316
27. Physicians' Health Study Research Group, steering commitee (1989) Final report on the aspirin component of the ongoing Physicians' Health Study. *N Engl J Med* 321: 129–135
28. Lorenz RL, Schacky CV, Weber M et al. (1984) Improved aortocoronary bypass patency by low-dose Aspirin (100 mg daily). *Lancet* 1 (8389): 1261–1264
29. Meer J van der, Rivière AB de la, Gilst WH van et al. (1994) Effects of low dose aspirin (50 mg/day), low dose aspirin plus dipyridamole, and oral anticoagulant agents after internal mammary artery bypass grafting: patency and clinical outcome at 1 year. *J Am Coll Cardiol* 24: 1181–1188
30. Ridker PM, Manson JE, Buring JE, Muller JE, Hennekens CH (1990) Circadian variation of acute myocardial infarction and the effect of low-dose aspirin in a randomized trial of physicians. *Circulation* 82: 897–902
31. Wallentin LC, the Research Group on Instability in Coronary Artery Disease in Southeast Sweden (1991) Aspirin 75 mg/day) after an episode of unstable coronary artery disease: long-term effects on the risks for myocardial infarction, occurence of severe angina and the need for revascularization. *J Am Coll Cardiol* 18: 1587–1593
32. Juul-Möller S, Edvardsson N, Jahnmatz B, Rosén A, Sorensen S, Ömblus R (1992) Double-blind trial of aspirin in primary prevention of myocardial infarction in patients with stable chronic angina pectoris. *Lancet* 340: 1421–1425
33. Balsano F, Rizzon P, Violi F et al., the Studio della Ticlopidina nell'Angina Instabile Group (1990) Antiplatelet treatment with ticlopidine in unstable angina: a controlled multicenter clinical trial. *Circulation* 82: 17–26
34. Handin RI (1996) Platelets and coronary artery disease. *N Engl J Med* 334: 1126–1128
35. Pepine CJ, Abrams J, Marks RG, Morris JJ, Scheidt SS, Handberg E (1994) Characteristics of a contemporary population with angina pectoris. *Am J Cardiol* 74: 226–231
36. Stone PH, Gibson RS, Glasser SP et al., the ASIS Study Group (1990) Comparison of propranolol, diltiazem, and nifedipine in the treatment of ambulatory ischemia in patients with stable angina: differential effects on ambulatory ischemia, exercise performance, and anginal symptoms. *Circulation* 82: 1962–1972
37. Arnim T von (1995) Medical treatment to reduce total ischemic burden: Total Ischemic Burden Bisoprolol Study (TIBBS), a multicenter trial comparing bisoprolol and nifedipine. *J Am Coll Cardiol* 25: 231–238

38. Rehnqvist N, Hjemdahl P, Billing E et al. (1996) Effects of metoprolol vs. verapamil in patients with stable angina pectoris: the Angina Prognosis Study in Stockholm (APSIS). *Eur Heart J* 17: 76–81
39. Fox KM, Mulcahy D, Findlay I, Ford I, Dargie HJ (1996) The total ischaemic burden european trial (TIBET): effects of atenolol, nifedipine SR and their combination on the exercise test and the total ischaemic burden in 608 patients with stable angina. *Eur Heart J* 17: 96–103
40. Multicenter Diltiazem Postinfarction Trial Research Group (1988) The effect of diltiazem on mortality and reinfarction after myocardial infarction. *N Engl J Med* 319: 385–392
41. Danish Study Group on Verapamil in Myocardial Infarction (1990) Effect of verapamil on mortality and major events after acute myocardial infarction (the Danish Verapamil Infarction Trial II - DAVIT II) *Am J Cardiol* 66: 779–785
42. Furberg CD, Psaty BM, Meyer JV (1995) Nifedipine: dose-related increase in mortality in patients with coronary heart disease. *Circulation* 92: 1326–1331
43. Kloner RA (1995) Nifedipine in ischemic heart disease. *Circulation* 92: 1074–1078
44. Yusuf S (1995) Calcium antagonists in coronary artery disease and hypertension: time for reevaluation? *Circulation* 92: 1079–1082
45. Goldman L, Sia STB, Cook EF, Rutherford JD, Weinstein MC (1988) Costs and effectiveness of routine therapy with long-term beta-adrenergic antagonists after acute myocardial infarction. *N Engl J Med* 319: 152–157
46. Dahlöf C, Dimenäs E, Kendall M, Wiklund I (1991) Quality of life in cardiovascular diseases: emphasis on β-blocker treatment. *Circulation* 84: VI-108–VI-118
47. Frishman WH (1992) β-adrenergic blockers as cardioprotective agents. *Am J Cardiol* 70: 2 I–6 I
48. Kendall MJ, Lynch KP, Hjalmarson A, Kjekshus J (1995) β-Blockers and sudden cardiac death. *Ann intern Med* 123: 358–367
49. CIBIS Investigators and Committees (1994) A randomized trial of β-blockade in heart failure: the Cardiac Insufficiency Bisoprolol Study (CIBIS). *Circulation* 90: 1765–1773
50. Waagstein F, Bristow MR, Swedberg K et al. (1993) Beneficial effects of metoprolol in idiopathic dilated cardiomyopathy. *Lancet* 342: 1441–1446
51. Packer M, Bristow M, Cohn JN, Colucci WS, Fowler MB, Gilbert EM, Shusterman NH (1996) The effect of carvedilol on morbidity and mortality in patients with chronic heart failure. *N Engl J Med* 334: 1349–1355
52. Pfeffer MA, Stevenson LW (1996) β-Adrenergic blockers and survival in heart failure. *N Engl J Med* 334: 1396–1397
53. Lonn EM, Yusuf S, Jha P, Montague TJ, Teo KK, Bendict CR, Pitt B (1994) Emerging role of angiotensin-converting enzyme inhibitors in cardiac and vascular protection. *Circulation* 90: 2056–2069
54. Hueb WA, Bellotti G, Almeida de Oliveira S, Arie S, Piva de Albuquerque C, Jatene AD, Pileggi F (1995) The Medicine, Angioplasty or Surgery Study (MASS): a prospective, randomized trial of medical therapy, balloon angioplasty or bypass surgery for single proximal left anterior descending artery stenoses. *J Am Coll Cardiol* 26: 1600–1605
55. Schlant RC (1995) Coronary angioplasty in patients with stable angina pectoris and one-vessel disease. *Circulation* 92: 1676–1677
56. Strauss WE, Fortin T, Hartigan P, Folland ED, Parisi AF, the Veterans Affairs Study of Angioplasty Compared to Medical Therapy Investigators (1995) A comparison of quality of life scores in patients with angina pectoris after angioplasty compared with after medical therapy: outcomes of a randomized clinical trial. *Circulation* 92: 1710–1719

β-Blockade bei akutem Myokardinfarkt (MI) und in der Postinfarktphase

Å. Hjalmarson

1965 wurde erstmals die Annahme geäußert, daß eine Behandlung mit Propranolol die Mortalität bei Patienten nach einem Myokardinfarkt reduzieren könnte. Während der folgenden 15 Jahre wurde eine Vielzahl von Studien durchgeführt, die keine schlüssigen Ergebnisse zeigten. In zwei 1974 veröffentlichten schwedischen Studien wurde berichtet, daß die Anwendung von Alprenolol bei Postinfarktpatienten die Inzidenz des plötzlichen Herztodes senken konnte. Diese Studien initiierten weitere Forschungsarbeit, die zu zwei Postinfarktstudien führte – der norwegischen Timololstudie und der amerikanischen BHAT-Studie über Propranolol; diese Studien erbrachten dann den Nachweis einer signifikanten Reduktion der Gesamtmortalität bei Patienten, die nach einem Myokardinfarkt über 2–3 Jahre behandelt wurden [2, 10]. Ende der sechziger Jahre wurde in Studien an experimentellen Modellen eindeutig nachgewiesen, daß eine erhöhte sympathische Aktivität zu ausgedehnteren experimentellen Infarkten führte und daß β-Blocker diesem Prozeß entgegenwirken können [5]. Andererseits waren zu diesem Zeitpunkt mehrere Fallberichte veröffentlicht worden, in denen über negative Wirkungen von β-Blockern bei akutem Myokardinfarkt berichtet wurde, und es bestanden erhebliche Bedenken bezüglich schwerwiegender Komplikationen, wie Stauungsherzinsuffizienz, Bradykardie, AV-Block und Hypotonie.

Hintergrund der Göteborger Metoprololstudie und der MIAMI-Studie

Unsere Forschungsgruppe in Göteborg (Hjalmarson und Waagstein) begann 1971 mit Studien, in denen der β_1-Blocker Practolol mit ausgeprägter Kardioselektivität angewendet wurde; der β-Blocker wurde Patienten, bei denen sich ein Myokardinfarkt entwickelte und bei denen gleichzeitig eine Tachykardie bestand, intravenös verabreicht. Die Ergebnisse aus diesen Studien wiesen darauf hin, daß Practolol zu einer Reduktion der Herzfrequenz und des systolischen Blutdrucks führte und eine sehr rasch einsetzende Reduktion der Brustschmerzen bewirkte. Die Behandlung wurde auch aus hämodynamischer Sicht gut vertragen. Als unter der Therapie mit Practolol über toxische Nebenwirkungen berichtet wurde, prüfte Hässle Pharmaceuticals bereits 2 neue kardioselektive β-Blocker: H93/26 ohne intrinsische sympathomimetische Aktivität und H87/07 mit intrinsischer sympathomimetischer Aktivität und damit Practolol vergleichbar. Diese zwei neuen β-Blocker von Hässle wurden in unseren Studien mit Practolol und Plazebo verglichen. H93/26 erwies sich am wirksamsten in bezug auf die Reduktion des Brustschmerzes – bewertet anhand einer Skala von 0–5 –, die Verringerung des Druck-Frequenz-Produkts als Schätzwert der Herzarbeit und ischämische ST-Streckenveränderungen. Wir setzten daher unsere Studien mit H93/26 – später als Metoprolol bezeichnet – fort. Von 1971–1975 wurden mehrere Studien mit Metoprolol bei Patienten mit Infarktverdacht und mit gesichertem akuten Myokardinfarkt durchgeführt; in diesen Studien führte Metoprolol zu einer Reduktion von Brustschmerzen, ST-Streckenveränderungen, Infarktentwicklung, Arrhythmien und linksventrikulärer Dysfunktion. Bei 5 konsekutiven Patienten mit akutem Myokardinfarkt, Tachykardie und Lungenödem (Kammerfrequenz 95–155 Schläge/min) und den beiden Patienten mit der höchsten Herzfrequenz und akutem Vorhofflimmern konnten wir zeigen, daß die intravenöse Gabe von Metoprolol den Schweregrad der Dyspnoe und der Lungenstauung reduzierte. Diese Beobachtungen veranlaßten zur Einleitung einer niedrig dosierten β-Blocker-Therapie bei Patienten mit idiopathischer dilatativer Kardiomyopathie, die von Waagstein [14] vorgestellt wurde.

Angesichts unserer positiven Ergebnisse aus kleinen Studien mit Metoprolol bei akutem Myokardinfarkt und der Alprenololstudie, in der es zu einer Reduktion der Inzidenz des plötzlichen Herztodes bei der Behandlung von Postinfarktpatienten kam, wurde an der Sahlgrenska-Klinik eine große randomisierte und plazebokontrollierte Studie geplant, an der sich alle klinischen Wissenschaftler in Göteborg beteiligten, die an Interventionen bei akutem Myokardinfarkt und in der Postinfarktphase interessiert waren. Nachdem bei etwa 100 Patienten eine Pilotstudie zur Überprüfung der Studienprotokolle durchgeführt worden war, wurde die Göteborger Metoprololstudie im Juni 1976 begonnen. Als einige der Mitarbeiter zu anderen nahegelegenen Kliniken wechselten, wurden für die Studie auch Patienten der Östra-Klinik in Göteborg und der Klinik von Skövde rekrutiert.

Die Göteborger Metoprololstudie wurde 1981 veröffentlicht [6] und zeigte eine signifikante Reduktion der Frühmortalität und -morbidität bei Patienten mit Verdacht auf einen akuten Myokardinfarkt. In dieser Studie wurde erstmals der Nachweis erbracht, daß ein β-Blocker die Frühmortalität verhüten, die Infarktentwicklung begrenzen und verhindern und auch einen plötzlichen Herztod und Kammerflimmern verhüten konnte. Eine vergleichbare Reduktion der Gesamtmortalität und des plötzlichen Herztodes wurde 1981 auch in zwei großen Postinfarktstudien berichtet, der norwegischen Timololstudie und der amerikanischen BHAT-Studie [2, 10]. Kurz nach der Auswertung und Veröffentlichung der Göteborger Metoprololstudie begannen Diskussionen bezüglich einer weitaus größeren randomisierten Studie, in der die Mortalität während der ersten 1–2 Wochen nach einem akuten Myokardinfarkt untersucht werden sollte. An diesen Studien wirkte auch Yusuf mit, der zu dieser Zeit in Oxford tätig war. Er beschäftigte sich 1977–1978 vier Monate zusammen mit unserer Gruppe in Göteborg mit der Anwendung von Metoprolol. Später führte er eine Reihe von ähnlichen Studien mit Atenolol in Oxford durch. Wir diskutierten die Möglichkeit, eine große randomisierte und plazebokontrollierte Studie in der Frühphase des Myokardinfarkts durchzuführen. Dieses Projekt war jedoch in Großbritannien nicht durchführbar, da die britischen Kardiologen nicht bereit waren, einen β-Blocker in einer plazebokontrollierten Studie intravenös zu verabreichen. Sie wollten eine offene Behandlung im Vergleich zu einer Kontrollgruppe ohne β-Blockade durch-

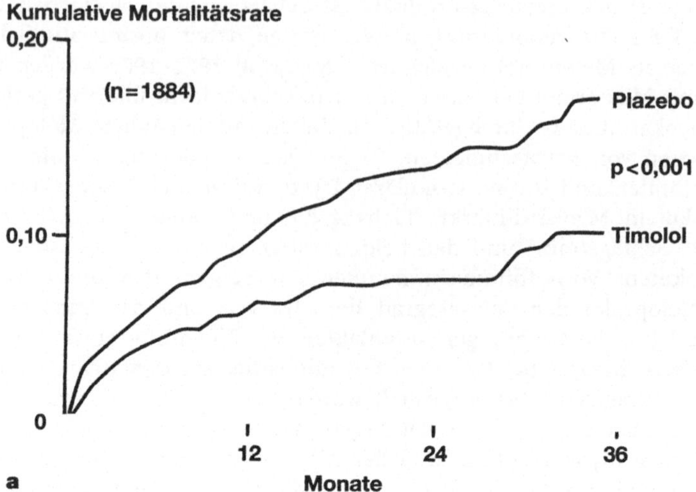

Kumulative Mortalitätsrate
0,20
(n=1884)
Plazebo
p<0,001
0,10
Timolol
0
12
24
36
a
Monate

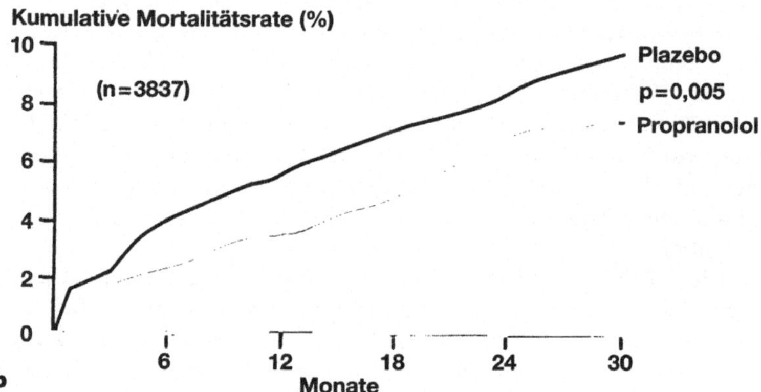

Kumulative Mortalitätsrate (%)
10
Plazebo
p=0,005
8
(n=3837)
Propranolol
6
4
2
0
6
12
18
24
30
b
Monate

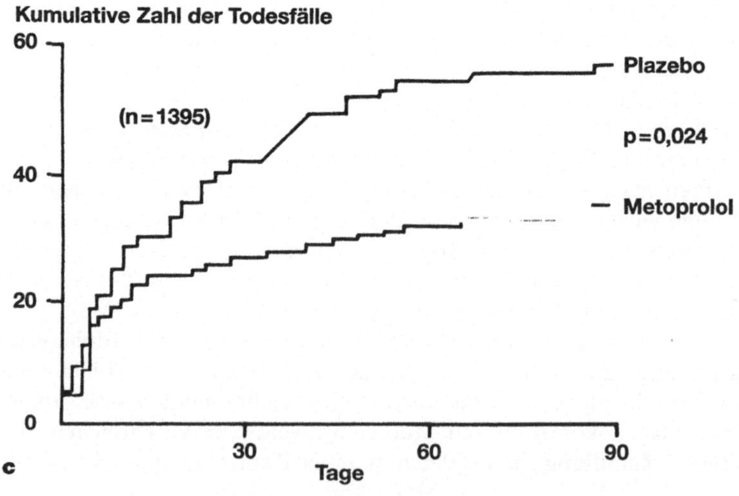

Kumulative Zahl der Todesfälle
60
Plazebo
(n=1395)
p=0,024
40
Metoprolol
20
0
30
60
90
c
Tage

Tabelle 1. Mortalität in Langzeitstudien mit β-Blockern. (Daten übernommen von Yusuf et al. 1985 [15], ISIS-1 Collaborative Group 1986 [7], Hjalmarson u. Olsson 1991 [4])

Studie	Anzahl von Todesfällen/Anzahl von Patienten		Reduktion
	Kontrolle	β-Blocker	[%]
Norwegische Timololstudie	152/939	98/945	36
BHAT (Propranolol)	188/1921	138/1916	26
Göteborger Metoprololstudie	62/697	40/697	36
APSI (Acebutolol)	24/309	17/298	48
Multizenterstudie (Practolol)	127/1520	102/1520	20
UK-Sotalol	52/583	64/873	18
alle Metoprololstudien (5)	223/2721	188/2753	17
alle Oxprenololstudien (4)	141/2130	148/2300	3
alle anderen Studien (10)	282/2308	272/2669	17
Alle Studien (25)	1199/12431 (9,7%)	1027/13274 (7,7%)	20 *p* < 0,001

führen. Aus diesem und anderen Gründen wurden zwei große, getrennte Studien begonnen, die MIAMI-(Metoprolol in acute myocardial infarction-)Studie in Göteborg und die erste ISIS-Studie, ISIS-1 (First international study on infarct survival) in Oxford. Bei der Planung der MIAMI-Studie entschieden wir uns dazu, Patienten einzubeziehen, bei denen wir im Rahmen der Göteborger Metoprololstudie den besten therapeutischen Effekt von Metoprolol auf die Mortalität und Morbidität festgestellt hatten. Einschlußkriterien der MIAMI-Studie waren daher eine Herzfrequenz > 65 Schläge/min und ein systolischer Blutdruck > 105 mmHG; in der Göteborg-Studie waren die Kriterien vergleichsweise eine Herzfrequenz von 45 Schlägen/min und ein systolischer Blutdruck von 100 mmHg. Im Gegensatz zur Göteborger Metoprololstudie, die hauptsächlich von einer Gruppe von Ärzten durchgeführt wurde, die in Göteborg eng zusammenarbeiteten, wurde die MIAMI-Studie an 104 Kliniken in 17 Ländern durchgeführt; die Aufnahme in diese Studie fand zwischen Dezember 1982 und März 1984 statt. In die MIAMI-Studie wurden etwa 6000 Patienten einbezogen; primäres Studienziel war die 15-Tage-Mortalität. In die ISIS-1-Studie wurden 16000 Patienten aufgenommen; primäres Studienziel war die kardiovaskuläre Mortalität innerhalb von 7 Tagen.

Wirkungen auf die Mortalität

Insgesamt wurden mehr als 50 randomisierte Studien über β-Blocker bei akutem Infarkt und in der Postinfarktphase veröffentlicht. 1981 wurden die ersten Studien über Timolol, Propranolol und Metoprolol veröffentlicht; sie zeigten eine signifikante Reduktion der Langzeitmortalität nach einem Myokardinfarkt um

Abb. 1 a–c. Kumulative Mortalitätsrate und Anzahl der Todesfälle in den 2 Postinfarktstudien mit (a) Timolol, (b) Propranolol [2, 10] und (c) früher Intervention mit Metoprolol [6, 9]

Tabelle 2. Mortalität während Tag 0–7 in β-Blocker-Studien. (Daten übernommen von Yusuf et al. 1985 [15], ISIS-1 Collaborative Group 1986 [7])

Studie	Anzahl von Todesfällen/Anzahl von Patienten		Reduktion
	Kontrolle	β-Blocker	[%]
25 kleine Studien	103/2133	99/2203	7
Göteborger Metoprololstudie	23/697	18/698	22
MIAMI	93/2901	79/2877	13
ISIS-1	367/7990	317/8037	14
Alle 28 Studien	586/13721	513/13815	13
	(4,3%)	*(3,7%)*	*p < 0,02*

26–36% [2, 6, 10] (Abb. 1 a–c). In Tabelle 1 sind die 24 randomisierten Studien zur Langzeitmortalität angeführt, in denen die Reduktion der Langzeitmortalität in den verschiedenen Studien von 3–48% variierte; die durchschnittliche Reduktion lag jedoch bei 20% [3, 15]. Tabelle 2 zeigt die 28 Studien, in denen β-Blocker bei Patienten mit Infarktverdacht oder gesichertem akuten Myokardinfarkt zunächst intravenös angewendet wurden; die Therapie, die kurz nach der Ankunft in der Klinik eingeleitet wurde und an die sich eine orale Behandlung anschloß, wurde mit Plazebo- oder Kontrollgruppen verglichen. In diesen Studien wurde die Mortalität um durchschnittlich 13% gesenkt; in den beiden größeren Studien, ISIS-1 und MIAMI, lag die Reduktion bei 13–14% [7, 9].

Wirkung auf den plötzlichen Herztod

Aus 16 der β-Blockerstudien bei akutem Infarkt und in der Postinfarktphase liegen Berichte über einen plötzlichen Herztod vor, der im allgemeinen als Tod innerhalb von 24 h nach Auftreten von Symptomen definiert wurde. Die Mehrzahl der Patienten starb innerhalb 1 h nach Beginn der Symptome. Eine große Anzahl von Todesfällen trat unmittelbar ein. Die Studien, in denen über einen plötzlichen Herztod berichtet wurde, schließen etwa 20000 Patienten ein. Die durchschnittliche Reduktion der Inzidenz des plötzlichen Herztodes betrug

Tabelle 3. Plötzlicher Herztod in β-Blocker-Studien. (Daten übernommen von Yusuf et al. 1985 [15], ISIS-1 Collaborative Group 1986 [7], Hjalmarson u. Olsson 1991 [4])

Studie	Anzahl von Todesfällen/Anzahl von Patienten		Reduktion
	Kontrolle	β-Blocker	[%]
Norwegische Timololstudie	95/939	47/945	51
BHAT (Propranolol)	89/1921	64/1916	28
alle Metoprololstudien (5)	104/2721	62/2753	41
APSI (Acebutolol)	9/309	6/298	30
UK-Sotalol	27/583	41/873	–7
alle anderen Studien (7)	156/2968	113/3102	30
Alle Studien (16)	480/9441	333/9887	34

34% und war ausgeprägter als die Reduktion der Gesamtmortalität (etwa 20%). Die Sotalolstudie aus Großbritannien führte, wie zu ersehen ist, zu keiner signifikanten Reduktion der Gesamtmortalität (Tabelle 1) oder des plötzlichen Herztodes (Tabelle 3). Sotalol ist bekanntlich ein nichtselektiver β-Blocker mit ausgeprägteren Klasse-III-antiarrhythmischen Eigenschaften (D-Sotalol) [8]. Zur Anwendung von Atenolol liegen keine großen Langzeitstudien vor, es ist daher nicht bekannt, ob dieses Medikament den plötzlichen Herztod in der Spätphase nach einem Myokardinfarkt beeinflussen kann. Unter den drei β-Blockern Timolol, Propranolol und Metoprolol wurden signifikante und gut dokumentierte Wirkungen auf die Gesamtmortalität und den plötzlichen Herztod erzielt.

Weitere Wirkungen von β-Blockern auf den akuten Myokardinfarkt und in der Postinfarktphase

Aus Tabelle 4 wird ersichtlich, daß β-Blocker zusätzlich zu den positiven und signifikanten Wirkungen auf die Gesamtmortalität und den plötzlichen Herztod eine Reihe weiterer günstiger Effekte aufweisen. In den langfristigen Postinfarktstudien wurde eine signifikante Prävention von Reinfarkten, Tachyarrhythmien und Brustschmerzrezidiven aufgezeigt. Bei Patienten mit Verdacht auf einen akuten Myokardinfarkt reduzieren β-Blocker den Berichten zufolge andauernde Brustschmerzen, verhüten rezidivierende Brustschmerzen und haben einen günstigen Einfluß auf ischämische ST-Streckenveränderungen, Infarktentwicklung, Tachyarrhythmien, einschließlich ventrikulärer Tachykardie und Kammerflimmern, Stauungsherzinsuffizienz, Dauer des Klinikaufenthalts und den Bedarf an weiteren Begleittherapien.

In mehreren Studien wurde der Nachweis erbracht, daß β-Blocker supraventrikuläre und ventrikuläre Arrhythmien bei Patienten mit akutem Myokardinfarkt verringern können. In den 3 größeren Studien – Göteborger Metoprololstudie, MIAMI und ISIS-1 – konnte der Bedarf an antiarrhythmischer Therapie und Elektrokonversion reduziert werden. In der Göteborger Metoprololstudie [6] wurde die Anzahl von Patienten mit Kammerflimmern sowie auch die Anzahl von Episoden eines Kammerflimmerns bei diesen Patienten signifikant reduziert;

	Akuter Myokardinfarkt	Postinfarktphase
Tabelle 4. Günstige Wirkungen von β-Blockern bei akutem Myokardinfarkt	Brustschmerz, ST-Strecke im EKG, Infarktentwicklung	Brustschmerz, Reinfarkt, Tachyarrhythmien
	Tachyarrhythmien (einschl. VT), Kammerflimmern*, Herzinsuffizienz,	Gesamtmortalität*, plötzlicher Herztod*
	Gesamtmortalität, plötzlicher Herztod	

* Wirkungen, die den Berichten zufolge nur Timolol, Propranolol, Metoprolol und Acebutolol aufweisen; bei den anderen Wirkungen handelt es sich wahrscheinlich um Klasseneffekte

dies galt auch für eine Studie mit Propranolol, die in Neuseeland durchgeführt wurde [4]. Aus den beiden größten Studien, ISIS-1 und MIAMI, wurde über günstige Ergebnisse in bezug auf schwerwiegende ventrikuläre Arrhythmien berichtet. Wenn 27 Studien mit insgesamt 27000 Patienten gepoolt wurden, so fand sich unter der β-Blockertherapie eine durchschnittliche Reduktion der Inzidenz von Kammerflimmern um 15% [7]. Dies ist eine sehr bedeutende Beobachtung, vor allem wenn der Literaturüberblick zu Klasse-I-Antiarrhythmika berücksichtigt wird, der eine Erhöhung der Mortalität um durchschnittlich 25% zeigt, die wahrscheinlich auf negative proarrhythmische Effekte zurückzuführen ist. Es erscheint daher berechtigt, bei Patienten, die ein Risiko für einen plötzlichen Herztod und Kammerflimmern aufweisen, eine Therapie mit β-Blockern und nicht mit Antiarrhythmika zu empfehlen.

Sind alle β-Blocker nach einem Myokardinfarkt wirksam?

Aus der Literatur wird klar ersichtlich, daß die Wirkung von β-Blockern, wie die Reduktion von Herzfrequenz, Blutdruck, Brustschmerz sowie die Begrenzung und Prävention der Infarktentwicklung, größtenteils als Klasseneffekte gelten können. Andererseits ist keineswegs sicher, daß alle β-Blocker dieselben Wirkungen auf die Gesamtmortalität und den plötzlichen Herztod aufweisen. In der ISIS-1-Studie [7] wurde gezeigt, daß Atenolol die Gesamtmortalität 7 Tage nach einem akuten Myokardinfarkt signifikant reduzierte, überraschenderweise wurde der Gesamteffekt jedoch bereits innerhalb von 24 h erreicht und beruhte hauptsächlich auf der Prävention einer Myokardruptur, Langfristige Überlebensstudien mit Atenolol in großen Patientengruppen liegen nicht vor; daher kann keine Angabe dazu gemacht werden, ob Atenolol bei der Reduktion der Gesamtmortalität und der Inzidenz des plötzlichen Herztodes während einer Langzeitbehandlung wirksam ist. In der Sotalolstudie aus Großbritannien wurden signifikante Wirkungen auf den Reinfarkt erzielt, die den meisten anderen Studien vergleichbar waren; ein signifikanter Effekt auf die Gesamtmortalität und den plötzlichen Herztod fand sich jedoch nicht [8]. Die beste Dokumentation zur Reduktion der Gesamtmortalität und der Inzidenz des plötzlichen Herztodes nach einem Myokardinfarkt liegt für Timolol, Propranolol und Metoprolol vor. Diese β-Blocker haben unterschiedliche Wirkungen auf die β_1- und β_2-Rezeptoren, sie weisen jedoch durchweg eine ausgeprägtere Lipophilie auf und gelangen leichter in das Gehirn und andere Gewebe. Wie Åblad [1] aufzeigte, scheinen an der Prävention von Kammerflimmern und des plötzlichen Herztodes unter der Therapie mit β-Blockern zentralnervöse Mechanismen beteiligt zu sein. Es ist daher festzustellen, daß keineswegs sicher ist, daß alle Wirkungen als Klasseneffekte gelten können. Solange weitere Studien die Bedeutung der Lipophilie bei der Prävention von Kammerflimmern unter β-Blockern noch nicht belegen konnten bzw. noch keine schlüssigen Studien zum plötzlichen Herztod unter einer Therapie mit β-Blockern mit hydrophilen Eigenschaften (Sotalol und Atenolol) vorliegen, darf die Wirkung auf den plötzlichen Herztod nicht als Klasseneffekt betrachtet werden, sondern ist als außergewöhnliche Eigenschaft einiger β-Blocker (Timolol, Propranolol und Metoprolol) zu werten (Tabelle 4).

Welche Patientengruppen profitieren am meisten von einer β-Blocker-Therapie?

Aus Postinfarktstudien, wie der norwegischen Timololstudie und der amerikanischen BHAT-Studie [2, 10], und aus den frühen Interventionsstudien mit Metoprolol [6, 9] scheint offensichtlich, daß die Reduktion der Mortalität unter einem β-Blocker in Subgruppen von Patienten mit höherem Mortalitätsrisiko stärker ausgeprägt ist. Abbildung 2 zeigt den Unterschied zwischen den Wirkungen von Metoprolol auf die Mortalität bei Patienten mit hohem und geringem Risiko in der Göteborger Metoprololstudie und der MIAMI-Studie [6, 9]. Bei Hochrisikopatienten reduzierte Metoprolol die Mortalität während der ersten 15 Tage nach dem akuten Myokardinfarkt um 30–45%. Hochrisikopatienten wurden als Patienten definiert, die mehr als 2 der folgenden Alters-Risiko-Prädiktoren aufwiesen, die jeweils vor der randomisierten Zuweisung zur Blindbehandlung erfaßt wurden: Alter >60 Jahre (Durchschnittsalter); abnormales EKG bei der Ankunft in der Klinik; vorhergehender Infarkt, Angina pectoris, Herzinsuffizienz, Hypertonie oder Diabetes; Behandlung mit Diuretika oder Digitalis. Bei den Patienten mit geringem Risiko und einer Mortalität von 3% nach 15 Tagen fand sich zwischen der Therapie mit Metoprolol und Plazebo kein Unterschied bezüglich der Mortalität. Es ist jedoch anzumerken, daß die Patienten mit geringem Risiko in diesen Studien mit den Patienten vergleichbar waren, die in die amerikanische BHAT-Studie aufgenommen wurden und bei denen sich ein hochsignifikanter Langzeitnutzen der Therapie mit Propranolol fand. In der ISIS-1-Studie mit einer sehr großen Anzahl von Patienten wurde ebenfalls eine ausgeprägtere Wirkung von Atenolol auf die Gesamtmortalität bei Hochrisikopatienten festgestellt, d.h. bei älteren Patienten (>65 Jahre) sowie bei Diabetikern. Die meisten veröffentlichten Studien, aus denen Berichte über eine Subgruppenana-

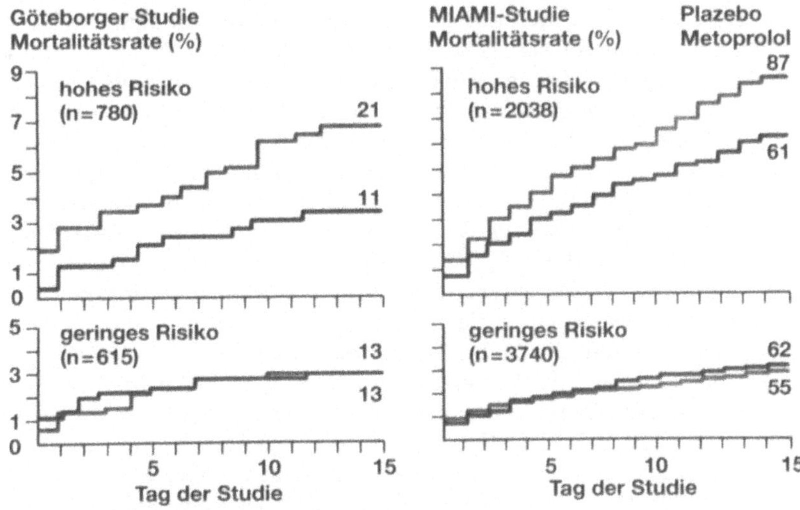

Abb. 2. Mortalitätsrate im Verlauf von 15 Tagen in der Göteborger und der MIAMI-Metoprololstudie bei Patienten mit Verdacht auf akuten Myokardinfarkt [4, 9]

lyse vorliegen, sprechen für die These, daß Hochrisikopatienten unter Berücksichtigung spezieller Kontraindikationen am besten auf eine β-Blockade ansprechen, was die Prognose betrifft.

Eine andere Möglichkeit zur Erfassung von Patienten, die hinsichtlich der Wirkungen auf die Prognose sowie auf Brustschmerzen, ischämische Arrhythmien und Infarktbegrenzung günstiger ansprechen, besteht darin, Patienten mit höherer Herzfrequenz und/oder höherem systolischen Blutdruck zu rekrutieren [6, 9]. Auch die Wirkungen auf Tachyarrhythmien einschließlich Kammerflimmern, scheinen bei Patienten mit höherer Herzfrequenz/systolischem Blutdruck ausgeprägter zu sein. Es ist jedoch anzumerken, daß die günstigen Wirkungen nicht nur bei Hochrisikopatienten, sondern auch bei Patienten mit geringem Risiko beobachtet werden; dies bedeutet, daß es gerechtfertigt erscheint, die Anwendung von β-Blockern mit gesicherten Wirkungen bei allen Patienten zu empfehlen, die einen Myokardinfarkt erleiden und keine speziellen Kontraindikationen aufweisen.

Auswahl der Patienten und Verträglichkeit

Angesichts der positiven Wirkungen auf die Morbidität und Mortalität nach einem Myokardinfarkt sollten alle Patienten, ungeachtet des Alters, im Hinblick auf die Behandlung mit einem geeigneten β-Blocker untersucht werden. Es gibt einige absolute Kontraindikationen, u. a. schwere Herzinsuffizienz mit niedrigem Herzminutenvolumen (Kälte, Blässe und Schwitzen an den Akren), ausgeprägte Bradykardie (Herzfrequenz < 45 Schläge/min), Hypotonie (systolischer Blutdruck < 100 mmHg), AV-Block 2.–3. Grades und ausgeprägte obstruktive Lungenerkrankung mit Bedarf einer Dauertherapie mit Steroiden und/oder β$_2$-Sympathomimetika. In die TEAHAT-Studie (Thrombolysis early in acute heart attack trial) [11, 12] wurden Patienten mit Infarktverdacht sowie mit akutem Myokardinfarkt in der Klinik und vor der Ankunft in der Klinik aufgenommen. In dieser Studie, die 352 Patienten einbezog, erfolgte eine Behandlung mit rt-PA, Heparin, Azetylsalizylsäure oder Warfarin zusätzlich zur intravenösen Gabe von Metoprolol. 63% aller Patienten – in der Klinik sowie auch vor der Ankunft in der Klinik – erhielten Metoprolol intravenös; 90% erhielten eine volle Dosis (3malige Gabe von 5 mg in 2minütigen Intervallen) und eine anschließende orale Therapie mit 200 mg/Tag. Bei der Entlassung aus der Klinik erhielten 80% aller Patienten eine orale Metoprololtherapie (95% der Patienten, die Metoprolol intravenös erhalten hatten, und 72% der Patienten, die wegen anfänglicher Kontraindikationen kein intravenöses Metoprolol erhalten hatten). Diese Studie zeigt, daß unter der modernen Therapie die Mehrzahl der Patienten mit einem akuten Myokardinfarkt, die aus der Klinik entlassen werden, eine β-Blockertherapie vertragen und eine solche Therapie erhalten sollten, um die Prognose zu verbessern. Es liegt nahe, daß bei Patienten, die bei der Ankunft in der Klinik mit einem β-Blocker oder Kalziumantagonisten behandelt werden, eine intravenöse oder orale β-Blockertherapie unter Berücksichtigung der Kontraindikationen angewendet werden kann (diese Patienten wurden in der Göteborger Metoprololstudie und der MIAMI-Studie aus studientechnischen Gründen ausgeschlossen).

In der Göteborger Metoprololstudie und der MIAMI-Studie wurden 9–10% der Patienten wegen kardiovaskulärer Komplikationen – hauptsächlich Bradykardie, Hypotonie und AV-Block – von der Therapie ausgeschlossen [6, 9]. Bei etwa 5% mußte die Plazebobehandlung wegen derselben kardiovaskulären Komplikationen abgebrochen werden. Dies bedeutet, daß etwa 5% der Patienten die erwähnten kardiovaskulären Komplikationen aufgrund der β-Blockade entwickelten. In diesen beiden Studien über Metoprolol ergab sich kein Unterschied zwischen den β-Blocker- und Plazebogruppen, was die Entwicklung von Herzinsuffizienz, AV-Block 2.–3. Grades oder die Notwendigkeit einer Schrittmachertherapie betrifft. Diese Ergebnisse stimmen allgemein gut mit dem Literaturüberblick überein.

Schlußfolgerung

Während der ersten 15 Jahre der β-Blockertherapie wurde die Anwendung von Metoprolol und von einigen anderen β-Blockern als prophylaktische Behandlung bei Verdacht auf akuten Myokardinfarkt oder bei gesichertem Myokardinfarkt und in der Postinfarktphase in den meisten Ländern weltweit zugelassen. Bei der Mehrzahl der Patienten kann diese Therapie mit günstigen Wirkungen und guter Verträglichkeit angewendet werden. Studien, die in den letzten Jahren durchgeführt wurden, zeigten günstige Wirkungen der β-Blockade auch in Kombination mit Thrombolytika und niedrig dosierter Azetylsalizylsäure sowie nach einer PTCA bei Patienten mit akutem Myokardinfarkt [11, 13]. Es wurde zuerst für Metoprolol postuliert und dann in jüngster Zeit auch unter anderen β-Blockern bestätigt, daß eine sehr niedrige β-Blocker-Dosis auch bei Patienten mit verhältnismäßig schwerer Herzinsuffizienz bei vorsichtiger Anwendung gut vertragen wird. Dies bedeutet, daß bei den meisten Patienten mit leichter bis mittelschwerer Herzinsuffizienz nach einem Myokardinfarkt der prophylaktische Effekt von β-Blockern in der Postinfarktphase früh und spät nach Auftreten des Myokardinfarkts genutzt werden sollte, und eine β-Blocker-Therapie gut mit einer thrombolytischen Therapie, Azetylsalizylsäure, ACE-Hemmern, Kalziumantagonisten und Nitroglyzerin kombiniert werden kann. Es sollten β-Blocker mit gesicherten klinischen Wirkungen und erwiesener Sicherheit zur Anwendung kommen. Für Metoprolol liegt die beste Dokumentation einer kardioprotektiven Wirkung nach über 20 Jahren der Forschung und klinischen Anwendung vor.

Literatur

1. Åblad B, Bjurö T, Björkman J-A, Edström T, Olsson G (1991) Role of central nervous β-adrenoceptors in the prevention of ventricular fibrillation through augmentation of cardiac vagal tone (abstract). J Am Coll Cardiol 17: 165A
2. β-Blocker Heart Attack Trial Research Group (1982) A randomized trial of propranolol in patients with acute myocardial infarction. I. Mortality results. JAMA 247: 1707–1714
3. Hjalmarson Å (1994) Empiric therapy with beta-blockers. Pacing Clin Electrophysiol 17 (3), part II: 460–466

                                                                                Å. Hjalmarson

4. Hjalmarson Å, Olsson G (1991) Myocardial infarction. Effects of β-blockade. Circulation 84 (suppl 6): VI 101–107
5. Hjalmarson Å, Werkö L (1976) Experimental and clinical aspects on preservation of the ischemic myocardium. Acta Med Scand suppl. 587
6. Hjalmarson Å, Elmfeldt D, Herlitz J et al. (1981) Effect on mortality of metoprolol in acute myocardial infarction: A double-blind randomized trial. Lancet ii: 823–827
7. ISIS-1 (First International Study of Infarct Survival) Collaborative Group (1986) Randomised trial of intravenous atenolol among 16027 cases of suspected acute myocardial infarction: ISIS-1. Lancet 2: 57–66
8. Julian DG, Prescott RJ, Jackson RF, Szekely P (1982) Controlled trial of sotalol for one year after myocardial infarction. Lancet 1: 1142–1147
9. MIAMI Trial Research Group (1985) Metoprolol in Acute Myocardial Infarction (MIAMI). A randomised placebo-controlled international trial. Eur Heart J 6: 199–226
10. Norwegian Multicenter Study Group (1981) Timolol-induced reduction in mortality and reinfarction in patients surviving acute myocardial infarction. N Engl J Med 304: 801–807
11. Risenfors M, Herlitz J, Bergh C-H et al. (1991) Early treatment with thrombolysis and β-blockade in suspected acute myocardial infarction: results from the TEAHAT study. J Intern Med 229 (suppl 734): 35–42
12. Thrombolysis Early in Acute Heart Attack Trial Study Grouß (1990) Very early thrombolytic therapy in suspected acute myocardial infarction. Am J Cardiol 65: 401–407
13. TIMI Study Group (1989) Comparison of invasive and conservative strategies after treatment with intravenous tissue plasminogen activator in acute myocardial infarction. Results of the thrombolysis in myocardial infarction (TIMI) phase II trial. N Engl J Med 320: 618–627
14. Waagstein F (1976) The use of β-adrenergic blockade in the critically diseased heart. A study in acute myocardial infarction and congestive cardiomyopathy (Dissertation). Göteborg University
15. Yusuf S, Peto R, Lewis J, Collins R, Sleight P (1985) β-blockade during and after myocardial infarction: an overview of the randomized trials. Prog Cardiovasc Dis 27: 335–371

β-Blocker in der stabilen und instabilen koronaren Herzerkrankung

R. H. Strasser

Die stabile und instabile Angina pectoris sind zwei Entitäten der koronaren Herzerkrankung, die mit ihren klinisch zu differenzierenden Charakteristika bei demselben Patienten in Sequenz auftreten können [1]. Die Unterscheidungsmerkmale, insbesondere hinsichtlich der Aktualität und Instabilität, besonders aber auch hinsichtlich ihrer unterschiedlichen Prognose, bestimmen die Aggressivität der Behandlungsstrategien. Die Prognose der instabilen Angina ist deutlich schlechter als die Prognose der stabilen Angina und wird wesentlich bestimmt durch Parameter, die bereits auf den ischämischen Untergang von myokardialem Gewebe hinweisen. Dazu zählen beispielsweise EKG-Veränderungen und die Freisetzung von kardialem Troponin I und Troponin T [2–5].

Für beide Entitäten gilt die grundlegende pathophysiologische Überlegung, mit den therapeutischen Strategien das Ungleichgewicht zwischen dem myokardialen O_2-Bedarf und dem lokalen myokardialen O_2-Angebot auszugleichen. Zusätzlich gilt es in der instabilen Angina, die Bildung von Thromben auf dem Boden des instabilen arteriosklerotischen Plaques bzw. der Plaqueruptur zu verhindern [6, 7]. Letztlich ist das gemeinsame therapeutische Ziel sowohl in der stabilen als auch in der instabilen koronaren Herzerkrankung die Prävention des Myokardinfarktes, bzw. des Myokardreinfarktes, die Reduktion von ischämischen Episoden, die Linderung und Prävention von klinischen Symptomen und damit letztlich die Reduktion der Mortalität. Für die stabile koronare Herzerkrankung gilt zusätzlich das therapeutische Ziel, die schmerzfreie Belastbarkeit des Patienten zu verbessern. β-Blocker erfüllen in vielerlei Hinsicht diese therapeutischen Ziele [8].

Durch die Reduktion der Herzfrequenz und die Senkung des Blutdrucks und damit Senkung der myokardialen Wandspannung wird der myokardiale O_2-Verbrauch wesentlich erniedrigt. Das myokardiale O_2-Angebot wird zwar nicht durch eine Dilatation der Koronargefäße verbessert, wohl aber wird durch die Verlängerung der Diastole die myokardiale, diastolische Perfusion verbessert und verlängert. Wie bereits in frühen Studien gezeigt werden konnte, reduziert die medikamentöse Therapie mit β-Blockern das Auftreten von malignen Arrhythmien und damit die Häufigkeit des plötzlichen Herztodes [9–11].

Die therapeutische Wirksamkeit der β-Blocker bei der koronaren Herzerkrankung ist von ihrer Effektivität abhängig, die neuronal freigesetzten, endogenen Katecholamine kompetitiv von den β-Rezeptoren zu verdrängen. Dieses eigenständige therapeutische Prinzip wirkt alleine oder in Kombination mit anderen, antianginös wirksamen Substanzen, wie Nitraten und Kalziumantagonisten.

Dabei kommt den β-Blockern insbesondere beim Übergang der stabilen in die instabile koronare Herzerkrankung eine ganz zentrale Rolle zu. So konnte in experimentellen Studien gezeigt werden, daß es in der akuten Myokardischämie zum einen zu einer gesteigerten Freisetzung endogener Katecholamine kommt, wobei die Änderung der Transportrichtung des präsynaptisch lokalisierten Uptake-1-Carriers eine Rolle spielt [12], zum anderen zusätzlich die vermehrte Expression dieses Carriers zu einer prolongierten Ischämie beitragen könnte [13]. Bereits früh, zu Beginn einer myokardialen Ischämie, zeigt sich im ischämischen Myokard ein paradoxer, sehr rascher Anstieg der β-adrenergen Rezeptoren in der Plasmamembran [14]. An dieser raschen Zunahme der Dichte β-adrenerger Rezeptoren sind mehrere molekulare Mechanismen beteiligt, insbesondere die Aufhebung der physiologischen Desensibilisierung β-adrenerger Rezeptoren. Unter *physiologischen* Bedingungen kann sich die Zelle vor einer chronischen, sympathoadrenergen Überstimulation durch die an die Aktivierung der Rezeptoren gekoppelte Tachyphylaxie, d.h. die Desensibilisierung dieser β-adrenerger Rezeptoren, schützen [15]. Dabei bewirkt die chronische Aktivierung β-adrenerger Rezeptoren durch Katecholamine ihre funktionelle Entkopplung von den nachgeschalteten G-Proteinen, ihre Sequestrierung, Internalisierung und schließlich ihre Downregulation [16]. In der akuten Myokardischämie jedoch sind diese Inaktivierungsmechanismen der β-adrenergen Rezeptoren aufgehoben [17]. Zusätzlich findet sich, wie vor kurzem gezeigt werden konnte, eine selektive Erhöhung der mRNA β_1-adrenerger Rezeptoren im ischämischen Myokard [18]. Die molekularen Signale, die diese selektive Erhöhung der mRNA β_1-adrenerger Rezeptoren bewirken, sind bisher nicht bekannt.

So sind einerseits die Inaktivierungsmechanismen der Rezeptoren aufgehoben, andererseits ist möglicherweise ihre Synthese gesteigert. Alle hier genannten Prozesse tragen zu dem raschen Anstieg der funktionell gekoppelten β-adrenergen Rezeptoren im ischämischen Myokard bei [19]. In der Frühphase der myokardialen Ischämie resultiert daraus auch eine vermehrte Ansprechbarkeit des β-adren-

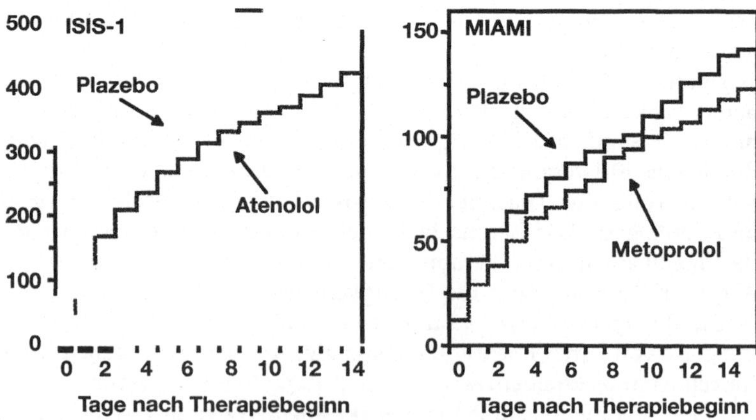

Abb. 1. Reduktion der Letalität des akuten Myokardinfarktes durch frühe β-Blocker-Therapie. (Mod. nach [21, 22])

ergen Systems auf eine β-adrenerge Stimulation [20], die erst mit Persistenz der globalen Ischämie einer reduzierten Stimulierbarkeit, insbesondere durch Untergang der Adenylylzyklase, weicht. Die medikamentöse Therapie mit β-Blockern kann dieser inadäquaten Sensibilisierung des β-adrenergen Systems in der Frühphase der Ischämie wirkungsvoll entgegentreten. Die Vorbehandlung mit β-Blockern kann die molekularen Regulationsvorgänge des β-adrenergen Systems im ischämischen Myokard zwar nicht verhindern, wohl aber die Aktivierbarkeit der Rezeptoren wirkungsvoll blockieren.

Wie bereits früh in großen klinischen Studien wie der MIAMI und der ISIS-1-Studie [21, 22] gezeigt, reduziert die medikamentöse Therapie mit β-Blockern die Gesamtmortalität nach einem Infarkt um ca. 15–20% (Abb. 1). Dieser Effekt bleibt langfristig also auch in der stabilen Phase der koronaren Herzerkrankung erhalten [23–25]. Die wesentlichen Determinanten der kardialen Mortalität nach einem Infarkt sind – vereinfachend dargestellt – die linksventrikuläre Funktion, das Auftreten von schwerwiegenden ventrikulären Arrhythmien und rezidivierende Episoden von Ischämien einschließlich dem Reinfarkt. Wie in ausgedehnten klinischen Studien gezeigt werden konnte, haben β-Blocker auf alle diese Determinanten wesentlichen Einfluß. Dies gilt, wie wir inzwischen wissen, sowohl für die stabile als auch für die instabile Phase der koronaren Herzerkrankung.

So konnte in der Metaanalyse der Postinfarktstudien zur β-Blockertherapie gezeigt werden, daß bei Patienten mit koronarer Herzerkrankung die Reinfarktrate signifikant um ca. 25% reduziert werden konnte [26, 27]. Auch das Auftreten des plötzlichen Herztodes ist bei Patienten unter β-Blocker-Therapie signifikant reduziert [27, 28].

Dieser Langzeiteffekt – insbesondere für die Therapie mit Metoprolol gezeigt – bleibt auch langfristig erhalten. In der instabilen Angina führt die medikamentöse Therapie mit Metoprolol zu einer signifikanten Reduktion des Auftretens von rezidivierenden Ischämien oder eines myokardialen Infarktes [25, 27, 29]. Dies gilt für alle Risikogruppen, wobei die Therapieerfolge bei den Hochrisikogruppen am deutlichsten in Erscheinung treten [30, 31]. In der stabilen Phase der koronaren Herzerkrankung ist die medikamentöse Therapie mit Metoprolol in der Lage, das Auftreten von symptomatischen und asymptomatischen Ischämien in Häufigkeit und Dauer und somit die Gesamtdauer dieser Episoden drastisch zu reduzieren [32]. Diese Reduktion beträgt für beide Situationen mehr als 80%. Betrachtet man den zirkadianen Rhythmus des Auftretens von myokardialen Ischämien, so reduziert eine effektive Therapie mit Metoprolol CR/Zok das Auftreten von ischämischen Episoden insgesamt [33]. Insbesondere aber wird der morgendliche Peak dann, wenn die meisten Infarkte auftreten, durch Metoprolol fast vollständig eliminiert [34] (Abb. 2). Im Gegensatz dazu reduziert eine Therapie mit langwirksamen Kalziumantagonisten zwar die Gesamthäufigkeit der ischämischen Episoden, hat aber einen weit geringeren Einfluß auf die zirkadiane Rhythmik der ischämischen Attacken, die wahrscheinlich auch zu der bekannten zirkadianen Rhythmik des Auftretens eines Myokardinfarktes beitragen.

Die Analyse der Langzeiteffektivität der β-Blocker bei Patienten, die ein Jahr nach Infarkt überlebt hatten, wurde im Rahmen des Beta-Blocker-Heart-Attack-Trials (BHAT) bereits 1982 untersucht [10, 35]. Dort wurden die Patienten je

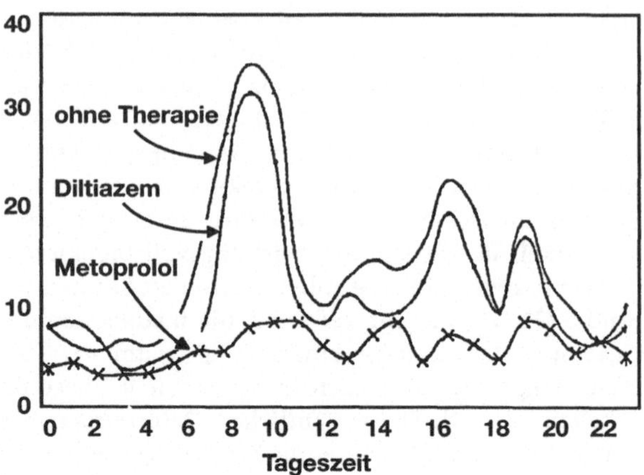

Abb. 2. Effekt von Metoprolol CR/Zok auf die zirkadiane Variation ischämischer Episoden. (Mod. nach [34])

nach klinischem Verlauf und klinischer Symptomatologie in 3 Gruppen eingeteilt. In die Gruppe mit niedrigem und mittlerem Risiko wurden Patienten aufgenommen, die keine nachweisbaren rezidivierenden Ischämien, keine Angina pectoris oder Zeichen der Herzinsuffizienz oder Arrhythmien hatten. In die Gruppe mit hohem Risiko wurden Patienten aufgenommen, die diese klinischen Symptome bzw. Zeichen hatten. Über den Verlauf von 2 Jahren zeigte sich bei den Patienten mit niedrigem und mittlerem Risiko, wenn sie bereits 1 Jahr nach Infarkt überlebt hatten, keine weitere Reduktion der Mortalität durch die Fortsetzung der β-Blocker-Therapie. Im Gegensatz dazu hatten die Patienten in der Hochrisikogruppe eine deutlich höhere Überlebensrate unter einer fortgesetzten Therapie mit β-Blockern [25, 27]. Daraus kann geschlossen werden, daß 1 Jahr nach Infarkt der Patient mit niedrigem Risiko nicht unbedingt mit β-Blockern weiterbehandelt werden muß. Dies gilt natürlich nur dann, wenn komplizierende, weitere Risikofaktoren, wie beispielsweise eine arterielle Hypertonie, nicht vorliegen. Umgekehrt ist daraus abzuleiten, daß Patienten in der Hochrisikogruppe auch langfristig nach einem Infarkt fortgesetzt mit β-Blockern behandelt werden sollten. Kritisch zu bemerken ist, daß die Trennung in die verschiedenen Risikogruppen nicht sehr scharf ist und ein Patient im weiteren klinischen Verlauf durch Änderung seines Risikoprofils in eine Gruppe mit höherem Risiko wechseln kann.

Neben dem kardialen Risikoprofil der einzelnen Patienten spielen insbesondere auch Begleiterkrankungen in der Therapie der koronaren Herzerkrankung eine wichtige Rolle. Ein besonderes Augenmerk sei auf den Patienten mit therapiebedürftigem Diabetes mellitus gerichtet. Wie im Rahmen einer großen Studie gezeigt werden konnte [11], reduziert die konsequente Therapie mit β-Blockern nach Myokardinfarkt auch bei Patienten mit Diabetes mellitus die Mortalitätsrate und die Reinfarktrate sowohl in der Kurzzeittherapie als auch in der Langzeittherapie (Abb. 3). Der Diabetiker profitiert, wie der Patient in der hohen Risikogruppe des Gesamtkollektivs, von der Langzeittherapie mit β-Blockern. Dazu sei angemerkt, daß der Diabetiker mit seinen charakteristischen, eher diffusen Veränderungen der Koronargefäße, die in der Regel auch eine Mehrgefäßerkrankung

Abb. 3. Effekt der β-Blocker-Therapie nach Myokardinfarkt bei Patienten mit und ohne Diabetes mellitus. Der direkte Vergleich zwischen Diabetikern (weiße Säulen) und Nichtdiabetikern (schwarze Säulen) zeigt, daß vor allem die Diabetiker sowohl kurzfristig als auch langfristig von der β-Blocker-Therapie profitieren. (Mod. nach [11])

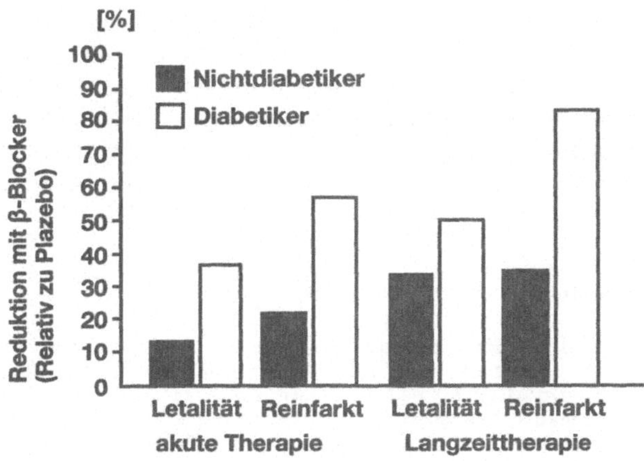

darstellen, schon dadurch der Hochrisikogruppe der Patienten mit koronarer Herzerkrankung angehören.

Bereits früh, noch in der Ära des Propanolols, konnte gezeigt werden, daß auch der Patient mit den Zeichen der Herzinsuffizienz durch eine früh einsetzende β-Blocker-Therapie im Infarkt profitiert. Bei dieser Patientengruppe konnte besonders deutlich die Reduktion des plötzlichen Herztodes sowie die Reduktion von koronaren Ereignissen mit Reinfarkten und symptomatischen Ischämien und der Notwendigkeit einer operativen Intervention belegt werden. Da nach neueren, großen, randomisierten Studien die β-Blocker-Therapie in der chronischen Herzinsuffizienz eine Symptomverbesserung erzielen kann und offensichtlich für verschiedene Formen der Herzinsuffizienz einschließlich der ischämischen Kardiomyopathie auch eine Verbesserung der Prognose zu erwarten ist [36–38], darf auch dem Patienten mit koronarer Herzerkrankung und gleichzeitig eingeschränkter linksventrikulärer Funktion eine kontrollierte, initial niedrig dosierte β-Blocker-Therapie nicht vorenthalten werden.

Die klassischen Untersuchungen zur Prognoseverbesserung durch β-Blocker-Therapie bei Patienten mit koronarer Herzerkrankung, insbesondere nach abgelaufenem Myokardinfarkt, wurden *vor* der Ära der ACE-Hemmer-Therapie durchgeführt. Heute gehört die Therapie mit ACE-Hemmern nach hämodynamisch wirksamem Myokardinfarkt nach der Stabilisierung der Kreislaufsituation zur Standardtherapie [39]. Die Therapie bewirkt, wie in ausgedehnten klinischen Studien gezeigt werden konnte, eine signifikante Reduktion der Mortalität dieser Patienten. Diese Reduktion der Mortalität beträgt in der Regel zwischen 22 und 28 % und ist vergleichbar mit der zuvor beobachteten Reduktion der Mortalität durch die β-Blocker-Therapie allein. Völlig ungeklärt ist bisher, welche Verbesserung der Prognose der Patient durch eine effektive Kombinationstherapie mit β-Blockern und ACE-Hemmern erfahren kann. Denkbar wäre, daß die Kombination dieser beiden essentiellen Therapiestrategien zu einer weiteren Verbesserung der Prognose nach einem Myokardinfarkt im Vergleich zur Einzeltherapie führt. Eine randomisierte Studie zur Beantwortung dieser Frage liegt bisher nicht vor und ist aus ethischen Gründen aufgrund der bisherigen Datenlage auch nicht zu vertreten. Heute kann dem Patienten in der Postinfarktphase bei Abwesenheit von Kontraindikationen und bei guter Verträglichkeit weder der β-Blocker noch der ACE-Hemmer vorenthalten werden [39]. Die Fragen, ob in der Langzeittherapie auf eine dieser Substanzgruppen verzichtet werden kann und in welcher Sequenz die Medikation einer oder auch beider Substanzgruppen unterbrochen werden kann, sind bisher unbeantwortet und bedürfen weiterer Untersuchungen.

Literatur

1. Rizik DG, Healy S, Margulis A et al. (1995) A new clinical classification for hospital prognosis of unstable angina pectoris. Am J Cardiol 75: 993–997
2. Renard M (1996) Bedside determination of cardiac troponin T. Circulation 94: 2313–2314
3. Ohman EM, Armstrong PW, Christenson RH et al. (1996) Cardiac troponin T levels for risk stratification in acute myocardial ischemia. N Engl J Med 335: 1333–1341
4. Antman EM, Tanasijevic MJ, Thompson B et al. (1996) Cardiac-specific troponin I levels to predict the risk of mortality in patients with acute coronary syndromes. N Engl J Med 335: 1342–1349
5. Van de Werf F (1996) Cardiac troponins in acute coronary syndromes. N Engl J Med 335: 1388–1389
6. Fuster V (1994) Lewis A. Conner memorial lecture: Mechanisms leading to myocardial infarction: Insights from studies of vascular biology. Circulation 90: 2126–2146
7. Fuster V, Badimon JJ, Badimon L (1992) Clinical-pathological correlations of coronary disease progression and regression. Circulation 86: III1–11
8. Hansson L (1991) Review of state-of-the-art beta-blocker therapy. Am J Cardiol 67: 43B–46B
9. Herlitz J, Elmfeldt D, Holmberg S et al. (1984) Goteborg Metoprolol Trial: mortality and causes of death. Am J Cardiol 53: 9D–14D
10. Hjalmarson Å, Olsson G (1991) Myocardial infarction. Effects of beta-blockade. Circulation 84: VI101–107
11. Kendall MJ, Lynch KP, Hjalmarson Å, Kjekshus J (1995) Beta-blockers and sudden cardiac death. Ann Intern Med 123: 358–367
12. Schömig A, Dart AM, Dietz R, Mayer E, Kübler W (1984) Release of endogenous catecholamines in the ischemic myocardium of the rat. Part A: locally mediated release. Circ Res 55: 689–701
13. Ungerer M, Chlistalla A, Richardt G (1996) Upregulation of cardiac uptake 1 carrier in ischemic and nonischemic rat heart. Circ Res 78: 1037–1043
14. Strasser RH, Krimmer J, Braun-Dullaeus R, Marquetant R, Kübler W (1990) Dual sensitization of the adrenergic system in early myocardial ischemia: Independent regulation of the β-adrenergic receptors and the adenylyl cyclase. J Mol Cell Cardiol 22: 1405–1423
15. Strasser RH, Benovic JL, Caron MG, Lefkowitz RJ (1987) Desensitization of the β-adrenergic coupled adenylate cyclase: The β-adrenergic receptor kinase phosphorylates agonist-occupied cyclase-coupled receptors. Cell Biol 6: 95–115
16. Lefkowitz RJ, Cotecchia S, Kjelsberg MA, Pitcher J, Koch WJ, Inglese J, Caron MG (1993) Adrenergic receptors: Recent insights into their mechanism of activation and desensitization. Adv Second Messenger Phosphoprotein Res 29: 1–9
17. Strasser RH, Krimmer J, Marquetant R (1988) Regulation of β-adrenergic receptors: Impaired desensitization in myocardial ischemia. J Cardiovasc Pharmacol 12: S15–S24
18. Ihl-Vahl R, Bremerich J, Marquetant R, Strasser RH (1995) Regulation of β-adrenergic receptors in myocardial ischemia: Subtype-selective increase of mRNA specific for β_1-adrenergic receptors. J Mol Cell Cardiol 27: 437–452
19. Kübler W, Strasser RH (1994) Signal transduction in myocardial ischemia. Eur Heart J 15: 437–445
20. Strasser RH, Marquetant R (1991) Sensitization of the β-adrenergic system in acute myocardial ischemia by a protein kinase C-dependent mechanism. Eur Heart J 12: 48–53
21. First International Study of Infarct Survival Collaborative Group (1986) Randomized trial of intravenous atenolol among 16027 cases of suspected acute myocardial infarction: ISIS-1. Lancet 2: 57–66
22. MIAMI Trial Research Group (1985) Metoprolol in acute myocardial infarction (MIAMI): A randomized placebo-controlled trial. Eur Heart J 6: 199–226

23. Moss AJ, Benhorin J (1990) Prognosis and management after a first myocardial infarction. N Engl J Med 322: 743–753
24. Levy S (1990) Secondary prevention after myocardial infarction: in favor of beta-blockers. J Cardiovasc Pharmacol 16, Suppl 6: S50–4
25. Viscoli CM, Horwitz RI, Singer BH (1993) Beta-Blockers after myocardial infarction: influence of first-year clinical course on long-term effectiveness. Ann Intern Med 118: 99–105
26. Yusuf S, Sleight P, Ross P, Ramsdale D, Gray R, Bennett D, Bray C (1983) Reduction in infarct size, arrhythmias and chest pain by early intravenous β-blockade in suspected acute myocardial infarction. Circulation 67 (Suppl): I-32–I-41
27. Yusuf S, Lessem J, Jha P, Lonn E (1993) Primary and secondary prevention of myocardial infarction and strokes: an update of randomly allocated, controlled trials. J Hypertens 11: S61–73
28. Yusuf S, Peto R, Lewis J, Collins R, Sleight P (1985) β-blockade during and after myocardial infarction: an overview of the randomized trials. Prog Cardiovasc Dis 27: 335–371
29. Detry JM (1993) Clinical features of an anti-anginal drug in angina pectoris. Eur Heart J 14 Suppl G: 18–24
30. Lau J, Antman EM, Jimenez-Silva J, Kupelnick B, Mosteller F, Chalmers TC (1992) Cumulative meta-analysis of therapeutic trials for myocardial infarction. N Engl J Med 327: 248–254
31. Olsson G, Wikstrand J, Warnold I et al. (1992) Metoprolol-induced reduction in postinfarction mortality: pooled results from five double-blind randomized trials. Eur Heart J 13: 28–32
32. Parker JD, Testa MA, Jimenez AH, Tofler GH, Muller JE, Parker JO, Stone PH (1994) Morning increase in ambulatory ischemia in patients with stable coronary artery disease. Importance of physical activity and increased cardiac demand. Circulation 89: 604–614
33. Deedwania PC, Carbajal EV (1990) Silent ischemia during daily life is an independent predictor of mortality in stable angina. Circulation 81: 748–756
34. Portegies MCM, Sijbring P, Göbel EJAM, Viersma JW, Lie KI (1994) Efficacy of *metoprolol* and *diltiazem* in treating silent myocardial ischemia. Am J Cardiol 74: 1095–1098
35. Beta-Blocker Heart Attack Trail Research Group (1982) A randomized trial of propranolol in patients with acute myocardial infarction. I. Mortality results. JAMA 247: 1707–1714
36. Fowler MB (1993) Controlled trials with β-blockers in heart failure: metoprolol as the prototype. Am J Cardiol 71: 45C–53C
37. Packer M, Bristow MR, Cohn JN, Colucci WS, Fowler MB, Gilbert EM, Shusterman NH (1996) The effects of carvedilol on morbidity and mortality in patients with chronic heart failure. N Engl J Med 334: 1349–1355
38. Hjalmarson Å, Waagstein F (1991) New therapeutic strategies in chronic heart failure: challenge of long-term β-blockade, Eur Heart J 12, Suppl F: 63–69
39. Ryan TJ, Anderson JL, Antman EM et al. (1996) ACC/AHA guidelines for the management of patients with acute myocardial infarction: Executive summary – A report of the American College of Cardiology American Heart Association Task Force on practice guidelines (Committee on management of acute myocardial infarction). Circulation 94: 2341–2350

Koronarer Vasomotorentonus:
Einfluß auf die antiischämische Therapie

B. Julius, P. Kaufmann, G. Vassalli, O. M. Hess

Der koronare Vasomotorentonus spielt in der Pathophysiologie der Angina pectoris eine wichtige Rolle. Eine Erhöhung des Vasomotorentonus während der sympathischen Stimulierung ist beschrieben und mit einer Abnahme des koronaren Blutflusses in Verbindung gebracht worden. Somit kann er eine Myokardischämie auslösen. Bei Patienten mit stabiler Angina pectoris ist nach intrakoronarer Verabreichung von Phentolamin [1, 2] oder Indoramin [3], eines selektiven α_1-Rezeptorenblockers, über eine Verminderung der ST-Senkung mit einer Erhöhung der körperlichen Leistungsfähigkeit berichtet worden.

Andererseits finden β-Blocker breite Anwendung in der Therapie der koronaren Herzkrankheit. Ihre günstige Wirkung ist einer Reduzierung des gestörten Gleichgewichts zwischen dem Sauerstoffbedarf und der Sauerstoffversorgung des Herzmuskels zugeschrieben worden, wodurch die myokardiale Ischämie vermindert wird [4–6]. Erst in letzter Zeit wurde aufgezeigt, daß β-Blocker eine Verengung der Koronararterien verursachen, aber die Verengung stenosierter Koronararterien während des Fahrradergometertests in Rückenlage verhindern [7]. Allerdings können β-Blocker bei Patienten mit Prinzmetal-Angina während der Belastung einen Koronarspasmus auslösen. Des weiteren sind Verschlimmerungen von Koronararterienspasmen beschrieben und als die Folge des durch die Verabreichung des β-Blockers unbeeinflußten α-Tonus betrachtet worden. Bekanntlich erhöhen sie auch den peripheren Vasomotorentonus [8] und können auf diese Weise nicht nur den koronaren, sondern auch den peripheren Blutstrom reduzieren.

Eine paradoxe Vasokonstriktion der Koronararterien ist sowohl während isometrischer [9] als auch dynamischer Übungen [10] beschrieben worden. Der genaue Mechanismus dieser Vasokonstriktion ist unklar, es sind jedoch mehrere Faktoren verantwortlich gemacht worden, wie eine α-adrenerge Aktivierung, eine endotheliale Dysfunktion, eine erhöhte Thrombozytenaktivierung mit Freisetzung von Serotonin und Thromboxan A2 sowie ein passiver Kollaps der normalen Gefäßwand innerhalb des stenotischen Segmentes.

Koronare Vasomotion und Vasomotorentonus in normalen und stenosierten Koronararterien

Bei Patienten mit einer koronaren Herzkrankheit können in den erkrankten und den nichterkrankten Gefäßsegmenten unterschiedliche Reaktionen auf die dynamische Belastung beobachtet werden. Während angiographisch normale Gefäße während des Fahrradergometertests in Rückenlage eine koronare Vasodilatation zeigen (+12%), kommt es in stenotischen Koronargefäßsegmenten zu einer Vasokonstriktion (–15%). Nach der Verabreichung von Nitroglyzerin ist die koronare Vasodilatation in den normalen und den stenotischen Gefäßsegmenten jedoch ähnlich (+23% vs. 16%; n. s.) [10] (Abb. 1).

Die koronare Gefäßwandspannung läßt sich nach dem Laplace-Gesetz berechnen:

$$T = P \times r/h \qquad \text{(Gleichung 1).}$$

Hierin ist P = Druck [mm Hg], h = Wanddicke [mm] und r = Gefäßradius [mm]. Der koronare Vasomotorentonus (F_v) läßt sich anhand von

$$F_v = T/CSA \qquad \text{(Gleichung 2)}$$

bestimmen; hierin ist CSA = Gefäßquerschnittsfläche $[mm^2] = \pi \times r^2$, worin π = 3,41 ist. Dementsprechend kann Gleichung 1 neu geschrieben werden:

$$F_v = P/h \times r \times \pi \; [mmHg/mm^2] \qquad \text{(Gleichung 3).}$$

Als vereinfachter Index des Vasomotorentonus ($F_v{}^*$) wurde das Verhältnis zwischen Perfusionsdruck (MAP) und koronarer Querschnittsfläche (CSA) verwendet:

$$Fv^* = MAP/CSA \; [mm\,Hg/mm^2] \qquad \text{(Gleichung 4).}$$

Die Veränderungen des Vasomotorentonus zwischen Ausgangs- und Belastungsbedingungen wurden mit Hilfe der folgenden Gleichung berechnet:

$$\Lambda F_v = F_{ex} / F_b \times 100 \; [\%] \qquad \text{(Gleichung 5),}$$

in der F_{ex} = Vasomotorentonus während der Belastung und F_b = Vasomotorentonus unter Ausgangsbedingungen ist.

Wenn man eine Zunahme der Querschnittsfläche um 20–30% während der Belastung annimmt, verringert sich die koronare Wanddicke um 3–6%, was den koronaren Vasomotorentonus nur minimal beeinflußt. Dementsprechend kann die Gleichung 5 neu geschrieben werden:

$$\Lambda F_v = (P_{ex} \times r_b / P_b \times r_{ex}) - 1 \; [\%] \qquad \text{(Gleichung 6)}$$

Gemäß dieser Gleichung steigt der koronare Vasomotorentonus während der körperlichen Aktivität nur leicht in den normalen Gefäßsegmenten (+8%), da die koronare Vasodilatation den signifikanten Anstieg des arteriellen Mitteldrucks kompensiert. Zu einem signifikanten Abfall des koronaren Tonus kommt es jedoch nach Verabreichung von Nitroglyzerin (–17%), wenn eine weitere Vasodilatation mit einer Abnahme des mittleren Aortendrucks zusammentrifft (Abb. 2).

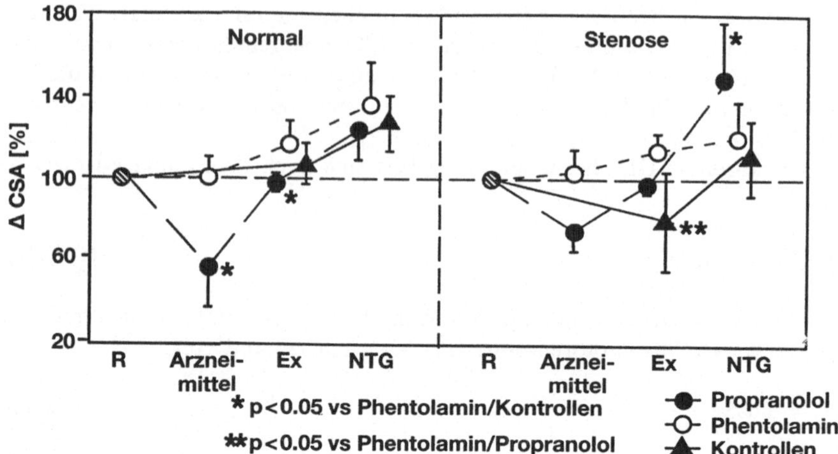

Abb. 1. Prozentuale Veränderungen der koronaren Querschnittsfläche nach Verabreichung von Propranolol oder Phentolamin während des Fahrradergometertests in Rückenlage und nach Nitroglyzeringabe an normalen (linke Spalte) und stenosierten (rechte Spalte) Gefäßsegmenten. Nach Propranololgabe ist eine signifikante koronare Vasokonstriktion an beiden – d. h. normalen und stenosierten – Gefäßen erkennbar, während die koronare Querschnittsfläche nach Phentolamin unverändert ist. Während der körperlichen Aktivität wird die paradoxe Vasokonstriktion der stenosierten Gefäßsegmente bei beiden Patientengruppen verhindert

Effekt der α-adrenergen Blockade

α-Blocker verhindern die koronare Vasokonstriktion durch Blockade der konstriktorischen Antwort entweder der α_1- oder der α_2-Rezeptoren. Nach intrakoronarer Verabreichung von Phentolamin kommt es zu einer leichten, wenn auch nichtsignifikanten Dilatation sowohl der normalen als auch der stenotischen Koronargefäßabschnitte (Abb. 1). Während der dynamischen Belastung ist die koronare Vasodilatation der in normalen Gefäßen beobachteten ähnlich (21%), während eine paradoxe Vasokonstriktion des stenosierten Gefäßes verhütet wird (17%). Die Verabreichung von Nitroglyzerin führt zu einer maximalen Vasodilatation, die jedoch in den stenotischen Segmenten weniger ausgeprägt ist (24% vs. 36%, n. s.).

Nach Verabreichung von Phentolamin nimmt der *koronare Vasomotorentonus* in Ruhe in normalen und in stenotischen Gefäßsegmenten ab (–6% bzw. –3%), während der Vasomotorentonus unter dynamischer Belastung (+6% bzw. +11%) einen ähnlichen Anstieg zeigt, wie er bei den Kontrollpatienten beobachtet wird (Abb. 2). Nach der Verabreichung von Nitroglyzerin fällt der Tonus allerdings signifikant ab (–25% bzw. –19%).

Effekt der β-adrenergen Blockade

Die *koronare Querschnittsfläche* des normalen sowie des stenotischen Gefäßsegments nimmt nach der intravenösen Verabreichung von Propranolol ab [7] (Abb. 1). Allerdings scheint die Vasokonstriktion der stenotischen Gefäßsegmente

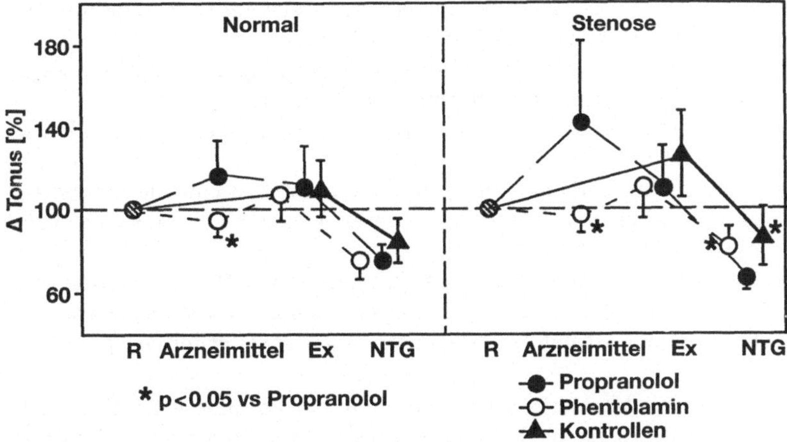

Abb. 2. Prozentuale Veränderungen des koronaren Vasomotorentonus normaler (links) und stenotischer (rechts) Gefäßsegmente. Nach Propranolol, jedoch nicht nach Phentolamin, kommt es zu seiner signifikanten Zunahme des Vasomotorentonus. In allen 3 Gruppen ist während der körperlichen Aktivität eine minimale Zunahme, nach Nitroglyzerin hingegen eine signifikante Abnahme des Tonus zu verzeichnen

nach Verabreichung von Propranolol weniger ausgeprägt zu sein (−24%) als die der normalen Gefäßabschnitte (−43%; p < 0,01). Während des Belastungstests in Rückenlage erreicht das normale wie auch das stenotische Gefäßsegment seinen Ruhewert (−3% bzw. −2%). Nach Verabreichung von Nitroglyzerin ist die koronare Vasodilatation der normalen Gefäßsegmente mit derjenigen der Kontrollpatienten vergleichbar, hingegen ist die Vasodilatation in den stenotischen Gefäßabschnitten signifikant ausgeprägter (+49%) als bei den Kontrollpersonen (+16%; p < 0,01) oder den mit Phentolamin behandelten Patienten (+21%; p < 0,02).

Unter der Verabreichung von Propranolol steigt der *koronare Vasomotorentonus* in den normalen sowie in den stenotischen Gefäßsegmenten (+15% und +42%; p < 0,02). Während der körperlichen Aktivität ist der koronare Vasomotorentonus indes normalisiert (+9% und +10%; n. s.) und nimmt nach der sublingualen Verabreichung von Nitroglyzerin in den normalen Gefäßsegmenten weniger ab als in den stenotischen Abschnitten (−25% und −33%; p < 0,01) (Abb. 2).

Pathophysiologische Mechanismen

Der koronare Vasomotorentonus spielt eine wichtige Rolle in der Regulierung der koronaren Durchblutung in Ruhe und während körperlicher Aktivität. Es ist bereits aufgezeigt worden, daß normale Koronararterien sich während dynamischer Belastung erweitern, während stenotische Segmente sich bei Patienten mit einer stabilen, belastungsinduzierten Angina pectoris verengen [10]. Der Mechanismus dieser Verengung der Koronararterien während körperlicher Aktivität ist nicht klar, ließe sich jedoch erklären durch entweder

- eine *endotheliale Dysfunktion* mit unzureichender Produktion des „endothelium-derived relaxing factor" (EDRF) oder
- eine *Thrombozytenaggregation* mit Freisetzung der gefäßverengenden Verbindungen Serotonin und Thromboxan A2 oder
- eine *Zunahme der zirkulierenden Katecholamine* während der körperlichen Aktivität und letztlich
- einen passiven *Kollaps der freien Gefäßwand*, wenn die koronare Strömungsgeschwindigkeit während der körperlichen Aktivität ansteigt (Venturi-Mechanismus),
- eine Reduzierung der Koronardurchblutung während der durch die körperliche Aktivität ausgelösten *Tachykardie*, die die Stenoseverengung durch das Fehlen einer strömungsinduzierten Gefäßerweiterung vermindert [10].

β-Blocker werden häufig zur Behandlung der koronaren Herzkrankheit angewendet [11, 12]. Es ist nachgewiesen worden, daß unter der Behandlung mit verschiedenen β-Blockern sowohl die maximale als auch die schmerzfreie Gehstrecke verlängert [13] und der subendokardiale Blutstrom erhöht ist [14]. Die günstige Wirkung dieser Arzneimittel ist der Verminderung der Herzfrequenz, des Blutdrucks und der Kontraktilität des Myokards sowie der Verhütung der koronaren Vasokonstriktion während dynamischer Belastung zugeschrieben worden [7]. Andererseits weiß man sehr wohl, daß β-Blocker eine Konstriktion der peripheren Gefäße auslösen, die eine Verminderung der Durchblutung verursacht [15–20]. Dies ist entweder durch einen unbeeinflußten α-adrenergen Vasomotorentonus nach Blockade der β-Rezeptoren oder durch eine Verringerung der EDRF-Freisetzung bei verminderter Durchblutung erklärt worden. Beim Hund wird die Verkleinerung der koronaren Querschnittsfläche nach intravenöser Verabreichung von Propranolol oder Atenolol, einem selektiven β$_1$-adrenergen Rezeptorblocker, durch die Blockade der α-adrenergen Rezeptoren mit entweder Phentolamin oder Prazosin nicht verhindert [21]. Demzufolge ist anzunehmen, daß die Verringerung der koronaren Querschnittsfläche nach intravenöser Propranololgabe wahrscheinlich auf eine Abnahme der Herzfrequenz und -kontraktilität und nicht auf einen unbeeinflußten α-adrenergen Tonus zurückzuführen ist. Obwohl eine Abnahme der Koronararteriendurchmesser nach der Verabreichung von Propranolol von mehreren Autoren beschrieben worden ist [7, 22], wird die belastungsinduzierte Vasokonstriktion durch den β-Blocker verhindert [7], was durch einen günstigen Effekt auf die koronare Hämodynamik erklärt wurde.

Die nichtselektive α-Blockade durch intrakoronar verabreichtes Phentolamin verhindert ebenfalls die Engstellung der stenotischen Koronararterien, was auf eine wichtige Rolle der α–adrenergen Stimulierung während der dynamischen Belastung hindeutet. Nach der intrakoronaren Phentolamininjektion sind nur nichtsignifikante hämodynamische Veränderungen beobachtet worden, und demzufolge können diese Wirkungen nicht für die Aufhebung der Vasokonstriktion einer Koronarstenose während der körperlichen Aktivität verantwortlich gemacht werden. Hingegen verursacht wahrscheinlich die Kombination aus endothelialer Dysfunktion, reduzierter Freisetzung von EDRF und gesteigerter sympathischer Stimulation dieses Phänomen. Es bleibt umstritten, welcher Subtyp der α-Rezeptoren an der poststenotischen Vasokonstriktion während der Aktivierung sympathischer Nerven beteiligt ist [19, 23]. Jones u. Gwirtz [24] berichteten, daß die Verengung des poststenotischen Gefäßes durch α_1-Antagonisten aufgehoben wurde, während Heusch beobachtete, daß sie durch α_2-Adrenozeptoren verhindert wurde [19, 23]. Das Vorhandensein von α_2-Adrenozeptoren in menschlichen Koronararterien ist von Indolfi et al. [25] nachgewiesen worden. Allerdings ist die Vasokonstriktion stenotischer Koronararterien nach selektiver α_2-Blockade wahrscheinlich aufgrund einer präsynaptischen Enthemmung der Noradrenalinfreisetzung zu beobachten [25].

In der allgemeinen Praxis werden α-Blocker selten in der Behandlung der koronaren Herzkrankheit eingesetzt, hauptsächlich aufgrund ihrer minimalen antiischämischen Wirkung bei diesen Patienten. Obwohl es anfänglich zu einem erheblichen vasodilatatorischen Effekt kommt, scheint der limitierende Faktor eine Erhöhung des Herzminutenvolumens und eine Interferenz mit der Feedbackhemmung der Norepinephrinfreisetzung zu sein. Die erhöhte Katecholaminfreisetzung scheint die Wirkung der postsynaptischen α-Blocker abzuschwächen. Des weiteren ist bei der Anwendung einiger α-Blocker das Problem einer Tachyphylaxie aufgetreten.

Steal- und umgekehrter Stealeffekt

Der koronare Kollateralkreislauf scheint eine wichtige Determinante für die Wirksamkeit jeder antiischämischen Therapie zu sein. Bei jenen Patienten mit stabiler Angina pectoris, die einen schlechten Kollateralkreislauf aufweisen, kommt es nach der Behandlung mit einem Kalziumantagonisten zu einer signifikanten Veränderung in Richtung weniger stark ausgeprägter ischämischer Episoden und einer Verbesserung der Belastungsparameter. Dies deckt sich gut mit den antiischämischen Eigenschaften dieser Substanzen, die eine Verminderung der Nachlast bewirken, eine Koronargefäßerweiterung induzieren und eine Schutzwirkung auf das Myokard ausüben. Allerdings besteht bei Patienten mit gutem Kollateralkreislauf unter der Behandlung mit einem Kalziumantagonisten aus der Dihydropyridingruppe eine Tendenz zur Zunahme symptomatischer wie auch asymptomatischer ischämischer Episoden [26, 27]. Dieses Phänomen läßt sich durch einen koronaren Stealmechanismus infolge der durch die starke vasodilatatorische Arzneimittelwirkung induzierten Öffnung der Kollateralgefäße erklären. Demzufolge kann die Dilatation der Koronargefäße durch Reduzierung des Koronarwiderstands und Ablenkung des Blutstroms aus poststenotischen, minderdurchströmten Bereichen in das normal perfundierte Myokard eine Myokardischämie induzieren.

Andererseits ist nachgewiesen worden, daß die Behandlung mit Metoprolol die Inzidenz symptomatischer und asymptomatischer sowie belastungsinduzierter ischämischer Episoden unabhängig vom koronaren Kollateralkreislauf vermindert [26]. Die Differenz zwischen den 2 Behandlungsmodalitäten läßt sich durch ein umgekehrtes Stealphänomen bei Patienten mit gutem Kollateralkreislauf erklären. Die durch β-Blocker bewirkte Erhöhung des koronaren Vasomotorentonus scheint in den nichtstenotischen Gefäßen ausgeprägter zu sein als in den stenoti-

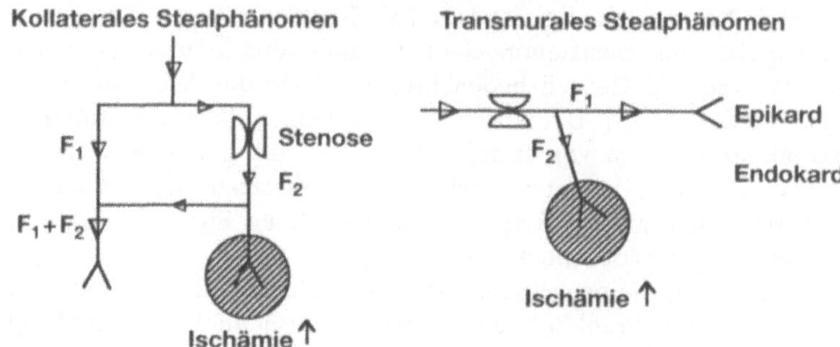

Abb. 3. Mögliches koronares Stealphänomen bei Patienten mit koronarer Herzkrankheit. Ein kollaterales (links) und ein transmurales (rechts) Stealphänomen kann nach einer Kalziumantagonistenblockade auftreten und die myokardiale Ischämie verschlimmern (s. Pfeile). β-Blocker können die Ischämie durch einen umgekehrten Stealeffekt vermindern, der den Kollateralkreislauf von der normalen in die stenotische Durchblutungszone ablenkt

schen Gefäßabschnitten und den koronaren Blutstrom in die poststenotischen, minderperfundierten Regionen zu lenken. Demzufolge ließe sich die Verminderung der Inzidenz symptomatischer und asymptomatischer ischämischer Episoden bei Patienten mit gutem Kollateralkreislauf leicht durch den gefäßverengernden Effekt der β-Blocker auf die Kollateralgefäße erklären (Abb. 3).

Zusammenfassung

α- sowie β-Blocker verhüten während der dynamischen Belastung eine paradoxe koronare Vasokonstriktion in stenosierten Koronararterien. Klinische Studien haben bei Patienten, die eines der beiden Arzneimittel erhielten, deutlich einen Trend im Sinne einer höheren Belastungstoleranz und einer geringeren Anzahl ischämischer Ereignisse aufgezeigt. Demnach scheint sowohl die α- als auch die β-adrenerge Stimulierung eine wesentliche Rolle in der koronaren Vasomotion beider – d. h. normaler und stenotischer – Gefäßsegmente zu spielen und kann die myokardiale Ischämie während körperlicher Aktivität bei Patienten mit stabiler Angina pectoris verschlimmern. Darüber hinaus kann eine endotheliale Dysfunktion mit einer verminderten EDRF-Freisetzung die Vasokonstriktion potenzieren; somit werden die α- und die β-adrenergen Effekte während der körperlichen Aktivität demaskiert und führen zur Konstriktion der Koronargefäße. β-Blocker können einen umgekehrten koronaren Stealeffekt verursachen, was ihren trotz der gefäßverengenden Wirkung günstigen Effekt bei den meisten Patienten mit entweder gutem oder schlechtem Kollateralkreislauf erklärt.

Literatur

1. Beckenboom GM, Abramowitz M, Vandermoten P (1986) S.G. D. Role of α-adrenergic coronary tone in exercise induced angina pectoris. Am J Cardiol 57: 195–198
2. Gould L, Reddy GV, Gombrecht RF (1973) Oral phentolamine in angina pectoris. Jpn Heart J 14: 393–397
3. Collins P, Sheridan D (1985) Improvement in angina pectoris with α-adrenoceptor blockade. Br Heart J 53: 488–492
4. Whitsitt LS, Lucchesi BR (1967) Effects of propanolol and its stereoisomers upon coronary vascular resistance. Circ Res 21: 305–317
5. Stephens J, Hayward R, Ead H, Adams L, Hamer J, Spurrell R (1977) Effects of selective and non-selective β-adrenergic blockade on coronary dynamics in man assessed by rapid atrial pacing. Br Heart J 40: 856–863
6. Guth BD, Heusch G, Seitelberger R, Ross JJ (1987) Mechanisms of beneficial effect of β-adrenergic blockade on exercise-induced myocardial ischemia in concious dogs. Circ Res 60: 738–746
7. Bortone AS, Hess OM, Gaglione A, Suter T, Nonogi H, Grimm J, Krayenbuehl HP (1990) Effect of intravenous propranolol on coronary vasomotion at rest and during dynamic exercise in patients with coronary artery disease. Circulation 81: 1225–1235
8. Atterhög J-H, Dunér H, Pernow B (1977) Hemodynamic effect of long-term treatment with pindolol in essential hypertension with special reference to the resistance and capacitance vessels of the forearm. Acta Med Scand 202: 517–521
9. Brown BG, Lee AB, Bolson EL, Dodge HT (1984) Reflex constriction of significant coronary stenosis as a mechanism contributing to ischemic left ventricular dysfunction during isovolumetric exercise. Circulation 70: 18–24
10. Gage JE, Hess OM, Murakami T, Ritter M, Grimm J, Krayenbuehl HP (1986) Vasoconstriction of stenotic coronary arteries during dynamic exercise in patients with classic angina pectoris: Reversibility by nitroglycerin. Circulation 73: 865–876
11. Reinwater J, Steele P, Kirch D, LeFree M, Jensen D, Vogel R (1982) Effect of propanolol on myocardial perfusion images and exercise ejection fraction in men with coronary artery disease. Circulation 65: 77–81
12. Steele P, Sklar J, Kirch D, Vogel R, Rhodes CA (1983) Thallium-201 myocardial imaging during maximal and submaximal exercise with propanolol. Am Heart J 106: 1353–1357
13. Schweizer J, Kaulen R, Altmann E, Nierade A, Nanning T (1996) Sind β-Blocker bei Patienten mit peripherer arterieller Verschlußkrankheit generell kontraindiziert? Z Kardiol 85: 193–197
14. Matsuzaki (1985) Effect of the combination of diltiazem and atenolol on exercise-induced regional myocardial ischemia in conscious dogs. Circulation 72: 233–243

15. Yasue H, Omote S, Takizawa A, Nagao M, Miwa K, Tanaka S (1979) Exertional angina pectoris caused by coronary arterial spasm: Effects of various drugs. Am J Cardiol 43: 647–652
16. Hodgson J, Cohen MD, Thames MD (1988) β-blockade results in decreased coronary blood flow due to unopposed α-mediated vasoconstriction. J Am Coll Cardiol 11: 23A
17. Wolfson S, Gorlin R (1969) Cardiovascular pharmacology of propanolol in man. Circulation 40: 501–511
18. Kern MJ, Ganz P, Horowitz JD et al. (1983) Potentiation of coronary vasoconstriction by β-adrenergic blockade in patients with coronary artery disease. Circulation 67: 1178–1185
19. Heusch G, Deussen A, Thaemer V (1985) Cardiac sympathetic nerve activity and progressive vasoconstriction distal to coronary stenoses: Feed-back aggravation of myocardial ischemia. J Auton Nerv Syst 13: 311–326
20. Rajfer SI, Kohli JD, Goldberg LI (1982) Contractile actions of racemic and d-propanolol on isolated canine mesenteric and coronary arteries. J Pharmacol Exp Ther 220: 127–132
21. Vatner SF, Hintze TH. Mechanism of constriction of large coronary arteries by β-adrenergic receptor blockade. Circ Res 53: 389–400
22. Rafflenbeul W, Berger C, Jost S, Lichtlen P (1987) Constriction of coronary arteries and stenoses with propanolol. Circulation 76 (suppl IV): IV276
23. Heusch G, Deussen A (1983) The effects of cardiac sympathetic nerve stimulation on perfusion of stenotic coronary arteries in the dog. Circ Res 53: 8–15
24. Gwirtz PA, Overn SP, Mass HJ, Jones CE (1986) α_1-adrenergic constriction limits coronary flow and cardiac function in running dogs. Am J Physiol 250: H1117–H1126
25. Indolfi C, Piscione F, Villari B et al. (1992) Role of α_2-adrenoceptors in normal and atherosclerotic human coronary circulation. Circulation 86: 1116–1124
26. Egstrup K, Anderson PE (1993) Transient myocardial ischemia during nifedipine therapy in stable angina pectoris and its relation to coronary collateral flow and comparison with metoprolol. Am J Cardiol 71: 177–183
27. Schulz W, Jost S, Kober G, Kaltenbach M (1985) Relation of antianginal efficacy of nifedipine to degree of coronary arterial narrowing and to presence of coronary collateral vessels. Am J Cardiol 55: 26–32

Führen β-Blocker tatsächlich zu einer Zunahme des peripheren Gefäßwiderstands?

A. J. Man in 't Veld, A. H. v. d. Meiracker, M. A. Schalekamp

Heute ist allgemein anerkannt, daß ein erhöhter peripherer Gesamtwiderstand das hämodynamische Kennzeichen nahezu aller Formen der klinischen Hypertonie in allen Stadien der Erkrankung ist. Es erscheint daher logisch, diese Erkrankung mit Antihypertensiva zu behandeln, die einen oder mehrere vasokonstriktorische Mechanismen beeinflussen, um die zugrundeliegende hämodynamische Anomalie zur Umkehr zu bringen. Tatsächlich scheinen die meisten antihypertensiven Substanzklassen eine solche Wirkung auf die Widerstandsgefäße aufzuweisen. In einem neueren und umfassenden Überblick zum Thema stellte Lund-Johansen, einer der Pioniere auf dem Gebiet der hämodynamischen Forschung bei Hypertonie, 154 Arbeiten zur Hämodynamik bei Hypertonie und zu deren medikamentöser Behandlung zusammen [1]. Aus seiner Arbeit und der anderer Autoren geht hervor, daß tatsächlich die meisten Gruppen von Antihypertensiva vasokonstriktorische Mechanismen beeinflussen, da die Mehrzahl den Gefäßwiderstand bis zu einem gewissen Grad senkt (Abb. 1).

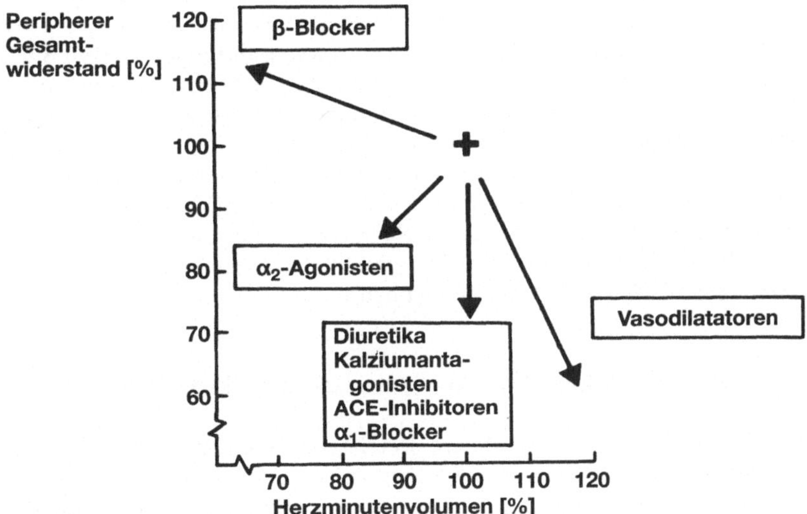

Abb. 1. Relative Wirkungen verschiedener Gruppen von Antihypertensiva auf das Herzminutenvolumen und den peripheren Gesamtwiderstand bei Hypertonie. Das schwarze Kreuz kennzeichnet die Situation vor der Behandlung

Strömungs-Widerstands-Profile antihypertensiver Medikamente

Die klassischen Vasodilatatoren haben definitionsgemäß eine ausgeprägte Wirkung auf den Gefäßwiderstand, ihre antihypertensive Potenz wird jedoch zum Teil durch eine reflektorische Kardiostimulation und eine renale Natrium- und Flüssigkeitsretention aufgewogen. Diuretika, Kalziumantagonisten, Angiotensinkonversionsenzymhemmer und α_1-Rezeptorenblocker senken den Blutdruck parallel zur Ordinate im Strömungs-Widerstands-Diagramm, d. h. über eine Vasodilatation. Zentral wirksame Medikamente, wie α-Methyldopa und Clonidin, verursachen eine globale Reduktion der zentralen Sympathikusaktivität, über die Herzminutenvolumen und Gefäßwiderstand gesenkt werden [18,19,21].

Das Paradox der β-Blocker bei Hypertonie

Die einzige Ausnahme von dieser „Vasodilatatorregel" antihypertensiver Medikamente scheinen β-Blocker zu machen, deren Prototyp seit 30 Jahren Propranolol ist. Um einen den anderen antihypertensiven Substanzklassen vergleichbaren Effekt auf den Blutdruck zu erzielen, scheinen diese Medikamente das Herzminutenvolumen zu reduzieren und nicht den Gefäßwiderstand zu senken. In anderen Worten, das hämodynamische Profil von β-Blockern spiegelt exakt das Profil klassischer Vasodilatatoren wider. Diese allgemeinen Vorstellungen berücksichtigen jedoch nicht die erhebliche interindividuelle Variabilität der Blutdruckreaktion auf verschiedene Medikamente. Tarazi et al. zeigten bereits 1972, daß auf lange Sicht der Gefäßwiderstand bei Patienten, die den ausgeprägtesten Blutdruckabfall aufwiesen, unter Propranolol abfiel und das Herzminutenvolumen zu prätherapeutischen Werten zurückkehrte [20]. Somit muß offensichtlich der Unterschied zwischen den akuten und längerfristigen Wirkungen der β-Blocker berücksichtigt werden im Gegensatz zu anderen antihypertensiven Substanzklassen. Dies veranlaßte uns 1982 zu einer Literaturrecherche in bezug auf die hämodynamischen Akut- und Langzeitwirkungen der β-Blocker bei Hypertonie [3]. Spezielles Augenmerk galt dabei den zusätzlichen Eigenschaften der β-Blocker, wie Selektivität der β_1-Rezeptoren und partielle agonistische Aktivität (PAA), auch als intrinsische sympathomimetische Aktivität (ISA) bezeichnet. Möglicherweise können β-Blocker mit unterschiedlichen zusätzlichen Eigenschaften unterschiedliche Wirkungen auf das Herzminutenvolumen ausüben und dadurch das hämodynamische Profil der Medikamente modifizieren.

Literaturüberblick über die hämodynamischen Wirkungen von 10 β-Blockern

Der Literaturüberblick wurde im Detail veröffentlicht [2–9,11]. Der Überblick umfaßt 85 Studien über 10 β-Blocker bei einer Gesamtzahl von 912 Patienten. Die zusätzlichen Eigenschaften der untersuchten 10 β-Blocker sind in Tabelle 1 dargestellt.

Bei intravenöser Verabreichung haben die β-Blocker kaum eine Wirkung auf den Blutdruck, obgleich sie ausgeprägte Wirkungen auf Herzfrequenz, Herzminu-

Tabelle 1. Einige Charakteristika von 10 verschiedenen β-Blockern

	Partielle agonistische Aktivität	β-Rezeptor-Selektivität	Logarithmus des Verteilungs-koeffizienten Octanol/Wasser	Plasmaprotein-bindung [%]
Pindolol	+++	$\beta_1 + \beta_2$	1,75	40
Practolol	++	β_1	0,79	0
Alprenolol	+	$\beta_1 + \beta_2$	2,61	85
Oxprenolol	+	$\beta_1 + \beta_2$	2,18	80
Acebutolol	±	β_1	1,87	25
Penbutolol	±	$\beta_1 + \beta_2$	1,70	95
Metoprolol	−	β_1	2,15	10
Atenolol	−	β_1	0,23	5
Propranolol	−	$\beta_1 + \beta_2$	3,65	95
Timolol	−	$\beta_1 + \beta_2$	2,10	10

tenvolumen und Gefäßwiderstand ausüben (Abb. 2 und 3). Es scheint jedoch, daß zwischen dem Grad der ISA der verschiedenen β-Blocker und ihren Wirkungen auf Herz und Gefäßwiderstand eine inverse Korrelation besteht. Auf lange Sicht haben β-Blocker trotz ihrer unterschiedlichen zusätzlichen Eigenschaften im

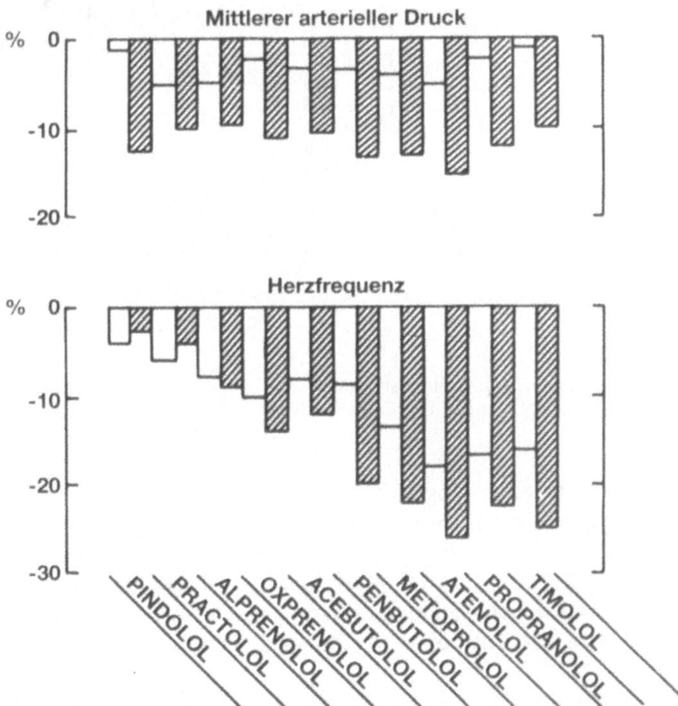

Abb. 2. Wirkungen von β-Blockern auf den mittleren arteriellen Druck und die Herzfrequenz bei Hypertonikern. Akutwirkungen: weiße Balken; Langzeitwirkungen: schraffierte Balken

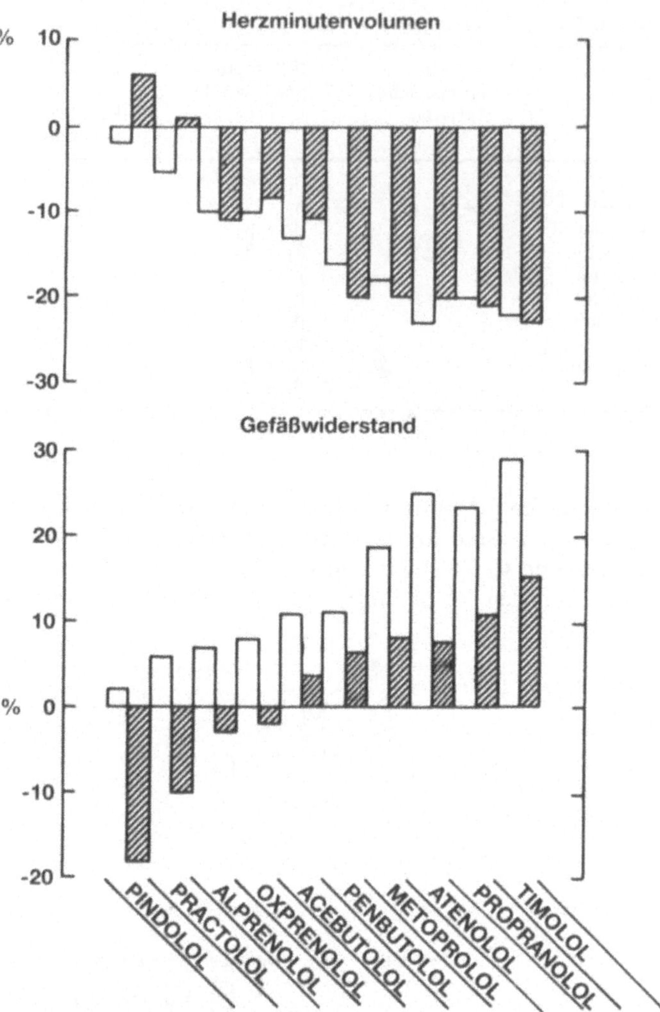

Abb. 3. Wirkungen von β-Blockern auf Herzminutenvolumen und Gefäßwiderstand bei Hypertonikern. Akutwirkungen: weiße Balken; Langzeitwirkungen: schraffierte Balken

Durchschnitt eine vergleichbare antihypertensive Wirksamkeit. Zwischen der Anfangsphase einer β-Blockade und der längerfristigen Behandlungsphase kommt es unter einem bestimmten β-Blocker zu keiner Veränderung des Herzminutenvolumens; dies bedeutet, daß eine Blutdruckreduktion nur das Ergebnis einer Senkung des Gefäßwiderstands sein kann. β-Blocker senken also den Blutdruck ebenfalls über eine Beeinflussung eines vasokonstriktorischen Mechanismus.

Es muß jedoch berücksichtigt werden, daß die verschiedenen β-Blocker entsprechend dem Grad der ISA unterschiedliche Wirkungen auf das Herzminutenvolumen ausübten und daher sowohl bei Akutgabe als auch bei einer Langzeitbehandlung unterschiedliche Wirkungen auf den Gefäßwiderstand aufweisen. β-Blocker mit ausreichender ISA zur Aufrechterhaltung des Herzminutenvolumens führen daher anfänglich zu keiner reflektorischen Vasokonstriktion. Bei einer Langzeitbehandlung fällt der Gefäßwiderstand unter die prätherapeutischen Werte. β-Blocker ohne ISA verursachen anfangs eine ausgeprägte Vasokonstriktion proportional zum Grad der Kardiodepression. Trotz einer langfristigen Anpassung des Gefäßwiderstands bleibt dieser unter den Medikamenten erhöht, und dies häufig über die prätherapeutischen Werte.

Diese Daten können anhand eines Strömungs-Widerstands-Diagramms deutlicher veranschaulicht werden (Abb. 4). Herzminutenvolumen und Gefäßwiderstand sind bei Akutgabe sowie auch bei einer Langzeitbehandlung unter den

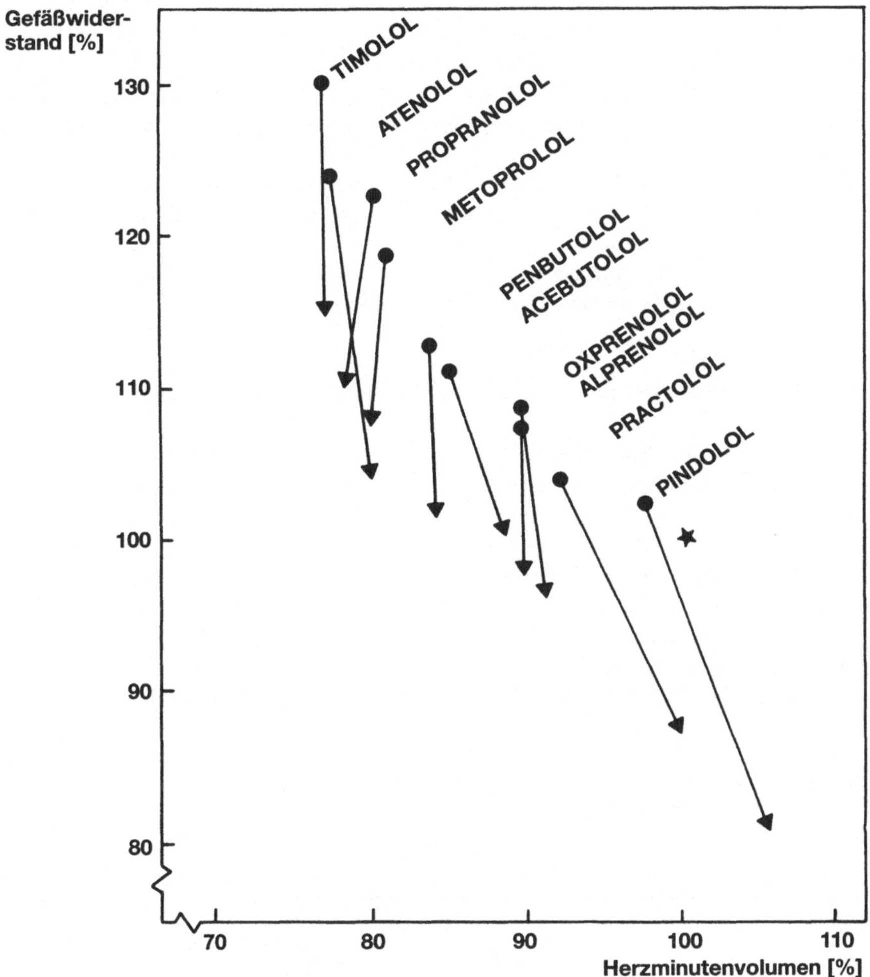

Abb. 4. Hämodynamische Zusammenhänge zwischen einer akuten (●) und langfristigen (▼) β-Blockade bei Hypertonie. Der Stern kennzeichnet die Situation vor der Behandlung

unterschiedlichen β-Blockern definitionsgemäß invers korreliert. Der Abfall des Blutdrucks erfolgt bei allen Medikamenten stets parallel zur Ordinate und somit über eine Vasodilatation. Erwähnenswert ist, daß, je ausgeprägter der Grad der ISA eines bestimmten β-Blockers bei Akutgabe ist, dieser im Diagramm umso näher an den prätherapeutischen Wert des Herzminutenvolumens herankommt. Außerdem scheint es, daß die Kardioselektivität bei Vorliegen oder Fehlen einer ISA das hämodynamische Profil eines β-Blockers nicht verändert. Offensichtlich ist eine ungehinderte α-Rezeptor-vermittelte Vasokonstriktion keine wichtige Determinante des hämodynamischen Profils nichtselektiver β-Blocker.

Einer der Nachteile eines Literaturüberblicks besteht darin, daß dabei Daten kombiniert werden, die von verschiedenen Untersuchern anhand unterschiedlicher Protokolle gewonnen wurden. Entscheidender ist, daß Studien über eine Akut- und Langzeitbehandlung gesondert analysiert wurden und daher eine Interpolation in bezug auf intermediäre hämodynamische Ereignisse erfolgte. Drittens wurden zwar nur Studien am liegenden Patienten unter Ruhebedingungen einbezogen, die Ausgangsperioden variierten jedoch in den verschiedenen Studien von 10 min bis zu 1 h. Daher führten wir folgende Studien durch:
1. Untersuchung des Eintritts der antihypertensiven Wirkung der β-Blockade.
2. Minimierung der kardialen Sympathikusstimulation durch eine 36stündige Bettruhe der Patienten.
3. Vergleich der Wirkungen von β-Blockern, die das Herzminutenvolumen über einen gewissen Grad der ISA unterschiedlich beeinflussen.

Neue Beobachtungen zu 5 β-Blockern während 36stündiger Bettruhe

Das Protokoll der Studien wurde detailliert veröffentlicht [12–17]. Die Patienten waren über 2 Wochen unbehandelt; danach wurden sie auf eine 2wöchige Plazebobehandlung umgestellt. In der 2. Woche wurden die akuten hämodynamischen Effekte der β-Blocker über einen Zeitraum von 24 h untersucht, während der die Patienten strenge Bettruhe einhielten; dieser Periode ging eine 12stündige nächtliche Bettruhe voraus. In Tabelle 2 sind die untersuchten β-Blocker angeführt.

Nach 24 h hatten die 5 β-Blocker im Durchschnitt eine nahezu identische Wirkung auf den arteriellen Druck (Abb. 5). Anfangs fiel das Herzminutenvolumen unter allen Medikamenten ab; eine Ausnahme bestand für Pindolol, das eine aus-

Tabelle 2. Untersuchung von β-Blockern während 36stündiger Bettruhe

	Partielle agonistische Aktivität	β-Rezeptor-Selektivität	Dosis	Anzahl von Patienten
Pindolol	+++	$\beta_1 + \beta_2$	10 mg, 2 x tgl.	10
Acebutolol	±	β_1	400 mg, 2 x tgl.	10
Bopindolol	±	$\beta_1 + \beta_2$	2 mg, 1x tgl.	10
Atenolol	–	β_1	100 mg, 1 x tgl.	10
Propranolol	–	$\beta_1 + \beta_2$	80 mg, 3 x tgl.	10

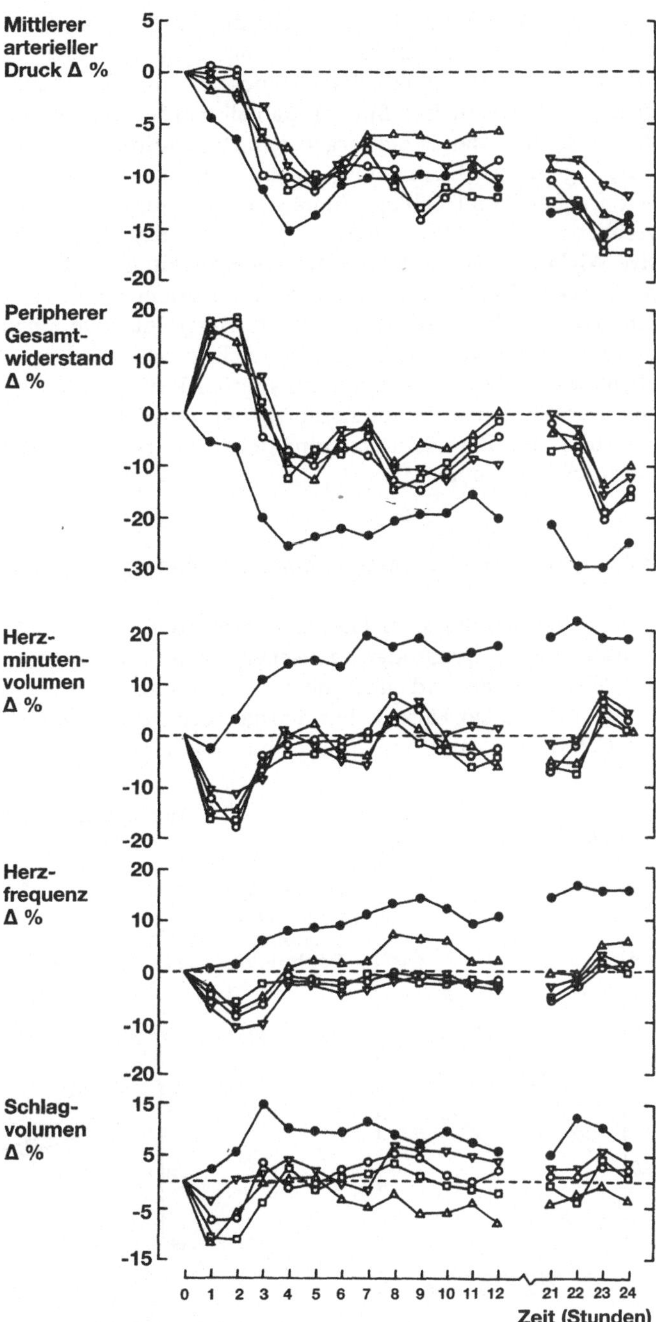

Abb. 5. Hämodynamische Veränderungen bei Eintritt der antihypertensiven Wirkung von 5 β-Blockern. Die Medikamente wurden oral zum Zeitpunkt 0 verabreicht: ● Pindolol, ○ Propranolol, □ Acebutolol, △ Atenolol, ▽ Bopindolol

geprägte ISA aufweist. In der Phase der Kardiodepression stieg der Gefäßwiderstand an, während sich der Blutdruck nicht veränderte. 2–5 h nach Gabe des Medikaments war unter allen β-Blockern eine allmähliche Reduktion des Blutdrucks feststellbar. Der Blutdruckabfall wurde in allen Fällen über eine Senkung des Gefäßwiderstands hervorgerufen. Die antihypertensive und vasodilatatorische Wirkung der Medikamente ging mit einer Rückkehr von Herzminutenvolumen, Herzfrequenz und Schlagvolumen zu den Ausgangswerten einher; bei Pindolol verblieben die Werte über den Ausgangswerten. Nach 24 h war die antihypertensive Wirkung aller β-Blocker mit einer Senkung des Gefäßwiderstands unter den prätherapeutischen Wert verbunden. Bei jedem Blutdruckwert ergaben sich unter Pindolol jedoch höhere Werte für das Herzminutenvolumen und niedrigere Werte für den Gefäßwiderstand im Vergleich zu den anderen Medikamenten. Somit üben alle β-Blocker ihren antihypertensiven Effekt über eine Vasodilatation aus. Der Grad der Vasodilatation hängt von der kardialen Sympathikusstimulation und der ISA als Determinanten der Größenordnung des Effekts auf das Herzminutenvolumen ab.

Hämodynamische Zusammenhänge und Anpassungen während der β-Blockade

Unter allen 5 β-Blockern fanden sich während eines Zeitraums von 24 h hochsignifikante Korrelationen zwischen dem arteriellen Druck einerseits und dem Gefäßwiderstand und dem Herzminutenvolumen andererseits (Abb. 6) ($p < 0,001$ in allen Fällen). Je niedriger der Druck, desto niedriger folglich auch der Gefäßwiderstand und desto höher das Herzminutenvolumen. So verhindert,

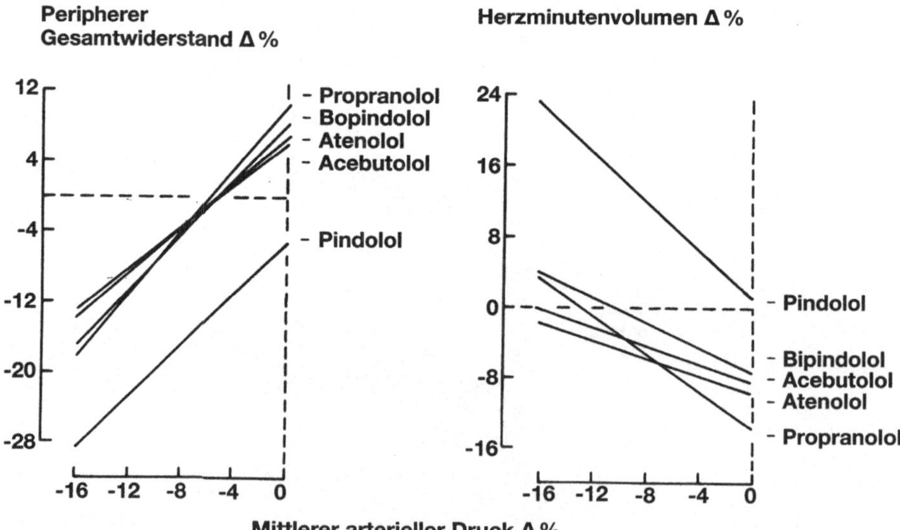

Abb. 6. Zusammenhänge zwischen den Veränderungen des mittleren arteriellen Drucks und den Veränderungen des peripheren Gesamtwiderstands oder des Herzminutenvolumens bei allmählichem Einsetzen der antihypertensiven Wirkung von 5 β-Blockern über einen Zeitraum von 24 h

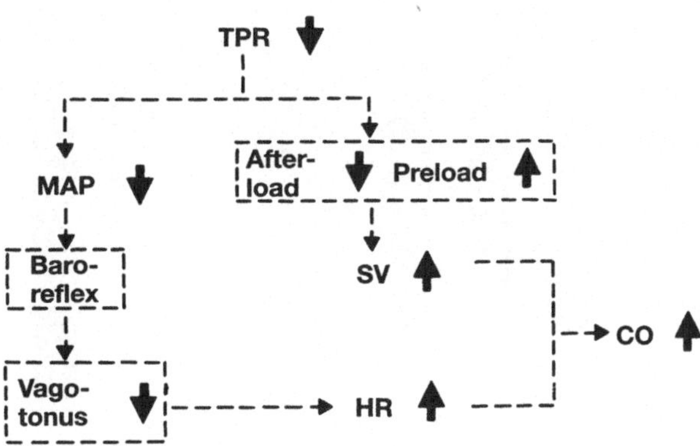

Abb. 7. Hämodynamische Anpassungen während einer β-Blockade. *TPR* peripherer Gesamtwiderstand, *MAP* mittlerer arterieller Druck, *SV* Schlagvolumen, *HR* Herzfrequenz, *CO* Herzminutenvolumen

wenn überhaupt, ein geringes Herzminutenvolumen während der β-Blockade eine Blutdrucksenkung eher, als daß es eine solche verursacht. Die Regressionsgeraden zeigten unter den verschiedenen β-Blockern keine Unterschiede mit Ausnahme von Pindolol, das bei jedem Blutdruckwert höhere Werte für das Herzminutenvolumen und niedrigere Werte für den Gefäßwiderstand aufwies.

Wie lassen sich die Anstiege von Herzminutenvolumen, Herzfrequenz und Schlagvolumen erklären, wenn Blutdruck und Gefäßwiderstand nach Einleitung der β-Blockade zu fallen beginnen? Es wurde nachgewiesen, daß Veränderungen von Herzfrequenz, Herzminutenvolumen und Schlagvolumen nach einer Vasodilatation während einer β-Blockade von einer Abnahme des Vagotonus und einer Zunahme des venösen Rückstroms abhängen [10]. Während der vasodilatatorischen Phase der β-Blocker werden die initialen hämodynamischen Veränderungen daher durch eine Beeinflussung des arteriellen Barorezeptorreflexes aufgewogen (Abb. 7).

Schlußfolgerungen

Die meisten Antihypertensiva senken den Blutdruck über eine Reduktion des Gefäßwiderstands. β-Blocker scheinen eine Ausnahme zu machen. Die antihypertensive Wirksamkeit aller Antihypertensiva ist unabhängig von der Sympathikusstimulation [1]. Die kardialen Effekte der β-Blocker hängen jedoch von der kardialen Sympathikusstimulation und ihrem Grad der ISA ab. Über eine Beeinflussung des Barorezeptorreflexes wird das hämodynamische Profil der β-Blocker bei unterschiedlichem Ausmaß der Sympathikusaktivität modifiziert (Abb. 8). β-Blocker können daher den peripheren Gefäßwiderstand bei Hypertonie erhöhen oder auch nicht, und dies hängt von den folgenden Faktoren ab:

- Dauer der β-Blockade,
- Größenordnung der antihypertensiven Reaktion,
- Grad der ISA
- Ausmaß der Sympathikusstimulation.

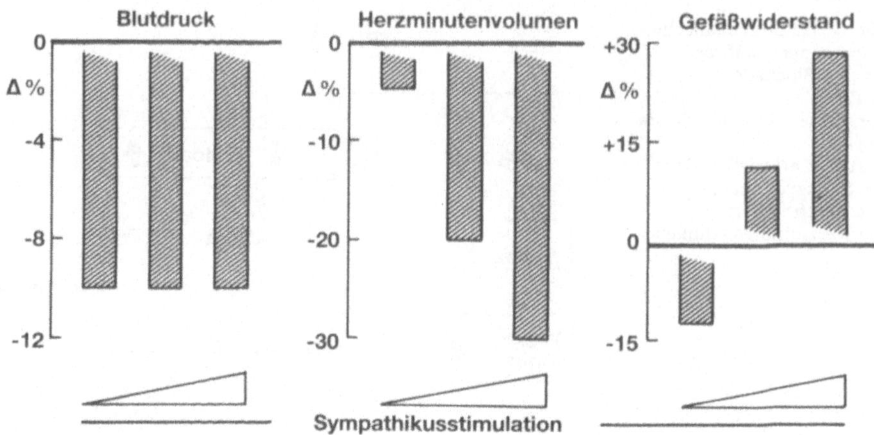

Abb. 8. Relative hämodynamische Wirkungen von β-Blockern bei zunehmendem Grad der Sympathikusstimulation. S. auch Abb. 2, 3 und 5

Unter allen Bedingungen ist es jedoch die Senkung des Gefäßwiderstands, die für die antihypertensive Wirksamkeit dieser Medikamente verantwortlich ist. Schlußfolgerung: Wie alle anderen Antihypertensiva senken β-Blocker den Blutdruck über eine Beeinflussung eines vasokonstriktorischen Mechanismus. Zentrale β-Rezeptoren, präsynaptische β-Rezeptoren an der Gefäßwand und postsynaptische β-Rezeptoren auf den juxtaglomerulären Zellen innerhalb der Niere sind jeweils mögliche Faktoren, die die vasodilatatorische Wirkung der β-Blocker erklären können. Nach 30 Jahren der β-Blocker-Forschung bleibt noch abzuklären, welchen Beitrag jeder der genannten Faktoren an diesem vasodilatatorischen Effekt unter variierenden Bedingungen bei verschiedenen Patienten mit unterschiedlichen β-Blockern zu diesem vasodilatatorischen Effekt leistet.

Zusammenfassung

Die meisten Antihypertensiva wirken über eine Neutralisierung vasokonstriktorischer Mechanismen und senken den Blutdruck über eine Reduktion des Gefäßwiderstands. β-Blocker, deren außergewöhnliche Eigenschaft darin besteht, der kardialen Sympathikusstimmulation entgegenzuwirken, scheinen diesbezüglich eine wichtige Ausnahme zu sein. Außerdem ist ihr Grad der Kardiodepression nicht nur direkt mit dem initialen Sympathikotonus korreliert, sondern auch mit ihrem Grad der intrinsischen sympathomimetischen Aktivität (ISA). Die Kardiodepression ruft anfänglich eine proportionale Zunahme des Gefäßwiderstands hervor. Wie aus einer Literaturrecherche hervorgeht, tritt die antihypertensive Wirkung der β-Blocker stets parallel zur Abnahme des Gefäßwiderstands auf. Eine Minimierung der kardialen Sympathikusstimulation durch strenge Bettruhe und die Untersuchung von β-Blockern mit unterschiedlichem Grad der ISA oder auch ohne ISA bei 150 Hypertonikern zeigte, daß die Wirkung des Medikaments anfänglich durch einen Anstieg des Gefäßwiderstands proportional zur

Abnahme des Herzminutenvolumens aufgewogen wird. Danach fiel der Blutdruck stets parallel zur Abnahme des Gefäßwiderstands. Auf lange Sicht waren Blutdruck und Gefäßwiderstand stets positiv korreliert, unabhängig von der Höhe des Herzminutenvolumens. Somit senken β-Blocker den Blutdruck wie alle anderen Antihypertensiva auch über eine Beeinflussung eines vasokonstriktorischen Mechanismus.

Literatur

1. Lund-Johansen P (1984) Haemodynamic effects of antihypertensive agents. In: Birkenhager WH, Reid JC (eds) Handbook of Hypertension, vol 5. Clinical pharmacology of antihypertensive drugs. Elsevier, New York, p 3966
2. Man in 't Veld AJ (1987) Effect of beta-blockers on vascular resistance in systemic hypertension. Am J Cardiol 59: 21F–25F
3. Man in 't Veld AJ, Schalekamp MADH (1982) How intrinsic sympathomimetic activity modulates the haemodynamic responses to beta-adrenoceptor antagonists. A clue to the nature of their antihypertensive mechanism. Br J Clin Pharmacol 13 (suppl 2): 245S–259S
4. Man in 't Veld AJ, Schalekamp MADH (1983) Effect of 10 different beta-adrenoceptor antagonists on haemodynamics, plasma renin activity, and plasma norepinephrine in hypertension: the key role of vascular resistance changes in relation to partial agonist activity. J Cardiovasc Pharmacol 5: 530–545
5. Man in 't Veld AJ, Schalekamp MADH (1983) Haemodynamic consequences of intrinsic sympathomimetic activity and cardioselectivity in beta-blocker therapy for hypertension. Eur Heart J 4 (suppl D): 31–41
6. Man in 't Veld AJ, Schalekamp MADH (1983) Haemodynamic consequences of intrinsic sympathomimetic activity in relation to changes in plasma renin activity and noradrenaline during beta-blocker therapy for hypertension. Postgrad Med J 59 (suppl 3): 140–158
7. Man in 't Veld AJ, Schalekamp MADH (1983) On the antihypertensive mechanisms of beta-adrenoceptor antagonists in relation to intrinsic sympathomimetic activity, cardioselectivity and hydrophilicity. J Pharmacol Paris 14 (suppl II): 69–104
8. Man in 't Veld AJ, Schalekamp MADH (1984) Haemodynamics of beta-blockers. In: Kostis JB, De Felice EA (eds) Beta-blockers in the treatment of cardiovascular disease. Raven, New York, pp 229–251
9. Man in 't Veld AJ, Schalekamp MADH (1984) Mechanism of action of beta-blockers in hypertension. In: Kostis JB, De Felice EA (eds) Beta-blockers in the treatment of cardiovascular disease. Raven, New York, pp 75–93
10. Man in 't Veld AJ, Wenting GJ, Boomsma F, Verhoeven RF, Schalekamp MADH (1980) Sympathetic and parasympathetic components of reflex cardiostimulation during vasodilator treatment of hypertension. Br J Clin Pharmacol 8: 547–551
11. Man in 't Veld AJ, Meiracker AH van den, Schalekamp MADH (1986) The effect of beta-blockers on total peripheral resistance. J Cardiovasc Pharmacol 8 (suppl 4): S49–S60
12. Meiracker AH van den, Man in 't Veld AJ, Ritsema van Eck J, Wenting GJ, Schalekamp MADH (1984) Direct 24-hour haemodynamic monitoring after starting beta-blocker therapy: studies with pindolol in hypertension. J Hypertens 2 (suppl 3): 581–583
13. Meiracker AH van den, Man in 't Veld AJ, Ritsema van Eck J, Schalekamp MADH (1986) Systemic and renal vasodilatation after beta-adrenoceptor blockade with pindolol: a haemodynamic study on the onset and maintenance of its antihypertensive effect. Am Heart J 112: 368–374
14. Meiracker AH van den, Man in 't Veld AJ, Ritsema van Eck HJ, Boomsma F, Derkx FHM, Mulder P, Schalekamp MADH (1987) The clinical pharmacology of bopindolol, a new long-acting beta-adrenoceptor antagonist, in hypertension. Clin Pharmacol Ther 42: 411–419
15. Meiracker AH van den, Man in 't Veld AJ, Schalekamp MADH (1987) Comparison of the onset of the antihypertensive action of pindolol and propranolol. A 24 hour haemodynamic study. Br J Clin Pharmacol 24 (Suppl. 1): 395–445
16. Meiracker AH van den, Man in 't Veld AJ, Molinoff PB, Fischberg DJ, Schalekamp MADH (1987) Effects of pindolol and propranolol on haemodynamics and lymphocyte beta-receptors in essential hypertension. J Cardiovasc Pharmacol 10 (Suppl 4): S55–S62

17. Meiracker AH van den, Man in 't Veld AJ, Fischberg DJ et al. (1988) Acute and long-term effects of acebutolol on systemic and renal haemodynamics, body fluid volumes, catecholamines, active renin, aldosterone and lymphocyte beta-adrenoceptor density. J Cardiovasc Pharmacol 11: 413–423
18. Muiesan G, Alcandri CL, Agabiti-Rosei E, Fariello R, Bentivoglio M, Miele N, Corea L (1978) Haemodynamic changes after prolonged therapy with methyldopa. In: Zanchetti A (ed) Methyldopa in hypertension. Waverly, Baltimore/MD, pp 107–116
19. Safar ME, London GM, Simon AC, Weiss YA, Kheder MA, Levenson JA, Milliez PI (1978) Control of cardiac output in hypertensive patients treated with methyldopa. In: Zanchetti A (ed) Methyldopa in hypertension. Waverly, Baltimore/MD, pp 144–153
20. Tarazi RC, Dustan HP (1972) Beta-adrenergic blockade in hypertension. Am J Cardiol 29: 633–640
21. Zacest R, Wilson LL, Robinson MA, Graham JR, Miller CDJ, O'Halloran M (1978) Clinical effectiveness and underlying haemodynamics of methyldopa, clonidine and oxprenolol in the short and long terms. In: Zanchetti A (ed) Methyldopa in hypertension. Waverly, Baltimore/MD, pp 263–276

β-Blocker-Therapie bei akutem Myokardinfarkt

S. H. Hohnloser, T. Klingenheben, G. Grönefeld

Wenige therapeutische Strategien in der Kardiologie sind ähnlich gut untersucht worden wie die Frage der antiadrenergen Therapie bei Patienten mit akutem Myokardinfarkt. In den vergangenen 10–15 Jahren sind insgesamt 49 prospektive kontrollierte randomisierte Studien durchgeführt worden, die die Wirksamkeit einer Therapie mit β-Blockern in der frühen Infarktphase untersucht haben. Im vorliegenden Beitrag wird versucht, die Ergebnisse dieser Studien kritisch zu werten und der Frage nachzugehen, inwieweit die Schlußfolgerungen aus diesen Untersuchungen Eingang in den klinischen Alltag gefunden haben.

Pathophysiologischer Hintergrund

Die Therapieempfehlung, β-Rezeptoren blockierende Substanzen bei Patienten mit akutem Myokardinfarkt möglichst frühzeitig nach Symptombeginn einzusetzen, beruht im wesentlichen auf 3 pathophysiologischen Überlegungen. Zunächst haben tierexperimentelle Untersuchungen gezeigt, daß der myokardiale Sauerstoffbedarf infolge der negativ chronotropen und negativ inotropen Wirkung der β-Blocker reduziert wird. Dieser Effekt kann eine Reduktion der Infarktgröße bewirken, wobei der Effekt umso größer ist, je früher die Therapie mit β-Blockern einsetzt [18,23]. Ob sich diese experimentell beobachtete Reduktion der Infarktgröße auch in der klinischen Situation des akuten Infarktes erzielen läßt, ist umstritten. Während einige Studien eine derartige Wirkung nachgewiesen haben [14,38], gelang dies in anderen Untersuchungen nicht [29].

Ein zweiter wichtiger Aspekt, der den Einsatz von β-Rezeptoren blockierenden Pharmaka in der frühen Infarktphase nahelegt, ist in der hohen Inzidenz von ventrikulären Tachyarrhythmien, insbesondere von primärem Kammerflimmern, in dieser Phase zu sehen. Das Entstehen dieser Arrhythmien wird durch die Aktivierung starker sympathischer Reflexe infolge der Myokardischämie [21] sowie durch einen Anstieg der zirkulierenden Katecholamine [19,24,36] begünstigt. Diese sympathische Aktivierung fördert die Entstehung abnormer Automatie sowie gesteigerter Inhomogenität der ventrikulären Erregbarkeit [8,33]. Aufgrund ihres Wirkmechanismus können β-Blocker diesen Effekten direkt entgegenwirken und somit die elektrische Vulnerabilität des Myokards reduzieren. Dies ist für zahlreiche verschiedene β-Blocker gezeigt worden [4,26,27].

Schließlich verdient eine erst kürzlich entwickelte Hypothese Beachtung, die als einen weiteren kardioprotektiven Effekt einer β-Blockade die „Stabilisierung" arteriosklerotischer Plaques in den Koronarien postuliert [5,6]. Infolge der β-

Blocker vermittelten Abschwächung der hämodynamischen Konsequenzen einer gesteigerten Sympathikusaktivität soll danach die Wahrscheinlichkeit, daß ein vulnerabler Plaque aufbricht, reduziert und die pathophysiologischen Konsequenzen dieses Geschehens (koronare Thrombose, Infarkt, elektrische Instabilität) verhindert werden.

Diese pathophysiologischen Überlegungen haben dazu geführt, daß in den letzten 10–15 Jahren zahlreiche kontrollierte Studien zur Frage der Effizienz und Sicherheit einer Therapie mit β-Blocker in der frühen Infarktphase durchgeführt wurden.

Einfluß von β-Blockern auf die Hospitalmortalität bei akutem Myokardinfarkt

Zur Frage des Nutzens einer frühzeitig einsetzenden β-Blocker-Therapie bei akutem Myokardinfarkt sind insgesamt 49 randomisierte kontrollierte Studien einer Analyse zugänglich [5,39,40]. 28 dieser Untersuchungen folgten einem Design, welches die möglichst schnell einsetzende intravenöse oder orale Gabe eines β-Blockers gefolgt von einer weiteren oralen Dauertherapie vorsah [5]. In den verbleibenden 21 Studien wurde die Medikation dagegen erst nach der 72. Stunde nach Symptombeginn verabreicht. Als entscheidend wichtiges Ergebnis der metaanalytischen Betrachtung dieser Daten ist zunächst festzuhalten, daß in allen Untersuchungen mit verzögertem Beginn der β-Blocker-Behandlung keine signifikant positiven Effekte im Hinblick auf Mortalität oder Morbidität dieser so behandelten Patienten im Vergleich mit den jeweiligen Kontrollkollektiven zu sichern waren [5]. Dagegen führte die sofortige intravenöse Verabreichung eines β-Blockers zu einer signifikanten Reduktion der Hospitalmortalität in den ersten 7 Tagen verglichen mit den plazebobehandelten Kontrollkollektiven. Im Mittel betrug die Reduktion der 7-Tage-Sterblichkeit 13%, das 95%ige Konfidenzintervall lag zwischen –2% und –25% (p < 0,02) [5,15,22,39].

In Tabelle 1 sind die Ergebnisse bezüglich der Reduktion der Sterblichkeit in Abhängigkeit von der Behandlungsdauer aufgelistet. Während die frühe Gabe eines β-Blockers die Mortalität an den ersten beiden Behandlungstagen im Mittel um 22% senkte, nahm dieser Effekt am 3. und 4. Tag nach Symptombeginn auf

Tabelle 1. Vergleich der Sterblichkeit in der Gruppe der Patienten mit β-Blocker-Therapie (*BB*) und in der Plazebogruppe (*Ko*) in Abhängigkeit von der Behandlungsdauer. Es wird deutlich, daß die β-Blocker-vermittelte Reduktion der Mortalität an den ersten beiden Behandlungstagen (Tag 0–1) am größten ist. Der Effekt wird dann mit zunehmender Therapiedauer geringer. (Modifiziert nach Yusuf et al. 1990 [40])

	Behandlungstag 1+2		Behandlungstag 3+4		Behandlungstag 5+6	
	BB	Ko	BB	Ko	BB	Ko
ISIS-1	121	171	91	92	105	104
MIAMI	29	41	21	23	29	29
26 Studien	55	51	25	38	37	37
Gesamtmortalität	205	263	137	153	171	170
Risikoreduktion [%]	–23±8		–11±11		–1±11	

Tabelle 2. Gesamtmortalität in der MIAMI-Studie in Abhängigkeit vom Risikoprofil der Patienten. Nur bei Patienten mit erhöhtem Risiko senkt Metoprolol signifikant die Sterblichkeit. (Modifiziert nach MIAMI Trial Research Group 1985 [22])

	Metoprolol	Plazebo	p-Wert
Patienten mit niedrigem Risiko (≤ 2 Risikofaktoren)	62/1866	55/1874	n.s.
Patienten mit hohem Risiko (≥ 3 Risikofaktoren)	61/1011	87/1027	0,033

im Mittel 11 % ab. Während der nachfolgenden Behandlung war dann kein signifikanter Effekt auf die Mortalität im Vergleich mit dem Kontrollkollektiv mehr nachweisbar. Exakt dieselbe zeitliche Abhängigkeit wird auch bei alleiniger Betrachtung der beiden größten Einzelstudien zu dieser Fragestellung, der ISIS-1- und der MIAMI-Studie [15,22], deutlich (Tabelle 1).

Der Einfluß von β-Blockern auf die frühe Mortalität nach Infarkt scheint darüber hinaus vom Risikoprofil der behandelten Patienten abhängig zu sein. Während in der MIAMI-Studie [35] die Mortalitätssenkung für alle 5778 eingeschlossenen Patienten nur 13 % (95 %iges Konfidenzintervall: –8 bis +33 %; p = ns) betrug, zeigte eine weitere Analyse, daß Metoprolol bei der Gruppe von 2038 Patienten mit besonders hohem Risiko die Sterblichkeit um 29 % (p = 0,033) reduzierte [22]. Als Hochrisikopatienten waren diejenigen Patienten definiert, die mindestens 3 der folgenden Parameter aufwiesen [10]: Alter > 60 Jahre, pathologisches EKG bei Studieneintritt, Rezidivinfarkt, anamnestisch bekannte Angina pectoris oder Myokardinsuffizienz vor Infarktbeginn, arterielle Hypertonie, Diabetes mellitus, Vorbehandlung mit Digitalisglykosiden oder Diuretika. Derselbe Effekt konnte bei einer entsprechenden Analyse der Daten der Göteborger Studie beobachtet werden [10]. Bei den 708 in diese Studie eingeschlossenen Hochrisikopatienten betrug die metoprololinduzierte Reduktion der Mortalität annähernd 50 %, wohingegen die Wirksamkeit des β-Blockers bei Patienten mit vergleichsweise niederem Risiko deutlich geringer war (Tabelle 2) [10].

β-Blocker und Thrombolyse beim akuten Myokardinfarkt

In den letzten 10 Jahren hat sich die Thrombolyse als das therapeutische Verfahren der Wahl bei akutem Myokardinfarkt erwiesen. Somit erhebt sich natürlich die Frage, inwiefern sich auch bei thrombolytisch behandelten Patienten ein zusätzlicher, mortalitätssenkender Effekt einer Behandlung mit β-Blockern sichern läßt. Zur dieser Frage liegen bislang nur relativ wenige Daten vor. Als eine der wenigen Studien, die sich diesem Problem zugewandt haben, ist die TIMI-IIb-Studie zu nennen [30]. Der primäre Endpunkt dieser Untersuchung war aber die Beeinflussung der linksventrikulären Funktion durch den β-Blocker [30]. Trotzdem zeigte die Analyse des sekundären Endpunktes „Mortalität plus Reinfarktrate", daß zumindest bei Patienten, die in den ersten 2 h nach Symptombeginn bereits mit einem β-Blocker behandelt worden waren, eine signifikant niedrigere Ereignisrate zu verzeichnen war als bei denjenigen Patienten, die die antiadrenerge Medikation erst ab dem 6. Tag nach Symptombeginn erhielten [30]. Die vorsichtige Interpretation dieses Befundes deutet also auf einen zusätzlichen günstigen Effekt des β-Blockers auch bei thrombolysierten Patienten hin [28].

Dieser Standpunkt wird indirekt auch von Daten der GISSI-I- und der ISIS-II-Studie untermauert. Während nämlich in diesen Studien während der ersten 24–36 h ein ungünstiger Trend bezüglich der Mortalität bei den thrombolytisch behandelten Patienten zu verzeichnen war [7,17], ist der therapeutische Nutzen der β-Blocker gerade während dieses Zeitraums – wie oben geschildert – besonders hoch. Auch diese Daten deuten also auf einen möglichen additiven Effekt der β-Rezeptoren-Blockade bei thrombolytisch behandelten Patienten hin.

Einfluß von β-Blockern auf die Häufigkeit von Rezidivinfarkten

Auch bezüglich der Häufigkeit nichttödlicher Reinfarkte während der ersten 7 Behandlungstage wird eine günstige Wirkung der β-Blocker deutlich. Die Metaanalyse aller hierzu verfügbaren Daten zeigt eine Reduktion der Inzidenz von Reinfarkten um im Mittel 19% (95%iges Konfidenzintervall: –5% bis –33%; $p < 0,01$) in der β-Blocker-Gruppe verglichen mit den entsprechenden Kontrollgruppen [40].

Antifibrillatorische Wirkung von β-Blockern

Die Inzidenz von primärem Kammerflimmern bei akutem Myokardinfarkt ist in den letzten 15 Jahren trotz der Einführung neuer Therapieverfahren, insbesondere der Thrombolyse, relativ konstant geblieben [3]. Etwa 5% der Patienten erleiden diese Komplikation [3]. Da auch dieses frühe Kammerflimmern prognostische Bedeutung im Hinblick auf eine erhöhte Hospitalmortalität besitzt [37], besteht unverändert die Notwendigkeit, möglichst effektive und sichere pharmakologische Behandlungsverfahren zur Vermeidung dieser Komplikationen einzusetzen. Insbesondere im Hinblick auf das Nutzen-Risiko-Verhältnis hat sich die Gabe von Lidocain als hierfür ungünstig erwiesen [2,34]. Die bereits erwähnten, in tierexperimentellen Untersuchungen gesicherten antifibrillatorischen Eigenschaften der β-Rezeptoren-blockierenden Pharmaka [4,11,13] legen nahe, diese auch in klinischen Studien zu überprüfen. Anfangs der 80er Jahre speziell zu dieser Frage durchgeführte Studien zeigten einen eindeutig günstigen Effekt der β-Blocker im Vergleich zu den nichtbehandelten Kontrollkollektiven [25,32]. Beispielsweise betrug in der Göteborger Metoprololstudie die Inzidenz von primärem Kammerflimmern in der Metoprololgruppe 0,9% (6/698 Patienten) verglichen mit 2,4% (17/697 Patienten; $p = 0,033$) in der Vergleichsgruppe, die lediglich Plazebo erhielt [32]. Obwohl die größte β-Blocker-Studie (ISIS-1) [15] keinen eindeutig positiven antifibrillatorischen Effekt des β-Blockers (in diesem Falle Atenolol) nachweisen konnte, wurden bei einer später publizierten detaillierten Untersuchung der Todesursachen von 193 Patienten, die während der ersten 2 Behandlungstage in ISIS-1 verstorben waren, interessante Beobachtungen gemacht [16]. Es zeigte sich, daß in der Atenololgruppe nur 5 Patienten primäres Kammerflimmern erlitten hatten, während dies bei 13 der Kontrollgruppe der Fall war [16]. Die Metaanalyse aller zur Frage der antifibrillatorischen Wirksamkeit der β-Blocker verfügbaren Daten zeigt dagegen eine eindeutige Reduktion der Inzidenz von primärem Kammerflimmern bei den mit β-Blockern behandelten Patienten [39,40]. Diese Metaanalyse umfaßt Daten von mehr als 27000 Patienten und belegt, daß das Risiko für primäres Kammerflimmern bei den mit β-Rezeptoren-Blockern behandelten Patienten im Mittel um 16% (95%iges Konfidenzintervall −2% bis −30%; $p < 0,02$) geringer war als im Kontrollkollektiv. Ein ähnlich günstiger antifibrillatorischer Effekt konnte für keine andere pharmakologische Intervention in der akuten Infarktsituation nachgewiesen werden [40].

Beeinflussung nichtanhaltender ventrikulärer Arrhythmien durch β-Blocker

Auch die antiektope Wirkung von β-Blockern ist in kontrollierten Studien untersucht worden. In Tabelle 3 sind die Ergebnisse der hierzu durchgeführten Langzeit-EKG-gestützten Untersuchungen zusammengefaßt. Während einige Untersuchungen, die vor der Einführung der Thrombolyse in die klinische Routine durchgeführt worden waren, einen mäßig ausgeprägten, aber statistisch signifikanten positiven Effekt der β-Blocker zeigen konnten [31,38], ist bei thrombolytisch behandelten Patienten eine derartige Wirkung nicht nachweisbar [9,13]. Beispielsweise konnten wir in einer Studie an 107 Infarktpatienten zeigen, daß die Häufigkeit einfacher und komplexer ventrikulärer Extrasystolen durch die gleichzeitig mit Beginn der Thrombolyse gestartete intravenöse β-Blocker-Medikation nicht statistisch signifikant beeinflußt wird [13]. Möglicherweise ist die fehlende antiektope Wirkung der β-Blocker in dieser klinischen Situation unter anderem durch die Tatsache erklärbar, daß viele dieser im Langzeit-EKG erfaßten Rhythmusstörungen Ausdruck einer erfolgreichen Reperfusion der Infarktarterie sind [11]. In Übereinstimmung hiermit ist auch tierexperimentell überzeugend gezeigt worden, daß β-Blocker keinen signifikanten Effekt auf Reperfusions-

Tabelle 3. Zusammenstellung von Langzeit-EKG-kontrollierten Studien bei Patienten mit akutem Infarkt zur Erfassung spontaner ventrikulärer Extrasystolen während der ersten 24 h nach Symptombeginn. Aufgetragen ist der jeweilige Anteil von Patienten mit repetitiven ventrikulären Arrhythmien, d.h. ventrikulären Salven oder nichtanhaltenden Tachykardien. (*BB* β-Blocker; *na* nicht angegeben)

Studien (Jahr)	n	BB	Repetitive VES [%]		p-Wert
			BB	Kontrolle	
Rossi (1983)	95	Atenolol	58	74	<0,05
Yusuf (1983)	182	Atenolol	na	na	<0,001
Ryden (1983)	145	Metoprolol	21	26	<0,05
Hohnloser (1992)	107	Metoprolol	33	41	n.s.
Heidbüchel (1994)	60	Atenolol	78	69	n.s.

arrhythmien besitzen [4]. Schließlich wurde nachgewiesen, daß Arrhythmien, die während der ersten 24 h nach Infarkteintritt zu beobachten waren, keinen prädiktiven Wert für rhythmusbedingte Komplikationen während der anschließenden stationären Behandlung darstellten [9].

Indikation zur frühen Therapie mit β-Blockern und Auswahl der Medikamente

Entsprechend den geschilderten Ergebnissen großer prospektiver Studien haben das American College of Cardiology (ACC) und die American Heart Association (AHA) 1990 Empfehlungen zur intravenösen Verabreichung von β-Blockern in der frühen Infarktphase ausgesprochen [1]. Danach ist die β-Blocker-Therapie unumstritten und folgerichtig uneingeschränkt bei folgenden Patienten zu empfehlen:

a) Patienten (einschließlich thrombolytisch behandelter) mit Reflextachykardie, arterieller Hypertension oder beidem, bei denen keine Zeichen der Herzinsuffizienz bzw. andere Kontraindikationen für β-Blocker bestehen;

b) Patienten mit anhaltender oder wiederauftretender Angina pectoris, Tachyarrhythmien (z. B. Vorhofflimmern) oder erneutem Anstieg der infarktspezifischen Enzyme;

c) Patienten mit Postinfarktangina ohne Kontraindikationen für β-Blocker.

Diese Patientengruppen entsprechen somit weitgehend den z. B. in der MIAMI-Studie als Hochrisikopatienten definierten [22]. Auch bei anderen Infarktpatienten ohne Kontraindikationen für eine β-Blocker-Therapie, die innerhalb der ersten 12 h nach Symptombeginn therapiert werden können, ist eine solche Behandlung nach den ACC/AHA-Richtlinien empfehlenswert. Von der Therapie mit β-Blockern sind nach den Empfehlungen Infarktpatienten mit mäßiger oder schwerer Myokardinsuffizienz oder anderen Kontraindikationen für diese Medikamente auszunehmen [1].

Bezüglich der Auswahl des β-Blockers aus der Vielzahl verfügbarer Substanzen können natürlich zunächst diejenigen Medikamente empfohlen werden, die in den beiden größten prospektiven Studien [15,22] verwendet wurden. In ISIS-1 wurde die Therapie mit der intravenösen Gabe von 5–10 mg Atenolol begonnen und mit einer oralen Medikation von 100 mg/Tag für eine Woche fortgesetzt [15]. In der MIAMI-Studie wurden 5–15 mg Metoprolol intravenös verabreicht (aufgeteilt in 3 Dosen in 2-min-Intervallen); anschließend wurden 50 mg oral alle 6 h für 48 h verabreicht und danach 100 mg 2mal täglich [22]. Daneben sind aber zahlreiche andere β-Blocker in prospektiven Studien verwendet worden [39,40], ohne daß sich dabei besondere Vor- oder Nachteile für einzelne Medikamente hätten nachweisen lassen [1]. Allerdings wird die Gabe von β-Blockern mit intrinsischer sympathomimetischer Eigenwirkung in der akuten Infarktsituation als ungünstig abgelehnt [1], weshalb diese Substanzen nicht verwendet werden sollten.

Nebenwirkungsprofil und Sicherheit der Anwendung von β-Blockern beim akuten Infarkt

β-Blocker weisen eine Vielzahl möglicher unerwünschter Wirkungen auf, von denen die ungünstige Beeinflussung der Hämodynamik infolge ihrer negativen Inotropie gerade in der Situation des akuten Myokardinfarktes die am meisten gefürchtete darstellt. Aus diesem Grund ist es zwingend erforderlich, die vorliegenden Studien auch in dieser Hinsicht sorgfältig zu analysieren. In einer Zusammenstellung der Daten von 16 Studien fand sich eine Häufigkeit des kardiogenen Schocks von 3,2% in der Gruppe der mit β-Blockern behandelten Patienten verglichen mit einer Inzidenz von 3,0% im Plazebokollektiv (p = ns) [39]. In praktisch allen Studien ist eine höhere Inzidenz von Patienten mit Sinusbradykardie und/oder Hypotension in den jeweiligen β-Blocker-Gruppen feststellbar. In weitaus der größten Zahl der Fälle ließen sich diese Nebenwirkungen jedoch durch eine alleinige Dosisreduktion des verwendeten β-Blockers sicher beherrschen [39]. Besonders vorteilhaft mögen unter diesem Gesichtspunkt sog. ultrakurz wirkende β-Blocker vom Typ des Esmolols sein, die aufgrund ihrer Halbwertszeit im Minutenbereich eine exakte Dosistitration und -anpassung ermöglichen [1,12,20].

Die entscheidene Frage im Hinblick auf die Verträglichkeit der β-Blocker bei Patienten mit akutem Infarkt wird durch die Häufigkeit vorzeitiger Therapieabbrüche beantwortet. Dementsprechend zeigt beispielsweise die detaillierte Analyse einer der größten β-Blocker-Studien, der MIAMI-Studie [22], daß die Häufigkeit eines endgültigen vorzeitigen Therapieabbruchs in den β-Blocker- und Plazebogruppen nicht statistisch unterschiedlich war: Bei 13,8% der Patienten der Plazebogruppe verglichen mit 15,3% der mit Metoprolol therapierten Patienten wurde die Studienmedikation vorzeitig abgesetzt (p = 0,11) (Tabelle 4). Die Summe der zur Frage von Nebenwirkungen vorhandenen Daten belegt also, daß gerade die kurzfristige Applikation von β-Blockern bei der Mehrzahl der Infarktpatienten sicher durchführbar ist, sofern vor Therapieeinleitung sorgfältig evtl. Kontraindikationen abgeklärt worden sind.

Tabelle 4. Inzidenz von Nebenwirkungen in einer großen kontrollierten Studie (MIAMI-Studie [22]). Zu beachten ist, daß in der Metoprololgruppe vorzeitige Therapieabbrüche nicht häufiger erforderlich waren als in der Plazebogruppe

Nebenwirkung	Metoprolol	Plazebo	p-Wert
Hypotension	18,4%	9,8%	<0,001
Myokardinsuffizienz	24,3%	22%	n.s.
kardiogener Schock	3,0%	3,2%	n.s.
Asystolie	2,6%	2,2%	n.s.
AV-Block II/III	5,6%	5,3%	n.s.
vorzeitiger Therapieabbruch	15,3%	13,8%	n.s.

Zusammenfassung und Ausblick

Bereits vor 30 Jahren wurde erstmals von Snow über günstige therapeutische Effekte einer frühen Verabreichung von β-Blockern bei Patienten mit akutem Myokardinfarkt berichtet [35]. Auf diesen frühen Befunden basierend wurden in den letzten 10–15 Jahren zahlreiche kontrollierte Studien an etwa 50000 Patienten zur Frage der Effektivität einer frühen β-Blocker-Therapie durchgeführt. Obwohl die Untersuchungen bezüglich einer möglichst schnell nach Symptombeginn einsetzenden intravenösen Therapie mit β-Blockern beachtenswert günstige Ergebnisse zeigten, wird diese Form der Behandlung bei Patienten mit akutem Infarkt auch heute noch nicht routinemäßig durchgeführt. Eine gerade abgeschlossene Erhebung bezüglich der Therapie des akuten Myokardinfarktes, die annähernd 11000 Patienten aus insgesamt 153 großen Kliniken in Deutschland erfaßte, belegt, daß lediglich etwa 15% der Patienten mit akutem Myokardinfarkt in den ersten Stunden nach Hospitalaufnahme tatsächlich mit diesen Medikamenten behandelt werden (Senges, persönliche Mitteilung). Aufgrund fehlender Kontraindikationen wäre die Gabe eines β-Blockers aber bei etwa 65–70% der betroffenen Patienten möglich gewesen. Da β-Blocker in der frühen Infarktphase bei Beachtung der entsprechenden Kontraindikationen sicher anzuwenden sind, ist diese niedrige Behandlungshäufigkeit angesichts der geschilderten positiven Effekte nicht verständlich. Auch die Kosten-Nutzen-Analyse spricht eindeutig zugunsten der breiten Anwendung von β-Blockern in der frühen Infarktphase: Bei etwa 200 behandelten Patienten wird 1 Reinfarkt, 1 tachykarder Herzstillstand sowie 1 Todesfall verhindert [15]. Angesichts dieser Fakten ist es verständlich, daß von verschiendenen Autoren die routinemäßige Anwendung einer β-Blocker-Therapie für die ersten Tage nach akutem Myokardinfarkt anstelle der heute nicht mehr empfohlenen Lidocainprophylaxe [2] propagiert wird [5,28]. Es ist somit zu hoffen, daß die intravenöse Gabe eines β-Blockers zukünftig neben der Thrombolyse und der Verabreichung von Aspirin die Standardtherapie des akuten Myokardinfarktes darstellen wird.

Literatur

1. ACC/AHA Task Force on Assessment of Diagnostic and Therapeutic Cardiovascular Procedures (1990) ACC/AHA guidelines for the early management of patients with acute myocardial infarction. Circulation 82: 664–707
2. Antman EM, Berlin JA (1992) Declining incidence of ventricular fibrillation in myocardial infarction. Implications for the prophylactic use of lidocaine. Circulation 86: 764–773
3. Chiriboga D, Yarzebski J, Goldberg RL, Gore JM, Alpert JS (1994) Temporal trends (1975 through 1990) in the incidence and case-fatality rates of primary ventricular fibrillation complicating acute myocardial fibrillation: A communitywide perspective. Circulation 89: 998–1003
4. Corbalan R, Verrier RL, Lown B (1976) Differing mechanisms for ventricular vulnerability during coronary artery occlusion and release. Am Heart J 92: 223–230
5. Fitzgerald JD, Singh BN (1994) Effects of β-Blockers on cardiovascular morbidity and mortality in coronary artery disease. In: Singh BN, Dzau VJ, Vanhoutte PM, Woosley RL (eds) Cardiovascular pharmacology and therapeutics. Churchill Livingstone, New York, pp 511–524
6. Frishman WH, Lazar EJ (1990) Reduction in mortality, sudden death and non-fatal reinfarction with beta-adrenergic blockers in survivors of acute myocardial infarction: A new hypothesis regarding the cardioprotective action of β-adrenergic blockade. Am J Cardiol 66: 66G–70G

7. Gruppo Italiano per lo Studio della Streptochinasi nell'Infarto Miocardico (GISSI) (1986) Effectiveness of intravenous thrombolytic treatment in acute myocardial infarction. Lancet 1: 397–402

8. Han J, De Jalon G, Moe GK (1994) Adrenergic effects on ventricular vulnerability. Circ Res 14: 516ff.

9. Heidbüchel H, Tack J, Vanneste L, Ballet A, Ector H, Werf F van de (1994) Significance of arrhythmias during the first 24 hours of acute myocardial infarction treated with alteplase and effect of early administration of a beta-blocker or a bradycardiac agent on their incidence. Circulation 89: 1051–1059

10. Hjalmarson A (1988) International beta-blocker review in acute and postmyocardial infarction. Am J Cardiol 61: 26B–29B

11. Hohnloser SH, Zabel M, Kasper W, Meinertz T, Just H (1991) Assessment of coronary artery patency after thrombolytic therapy: Accurate prediction utilizing the combined analysis of three noninvasive markers. J Am Coll Cardiol 18: 44–49

12. Hohnloser SH, Meinertz T, Klingenheben T, Sydow B, Just H (1991) Usefulness of esmolol in unstable angina pectoris. Am J Cardiol 67: 1319–1323

13. Hohnloser SH, Zabel M, Olschewski M, Just H (1992) Arrhythmias during the acute phase of reperfusion therapy for acute myocardial infarction: Effects of beta-adrenergic blockade. Am Heart J 123: 1530–1535

14. International Collaborative Study Group (1984) Reduction of infarct size with the early use of timolol in acute myocardial infarction. N Engl J Med 310: 9–15

15. ISIS-1 Collaborative Group (1986) Randomised trial of intravenous atenolol among 16027 cases of suspected acute myocardial infarction: ISIS-1. Lancet: 2 (8498): 57–66

16. ISIS-1 Collaborative Group (1988) Mechanisms for the early mortality reduction produced by beta-blockade started early in acute myocardial infarction: ISIS-1. Lancet 1: 921–923

17. ISIS-2 Collaborative Group (1988) Randomised trial of intravenous streptokinase, oral aspirin, both, or neither among 17187 cases of suspected myocardial infarction: ISIS-2. Lancet 2: 349–360

18. Jennings RB, Reimer KA (1974) Salvage of ischemic myocardium. Mod Concepts Cardiovasc Dis 1974;43: 125–137

19. Jewitt DE, Mercer CJ, Reid J, Valori C, Thomas M, Shillingford JP (1969) Free noradrenaline and adrenaline excretion in relation to the development of cardiac arrhythmias and heart failure in patients with acute myocardial infarction. Lancet 1: 635–641

20. Klingenheben T, Hohnloser SH, Just H (1992) Kurzwirksame Beta-Rezeptorenblocker – eine neue Substanzklasse in der Intensivmedizin. Intensivmed 29: 435–441

21. Malliani A, Schwartz PJ, Zanchetti A (1969) A sympathetic reflex elicited by experimental coronary occlusion. Am J Physiol 217: 703–709

22. MIAMI Trial Research Group (1985) Metoprolol in acute myocardial infarction (MIAMI). A randomised placebo-controlled international trial. Europ Heart J 6: 199–226

23. Miura N, Thomas R, Ganz W et al. (1979) The effect of delay in propranolol adiminstration on reduction of myocardial infarct size after experimental coronary artery occlusion in dogs. Circulation 59: 1148–1157

24. Nadeau RA, Champlain J de (1979) Plasma catecholamines in acute myocardial infarction. Am Heart J 98: 548–554

25. Norris RM, Barnaby PF, Brown MA, Geary GG, Clarke ED, Logan RL, Sharpe DN (1984) Prevention of ventricular fibrillation during acute myocardial infarction by intravenous propranolol. Lancet: 883–886

26. Patterson E, Lucchesi BR (1988) Electrophysiologic and antiarrhythmic actions of nadolol: Acute ischemia in the presence of previous myocardial infarction. Am Heart J 116: 1223–1232

27. Patterson E, Lynch JL, Lucchesi BR (1984) Antiarrhythmic and antifibrillatory actions of beta adrenergic receptor antagonist, dl-sotalol. J Pharmacol Exp Ther 230: 519–526

28. Rapaport E (1991) Should beta-blockers be given immediately and concomitantly with thrombolytic therapy in acute myocardial infarction? Circulation 83: 695–697

29. Roberts R, Croft C, Gold HK et al. (1984) Effect of propranolol on myocardial infarct size in a randomised, blinded, multicenter trial. N Engl J Med 311: 218–225

30. Roberts R, Rogers WJ, Mueller HS et al. (1991) Immediate versus deferred beta-blockade following thrombolytic therapy in patients with acute myocardial infarction. Circulation 83: 422–437

31. Rossi PRF, Yusuf S, Ramsdale D, Furze L, Sleight P (1983) Reduction of ventricular arrhythmias by early intravenous atenolol in suspected acute myocardial infarction. B M J 286: 506–510

32. Ryden L, Ariniego R, Arman K et al. (1983) A double-blind trial of metoprolol in acute myocardial infarction. Effects on ventricular tachyarrhythmias. N Engl J Med 308: 614–618
33. Schwartz PJ, Priori SG (1990) Sympathetic nervous system and cardiac arrhythmias. In: Zipes DP, Jalife J. (eds) Cardiac electrophysiology. W.B. Saunders, Philadelphia/PA, pp 330–343
34. Singh BN (1992) Routine prophylactic lidocaine administration in acute myocardial infarction: An idea whose time is all but gone ? Circulation 86: 1033–1035
35. Snow PJD (1965) Effect of propranolol in myocardial infarction. Lancet 2: 551–553
36. Videbaeck J, Christensen NJ, Sterndorff B (1972) Serial determinations of plasma catecholamines in myocardial infarction. Circulation 46: 846–855
37. Volpi A, Maggioni A, Franzosi MG, Pampallone S, Mauri F, Tognoni G (1987) In-hospital prognosis of patients with acute myocardial infarction complicated by primary ventricular fibrillation. N Engl J Med 317: 257–261
38. Yusuf S, Sleight P, Rossi P et al. (1983) Reduction in infarct size, arrhythmias and chest pain by early intravenous beta blockade in suspected acute myocardial infarction. Circulation 67 (suppl): 32–41
39. Yusuf S, Peto R, Lewis J, Collins R, Sleight P (1985) Beta blockade during and after myocardial infarction: An overview of the randomized trials. Progr Cardiovasc Dis 27: 335–371
40. Yusuf SB, Sleight P, Held P, MacMahon S (1990) Routine medical management of acute myocardial infarction. Lessons from overviews of recent randomized controlled trials. Circulation 82 (suppl II): II117–II134

Vergleich oder Kombination von β-Blockern und Kalziumantagonisten bei stabiler und instabiler Angina pectoris

M. C. M. Portegies, K. I. Lie

Der vorliegende Beitrag gibt einen Überblick zum Thema Vergleich oder Kombination von β-Blockern und Kalziumantagonisten bei stabiler und instabiler Angina pectoris. Diskutiert werden Fragen wie Symptomatik, Belastungstoleranz, Ischämie unter Alltagsbelastung, Morbidität und Mortalität.

Symptome und Belastungstoleranz bei stabiler Angina pectoris

β-Blocker und Kalziumantagonisten reduzieren die Ischämie über unterschiedliche Wirkungsmechanismen [1,2]. β-Blocker üben ihre Wirkung hauptsächlich über eine Herzfrequenzkontrolle und eine Reduktion der myokardialen Wandspannung aus. Kalziumantagonisten verbessern das Gleichgewicht des Myokards zwischen Sauerstoffangebot und -bedarf vorwiegend über eine Nachlastsenkung und eine koronare Vasodilatation. Im Gegensatz zu Dihydropyridinen weisen Diltiazem und Verapamil auch einen geringen negativ chronotropen Effekt auf.

Randomisierte kontrollierte Studien über eine Monotherapie mit β-Blockern im Vergleich zu Kalziumantagonisten zeigen vergleichbare Ergebnisse in bezug auf die Reduktion von Symptomen und die Verbesserung ischämischer Belastungsparameter [3–10]. Beide Medikamente reduzieren die Häufigkeit von Angina-pectoris Anfällen um mindestens 50% und verlängern die Zeitdauer bis zum Auftreten einer ST-Streckensenkung, einer Angina pectoris sowie die Gesamtbelastungsdauer. Verapamil, Diltiazem, Nifedipin sowie Kalziumantagonisten der 2. Generation wurden mit verschiedenen β-Blockern verglichen. Bei Patienten, deren Belastungsendpunkt sich unter einer antianginösen Therapie vom Anginaanfall zur Ermüdung hin verändert, wird die Belastungsdauer durch β-Blocker möglicherweise nicht so stark verlängert wie durch Kalziumantagonisten [6]; dies beruht vermutlich auf der Tatsache, daß eine periphere Muskelmüdigkeit unter β-Blockern früher auftritt.

Für die Frage, ob β-Blocker oder Kalziumantagonisten als Monotherapie bei stabiler Angina pectoris indiziert sind, sind der Mechanismus und die auslösenden Faktoren der Angina pectoris, die Notwendigkeit einer Sekundärprävention und das Vorliegen oder Fehlen von Kontraindikationen für das jeweilige Medikament ausschlaggebend.

Außerdem kann eine Beurteilung des autonomen Tonus von Bedeutung sein, um festzulegen, ob Patienten von einer Monotherapie mit β-Blockern oder Kalziumantagonisten profitieren. Ruhe- und Belastungsherzfrequenz könnten in diesem Zusammenhang von Nutzen sein. Eine Analyse der Herzfrequenzvariabilität scheint für die Vorhersage bezüglich der Wirksamkeit beider Medikamente hilfreich zu sein, da sie eine bessere, nichtinvasive Beurteilung des Status der kardialen autonomen Steuerung bietet. In einer neueren Studie führte Metoprolol bei Patienten mit geringer Standardabweichung der Intervalle zwischen Normalschlägen zu Studienbeginn zu einer signifikanten Reduktion der Gesamtdauer einer Ischämie [11]. Vergleichbare Ergebnisse erhielt man anhand einer Analyse von Gesamtpower oder Niedrigfrequenzpower. Die Wirksamkeit von Diltiazem stand in keinem Zusammenhang mit der Ausgangsherzfrequenzvariabilität. Es bedarf weiterer Studien, um nachzuweisen, ob die Herzfrequenzvariabilität für die individuelle Auswahl von Patienten, die von einer Behandlung mit β-Blockern oder Kalziumantagonisten profitieren, von Nutzen ist.

Ambulante Ischämie, Morbidität und Mortalität bei stabiler Angina pectoris

β-Blocker sind Kalziumantagonisten in bezug auf die Reduktion von Ischämie während Alltagsbelastung sowie von zirkadianen Schwankungen der Ischämie überlegen [12–14]. Mit Ausnahme von hoch dosiertem Diltiazem [15] und Nifedipin-GITS-Retard [16] weisen die meisten Kalziumantagonisten eine begrenzte Wirkung auf die ischämische Gesamtbelastung auf und haben keinen Einfluß auf die zirkadiane Schwankung der ambulanten Ischämie. Dies kann klinische Folgen haben, da das Auftreten von Ischämie unter Alltagsbelastung prognostische Bedeutung hat [17, 18].

In der ASIST-Studie [19] wurde Atenolol mit Plazebo verglichen; es galten die folgenden Einschlußkriterien: nachgewiesene koronare Herzkrankheit, transitorische Ischämie im Belastungs-EKG oder bei einer Thalliumszintigraphie und eine mindestens 5minütige Ischämie oder 2 Episoden einer transitorischen Ischämie während eines 48-h-Langzeitmonitorings. Bei den 306 Patienten mit stabiler Angina pectoris, die über einen durchschnittlichen Zeitraum von nur 10,4 Monaten nachuntersucht wurden, fand sich unter Atenolol, 100 mg/Tag, eine signifikante Besserung in bezug auf eine ereignisfreie Überlebenszeit. Unter der Behandlung mit Atenolol verstarb 1 Patient (0,7%) im Vergleich zu 4 (2,6%) Todesfällen in der Plazebogruppe (p = n.s.). Die Gesamtzahl kardiovaskulärer Ereignisse zeigte einen signifikaten Unterschied: 17 (11%) unter Atenolol und 39 (25%) unter Plazebo (RR: 0,44; 95%-KI: 0,26–0,75). Der aussagekräftigste Prädiktor für eine ereignisfreie Überlebenszeit war das Ausbleiben einer ambulanten Ischämie nach 4wöchiger Behandlung.

Die neueren TIBET- und APSIS-Studien [20, 21], in denen β-Blocker und Kalziumantagonisten verglichen werden, zeigen wichtige Ergebnisse in bezug auf Morbidität und Mortalität. In der TIBET-Studie erfolgte eine Verlaufsbeobachtung bei 682 Patienten mit stabiler Angina pectoris, die während Belastung eine ST-Streckensenkung von mindestens 1,5 mm aufwiesen und nicht für eine Revaskularisation in Betracht kamen. Die Patienten wurden in randomisierter Anordnung mit Atenolol, 2mal täglich 50 mg, Nifedipin retard, 2mal täglich 20–40 mg, oder der Kombination behandelt. Alle Medikamente verbesserten die Belastungstoleranz und die ambulante Ischämie in demselben Ausmaß; die Anzahl von Todesfällen nach einer mittleren Follow-up-Periode von 2 Jahren war vergleichbar: 3 (1,3%) in der Atenololgruppe, 6 (2,6%) in der Nifedipin-gruppe und 4 (1,8%) in der Gruppe mit kombinierter Behandlung (p = n.s.). Die Gesamtverteilung kardiovaskulärer Ereignisse war in den 3 Gruppen eben-falls vergleichbar: 47 (21%) unter Atenolol, 46 (20%) unter Nifedipin und 31 (14%) unter der Kombination. Der Trend zu einer geringeren Anzahl von Ereig-nissen in der Kombinationsgruppe wies keine statistische Signifikanz auf. Eine prognostische Bedeutung der ambulanten Ischämie war nicht feststellbar; da jedoch vor der Behandlung bereits weniger als 50% eine ambulante Ischämie auf-wiesen, galt dies nicht als Einschlußkriterium. Erwähnenswert ist, daß die The-rapieabbruchrate in der Nifedipin-Gruppe deutlich höher lag: 40% im Vergleich zu 27% unter Atenolol und 29% unter der Kombination.

In der APSIS-Studie erfolgte bei 809 Patienten mit der klinischen Diagnose einer stabilen Angina pectoris eine Verlaufsbeobachtung über eine mittlere Dauer von 3,4 Jahren. Ein positiver Belastungstest oder eine gesicherte koronare Herzkrankheit war für die Aufnahme in die Studie nicht erforderlich. Die Patien-ten wurden mit Metoprolol CR/Zok, 200 mg, oder Verapamil SR, 240 mg, behan-delt. Während der Follow-up Periode kam es in der Metoprololgruppe zu 22 Todesfällen (5,4%), während unter Verapamil 25 Patienten (6,2%) starben. Nach Ausschluß von zerebrovaskulären Ereignissen und peripheren Gefäßerkran-kungen kam es unter Metoprolol zu einer Gesamtzahl von 92 (28%) kardiovasku-lären Ereignissen; unter Verapamil lag diese Rate bei 83 (27%).

Die Unterschiede zwischen den beiden Behandlungen waren nicht signifikant. Nach einer Korrektur der kardialen Mortalitäts- und Ereignisraten in bezug auf die Dauer der Follow-up Periode sind die Ergebnisse der 3 Studien besser ver-gleichbar (Tabelle 1 und 2).

TIBET und APSIS zeigten, daß eine Langzeitbehandlung mit einem β-Blocker oder Kalziumantagonisten bei Patienten mit niedrigem Risiko sicher ist und eine vergleichbare Wirkung auf die Reduktion der Ischämie und die Prognose hat. Die absolute Größenordnung der Wirkung auf die Prognose konnte in diesen Studien nicht ermittelt werden, da sie keine Plazebokontrollgruppe einbezogen. Die ein-zige Studie, in der eine Verumtherapiegruppe mit einer unbehandelten Gruppe (Plazebo) verglichen wurde, war die ASIST-Studie, die eine Verbesserung der Prognose um 14% und ein relatives Risiko von 0,44 nach weniger als 1jähriger Behandlung mit Atenolol zeigte.

In der ACIP-Studie [22] erfolgte eine Verlaufsbeobachtung bei 558 Patienten, deren Koronargefäßanatomie für eine Revaskularisation geeignet war; bei den Patienten lagen mindestens eine ischämische Episode in einem 48-h-EKG und ein positiver Belastungstest vor. Eine Gruppe wurde randomisiert medikamentös behandelt zur Unterdrückung der Angina pectoris, die 2. Gruppe erhielt eine aus-reichende, verschiedenartige, antianginöse Medikation zur Unterdrückung der Angina pectoris und der ambulanten Ischämie, bei der 3. Gruppe erfolgte hinge-gen eine Revaskularisation mittels PTCA oder CABG. Die Gesamtmortalität sowie die Gesamtinzidenz von Myokardinfarkten und von nicht im Rahmen des Prüf-protokolls erfolgenden Revaskularisationen oder von Hospitalisationen war in der Revaskularisationsgruppe niedriger (18%) als in der antianginös (32%) oder antiischämisch (31%) behandelten Gruppe (insgesamt p = 0,003). Eine Revaskularisation verbesserte somit die Ischämie unter Alltagsbelastungen und

Tabelle 1. Angenäherte jährliche kardiale Mortalität in den verschiedenen Therapiegruppen der 3 Langzeitstudien bei stabiler Angina pectoris. Keiner der Unterschiede zwischen den Gruppen erreichte statistische Signifikanz

Mortalität/Jahr (mittlere Follow-up-Periode)	TIBET (2 Jahre)	APSIS (3,6 Jahre)	ASIST (10,4 Monate)
Plazebo	–	–	(4/154) 3,0%
β-Blocker	(3/226) 0,7%	(17/406) 1,2%	(1/152) 0,8%
Kalziumantagonist	(6/232) 1,3%	(17/403) 1,2%	–
Kombination	(4/224) 0,9%	–	–

() = absolute Patientenzahl
% = angenäherte jährliche kardiale Mortalität

Tabelle 2. Angenäherte jährliche Rate kardialer Ereignisse in den verschiedenen Therapiegruppen der 3 Langzeitstudien bei stabiler Angina pectoris. (* = p < 0,001 im Vergleich zu den anderen Gruppen)

Gesamtzahl von Ereignissen/Jahr (mittlere Follow-up-Periode)	TIBET (2 Jahre)	APSIS (3,6 Jahre)	ASIST (10,4 Monate)
Plazebo	–	–	(39/154) 29,2%
β-Blocker	(47/226) 10,4%	(109/406) 7,5%	(17/152) 12,9%*
Kalziumantagonist	(46/232) 9,9%	(100/403) 7,0%	–
Kombination	(31/224) 6,9%	–	–

() = absolute Patientenzahl
% = angenäherte jährliche kardiale Mortalität

die Prognose im Vergleich zu den beiden anderen Behandlungsstrategien bei Patienten mit stabiler Angina pectoris, die für eine Revaskularisation geeignet waren.

Was die medikamentöse Behandlung der Ischämie betrifft, so steht die unter β-Blockern feststellbare stärkere Reduktion der Ischämie unter Alltagsbelastungen im Vergleich zu Kalziumantagonisten im Gegensatz zu den vergleichbaren Wirkungen beider Medikamente auf die Morbidität und Mortalität.

Es ist nach wie vor unklar, ob diese Diskrepanz auf Unterschieden bezüglich des Studiendesigns oder der Auswahl der Patienten beruht.
Zumindest TIBET und APSIS weisen darauf hin, daß die Anwendung von Verapamil und Nifedipin bei Patienten mit stabiler Angina pectoris, die ein niedriges Risiko aufweisen, sicher ist, und daß diese Medikamente die Prognose in dieser Gruppe ebenso günstig beeinflussen wie β-Blocker.

Bisher liegen keine Vergleichsstudien über β-Blocker und Kalziumantagonisten bei Hochrisikopatienten mit Ischämie unter Alltagsbelastungen und gesicherter ausgedehnter koronarer Herzkrankheit vor.

Man muß sich darüber im klaren sein, daß die Durchführung einer solchen Studie aufgrund der in einer derartigen Patientengruppe erforderlichen hohen Anzahl von Interventionen schwierig ist [22].

Kombination von Kalziumantagonisten und β-Blockern bei stabiler Angina pectoris

Die Ergänzung einer β-Blocker-Therapie durch Kalziumantagonisten führt in der Mehrzahl der Studien zu einer weiteren Zunahme der Belastungstoleranz und/oder zu einer günstigen Beeinflussung von Ischämieparametern. Theoretisch erscheint dies plausibel, da eine Ischämie unter Alltagsbelastung sowohl durch eine Zunahme des myokardialen Sauerstoffbedarfs als auch durch eine Reduktion des myokardialen Sauerstoffangebots verursacht werden kann. Die meisten Studien über eine Kombinationstherapie wurden mit Nifedipin, Diltiazem und Verapamil durchgeführt [23–29]. Studien über Propranolol plus Nifedipin, Atenolol plus Nifedipin, Atenolol plus Diltiazem und Metoprolol plus Nifedipin zeigten jeweils eine günstige Wirkung der Kombination auf die Belastungstoleranz und die Ischämie unter Alltagsbelastung. Die Wirksamkeit von β-Blockern in Kombination mit Kalziumantagonisten der 2. Generation wurde in jüngster Zeit untersucht [30, 31].

Die Kombination von Metoprolol CR/Zok und Felodipin und der Ersatz von Metoprolol durch Felodipin im Vergleich zu einer Fortsetzung der Metoprololtherapie (Kontrolle) wurden bei 356 Patienten mit stabiler Angina pectoris und positivem Belastungstest untersucht [30]. Die zusätzliche Gabe von Felodipin zu Metoprolol führte zu günstigen Wirkungen auf die Myokardischämie und die pektanginösen Beschwerden während Belastung. Von Interesse ist, daß sich Felodipin als Monotherapie in bezug auf die Reduktion ischämischer Parameter als gleich wirksam erwies wie Metoprolol.

Bei 48 älteren Patienten, die in eine randomisierte Doppelblindstudie aufgenommen wurden, in der Felodipin mit Isosorbidmononitrat als Zusatztherapie zu einer β-Blockade verglichen wurde, war Felodipin wirksamer als Isosorbidmononitrat in bezug auf die Besserung der Ischämie während Belastung [31].

Dies steht im Gegensatz zu einer anderen Studie, in der Nifedipin mit Isosorbidmononitrat in Kombination mit Atenolol verglichen wurde [29].

In der letztgenannten Studie führte die zusätzliche Gabe von Isosorbidmononitrat oder Nifedipin oder beidem zu Atenolol zu keiner Besserung der Symptome, des Nitroglyzerinverbrauchs, der Zeitdauer bis zum Auftreten einer Angina pectoris oder bis zum Auftreten einer ST-Streckensenkung von 1 mm während Belastung im Vergleich zu einer Monotherapie mit Atenolol.

Obgleich die Mehrzahl der oben genannten Studien positive Ergebnisse der Kombinationstherapie zeigten, bleibt die Frage, ob die günstigen Wirkungen einer Kombination von β-Blockern und Kalziumantagonisten auf additiven Wirkungen auf die Ischämie beruhen oder auf eine durch das 2. Medikament bedingte Rekrutierung von Patienten zurückführbar ist, die auf die Monotherapie nicht angesprochen hatten. Es läßt sich nicht ausschließen, daß Gruppenstudien die Möglichkeit eines individuellen Nutzens maskieren. In der IMAGE-Studie befaßte man sich mit dieser Frage und stellte fest, daß die meisten günstigen Wirkungen der Kombinationstherpie auf den antiischämischen Effekten unter der Monotherapie mit den jeweiligen Medikamenten beruhten [28]. Bei 280 Patienten mit stabiler Angina pectoris, die über einen Zeitraum von 6 Wochen

Metoprolol CR/Zok oder Nifedipin erhielten, wurde über weitere 4 Wochen zusätzlich Plazebo oder das Alternativmedikament verabreicht.

Metoprolol und Nifedipin führten jeweils zu einer Zunahme der Belastungsdauer bis zum Auftreten einer ST-Steckensenkung von 1 mm, während in Woche 10 die Kombinationstherapie eine weitere Besserung bezüglich dieser Variablen bewirkte. Eine Analyse der einzelnen Ergebnisse ließ jedoch erkennen, daß die Ergänzung von Metoprolol durch Nifedipin nur bei 7 (11%) der Patienten zu einer Zunahme der Belastungsdauer führte (auf mehr als die 90. Perzentile). Die Mehrzahl dieser Patienten hatte auf die Monotherapie schlecht angesprochen. Bei nur einem (14%) dieser Patienten war eine echte additive Wirkung bei Ergänzung der Metoprololtherapie durch Nifedipin nachweisbar. Wenn Metoprolol zusätzlich zu Nifedipin verabreicht wurde, fand sich bei 17 (29%) Patienten eine Zunahme der Belastungsdauer, während bei nur 4 (24%) Patienten ein echter additiver Effekt von Metoprolol nachweisbar war. Eine Aufzeichnung der Ischämie unter Alltagsbelastung wurde nicht durchgeführt. Dieser Studie zufolge beruhen die günstigen Wirkungen einer Kombination von β-Blockern und Kalziumantagonisten hauptsächlich auf einer durch das 2. Medikament vermittelten Rekrutierung von denjenigen Patienten, die auf die Monotherapie nicht angesprochen hatten. Ältere Studien, in denen Kalziumantagonisten mit β-Blockern verglichen wurden, zeigten, daß das Vorliegen eines Kollateralkreislaufs für das Fehlen antiischämischer Wirkungen von Kalziumantagonisten verantwortlich sein kann [32]. Umgekehrt haben β-Blocker bei stabiler Angina pectoris nicht immer günstige Wirkungen auf die Ischämie [33]. Die Ergebnisse der IMAGE-Studie weisen darauf hin, daß Patienten, die auf die Monotherapie nicht ausreichend ansprechen, auf die medikamentöse Behandlung mit einem anderen Medikament umgestellt werden sollten, ehe eine Kombinationstherapie erwogen wird. Natürlich muß vor einer Umstellung der antiischämischen Medikation eine korrekte Risikostratifizierung erfolgen. So muß bei Patienten, bei denen eine Sekundärprävention wichtig ist, die β-Blocker Therapie beibehalten werden.

Der Einfluß einer Kombinationstherapie auf die Prognose bleibt noch abzuklären. Die einzige Studie über eine Kombinationstherapie mit Atenolol und Nifedipin, in der die Prognose berücksichtigt wurde – die TIBET-Studie –, zeigte einen nichtsignifikanten Trend zugunsten der Kombination im Vergleich zur Monotherapie. Um diese Frage zu beantworten, bedarf es der Durchführung von mehr Langzeitstudien, obgleich nicht vergessen werden darf, daß die Frage einer durch das 2. Medikament bedingten Rekrutierung auch hier von Bedeutung sein kann.

Instabile Angina pectoris

In der HINT-Studie untersuchten wir die Wirksamkeit von Metoprolol, kurzwirkendem Nifedipin und der Kombination bei 338 Patienten mit instabiler Angina pectoris ohne vorherige β-Blockade [34]. Während der ersten 48 h lag lag die Inzidenz rezidivierender Ischämien und Infarkte unter der Monotherapie mit Nifedipin höher als unter Plazebo (Risikoverhältnis: 1,15; 95%-KI: 0,83–1,64).

Die Kombinationstherapie (RR: 0,80; 95%-KI: 0,53–1,19) zeigte dieselbe Wirksamkeit wie eine alleinige β-Blockade (RR: 0,76; 95%-KI: 0,49–1,16). In einem früheren Bericht wurde bereits über die Unwirksamkeit von kurzwirkendem Nifedipin bei der Prävention des Myokardinfarkts berichtet [35].

Studien mit langwirkenden Nifedipinpräparaten bei instabiler Angina pectoris liegen bisher nicht vor. Was die Gruppe der Nichtdihydropyridine anbelangt, so weist eine kontrollierte Studie mit intravenöser Gabe von Diltiazem auf eine günstige Wirkung im Vergleich zu intravenös verabreichten Nitraten hin [36]. In der HINT-Studie wurden darüber hinaus 177 Patienten mit instabiler Angina pectoris untersucht, die bereits vor der Aufnahme in die Studie mit einem β-Blocker behanelt worden waren. Bei diesen Patienten erwies sich die zusätzliche Gabe von Nifedipin zu einer β-Blockade als günstig im Vergleich zu Plazebo (RR: 0,68; 95%-KI: 0,47–0,97). Dieses Ergebnis stimmt mit anderen Studien überein, in denen bei Patienten mit β-Blockern als Basistherapie günstige Wirkungen von Nifedipin festgestellt wurden [37, 38].

Daraus läßt sich schließen, daß bei instabiler Angina pectoris β-Blocker als Monotherapie den Kalziumantagonisten in bezug auf die Reduktion der Morbidität überlegen sind. Wir müssen uns bewußt sein, daß in den meisten Vergleichsstudien kurzwirkende Nifedipinpräparate angewendet wurden. Hingegen erweist sich Nifedipin als zusätzliche Therapie bei Patienten, die bereits mit einem β-Blocker vorbehandelt sind, von Nutzen.

Literatur

1. Selwyn AP, Yeung AC, Ryan TJ, Raby K, Barry J, Ganz P (1992) Pathophysiology of ischemia in patients with coronary artery disease. Prog Cardiovasc Dis 35: 27–39
2. Pepine CJ (1993) Betablockers or calcium antagonists in silent ischemia? Eur Heart J 14: F7–F14
3. Portegies MCM, Gilst WH van, Lie KI. (1994) Treatment of myocardial ischemia with calcium antagonists High blood pressure 3 (Suppl. 1) 1–12
4. Picca M, Azzollini F, Cereda A, Pelosi G (1989) Comparison of the antianginal efficacy of four calcium antagonists and propranolol in stable angina pectoris. Eur J Clin Pharmacol 37: 325–331
5. Opie LH (1994) Angina pectoris and calcium antagonists. In: LH Opie (ed) Myocardial protection by calcium antagonists. Wiley-Liss, New York, pp 62–69
6. Van Dijk RB, Lie KI, Crijns HJGM (1988) Diltiazem in comparison with metoprolol in stable angina pectoris. Eur Heart J 9: 1194–1199
7. Findlay IN, MacLeod K, Gillen G et al. (1987) A double-blind placebo-controlled comparison of verapamil, atenolol, and their combination in patients with chronic stable angina pectoris. Br Heart J 57: 336–343
8. Shapiro W, Narahara KA, Kostis JB et al. (1989) Comparison of atenolol and nifedipine in chronic stable angina pectoris. Am J Cardiol 64: 186–190
9. Borzak S, Fenton R, Glasser S et al. for the Angina and Silent Ischemia Study Group (ASIS) (1993) Discordance between effects of anti-ischemic therapy on ambulatory ischemia, exercise performance and anginal symptoms in patients with stable angina pectoris. J Am Coll Cardiol 21: 1605–1611
10. Kostuk WJ, Pflugfelder O (1987) Comparative effects of calcium-entry blocking drugs, beta-blocking drugs, and their combination in patients with chronic stable angina. Circulation 75: V114–V121
11. Brouwer J, Viersma JW, Van Veldhuisen DJ et al. (1995) Usefulness of heart rate variability in predicting drug efficacy (metoprolol vs. diltiazem) in patients with stable angina pectoris. Am J Cardiol 76: 759–763
12. Portegies MCM, Sijbring P, Göbel EJAM, Viersma JW, Lie KI (1994) Efficacy of metoprolol and diltiazem in treating silent myocardial ischemia. Am J Cardiol 74: 1095–1098

13. Arnim T von for the TIBBS Investigators (1995) Medical treatment to reduce total ischemic burden: Total Ischemic Burden Bisoprolol Study (TIBBS), a multicenter trial comparing bisoprolol and nifedipine. J Am Coll Cardiol 25: 231–238
14. Mulcahy D, Cunningham D, Crean P et al. (1988) Circadian variation of total ischemic burden and its alteration with anti-anginal agents. Lancet ii: 755–759
15. Theroux P, Baird M, Juneau M et al. (1991) Effect of diltiazem on symptomatic and asymptomatic episodes of ST segment depression occurring during daily life and during exercise. Circulation 84: 15–22
16. Parmley WW, Nesto RW, Singh BN, Deanfield J, Gottlieb SO (1992) Attenuation of the circadian patterns of myocardial ischemia with nifedipine GITS in patients with chronic stable angina. J Am Coll Cardiol 19: 1380–1389
17. Rocco MB, Nabel EG, Campbell S, Goldman L (1988) Prognostic importance of myocardial ischemia detected by ambulatory monitoring in patients with coronary disease. Circulation 78: 877–884
18. Deedwania PC, Carbajal EV (1990) Silent ischemia during daily life is an independent predictor of mortality in stable angina. Circulation 81: 748–756
19. Pepine CJ, Cohn PF, Deedwania PC et al. (1994) Effects of treatment on outcome in mildly symptomatic patients with ischemia during daily life. The Atenolol Silent Ischemia Study (ASIST). Circulation 90: 762–768
20. Dargie HJ, Fox KM (1996) Total Ischemic Burden European Trial (TIBET). Effects of ischemia and treatment with atenolol, nifedipine SR and their combination on outcome in patients with chronic stable angina. Eur Heart J 17: 104–112
21. Rehnqvist N, Hjemdahl P, Billing E et al. (1996) Effects of metoprolol vs. verapamil in patients with stable angina pectoris. The angina Prognosis Study in Stockholm (APSIS). Eur Heart J 17: 76–81
22. Rogers W, Bourassa MG, Andrews TC et al. (1995) Asymptomatic Cardiac Ischemia Pilot (ACIP) Study: Outcome at 1 year for patients with asymptomatic cardiac ischemia randomized to medical therapy or revascularization. J Am Coll Cardiol 26: 594–605
23. Kostuk WJ, Pflugfelder P (1987) Comparative effects of calcium entry-blocking drugs, beta-blocking drugs, and their combination in patients with chronic stable angina. Circulation 75 (suppl V): V-114–V-121
24. El-Tamimi, Davies GJ, Kaski J-C et al. (1989) Effects of diltiazem alone or with isosorbidedinitrate or with atenolol both acutely and chronically for stable angina pectoris. Am J Cardiol 64: 717–724
25. Dargie HJ, Kynch PG, Krikler DM, Harrsi L, Krikler S (1981) Nifedipine and propranolol: a beneficial drug interaction. Am J Med 71: 676–682
26. Hill JA, Gonzalez JI, Kolb R, Pepine CJ (1991) Effects of atenolol alone, nifedipine alone and their combination on ambulant myocardial ischemia. Am J Cardiol 67: 671–675
27. Egstrup K (1988) Randomized double-blind comparison of metoprolol, nifedipine, and their combination in chronic stable angina: effects on total ischemic activity and heart rate at onset of ischemia. Am Heart J 116: 971–978
28. Savonitto S, Ardissino D, Egstrup K et al. (1996) Combination therapy with metoprolol and nifedipine versus monotherapy in patients with stable angina pectoris. Results of the International Multicenter Angina Exercise (IMAGE) Study. J Am Coll Cardiol 27: 311–316
29. Akhras F, Jackson G (1991) Efficacy of nifedipine and isosorbide mononitrate in combination with atenolol in stable angina pectoris. Lancet 338: 1036–1039
30. Dunselman PHJM, Liem AH for the Working Group on Cardiovascular Research the Netherlands (1996) Felodipine, metoprolol and their combination for the treatment of stable angina pectoris. Cardiology 3: 206
31. Vries RJ de, Dunselman PHJM, Veldhuisen DJ van, Heuvel AF van den, Wielenga RP, Lie KI (1994) Comparison between felodipine and isosorbide mononitrate as adjunct to beta-blockade in patients >65 years of age with angina pectoris. Am J Cardiol 74: 1201–1206
32. Egstrup K, Andersen, PE (1993) Transient myocardial ischemia during nifedipine therapy in stable angina pectoris and its relation to coronary collateral flow. Am J Cardiol 71: 177–183
33. Maseri A (1995) Regulation of coronary vasomotore tone. In: Maseri A (ed) Ischemic heart disease. Churchill, Livingstone, New York p 9–105, chapter 5
34. Report of the Holland Interuniversity Nifedipine/Metoprolol Trial (HINT) Research Group. (1986) Early treatment of unstable angina in the coronary care unit: a randomised, double blind, placebo controlled comparison of recurrent ischemia in patients treated with nifedipine or metoprolol or both. Br Heart J 56: 400–413

35. Muller JE, Morrison J, Stone P et al. (1984) Nifedipine therapy for patients with threatened and acute myocardial infarction: a randomized double blind placebo controlled comparison. Circulation 69: 740–747
36. Göbel EJAM, Hautvast RWM, Gilst WH van et al. (1995) Randomized double-blind trial of diltiazem versus glyceryl trinitrate for unstable angina pectoris. Lancet 346: 1653–1657
37. Gerstenblith G, Ouyang P, Aschuff SC et al. Nifedipine in unstable angina. A double-blind randomised trial. N Engl J Med 306: 885–889
38. Muller JE, Turi ZG, Pearle DL et al. (1984) Nifedipine and conventional therapy for unstable angina pectoris: a randomized, double-blind comparison. Circulation 69: 728–739

Psychosozialer Streß, β-Blocker und Atherosklerose[1]

J. R. Kaplan[2]

Zahlreiche Studien zeigen, daß β-adrenerge Blocker („β-Blocker") Schlaganfälle und einen plötzlichen Herztod verhüten und die Inzidenz von Reinfarkten reduzieren [4, 18]. β-Blocker werden daher allgemein nach einem ersten Myokardinfarkt und bei der Behandlung von Hypertonie, Angina pectoris und Arrhythmien verordnet. Starkes Interesse konzentrierte sich auf die Möglichkeit, daß β-Blocker zusätzlich zu den anderen Wirkungen die Progression der Koronararteriensklerose beträchtlich hemmen und dadurch die Entwicklung und Manifestation der koronaren Herzkrankheit (KHK) unterdrücken könnten. In dem vorliegenden Überblick werden die Ergebnisse aus einer Reihe von Studien mit Makakenaffen untersucht (*Macaca fascicularis*), die psychosozialem Streß ausgesetzt wurden und eine atherogene Diät erhielten. Das Befundprofil weist darauf hin, daß psychosoziale Faktoren die Entwicklung einer Koronararteriensklerose über eine sympathische Überaktivität verschlimmern, die bezeichnenderweise eine emotionale Aktivierung oder Belastung begleitet. Entscheidend ist, daß β-Blocker die Entwicklung und Progression der Atherosklerose unter solchen Bedingungen hemmen. Außerdem ist diese Hemmung der Atherosklerose unabhängig von etwaigen Wirkungen auf den Blutdruck. Insgesamt lassen die Ergebnisse der Studien mit Affen darauf schließen, daß Patienten, die β-Blocker zur Behandlung einer Hypertonie oder nach einem Myokardinfarkt erhalten, einen zusätzlichen antiatherogenen Nutzen aus dieser Behandlung ziehen können, und dies in dem Ausmaß, in dem diese Personen übermäßigem emotionalen Streß ausgesetzt sind.

Hintergrund

Psychosoziale Faktoren werden häufig mit der Ätiologie der KHK sowie mit der zugrundeliegenden Erkrankung der Atherosklerose in Zusammenhang gebracht. So weisen beim Menschen epidemiologische Befunde darauf hin, daß ein Typ-A-Verhaltensmuster oder aggressiv bzw. cholerisch geprägtes Verhalten zur Entwicklung und klinischen Manifestation einer KHK beiträgt [14]. Von Bedeutung ist, daß psychosoziale Einflüsse auf die KHK oder Atherosklerose im allgemeinen auch unabhängig von gleichzeitigen Einflüssen von „Standardrisikofaktoren" für

[1] Mit finanzieller Unterstützung durch das National Heart, Lung and Blood Institute, die National Institutes of Health, Bethesda, MD, U.S.A., und Astra-Hässle, Göteborg, Schweden.
[2] Ich danke Karen Klein für die redaktionelle Assistenz und Melissa Ayers für die Erstellung der Abbildungen.

eine koronare Erkrankung sind, u. a. Hyperlipidämie, Hypertonie, Zigarettenrauchen und Alter [6, 14]. Infolgedessen bleiben physiologische Mechanismen, die offensichtliche verhaltensbedingte Einflüsse auf die Atherosklerose und KHK vermitteln, größtenteils unbekannt. Über die potentielle Rolle des sympathischen Nervensystems (SNS) bei der koronaren Erkrankung wird jedoch viel spekuliert; die Spekulationen zielen insbesondere auf die Hypothese ab, wonach eine rezidivierende SNS-Aktivierung als Reaktion auf eine Verhaltensaktivierung die Entwicklung von Läsionen und die klinischen Folgen der Atherosklerose fördern können [14, 15, 17]. Von β-Blockern könnte unter diesen Bedingungen eine antiatherogene Wirkung erwartet werden.

Epidemiologische Studien haben viel dazu beigetragen, nachzuweisen, daß möglicherweise psychosoziale Faktoren und eine sympathische Überaktivität zur Entwicklung der KHK und Atherosklerose beitragen. Studien am Menschen sind jedoch aufgrund ethischer und pragmatischer (d. h. Kosten) Gesichtspunkte und Zeitfaktoren Grenzen gesetzt; die Pathogenese der Atherosklerose schreitet über Jahrzehnte fort, ehe schließlich objektive und subjektive Symptome auftreten, die zur Diagnose einer KHK führen [2]. Eine alternative Strategie ist die Anwendung geeigneter Tiermodelle. Die Forschungsarbeit, die wir beschreiben, konzentriert sich auf Cynomolgusaffen (*Macaca fascicularis*). Tiere dieser Spezies entwickeln, wenn sie mit einer atherogenen Diät ernährt werden, die der Ernährung des Menschen entspricht, verhältnismäßig rasch eine Atherosklerose in ähnlicher Weise wie beim Menschen [12]. Wenn diese Tiere in sozialen Gruppen gehalten werden, zeigen sie zudem ein charakteristisches komplexes Muster der sozialen Interaktion, Integration und gegenseitigen Unterstützung, das an das Verhalten bei Menschen erinnert; auch die äußerlich erkennbare Ausdrucksweise des sozialen Verhaltens der Affen (antagonistisch sowie auch integrativ) stützt sich auf Körperhaltungen und Mimik, die durchaus der Ausdrucksweise beim Menschen entsprechen [7].

Die beschriebenen Studien wurden konzipiert, um 3 Ziele zu erreichen:

1) Nachweis, daß Verhaltensfaktoren die Entwicklung einer diätinduzierten Atherosklerose verschlimmern;

2) Überprüfung der Hypothese, daß solche Verhaltenseffekte auf die Atherogenese durchweg über eine SNS-Aktivierung vermittelt werden;

3) Ermittlung, ob eine verhaltensbedingte SNS-Aktivierung eine Endothelschädigung sowie eine Exazerbation einer diätinduzierten Atherosklerose verursacht.

Das Studiendesign, das in diesen Experimenten verwendet wurde, macht sich 2 Verhaltenscharakteristika von männlichen Cynomolgusaffen zunutze.

1) Wenn solche Tiere in sozialen Gruppen leben, bilden sie stabile Hierarchien einer sozialen Dominanz, in denen einige Affen – die dominierenden Tiere – andere, untergeordnete Tiere in Konkurrenzinteraktionen ständig und vorhersagbar unterwerfen.

2) Die Einführung fremder Affen in etablierte Gruppierungen verursacht eine Intensivierung des Kampfes zwischen den Affen in dem Bestreben, die verallgemeinerten hierarchischen Assoziationen und Cliquenbildungen wiederherzustellen. Der störende Einfluß von fremden Tieren auf sozial gruppierte Tiere liefert die Grundlage für eine experimentelle Manipulation des sozialen Verhaltens, d. h. einer regelmäßigen Neuorganisation von Gruppenzugehörigkeiten.

Studie 1: Psychosozialer Streß und Koronaratherosklerose bei männlichen Affen

In Studie 1 [11] wurden 15 erwachsene männliche Cynomolgusaffen jeweils einer von 3 sozialen Gruppen mit 5 Mitgliedern zugewiesen. Die Tiere wurden in 1–3monatigen Intervallen regelmäßig neu zwischen den 3 Gruppen verteilt; diese Verteilung erfolgte anhand eines Schemas, das sicherstellte, daß jeder Affe nach jeder Neuorganisation mit 3 oder 4 neuen Tieren untergebracht wurde. Weitere 15 Tiere wurden sozialen Gruppen mit jeweils 5 Mitgliedern zugewiesen, deren Zusammensetzung sich nicht veränderte. Diese 2 Gruppen wurden als „instabile" bzw. „stabile" soziale Bedingungen bezeichnet. Die Tiere unter instabilen und stabilen Bedingungen wurden ansonsten völlig gleich behandelt. Alle Tiere erhielten daher eine mäßig atherogene Diät (fettreich, cholesterinreich), mit der die Ernährung in typischen Ländern Nordeuropas oder Nordamerikas nachgeahmt werden sollte. Außerdem wurden die Affen regelmäßig in bezug auf jene klinisch-pathologischen Faktoren untersucht, die normalerweise mit einer Atherosklerose und Herzkrankheit verbunden sind (Serumlipidkonzentrationen, Blutdruck, Körpergröße/Körpergewicht und Kohlenhydratstoffwechsel). Schließlich wurden routinemäßige Verhaltensbeobachtungen durchgeführt, um die Rate verschiedener sozialer Verhaltensweisen zu untersuchen (z. B. Kämpfe, Putzverhalten, Zeiten, die die Tiere allein oder in Gesellschaft mit anderen Tieren verbrachten) sowie auch die Muster eines dominanten Verhaltens und einer Integration bei den einzelnen Tieren beurteilen zu können.

Nach 22 Monaten wurden die Tiere obduziert, und das Ausmaß der Atherosklerose wurde in 15 Querschnitten druckperfundierter Koronararterien gemessen, die von jedem Affen gewonnen wurden; die Messung erfolgte mit Hilfe eines computerisierten Bildanalysators. Aus den Ergebnissen wurden die Durchschnittswerte ermittelt; hierdurch erhielt man einen individuellen Atheroskleroseindex (in mm^2) für jeden Affen. Bei den Analysen der Daten wurden die Auswirkungen des Sozialstatus (dominierend oder untergeordnet) und die soziale Bedingung (stabil oder instabil) berücksichtigt. In Abb. 1 ist das entsprechend diesen Faktoren verteilte Ausmaß der Atherosklerose dargestellt. Die statistische Auswertung zeigte, daß dominierende Affen in instabilen Gruppen eine ausgedehntere Atherosklerose aufwiesen als ihre dominierenden Pendants in den stabilen Gruppen und auch eine ausgedehntere Atherosklerose als die untergeordneten Affen, unabhängig von der experimentellen Bedingung. Entscheidend ist, daß diese Ergebnisse unabhängig von einer gleichzeitigen Variabilität der Serumlipide und Blutdruckwerte waren, die in den verschiedenen Gruppen verhältnismäßig übereinstimmten. Wir kamen zu dem Schluß, daß dominierende Affen für die Entwicklung einer verstärkten Koronaratherosklerose prädisponiert waren, jedoch nur unter Bedingungen einer sozialen Instabilität.

Diese experimentellen Ergebnisse liefern einen eindeutigen Beweis dafür, daß pathobiologische Prozesse durch eine Interaktion zwischen dem sozialen Umfeld und den individuellen Verhaltenscharakteristika moduliert werden können. Außerdem sprechen die Daten für die aus epidemiologischen Studien bei Menschen gewonnene Hypothese, daß bestimmte Individuen („koronaranfällig" oder „Typ A") für die Entwicklung einer Herzkrankheit prädisponiert sind. Das Typ-A-Verhaltensmuster wird jedoch definiert als eine Reihe von manifesten

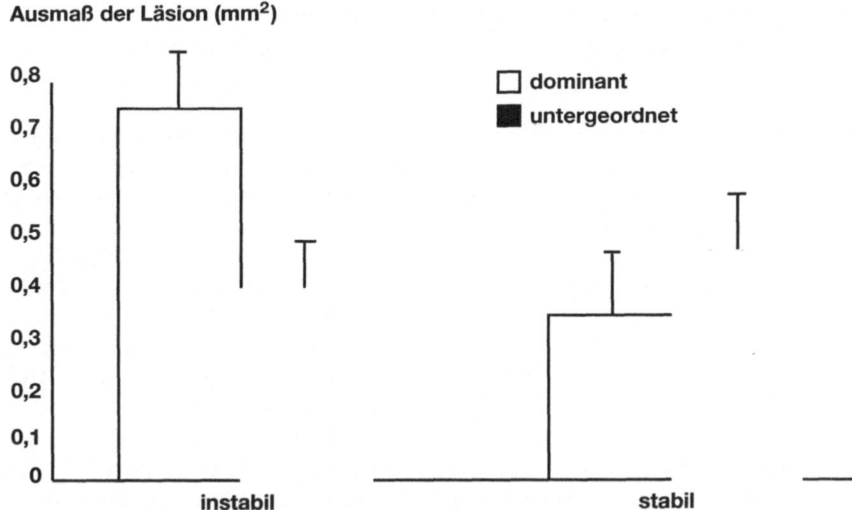

Abb. 1. Durchschnittswert für das mittlere Ausmaß (± SEM) der Koronararteriensklerose (mm²) in 15 Schnitten bei dominanten und untergeordneten männlichen Cynomolgusaffen, die in stabilen oder instabilen sozialen Gruppen lebten. (Aus Kaplan et al. 1991 [13])

Verhaltensweisen, die bei anfälligen Individuen nur bei ausreichend fordernden Umfeldbedingungen hervorgerufen werden [3, 5]. Menschen, die zu Typ-A-Verhaltensweisen neigen, jedoch keiner Herausforderung oder keinem Streß ausgesetzt sind, müßten daher erwartungsgemäß in geringerem Umfang eine koronare Herzkrankheit entwickeln als vergleichbare Individuen unter extrem belastenden Bedingungen. Von Bedeutung ist, daß unsere Studie erstmals experimentell die Hypothese untermauert, wonach die Pathogenität eines koronaranfälligen Verhaltens von der Belastung durch das Umfeld abhängt; da es schwierig ist, eine solche Hypothese bei Menschen zu überprüfen, ist dieser Befund von besonderer Relevanz.

Schließlich zeigt Studie 1 zwar auf, daß Verhaltensfaktoren die Atherogenese beeinflussen, sie klärt jedoch den Mechanismus bzw. die Mechanismen, die dem Effekt zugrundeliegen, nicht auf. Andere Untersucher äußerten die Annahme, daß eine wiederholte SNS-Aktivierung durch wiederholte Herausforderungen an den sozialen Status ausgelöst wird [15]. Wir postulieren, daß in diesem Experiment die dominierenden Affen in den instabilen Gruppen mit erheblicher emotioneller Erregung auf jede neue soziale Gruppierung reagieren und es bei ihnen dadurch zu einer potentiell schädigenden SNS-Aktivierung kommt. Diese These wurde durch unsere Beobachtung untermauert, wonach dominierende Tiere aktiv danach trachteten, ihren herausragenden Status in jeder Neugruppierung wiederherzustellen; im Gegensatz dazu schienen untergeordnete Tiere den niedrigen sozialen Status bei der Einführung in neue Gruppen ohne weiteres zu akzeptieren.

Studie 2: Hemmung der Koronaratherosklerose durch eine β-adrenerge Blockade bei verhaltensbedingt prädisponierten Affen

Wenn die oben angeführte These (d. h., daß eine gehäufte Exposition gegenüber psychosozialer Belastung eine Atherogenese über eine assoziierte SNS-Aktivierung fördern kann) korrekt ist, müßte die Anwendung eines β-Blockers unter solchen Bedingungen die Entwicklung einer Atherosklerose, vor allem bei verhaltensbedingt prädisponierten (d. h. sozial dominierenden) Individuen hemmen. Wir untersuchten diese Hypothese in einem Experiment mit 30 männlichen Cynomolgusaffen, die eine mäßig atherogene Diät erhielten und über 2 Jahre in wiederholt neu organisierten sozialen Gruppierungen gehalten wurden [10]. Die Hälfte der Affen erhielt während der gesamten Studie Propranolol-HCl (in einer Dosierung von 0,05 mg/kg/Tag, das Äquivalent von 400 mg/Tag bei einem 80 kg schweren Menschen); der soziale Status jedes Affen wurde regelmäßig beurteilt. Im Verlauf der Studie wurden wiederholt Messungen von Blutdruck, Herzfrequenz, Serumlipidkonzentrationen und des sozialen Verhaltens durchgeführt. Am Ende des Experiments wurden die Affen obduziert, und Querschnitte der Koronararterien wurden nach Druckfixierung präpariert. Das Ausmaß der Atherosklerose wurde erneut in 15 Querschnitten von jedem Affen mit Hilfe eines computerisierten Bildanalysators untersucht.

Die Langzeitanwendung von Propranolol ging mit einer signifikanten (20%) Reduktion der Herzfrequenz zusammen mit einer vergleichbaren Senkung des Blutdrucks im Vergleich zu den unbehandelten Kontrolltieren einher. Interessanterweise hatte Propranolol keinen Effekt auf die antagonistischen oder integrativen Verhaltensweisen behandelter Affen, und auch die Dominanzbeziehungen wurden durch das Medikament nicht beeinflußt [8]. Zudem zeigte sich, daß – obgleich Propranolol gelegentlich einen negativen Einfluß auf die High-density Lipoproteincholesterinkonzentrationen bei Menschen hat – bei den propranololbehandelten Affen in diesem Experiment kein solcher Effekt auftrat.

Die Untersuchung der Koronararterien zeigte, daß unter den unbehandelten Affen die aggressiveren (d. h. dominierenden) Tiere erwartungsgemäß [11] eine signifikant ausgeprägtere Atherosklerose aufwiesen als ihre untergeordneten Pendants. Im Gegensatz dazu unterschied sich die Atherosklerose dominierender Affen, die mit Propranolol behandelt wurden, nicht von der von untergeordneten Affen, behandelt oder unbehandelt. Diese Ergebnisse sind in Abb. 2 zusammengefaßt, in der auch (zu Vergleichszwecken) das Ausmaß der Atherosklerose dargestellt ist, das bei dominierenden und untergeordneten Affen beobachtet wird, die in Studie 1 in instabilen sozialen Gruppen gehalten wurden. Die Daten weisen darauf hin, daß die verschlimmerte Atherosklerose, die bezeichnenderweise bei dominierenden Affen beobachtet wird, die in gestörten sozialen Gruppen leben, durch die Behandlung mit einem β-Blocker gehemmt wird.

Wie in Studie 1 waren die in Abb. 2 dargestellten psychosozialen und pharmakologischen Wirkungen auf die koronare Atherogenese unabhängig von einer gleichzeitigen Variabilität der Serumlipidkonzentrationen. Es ergab sich auch, wie erwähnt, keinerlei Hinweis darauf, daß Propranolol selektiv das Verhalten und damit die Atherosklerose dominierender Affen beeinflußte. Ebenso können

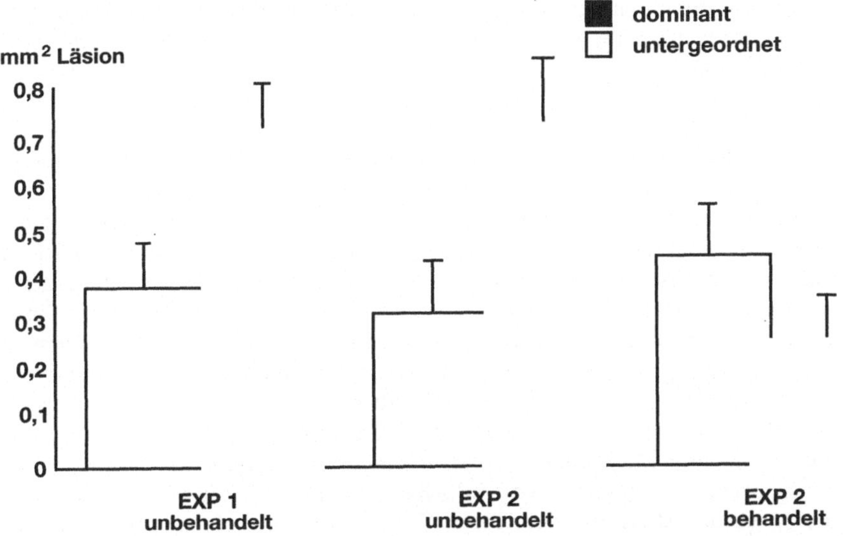

Abb. 2. Areal einer koronarartherosklerotischen Läsion bei dominanten vs. untergeordneten männlichen Affen, die in instabilen sozialen Gruppen lebten und unbehandelt waren oder mit Propranolol behandelt wurden. Die Daten der Tiere aus Studie 1 (EXP 1, Balken links) sind zu Vergleichszwecken mit angegeben. (Aus Kaplan et al. 1991 [9])

die allgemeinen Wirkungen von Propranolol auf den Blutdruck und die Herzfrequenz, die ungeachtet des sozialen Status auftraten, den selektiven Schutz nicht erklären, der dominierenden Affen in den behandelten Gruppen zuteil wurde. Was letzteres anbelangt, so wurden diese Daten zu Herzfrequenz und Blutdruck unter den üblichen und kontrollierten Bedingungen von Laboruntersuchungen gewonnen (d. h. zu Zeitpunkten, zu dem es dem Untersucher als zweckmäßig erschien oder unter Anästhesie). Solche Messungen geben möglicherweise nicht die kardiovaskulären Reaktionen wieder, die während natürlich auftretender Perioden einer sozialen Herausforderung oder Streß auftreten (z. B. Konkurrenzsituationen), da letztgenannte physiologische Reaktionen wahrscheinlich akuter und vorübergehender Natur sind und daher einem Nachweis bei Messungen entgehen, die unter üblichen Laborbedingungen erfolgen.

Hinweise darauf, daß solche Akutreaktionen auftreten, liefern früher veröffentlichte Beobachtungen, wonach sich die Herzfrequenz während Perioden einer sozialen Neuorganisation deutlich verändert, wenn auch nur vorübergehend, und wonach diese Veränderungen bei dominierenden Affen stärker ausgeprägt sind als bei untergeordneten Affen [8]. In dem Ausmaß, in dem solche ausgeprägten Veränderungen der Herzfrequenz auf eine Sympathikusaktivierung hinweisen, kann Propranolol in dieser Studie einen antiatherogenen Einfluß ausgeübt haben, indem es die SNS-Aktivierung bei denjenigen Affen abgeschwächt hat, deren Verhalten durch die Exposition gegenüber einer regelmäßigen sozialen Neuorganisation am stärksten beansprucht war, d. h. bei den dominierenden Affen. Diese Hypothese weist ihrerseits darauf hin, daß eine Behandlung mit β-Blockern bis zu einem gewissen Grad vor einer Koronararteriensklerose bei Menschen schützen kann, die aufgrund ihres Verhaltensmusters für eine KHK prädisponiert sind.

Studie 3: Streß, Endothelschädigung und β-Blockade bei männlichen Affen

Nachdem der Nachweis erbracht war, daß psychosozialer Streß eine diätinduzierte Atherosklerose über eine SNS-Aktivierung bewirkt, versuchten wir als nächstes zu ermitteln, ob eine verhaltensbedingte Aktivierung des SNS den atherogenen Prozeß auch initiieren kann (auch bei Fehlen einer Hypercholesterinämie), indem sie eine Endothelschädigung verursacht [16]. In dieser Studie untersuchten wir die Wirkungen eines gestörten sozialen Umfelds auf die Endothelintegrität der Koronararterien und anderer Gefäßabschnitte bei Cynomolgusaffen. Da die Anzahl von Affen in dieser Studie verhältnismäßig klein war, entschlossen wir uns dazu, eine Manipulation vorzunehmen (s. S. 118), die einheitlich zu einer ausgeprägten Verhaltens- und SNS-Reaktion unabhängig vom sozialen Status führen würde. Affen, die dem Streß eines gestörten sozialen Umfelds ausgesetzt wurden, jedoch unter dem Schutz eines β-Blockers standen, bildeten die behandelten Kontrollen. Das hauptsächliche abhängige Meßkriterium war eine nichtdenudierende Endothelschädigung, die auf 2 Weisen untersucht wurde:

1) direkte Messung mittels Immunglobulin-G- (IgG-) Immunhistochemie;
2) indirekte Messung über eine Untersuchung der Endothelzellreplikation [16].

Für dieses Experiment wurden 20 erwachsene Affen herangezogen. Wir zeigten in den Studien 1 und 2, daß die psychosoziale Beeinträchtigung, die durch die Exposition gegenüber neuen sozialen Gruppierungen hervorgerufen wurde, bei Cynomolgusaffen eine Atherogenese potenziert. In diesen Studien wurde ferner nachgewiesen, daß es bei Affen, die einer solchen Beeinträchtigung ausgesetzt sind, zu einer erhöhten Herzfrequenz kommt; dies läßt auf eine physiologische Reaktion schließen, die durch eine SNS-Aktivierung charakterisiert wird [1]. In dieser Studie wurde die Manipulation einer sozialen Beeinträchtigung vorgenommen, in der spezielle „Zielaffen" einer akuten Belastung ausgesetzt werden sollten und dadurch ein akuter Anstieg ihrer Herzfrequenz (Aufzeichnung mittels Telemetrie) und vermutlich auch ein Blutdruckanstieg hervorgerufen werden sollte. Das Protokoll sah die individuelle Exposition jedes experimentellen (Ziel-)Affen gegenüber einer Gruppe von 4 (nichtexperimentellen) „Gastaffen" in einer sozialen Gruppierung über einen Zeitraum von drei Tagen vor. Am Ende dieses Zeitraums wurden die experimentellen Affen getötet, und es erfolgte eine Untersuchung der Koronararterien.

Die Exposition von Zielaffen gegenüber einer nichtexperimentellen Gastgruppe wurde allwöchentlich mit einem neuen experimentellen Affen wiederholt, bis alle 20 Affen in der Studie auf diese Weise manipuliert worden waren. Während der Basisphase und der experimentellen Phase erfolgte bei den manipulierten Affen eine Messung von Herzfrequenz, Körpergewicht und Plasmalipidkonzentrationen. Zusätzlich wurde allen Affen 3 Tage vor der psychosozialen Manipulation eine subkutane osmotische Minipumpe implantiert. Bei der Hälfte der Affen gab die Pumpe ab dem Zeitpunkt der Implantation bis zum Abschluß der Studie den

Tabelle 1. *In-vivo*-Messungen bei unbehandelten vs. metoprololbehandelten Affen (Mittelwert ± SD). Die Signifikanz wurde für Behandlung (unbehandelt vs. metoprololbehandelt) und Zeit (Ausgangswert vs. Wert nach dem Experiment) anhand von Varianzanalysen ermittelt. (Nach Kaplan et al. 1991 [13])

	Unbehandelt (n = 10)		*Metoprololbehandelt (n = 10)*	
	Ausgangswert	Wert nach dem Experiment	Ausgangswert	Wert nach dem Experiment
Herzfrequenz (Schläge/min.)[1]	126 ± 19	164 ± 23	146 ± 38	122 ± 14
Gesamtplasmacholesterin (mg/dl)[2]	191 ± 35	150 ± 41	187 ± 25	153 ± 43
High-density-Lipoprotein-cholesterin (mg/dl)[2]	71 ± 21	54 ± 18	64 ± 15	46 ± 10
Körpergewicht (kg)[2]	5,18 ± 0,70	4,86 ± 0,66	5,31 ± 1,01	5,06 ± 0,96

[1] Signifikante Interaktion zwischen medikamentöser Behandlung und experimenteller Phase ($p < 0{,}01$) ohne Vorliegen signifikanter Haupteffekte für Behandlung oder Phase.
[2] Signifikanter Effekt der Phase ($p < 0{,}01$) ohne Vorliegen eines Effekts für die Behandlung oder für die Interaktion zwischen Behandlung und Phase.

β-Blocker Metoprolol in einer Dosierung von 15 mg/kg KG/Tag ab; bei den übrigen Affen gab die Pumpe Kochsalzlösung ab (unbehandelte Gruppe).

Die Messungen, die *in vivo* durchgeführt wurden, sind in Tabelle 1 angeführt. Eine soziale Beeinträchtigung führte bei allen unbehandelten Affen zu einem ausgeprägten Anstieg der Herzfrequenz; die Vorbehandlung mit Metoprolol bewirkte eine signifikante Senkung der Herzfrequenz. Da die Ausgangsherzfrequenzen der behandelten Affen geringfügig höher waren als die ihrer unbehandelten Pendants, wurde die Ausgangsherzfrequenz in den *Post-mortem* Analysen als Kovariable herangezogen. Bei allen Affen kam es während des Experiments zu einer deutlichen Reduktion der Plasmalipide. Außerdem nahmen alle Affen im Verlauf der Zeit an Gewicht ab – ein Hinweis darauf, daß die soziale Beeinträchtigung mit einer verminderten Nahrungsaufnahme einherging. Diese Veränderung der Nahrungsaufnahme war wahrscheinlich für die signifikante Reduktion der Serumlipidkonzentrationen verantwortlich. Die Metoprololtherapie beeinflußte weder die Lipide noch das Körpergewicht.

In Abb. 3 sind die *Post-mortem* Daten bezüglich der aortalen Endothelschädigung angeführt, die mittels der IgG-Immunperoxidase Methode für die Aorta an Stellen einer Gefäßabzweigung sowie an Stellen ohne Gefäßabzweigung untersucht wurde. Die statistische Auswertung dieser Daten ergab einen signifikanten Behandlungseffekt, wobei metoprololbehandelte Tiere eine geringere Inzidenz geschädigter Endothelzellen aufwiesen als unbehandelte Tiere; dies galt jedoch nur für Stellen einer Gefäßabzweigung. Unbehandelte und metoprololbehandelte Affen unterschieden sich nicht in bezug auf die Inzidenz IgG-positiver Zellen an unverzweigten Gefäßstellen. In Übereinstimmung mit diesen Daten fand sich in der Aorta von metoprololbehandelten Affen auch eine signifikant geringere Endothelzellreplikation, jedoch wiederum nur an Stellen einer Gefäßabzweigung; an unverzweigten Gefäßstellen fanden sich keine Unterschiede zwischen den beiden Befunden. Aufgrund ihrer geringen Größe konnten die Koronararterien nur

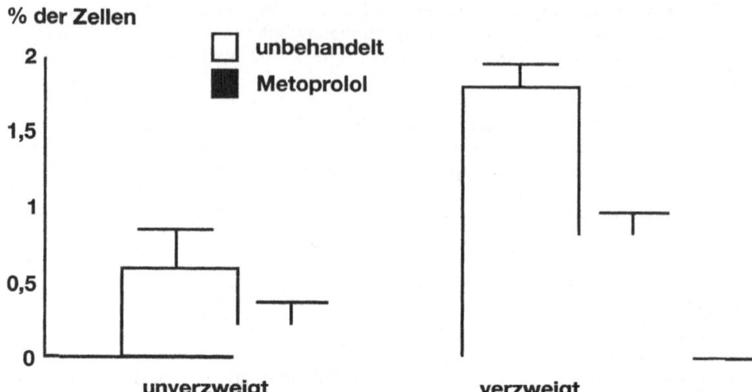

Abb. 3. Endothelzellen (%) mit einer Immunglobulin-G-Inkorporation (Schädigung) an unverzweigten und verzweigten Stellen innerhalb des Brustaortenabschnitts männlicher Cynomolgusaffen, die unbehandelt waren oder eine Behandlung mit Metoprolol erhielten. (Aus Kaplan et al. 1991 [13])

Daten bezüglich der Replikationsraten der Endothelzellen liefern. Vergleichbar der in der Aorta festgestellen Wirkung war dieser Index der endothelialen Schädigung in der mit Metoprolol behandelten Gruppe signifikant niedriger im Vergleich zu unbehandelten Affen.

Das Hauptergebnis dieser Studie bestand darin, daß Affen, die einem akuten psychosozialen Stressor ausgesetzt wurden, Anzeichen einer Endothelschädigung zeigten, im Vergleich zu analog behandelten Affen, denen Metoprolol verabreicht wurde. Beachtenswert ist, daß das Vorliegen einer Schädigung in den Koronararterien sowie auch in der Brustaorta durch 2 unterschiedliche Methoden (IgG-Inkorporation und Endothelzellreplikation) aufgezeigt wurde. Schließlich kam es zwischen unbehandelten und metoprololbehandelten Affen parallel zu den endothelialen Effekten zu streßassoziierten Unterschieden der Herzfrequenz; diese Unterschiede lagen während der Basisphase nicht vor. Ein deutlicher Anstieg der Herzfrequenz während der experimentellen Phase (im Verhältnis zu den Ausgangsmessungen) bei den unbehandelten Affen und die begleitende Reduktion der Herzfrequenz bei den mit Metoprolol behandelten Affen weisen darauf hin, daß die Eingliederung von Affen in ein fremdes soziales Umfeld eine signifikante und persistierende kardiale Reaktion hervorrief, die wahrscheinlich über den Sympathikus vermittelt wurde. Wir schließen daraus, daß Verhaltensfaktoren über eine SNS-Vermittlung eine Schädigung des arteriellen Endothels verursachen können und dadurch vielleicht eine Atherogenese bei Fehlen einer Hypercholesterinämie initiieren.

Zusammenfassung und Schlußfolgerungen

In der im vorliegenden Beitrag beschriebenen Arbeit konzentrierten wir uns auf die Bedeutung einer verhaltensbedingt hervorgerufenen SNS-Aktivierung bei der Atherogenese. Die aus diesen 3 Untersuchungen gewonnenen Daten liefern übereinstimmende Hinweise darauf, daß eine präatherosklerotische Endothelschädigung und eine Exazerbation der diätinduzierten Atherosklerose durch psychosoziale Faktoren potenziert werden können; dies erfolgt höchstwahrscheinlich über eine rezidivierende Sympathikusaktivierung. In bezug auf den Menschen stimmen unsere Befunde mit 2 Hypothesen überein:

1) Eine streßinduzierte Sympathikusaktivierung ist an der Ätiologie der KHK beteiligt;

2) der Schutz vor KHK-Ereignissen, der durch eine β-Blockade bei Hypertonikern und Postinfarktpatienten geboten wird, hängt zum Teil mit der Abschwächung einer solchen Aktivierung des sympathischen Nervensystems bei Individuen zusammen, die infolge von „koronaranfälligen" Verhaltenscharakteristika, belastenden Lebensbedingungen oder einer inhärenten sympathischen Überreaktivität gegenüber Streß für eine KHK prädisponiert sind.

Literatur

1. Adams MR, Kaplan JR, Manuck SB, Uberseder B, Larkin KT (1988) Persistent sympathetic nervous system arousal associated with tethering in cynomolgus macaques. Lab Anim Sci 38: 279–281
2. Bond MG, Bullock BC, Bellinger DA, Hamm TE (1980) Myocardial infarction in a large colony of nonhuman primates with coronary artery atherosclerosis. Am J Pathol 101: 675–692
3. Friedman M (1969) Pathogenesis of coronary artery disease. McGraw-Hill, New York
4. Furberg CD, Cutler JA (1989) Diuretic agents versus β-blockers: comparison of effects on mortality, stroke, and coronary events. Hypertension 13 (suppl I): I57–I61
5. Glass DC (1977) Stress, behavior patterns and coronary disease. Am Sci 65: 177–187
6. Henry JP, Stephens PM (1977) Stress, health and the social environment: a sociobiologic approach to medicine. Springer, Berlin Heidelberg New York
7. Hooff JARAM van (1969) The facial displays of the catarrhine monkeys and apes. In: Norris D (ed) Primate ethology. Anchor Books, Garden City/NY, pp 9–88
8. Kaplan JR, Manuck SB (1989) The effect of propranolol on social interactions among adult male cynomolgus monkeys (*Macaca fascicularis*) housed in disrupted social groupings. Psychosom Med 51: 449–462
9. Kaplan JR, Adams MR, Clarkson TB, Manuck SB, Shively CA (1991) Social behavior and gender in biomedical investigations using monkeys: Studies in atherogenesis. Lab Anim Sci 41: 334–343
10. Kaplan JR, Manuck SB, Adams MR, Weingand KW, Clarkson TB (1987) Inhibition of coronary artery atherosclerosis by propranolol in behaviorally predisposed monkeys fed an atherogenic diet. Circulation 76: 1364–1372
11. Kaplan JR, Manuck SB, Clarkson TB, Lusso FM, Taub DM (1982) Social status, environment and atherosclerosis in cynomolgus monkeys. Arteriosclerosis 2: 359–368
12. Kaplan JR, Manuck SB, Clarkson TB, Prichard RW (1985) Animal models of behavioral influences on atherogenesis. Adv Behav Med 1: 115–163
13. Kaplan JR, Petterson K, Manuck SB, Olsson G (1991) Role of sympathoadrenal medullary activation in the initiation and progression of atherosclerosis. Circulation 84 (suppl VI): VI23–VI32
14. Manuck SB, Kaplan JR, Matthews KA (1986) Behavioral antecedents of coronary heart disease and atherosclerosis. Atherosclerosis 6: 2–14
15. Schneiderman N (1987) Psychophysiologic factors in atherogenesis and coronary artery disease. Circulation 76 (suppl I): I41–I47
16. Strawn WB, Bondjers G, Kaplan JR et al. (1991) Endothelial dysfunction in response to psychosocial stress in monkeys. Circ Res 68: 1270–1279
17. Strong JP, Eggen DA, Oldmann HC (1972) The natural history, geographic pathogenesis and epidemiology of atherosclerosis. In: Wissler RW, Geer JC (eds) Pathogenesis of atherosclerosis. William & Wilkins, Baltimore/MD, pp 20–40
18. Wikstrand J, Berglund G, Tuomilehto J (1991) β-Blockade in the primary prevention of coronary heart disease in hypertensive patients: review of present evidence. Circulation 84 (Suppl. VI): 93–100

III Arrhythmien

Vorläufiger Bericht über die „Cardiac Arrest Study Hamburg" (CASH)[1]: Prospektive, randomisierte Beurteilung der Behandlung mit Propafenon vs. ICD bei Überlebenden eines Herzstillstandes

K.-H. Kuck, J. Siebels, R. Cappato, M. A. E. Schneider, R. Rüppel
und die CASH-Prüfärzte[2]

Seit seiner Einführung im Jahr 1980 [1] haben zahlreiche Studien gezeigt, daß die Behandlung mit einem implantierbaren Kardioverterdefibrillator (ICD) den plötzlichen Herztod bei Patienten mit anhaltenden Kammerarrhythmien vermindert [2–9]. Die Senkung der plötzlichen Herztodrate auf ungefähr 1% pro Jahr durch die ICD-Therapie [2] hat sie zu einem wichtigen klinischen Werkzeug als eine Behandlung der zweiten Wahl bei Patienten gemacht, die entweder unter Antiarrhythmikabehandlung lebensbedrohliche Rhythmusstörungen haben oder sich während des Austestens eines geeigneten Arzneimittels als refraktär gegen Antiarrhythmika erweisen. Des weiteren sind ICD zu einer Therapie der ersten Wahl für ausgewählte Patienten geworden, bei denen eine medikamentöse Therapie nicht evaluiert werden kann. Ob die ICD-Therapie für alle Patienten mit lebensbedrohlichen Rhythmusstörungen zur Behandlung der ersten Wahl werden sollte, ist weiterhin unklar [10, 11, 12]. Ein starkes Argument zugunsten einer derartigen Strategie wäre der Nachweis einer Reduzierung nicht nur des plötzlichen Herztods, sondern auch der Gesamtmortalität. Sekundäre Endpunkte wie eine geringe ICD-bezogene Morbidität und eine bessere Lebensqualität würden eine solche Behandlung bei diesen Patienten ebenfalls unabhängig begünstigen. Die derzeit verfügbaren Daten reichen nicht aus, um diese Fragen zu klären, hauptsächlich aufgrund des Fehlens randomisierter Studien, in denen ICD mit konkurrierenden Therapien verglichen werden; darüber hinaus sind in den veröffentlichten Berichten unterschiedliche Definitionen und Endpunkte verwendet worden, so daß ein Vergleich dieser Studien miteinander erschwert ist [11]. Derzeit für die Evaluation der Wirksamkeit der ICD-Therapie bei Überlebenden eines Herzstillstands verfügbare Befundquellen stützen sich auf Verlaufskontrollstudien ohne Vergleichsgruppe [2, 13, 14], die Benutzung der ICD-Entladung als ein Ersatzendpunkt [3, 5, 7–9] zum Vergleich zwischen aktuariellem und „projiziertem" Überleben und den Vergleich mit Kontrollgruppen einschließlich historische [2] und vergleichbare Merkmale aufweisende Kontrollpersonen [4] sowie Patienten, die das Gerät entweder ablehnten [15] oder aufgrund einer vorübergehenden Nichtverfügbarkeit nicht erhalten konnten [16].

---

[1] CASH wurde durch einen Zuschuß der Cardiac Pacemaker Inc. (CPI) und der ASTRA GmbH unterstützt.

[2] Die Autoren danken Dr. rer. nat. Michael Schlüter, Helga Gustke und Claudia Wihelm für ihre Hilfe bei der Durchführung der Studie und Dr. phil. W. Rahlfs für die biometrische Unterstützung während der gesamten Studie.

Bisher hat keine Studie prospektiv die Wirkung der ICD-Therapie auf die Gesamtsterblichkeit im Vergleich zur antiarrhythmischen Arzneimittelbehandlung evaluiert. Einen Beitrag zur Klärung dieser Fragen erwartet man sich von 3 derzeit laufenden, randomisierten Multicenterstudien [17]: der Cardiac Arrest Study Hamburg (CASH) [18], der Canadian Implantable Defibrillator Study (CIDS) [19] und der Antiarrhythmics Versus Implantable Defibrillator Study (AVID) [20]; CASH war die erste dieser Studien. Sie wurde 1985 geplant und begann im Oktober 1986 mit der Rekrutierung des ersten Patienten; 7 Zentren in Hamburg und eines in Aachen sind derzeit daran beteiligt. Überlebende eines Herzstillstands werden randomisiert der Behandlung mit entweder einem ICD oder Amiodaron, Propafenon bzw. Metoprolol zugeteilt. Dieses Design wurde gewählt, um die Hypothese zu testen, daß die ICD-Therapie im Vergleich zu den 3 für diese Studie ausgewählten Antiarrhythmika während einer Verlaufsbeobachtungsperiode von 2 Jahren bei diesen Patienten zu einer signifikanten Reduzierung der Gesamtmortalität führen würde. Da die zwischenzeitlich durchgeführte Analyse bei den Patienten der Propafenongruppe im Vergleich zu jenen der ICD-Gruppe eine erhöhte Mortalität aufzeigte, veranlaßte sie zur vorzeitigen Beendigung dieser Arzneimittelbehandlungsgruppe im März 1992. Im vorliegenden Beitrag werden die Ergebnisse der CASH-Studie in bezug auf den Vergleich zwischen der ICD- und der Propafenon-Therapie dargestellt.

Ziele, Design, Methoden

Bei der CASH-Studie handelt es sich um eine offene, randomisierte Studie zum Vergleich der Wirkungen der ICD-Therapie mit jenen der Antiarrhythmikabehandlung bei Überlebenden eines Herzstillstands infolge anhaltender ventrikulärer Rhythmusstörungen. Die Patienten wurden randomisiert der Behandlung mit entweder einem ICD oder Amiodaron, Metoprolol bzw. Propafenon zugeteilt. In dieser Studie werden Geräte der Fa. Cardiac Pacemakers (CPI) verwendet (AID-B, Ventak 1500–1502, Ventak P 1600 und Ventak Prx 1700–1705).

Definitionen

Die Kriterien zur Beurteilung des Nutzens oder Schadens der verschiedenen therapeutischen Strategien sind Gesamtmortalität, kardiale Todesfälle insgesamt, plötzlicher Herztod, nichtplötzlicher Herztod und perioperative Mortalität. Sie wurden wie vor kurzem veröffentlicht festgelegt [17]. Die Definition in Kürze: *Gesamtmortalität* beinhaltet alle Todesfälle aufgrund aller Ursachen. *Kardiale Todesfälle insgesamt* umfaßt alle Todesfälle mit kardialen Ursachen. *Plötzlicher Herztod* ist definiert als Tod innerhalb 1 h nach dem Einsetzen der Symptome oder als Tod ohne Zeugen. *Nichtplötzlicher Herztod* umfaßt alle Todesfälle, die nicht als plötzlicher Herztod klassifiziert werden. *Perioperative Mortalität* umfaßt alle Patienten, die zwischen der Einleitung der Anästhesie und dem 30. Tag der anschließenden Hospitalisierung sterben. Wenn der Krankenhausaufenthalt länger ist als 30 Tage und der Tod eindeutig mit dem chirurgischen Eingriff zusam-

menhängt (entweder Herzchirurgie oder ICD-Implantation), wird er als peri-
operativer Todesfall klassifiziert.

Patienten

Patienten mit einem außerhalb des Krankenhauses oder im Krankenhaus aufge-
tretenen Herzstillstand infolge einer dokumentierten ventrikulären Tachyarrhythmie zum Zeitpunkt der Reanimation werden ungeachtet der zugrundeliegenden
Herzkrankheit in die Studie aufgenommen. Nicht in die Studie aufgenommen
werden Patienten, bei denen der Herzstillstand innerhalb von 72 h vor oder
nach einem akuten Myokardinfarkt, einer Herzoperation, Elektrolytanomalien
oder eines Arrhythmien fördernden Arzneimitteleffektes auftritt. Des weiteren
sind Patienten ausgeschlossen, die zum Zeitpunkt des Herzstillstands mit dem
Medikament behandelt wurden, dem sie durch Randomisierung zugeteilt werden.
Nach der klinischen Stabilisierung auf der Intensivstation werden die Patienten
für die Studie ausgewählt, vorausgesetzt ihre Hirnfunktion hat sich laut der neu-
rologischen Untersuchung vollständig retabliert.

Diagnostische Untersuchungen

Erhebung der Anamnese des Patienten und Durchführung einer körperlichen
Untersuchung. Die diagnostischen Untersuchungen umfassen: Standard-EKG zu
Beginn und während des symptomlimitierten Belastungstests, Thalliumszintigraphie (nur in den Fällen, in denen die beiden ersten Tests negativ waren), Echokardiographie, Koronarangiographie und linke Ventrikulographie. Wenn eine
koronare Herzkrankheit oder irgendeine andere organische Herzerkrankung
durch diese Verfahren ausgeschlossen wird, werden zusätzlich ein Ergonovintest,
eine rechte Ventrikulographie, eine Biopsie des rechten Ventrikels und eine Kern-
spintomographie durchgeführt. Wenn alle diese Untersuchungen negativ sind,
wird die Diagnose einer fehlenden organischen Herzkrankheit gestellt.

Das arrhythmogene Substrat und die möglichen auslösenden Mechanismen
werden bei allen Patienten mit Hilfe einer programmierten Elektrostimulation
und 24-h-Holter-Monitoring untersucht. Während der programmierten Elektrostimulation werden bis zu 3 Extrastimuli (0,5 ms Impulsbreite, 2fache diastolische
Schwelle) an 2 Orten im rechten Ventrikel (Apex und Abflußtrakt) während
Sinusrhythmus und Basisstimulation (8 Schläge) bei Zykluslängen 640, 510 und
440 ms gegeben. Isoproterenolverabreichung, Burst ventricular pacing und linksventrikuläre Stimulation werden in diesem Protokoll nicht zur Auslösung von
Arrhythmien benutzt.

Am Ende der diagnostischen Untersuchungen werden die Patienten einer der 4
Behandlungsgruppen zugeteilt. (Alle Ereignisse, die in bezug auf die Studienendpunkte auftreten, werden vom Zeitpunkt der Randomisierung an gerechnet.) Zu
diesem Zeitpunkt wird bei den Patienten mit koronarer Herzkrankheit und Myokardischämie eine koronare Revaskularisation entweder mittels aortokoronarer
Venenbypassoperation (ACVB) oder perkutaner transluminaler Koronarangiopla-
stie (PTCA) entsprechend den klinischen Standardindikationen vorgenommen.
Nach der Erholung des Patienten von diesem Eingriff werden der Belastungstest,

das 24-h-Holter-Monitoring und die programmierte Elektrostimulation wiederholt.

Bei den Patienten mit koronarer Herzkrankheit, die der Implantation eines ICD zugeteilt wurden, erfolgte die Implantation des Aggregats bis zu dem Zeitpunkt, zu dem transvenöse Elektrodensysteme verfügbar wurden, gleichzeitig mit der koronaren Bypassintervention. Seit Juli 1990 wird die ICD-Implantation ohne Thorakotomie stets 7–15 Tage (Mittelwert 10 ± 3 Tage) nach der ACVB vorgenommen.

Arzneimitteltitration

Amiodaron wird anfangs 7 Tage lang als Sättigungsdosis von 1000 mg/Tag verabreicht, darauf folgt eine Erhaltungsdosis von 200–600 mg/Tag. Propafenon wird zunächst in der Dosierung von 450 mg/Tag gegeben und bei Verträglichkeit innerhalb von 7–14 Tagen auf maximal 900 mg/Tag gesteigert. Die Anfangsdosis von Metoprolol beträgt 12,5–25,0 mg/Tag und wird bei Verträglichkeit innerhalb von 7–14 Tagen auf maximal 200 mg gesteigert. Die optimale Arzneimitteleinstellung erfolgt während des stationären Aufenthalts unter engmaschigem Monitoring des klinischen und elektrokardiographischen Ansprechens. Wenn sich der Baseline-QRS-Komplex während der Arzneimitteltitration um mehr als 25% verbreitert und/oder QTc 0,55 s überschreitet, wird die höchste Dosis, die mit keinem dieser Ereignisse assoziiert ist, für die chronische Behandlung gewählt. In Fällen, in denen die medikamentöse Behandlung eine schwere Bradykardie nach sich zieht, wird ein Herzschrittmacher implantiert, so daß das zugeteilte Antiarrhythmikum gemäß dem Protokoll verabreicht werden kann. Schwere ventrikuläre Arrhythmien, die ein Absetzen des Arzneimittels während der Dosistitration erforderlich machen, werden nach einem der folgenden Kriterien definiert: 10fache Erhöhung der Frequenz ventrikulärer ektopischer Schläge, hämodynamisch instabile Kammertachykardie, anhaltende Kammertachykardie, Torsade-de-pointes-Kammertachykardie und Herzstillstand. In den Fällen, in denen eine anhaltende Kammerarrhythmie während der Arzneimitteltitration auftritt, wird nicht versucht, zwischen Arrhythmierezidiv und Proarrhythmie zu unterscheiden, außer im Fall einer Torsade-de-pointes- und/oder einer anhaltenden monomorphen Kammertachykardie, die beide als ein proarrhythmischer Effekt betrachtet werden.

Ungeachtet dessen, in welche der 4 Behandlungsgruppen sie randomisiert wurden, werden bei allen Patienten vor der Entlassung das 24-h-Holter-Monitoring, die programmierte Elektrostimulation und der Belastungstest wiederholt. Bei den Patienten, die die Mindestdosis nicht vertragen oder vor dem Wirksamkeitstest ernsthafte Kammerarrhythmien haben, wird das Austesten der Arzneimittelwirksamkeit nicht wiederholt. Bei den der ICD-Gruppe zugeteilten Patienten wird vor der Entlassung ein Defibrillationstest durchgeführt, um das korrekte Funktionieren von Sensing und Defibrillation sicherzustellen. Die Frequenz ist das einzige zur Detektion einer anhaltenden Kammerarrhythmie gewählte Kriterium. In allen programmierbaren ICD wird die Grenzwertfrequenz entsprechend der individuellen maximalen physiologischen Herzfrequenz, wie sie während des Belastungstests und/oder des Holter-Monitoring ermittelt wurde, zwischen 170 und 200 Schlägen/min eingestellt. Bei allen Patienten wird die Schockapplikation bei maximaler Energie als die primäre Interventionsoption gewählt. Wenn verfügbar, werden antitachykarde Stimulationsmodi aktiviert, wenn wiederholte Schockapplikationen nach multiplen Episoden einer Kammertachykardie schlecht vertragen werden: In solchen Fällen wird der Rampmodus für die Programmierung gewählt, wie er durch ein adaptives Pacing mit einem R-bis-S_1 (letzter QRS-Komplex während Tachykardie bis erster Pacing-Schläge-Intervall) definiert ist, was 81 % der Tachykardiezykluslänge gleichkommt. Alle Patienten werden ungeachtet des Ansprechens während der Arzneimittelevaluierung entlassen. Der klinische Status der Patienten wird während der Verlaufsbeobachtung nach 2, 4, 6, 12, 18 und 24 Monaten beurteilt; zu diesen Zeitpunkten werden das Standard-EKG vor Beginn und während des Belastungstests sowie das 24-h-Holter-Monitoring wiederholt. Bei den Patienten mit einem ICD sind alle 2 Monate eine Befragung und eine Kontrolle des Aggregats erforderlich.

Wenn es zu dokumentierten symptomatischen oder hämodynamisch intolerablen supraventrikulären oder ventrikulären Arrhythmien kommt, dürfen die der ICD-Gruppe zugeteilten Patienten nach Ermessen des Prüfarztes Antiarrhythmika einschließlich aller Prüfpräparate der Studie erhalten. In den übrigen 3 Gruppen ist das Arzneimittel in folgenden Situationen abzusetzen: intolerable Nebenwirkungen, Proarrhythmie, anhaltende symptomatische und/oder hämodynamisch instabile (systolischer Blutdruck < 90 mm Hg) Kammerarrhythmien oder EKG-Befunde wie oben erwähnt. Die Patienten erhalten dann die nach Ermessen des Prüfarztes „beste" Therapie, d. h. Implantation eines ICD oder ein anderes Antiarrhythmikaregime. Bei den der Arzneimittelbehandlung zugeteilten Patienten ist die Verordnung zusätzlicher Antiarrhythmika der Klassen I-III (Vaughn-Williams) während der Verlaufskontrolle nicht erlaubt.

Endpunkte

Der *primäre Endpunkt* der Studie ist die Gesamtmortalität. *Sekundäre Endpunkte* sind ein rezidivierender Herzstillstand, der eine Reanimation erforderlich macht, und eine hämodynamisch instabile, anhaltende Kammertachykardie.

Die Voruntersuchung der Patienten für die Aufnahme in die Studie erfolgt in den 8 im Anhang aufgeführten Zentren. Aufgrund des Forschungscharakters der Studie ist bei allen Patienten vor der Aufnahme in die Studie eine schriftliche Einverständniserklärung einzuholen.

Statistische Analyse

Die für die Studie notwendige Stichprobengröße wurde auf der Basis einer Zweijahresgesamtsterblichkeit von 50 % für die Arzneimittelbehandlung und 31 % für die ICD-Behandlung mit α (zweiseitig) = 0,05 und β = 0,20 errechnet. Dies resultierte in 103 Patienten für jede Behandlungsgruppe im Hinblick auf einen 2-Gruppen-Vergleich und somit einer Gesamtzahl von 412 Patienten. Die Patienten werden mit Hilfe des permutierten Zufallsblockschemas mit einer Blockgröße von 12 in die 4 Behandlungsgruppen randomisiert. Die Patienten werden in allen teilnehmenden Zentren rekrutiert und an das Koordinationszentrum (Universitätsklinikum Eppendorf, Hamburg) zur anschließenden Aufnahme in die zugeteilte Behandlungsgruppe gemeldet.

Zur Zeit der Planung der Studie wurden keine Vorsichtsmaßnahmen in bezug auf mehrfache Gruppenvergleiche und Mehrfachbetrachtungen der Daten durch ein Datenmonitoringkomitee genannt. Da die Gesamtmortalität als ein primäres Kriterium festgelegt wurde, konnte das zweite Kriterium gemäß dem Prinzip einer *a priori* angeordneten Hypothese nur dann mit dem gleichen Signifikanzniveau getestet werden, wenn ein signifikantes Ergebnis in bezug auf die Gesamtmortalität vorliegt. Das Gesamtsignifikanzniveau für Vergleiche zwischen den 3 Arzneimittelgruppen und der Gruppe der einer ICD-Therapie zugeteilten Patienten wurde entsprechend der Bonferroni-Ungleichheit auf $0,05/3 = 0,017$ angepaßt.

Im Prinzip sollte α ebenfalls in bezug auf Mehrfachbetrachtungen entsprechend einem Gruppensequenzdesign angepaßt werden. Diese Prinzipien wurden jedoch von Experten erst seit 1988 erörtert [21]; darüber hinaus ist eine retrospektive Anpassung von p-Werten willkürlich [22]. Daher wurde für die vorläufige Analyse keine Anpassung der p-Werte vorgenommen. Im März 1992 erfolgte eine Zwischenauswertung, deren Ergebnisse hier vorgelegt werden.

Entscheidungen, die auf dem für die Zwischenauswertung nicht angepaßten α-Wert basieren, sind kein formeller Beweis auf dem herkömmlichen Gesamtsignifikanzniveau von 0,05; sie sind vielmehr Entscheidungen, die auf einem höheren, nicht spezifizierten Niveau getroffen werden. Trotz des Fehlens definitiver, vorher festgelegter Aussagen wurde die Entscheidung getroffen, die Propafenongruppe vorzeitig zu beenden, da das unabhängige Datenmonitoringkomitee von CASH (Ärztekammer Hamburg) aufgrund der Ergebnisse der vorläufigen Analyse und großer Studien, die inzwischen veröffentlicht worden waren [23–25], zu der Ansicht gelangte, daß ihre Fortführung die dieser Behandlung zugeteilten Patienten einem ungerechtfertigten Sterberisiko während der Verlaufsbeobachtung aussetzen würde. Diese Entscheidung wurde weiterhin durch die Daten aus einer Beurteilung von Konfidenzintervallen bestärkt: Ein solcher Ansatz zur Datenevaluation macht Entscheidungen in bezug auf die Ablehnung der Nullhypothese sehr suggestiv, da das Konfidenzintervall sich von niedrigen Werten bis zu hohem Nutzen bzw. Schaden erstreckt.

Die statistischen Methoden für die Evaluierung der Daten sind χ-Quadrat-Tests, Mittelwerte, Standardabweichungen und Mediane. Daten über Zeit-bis-zum-Auftreten (Tod usw.) wurden mit Hilfe des Peto-log-rank-Tests [26] analysiert. Die Berechnung der Konfidenzintervalle für die Zeit-bis-zum-Auftreten-Daten erfolgte, wie von Simon [27] und Altman [28] beschrieben wurde. Sie basieren auf einer Punkteauswertung des proportionalen Risikos bzw. des Odds-ratios und einer Varianzauswertung des Cox-Mantel-Tests. Für deskriptive Zwecke der Gruppenvergleiche dient das Kaplan-Meier-Funktionsdiagramm.

Alle Analysen basieren auf dem Intention-to-treat-Prinzip, d. h. auf allen randomisierten Patienten. Frühzeitige Dropouts und technische Dropouts werden als „zensierte" Beobachtungen in die Analyse der Zeit-bis-zum-Auftreten-Daten einbezogen.

Ergebnisse

Bis März 1992 wurden insgesamt 234 konsekutive Patienten in die Studie aufgenommen, waren in der Verlaufsbeobachtung oder hatten diese beendet. Aufgrund eines signifikanten Unterschieds in bezug auf die Inzidenz der Gesamtmortalität im exploratorischen Vergleich zwischen allen Gruppen wurde die Aufdeckung der Mehrfachvergleiche zu diesem Zeitpunkt erlaubt. Die Daten dieser Analyse veranlaßten das Sicherheitsmonitoringkomitee und die Ethikkomission der Ärztekammer Hamburg, die vorzeitige Beendigung der Propafenongruppe aus 2 Gründen zu empfehlen. Zum einen zeigten die verfügbaren Daten eine erhöhte Gesamtmortalität unter den der Propafenonbehandlung zugeteilten Patienten im Vergleich zu den der ICD-Therapie zugeführten Patienten auf (17 vs. 7 Todesfälle; Peto-log-rank-Test p = 0,0121). Zweitens, auch entsprechend den veröffentlichten Daten der CAST- [26, 27] und ESVEM-Studien [28] schien es sehr unwahrscheinlich, daß die Fortsetzung der Studie für die Propafenongruppe mit irgendeiner Wahrscheinlichkeit ein verbessertes Überleben der mit diesem Antiarrhythmikum behandelten Patienten im Vergleich zu den Patienten der ICD-Gruppe aufzeigen würde.

Zum Zeitpunkt der Sitzung des Sicherheitsmonitoringkomitees im März 1992 kamen noch immer neue Daten hinzu. Die vorliegende Arbeit umfaßt alle Daten und endgültigen Endpunkte der Patienten, die zu diesem Zeitpunkt entweder in die Propafenon- oder die ICD-Therapiegruppe randomisiert waren. Da das Sicherheitsmonitoringkomitee die Fortsetzung der Studie mit Amiodaron, Metoprolol und der Implantation des Defibrillators empfahl, werden die Daten der Amiodaron- und Metoprololgruppen nicht vorgelegt.

Von den bis März 1992 aufgenommenen 234 Patienten waren 58 der Propafenon- und 61 der ICD-Therapie zugeteilt worden. Die Baselinecharakteristika beider Gruppen waren ähnlich. Während einer medianen Überlebenszeit von 11 Monaten waren die Gesamtsterblichkeit, die Anzahl der Todesfälle infolge von Rhythmusstörungen und die Anzahl der Herzstillstandsrezidive unter den Patienten der Propafenongruppe höher als in der ICD-Gruppe. Die Gesamtmortalität war in der ersten Gruppe (17/58 = 29,3%) höher als in der zweiten (7/61 = 11,5%); dies entspricht einer Verminderung von 60,7% für die mit einem ICD behandelten Patienten. Das relative Risiko der Patienten in der Propafenongruppe zu sterben, betrug 2,8 [98,3% Konfidenzintervall (angepaßt für 3 Vergleiche): 1,1–7,6]. Zehn Patienten in der Propafenongruppe starben plötzlich im Vergleich zu keinem Patienten in der ICD-Gruppe (Peto-log-rank-Test p = 0,0007); das relative Risiko betrug 8,7 (98,3% Konfidenzintervall: 1,9–39,9). Drei der Patienten, die plötzlich starben, hatten zuvor ein Herzstillstandsrezidiv mit erfolgreicher Reanimation gehabt; insgesamt traten 6 Episoden eines Herzstillstands in der Propafenongruppe auf im Vergleich zu keiner in der ICD-Gruppe (Peto-log-rank-Test p = 0,0087), bei einem relativen Risiko von 8,7 (98,3% Konfidenzintervall: 1,2–63,2). Wenn man die Anzahl Todesfälle unter der aktuellen Behandlung in den 2 Gruppen vergleicht, starben 10 Patienten unter der Propafenonbehandlung und 5 Patienten in der ICD-Gruppe (p = 0,114).

Beobachtungen bei den der Propafenongruppe zugeteilten Patienten

Zum Zeitpunkt der Beendigung erhielten die Patienten in der Propafenongruppe eine durchschnittliche Tagesdosis von 701 ± 207 mg; die Dosis der Patienten mit rezidivierenden, anhaltenden Rhythmusstörungen einschließlich Kammertachykardien, Kammerflimmern und plötzlichem Herztod unterschied sich mit 725 ± 187 mg/Tag nicht signifikant von derjenigen der Patienten, die während der Verlaufsbeobachtung asymptomatisch blieben (690 ± 217 mg/Tag). Unter den Patienten, die während der Verlaufsbeobachtung überlebten, kam es in der *Frühphase* der Behandlung (d. h. innerhalb von 30 Tagen nach Randomisierung) bei 6 Patienten zu einem proarrhythmischen Effekt, einschließlich monomorpher Kammertachykardie und/oder Synkope bei 2 und eines Herzstillstandsrezidivs bei 4 von ihnen. Bei 4 weiteren Patienten wurde ein Absetzen der Medikation infolge einer QRS-Verbreiterung bei 1, einer Verschlimmerung der Herzinsuffizienz bei 1 und schwerer gastrointestinaler Nebenwirkungen bei 2 Patienten erforderlich.

Während der *Langzeitbehandlung* (d. h. von der Randomisierung bis zum Ende der Verlaufsbeobachtung) wurde die Arzneimitteltherapie bei 19 Patienten abgesetzt (32 %). Zwei Patienten erhielten während der Verlaufsbeobachtung einen ICD: Bei einem erfolgte dies im Monat 22 nach einer Synkope in Verbindung mit einer induzierbaren Kammertachykardie und bei einem im Monat 2 aufgrund einer rezidivierenden, instabilen Kammertachykardie; die Propafenontherapie wurde nur im letzteren Fall abgesetzt. Ein Patient erhielt im Monat 2 eine Herztransplantation. Nach dem Absetzen des Arzneimittels erhielten 6 Patienten keine weitere Antiarrhythmikabehandlung (da die Patienten diese ablehnten), 6 bekamen Amiodaron und 6 diverse andere Therapien.

Beobachtungen bei den der ICD-Therapie zugeteilten Patienten

Die ICD-Implantation ohne Thorakotomie erfolgte im Mittel 10 ± 3 Tage nach der ACVB. Während der Zeit zwischen Randomisierung und ICD-Implantation waren keine Todesfälle zu verzeichnen. Antitachykardes Pacing wurden bei 2 Patienten aktiviert.

Perioperativ starben 3 (6 %) der 51 Patienten, die ein epikardial plaziertes Elektrodensystem erhielten, und keiner der 10 mit einem endokardialen Elektrodensystem versorgten Patienten. Während der perioperativen Periode nach der ICD-Implantation kam es bei 18 Patienten (30 %) zu Komplikationen und 8 (13 %) benötigten eine chirurgische Revision. Zwei weitere Patienten entwickelten während der Verlaufsbeobachtung eine Infektion des Aggregats, die eine Explantation notwendig machte. Ein Patient mit einer Spätdislokation einer transvenösen Elektrode und 2 Patienten mit einer vorzeitigen Batterieerschöpfung unterzogen sich während der Langzeitverlaufsbeobachtung einer chirurgischen Revision. Zweiundzwanzig (36 %) Patienten in dieser Gruppe benötigten eine zusätzliche Arzneimitteltherapie zur Behandlung anhaltender ventrikulärer oder supraventrikulärer Rhythmusstörungen während der Verlaufsbeobachtung: Bei den angewandten Arzneimitteln handelte es sich um Sotalol bei 4, Amiodaron bei 3, Flecainid bei 2, Chinidin bei 1, Atenolol bei 1 und eine Kombination aus Metoprolol und Flecainid bei 1 Patienten; 10 Patienten erhielten Verapamil oral zur Regulierung einer hochfrequenten Kammerreaktion bei Vorhofflimmern.

Diskussion

Jedes Jahr werden in Deutschland 100 000 und in den U.S.A. 400 000 Menschen Opfer eines plötzlichen Herztods [29, 30]. Nur bei 2–46 % gelingt die Reanimation ohne daß signifikante kardiale oder zerebrale Funktionsstörungen [31] zurückbleiben. Trotz Antiarrhythmikabehandlung haben die Überlebenden eines Herzstillstands ein zwischen 20 und 68 % angesiedeltes Risiko, daß es zu Rezidiven möglicherweise tödlicher Rhythmusstörungen kommen wird [4, 13, 32–35]. Der ICD bietet eine wichtige und vielversprechende Methode, dieses Risiko zu senken. Obwohl es überzeugende Befunde dafür gibt, daß die ICD-Therapie den plötzlichen Herztod durch Abgabe angemessener DC-Schocks als Antwort auf anhaltende tachyarrhythmische Ereignisse vermindert [2–9], geht die Debatte darüber weiter, ob die Reduzierung des plötzlichen Herztods bei diesen Patienten einer Verringerung der Gesamtsterblichkeit gleichkommt und wenn ja, in welchem Ausmaß.

Die große Mehrheit der Patienten, die nach einem Herzstillstand reanimiert werden, haben erhebliche linksventrikuläre Funktionsstörungen und werden häufig mit einer Myokardischämie eingeliefert. Daher können neben einer Kammerarrhythmie viele Ursachen für den Tod verantwortlich sein, z. B. Herzinsuffizienz, Myokardinfarkt, elektromechanische Dissoziation, Asystolie und nichtkardialer Tod. Diese Überlegungen deuten darauf hin, daß selbst eine vollständige Beseitigung des plötzlichen Herztods die Gesamtmortalität nicht unbedingt senken würde, außer für die kleine Anzahl der Überlebenden eines Herzstillstands mit morphologisch gesundem Herz, bei denen der plötzliche Herztod der Gesamtmortalität gleichzusetzen ist. Darüber hinaus ist die ICD-Implantation mit einer perioperativen Mortalität von 0,5–9,6 % behaftet, die den potentiellen Nutzen des Aggregats herabsetzt [2, 5, 6, 14, 15, 36–38]. Des weiteren kann die Auswirkung des Austestens der Defibrillationsschwelle zum Zeitpunkt der Implantation und der ICD-Entladungen während der Verlaufsbeobachtung das hämodynamische Gleichgewicht dieser Patienten negativ beeinflussen. Daher ist der individuelle Nutzen der ICD-Therapie auf die Gesamtsterblichkeit im Vergleich zu den konkurrierenden Therapien bei Patienten mit einer Herzkrankheit oder einer Linksherzinsuffizienz gewissen Grades weiterhin unklar.

Um einen endgültigen Beweis für den Nutzen des ICD in dieser klinischen Situation zu erbringen, sind kontrollierte, randomisierte Studien zum prospektiven Vergleich von ICD vs. Antiarrhythmikatherapie bei Patienten mit einem hohen Risiko für einen plötzlichen Herztod gefordert worden [10–12].

Inzwischen laufen 3 multizentrische Studien, in denen die Gesamtsterblichkeit als ein primärer [20, 39] oder sekundärer Endpunkt [19] festgelegt wurde. CASH war die erste dieser Studien und begann 1987 mit der Rekrutierung der Patienten. In dieser Studie werden zum ersten Mal Befunde dafür vorgelegt, daß die Therapie mit einem ICD im Vergleich zu einem Antiarrhythmikum der Klasse Ic wie Propafenon mit einer niedrigeren Inzidenz nicht nur des plötzlichen Herztods, sondern auch der Gesamtmortalität verbunden ist. Die Inzidenz eines plötzlichen Herztods bzw. eines Herzstillstands von 21% bzw. 16% innerhalb einer medianen Überlebenszeit von 11 Monaten in der Propafenongruppe ist in dieser Studie mit der anderer Berichte über Überlebende eines Herzstillstands [34–40] vergleichbar. Das auf ethischen Gründen beruhende Fehlen einer Kontrollgruppe in einer derartigen Studie gestattet es nicht, die potentiell schädliche Auswirkung von Propafenon auf die elektrophysiologischen und myokardialen Substrate zu beurteilen. Mehrere Studien mit verschiedenen Klasse-I-Antiarrhythmika bei Postinfarktpatienten mit geringem Risiko [26, 27] sowie bei Patienten mit anhaltenden Kammerarrhythmien [28, 41] haben vor kurzem gezeigt, daß diese Arzneimittel keinen Nutzen haben oder sogar das Risiko tödlicher Rhythmusstörungen und die Gesamtmortalität erhöhen, trotz einer aufgrund des 24-h-Holter-Monitoring oder der elektrophysiologischen Untersuchung scheinbar akuten Wirksamkeit.

Infolge des Fehlens zuvor festgelegter Kriterien veranlaßte eine Reihe von Faktoren das Sicherheitsmonitoringkomitee und die Ethikkomission, sich für eine vorzeitige Beendigung der Propafenongruppe zu entscheiden: 1.) die Tatsache, daß im Zusammenhang mit der ICD-Therapie nach einer mittleren tatsächlichen Überlebenszeit von 11 Monaten eine Abnahme der Inzidenz der Todesfälle um 60,7% gefunden wurde; 2.) die klinischen Merkmale der Studienpopulation, die sich aus Patienten mit einem hohen Risiko, einen plötzlichen Herztod zu erleiden, zusammensetzt und deren Zuteilung zu einer Behandlung mit einem Medikament, das erwiesenermaßen die Gesamtsterblichkeit erhöht, ihre Überlebenswahrscheinlichkeit signifikant beeinflussen könnte; 3.) zum Zeitpunkt der Datenüberprüfung kamen ergänzende Befunde aus anderen Studien hinzu, die auf einen schädlichen Effekt von Klasse-Ic-Antiarrhythmika bei Patienten mit geringem [26, 27] und hohem Risiko [28, 39], einen plötzlichen Tod zu erleiden, hinweisen und es dadurch sehr unwahrscheinlich machen, daß der negative Trend in der Propafenongruppe bei Fortsetzung der Aufnahme von Patienten in diese Gruppe entsprechend dem ursprünglichen Studiendesign umgekehrt werden würde.

Der Anteil Patienten in der Propafenongruppe, bei dem ein Absetzen des Medikaments erforderlich wurde, ähnelte mit 32% demjenigen der Patienten in der ICD-Gruppe, die einer ergänzenden Antiarrhythmikatherapie bedurften (36%). Des weiteren beeinflußte die Zahl der Patienten aus der erstgenannten Gruppe, die zum Zeitpunkt ihrer vorzeitigen Beendigung zur ICD-Therapie übergewechselt waren, nicht die Interpretation der auf einer Intention-to-treat-Analyse basierenden Daten; sie machten in der vorgelegten Studie die 3,4% aller Patienten aus, die dem Klasse-Ic-Antiarrhythmikum zugeteilt waren. Die Wahl der Schockapplikation als primäre Interventionsoption und eines Grenzwertes bei hohen Frequenzen in dieser Studie kann möglicherweise den potentiellen Einfluß der variablen Algorithmen auf die klinischen Ereignisse während der Verlaufsbeobachtung vermindern.

Die perioperative Mortalität der einer ICD-Therapie zugeteilten Patienten betrug in dieser Studie 4,9%. Obwohl alle Todesfälle in der Untergruppe auftraten, in der die Implantation auf epikardialem Weg erfolgte, gestattet es die kleine Anzahl Patienten, die das Elektrodensystem ohne Thorakotomie erhielten, zu diesem Zeitpunkt der Studie nicht, irgendwelche Schlüsse in bezug auf die relative Auswirkung dieser letztgenannten Methode auf das Überleben zu ziehen. Dennoch ist es wahrscheinlich, daß perioperative Mortalitätsraten von nur 0–1%, wie sie in neuesten Studien [38] berichtet wurden, wahrscheinlich den absoluten klinischen Nutzen des ICD erhöhen werden.

Klinische Implikationen

Obgleich die vorgelegten Daten nicht auf andere Klasse-I-Antiarrhythmika und auf andere Patientenpopulationen extrapoliert werden können, erscheinen die klinischen Implikationen der vorläufigen Ergebnisse von CASH relevant. Der Zweck dieser Studie war es zu evaluieren, inwieweit der ICD in der Lage ist, die Prognose von Überlebenden eines Herzstillstandes im Vergleich zur Antiarrhythmikatherapie zu verbessern. Bei Patienten, die einen Herzstillstand überleben, zeigen die vorgelegten Ergebnisse nach einer Verlaufskontrolle von 2–24 Monaten einen mit Propafenon verbundenen nachteiligen Effekt im Vergleich zur ICD-Therapie auf. Dadurch, daß sie Befunde bei einer Untergruppe von Patienten liefert, über die bisher nicht berichtet wurde, stimmt diese Beobachtung mit Berichten über andere Populationen überein, die zeigen, daß die Behandlung mit Klasse-I-Antiarrhythmika für Patienten mit einem Risiko, Kammerarrhythmien zu entwickeln, nachteilig ist. Wir schlußfolgern, daß Patienten, die einen Herzstillstand überleben, nicht mit Propafenon behandelt werden sollten. Die relative Wirksamkeit von Klasse-II- und Klasse-III-Antiarrhythmika bei diesen Patienten wird derzeit im Vergleich zur ICD-Therapie in den folgenden Studien untersucht: CASH, CIDS und AVID.

Anhang: Aufnahmezentren der CASH-Studie

Universitätskrankenhaus Eppendorf, Hamburg
Allgemeines Krankenhaus Barmbek, Hamburg
Marienkrankenhaus Hamburg
Allgemeines Krankenhaus Altona, Hamburg
Allgemeines Krankenhaus Wandsbek, Hamburg
Allgemeines Krankenhaus Harburg, Hamburg
Allgemeines Krankenhaus St. Georg, Hamburg
RWTH Aachen

Literatur

1. Mirowski M, Reid P, Mower M et al. (1980) Termination of malignant ventricular arrhythmias with an implanted automatic defibrillator in human beings. N Engl J Med 303: 322–324
2. Winkle RA, Mead RH, Ruder MA et al. (1989) Long-term outcome with the automatic implantable cardioverter-defibrillator. J Am Coll Cardiol 13: 1353–1361

3. Fogoros RN, Elson JJ, Bonnet CA, Fiedler SB, Burkholder JA (1990) Efficacy of the automatic implantable cardioverter-defibrillator in prolonging survival in patients with severe heart disease. J Am Coll Cardiol 16: 381–386
4. Newman D, Sauve MJ, Herre J et al. (1992) Survival after implantation of the cardioverter defibrillator. Am J Cardiol 69: 899–903
5. Tchou PJ, Kadri N, Anderson J et al. (1988) Automatic implantable cardioverter defibrillators and survival of patients with left ventricular dysfunction and malignant ventricular arrhythmias. Ann Intern Med 109: 529–534
6. Levine JH, Mellits ED, Baumgardner RA et al. (1991) Predictors of first discharge and subsequent survivals in patients with automatic implantable cardioverter defibrillators. Circulation 84: 558–566
7. Marchena E, Chakko S, Fernandez P et al. (1991) Usefulness of the automatic implantable cardioverter defibrillator in improving survival of patients with severely depressed left ventricular function associated with coronary artery disease. Am J Cardiol 67: 812–816
8. Myerburg RJ, Luceri RM, Thurer R et al. (1989) Time to first shock and clinical outcome in patients receiving an automatic implantable cardioverter defibrillator. J Am Coll Cardiol 14: 508–514
9. Fogoros RN, Elson JJ, Bonnet CA (1989) Actuarial incidence and pattern of occurrence of shocks following implantation of the automatic implantable cardioverter defibrillator. PACE 12: 1465–1473
10. Kim SG (1992) Implantable defibrillator therapy: does it really prolong life? How can we prove it? Am J Cardiol 71: 1213–1216
11. Connolly S, Yusuf S (1992) Evaluation of the implantable cardioverter-defibrillator in survivors of cardiac arrest: The need for randomized trials. Am J Cardiol 69: 959–962
12. Furman S (1989) AICD benefit. PACE 12: 399–400
13. Lampert S, Lown B, Graboys TB, Poodrid PJ, Blatt CM (1988) Determinants of survival in patients with malignant ventricular arrhythmias associated with coronary artery disease. Am J Cardiol 61: 791–797
14. Manolis AS, Tan-Deguzman W, Lee MA et al. (1989) Clinical experience in seventyseven patients with the automatic implantable cardioverter defibrillator. Am Heart J 118: 445–450
15. Pinski SL, Sgarbossa EB, Maloney JD et al. (1991) Survival in patients declining implantable cardioverter defibrillators. Am J Cardiol 68: 800–801
16. Fogoros RN, Fielder SB, Elson JJ (1987) The automatic implantable cardioverter defibrillator in drug-refractory ventricular arrhythmias. Ann Intern Med 107: 635–641
17. Kim SG, Fogoros RN, Furman S, Connolly SJ, Kuck KH, Moss AJ (1993) Standardized reporting of ICD patient outcome: the report of the North American Society of Pacing and Electrophysiology Policy Conference, February 9–10, 1993. PACE 16: 1358–1363
18. Siebels J, Cappato R, Rüppel R, Schneider MAE, Kuck KH and the CASH Investigators (1993) ICD versus drugs in cardiac arrest survivors: preliminary results of the cardiac arrest study Hamburg. PACE 16: 552–558
19. Connolly SJ, Gent M, Roberts RS et al. (1993) Canadian Implantable Defibrillation Study (CIDS): Study design and organization. Am J Cardiol 72: 103F–108F
20. Epstein AE (1993) AVID necessity. PACE 16: 1773–1775
21. Center for Drug Evaluation and Research. Food and Drug Administration (1988) FDA-Guidelines for the Format and Content of the Clinical and Statistical Sections of an Application, Rockville
22. PMA Biostatistics and Medical Ad Hoc Committee on Interim Analysis (1993) Interim analysis in the pharmaceutical industry. Control Clin Trials 14: 160–173
23. Cardiac Arrhythmia Suppression Trial (CAST) Investigators (1989) Preliminary report: effect of encainide and flecainide on mortality in a randomized trial of arrhythmia suppression after myocardial infarction. N Engl J Med 321: 406–412
24. Cardiac Arrhythmia Suppression Trial II Investigators (1992) Effect of the antiarrhythmic agent moricizine on survival after myocardial infarction. N Engl J Med 327: 227–233
25. Mason JW, the ESVEM Investigators (1993) A comparison of seven antiarrhythmic drugs in patients with ventricular tachyarrhythmias. N Engl J Med 329: 452–458
26. Lee ET (1980) Statistical methods for survival data analysis. Wordworth, Belmont/CA
27. Simon R (1986) Confidence intervals for reporting results of clinical trials. Ann Intern Med 105: 429–435
28. Altman DG (1991) Practical statistics for medical research. Chapman & Hall, London
29. Gillum RF (1989) Sudden coronary death in the United States, 1980–1985. Circulation 79: 756–765

30. Pisa Z (1980) Sudden death: a worldwide problem. In: Kulbertus H, Wellens HJJ (eds) Sudden death. Martinus Nijhoff, The Hague, pp 3–10
31. Eisenberg MS, Cummins RO, Damon S, Larsen MP, Hearne TR (1990) Survival rate from out-of-hospital cardiac arrest: recommendation for uniform definitions and data to report. Ann Emerg Med 19: 1249–1259
32. Swerdlow CD, Winkle RA, Mason JW (1983) Determinants of survival in patients with ventricular tachyarrhythmias. N Engl J Med 308: 1436–1442
33. Herre JM, Sauve MJ, Malone P et al. (1986) Long-term results of amiodarone therapy in patients with recurrent sustained ventricular tachycardia or ventricular fibrillation. J Am Coll Cardiol 13: 442–449
34. Poole EP, Mathisen TL, Kundenchuk PJ et al. (1990) Long-term outcome in patients who survive out-of-hospital ventricular fibrillation and undergo electrophysiological study. J Am Coll Cardiol 16: 657–673
35. Waller TJ, Kay HR, Spielman SR, Kutalek SP, Greenspan AM, Horowitz LN (1987) Reduction in sudden death and total mortality by antiarrhythmic therapy evaluated by electrophysiologic drug testing: criteria of efficacy in patients with sustained ventricular tachyarrhythmia. J Am Coll Cardiol 10: 83–89
36. Kelly PA, Cannom DS, Garan H et al. (1988) The automatic implantable cardioverter defibrillator; efficacy, complications and survival in patients with malignant ventricular arrhythmias. J Am Coll Cardiol 11: 1278–1286
37. Mosteller RD, Lehmann MH, Thomas AC, Jackson J, participating investigators (1991) Operative mortality with implantation of an automatic cardiovereter defibrillator. Am J Cardiol 68: 1340–1345
38. Bardy GH, Hofer B, Johnson G et al. (1993) Implantable transvenous cardioverterdefibrillators. Circulation 87: 1152–1168
39. Kuck KH, Siebels J, Schneider M, Geiger M (1990) Hamburg Cardiac Arrest Study Group (abstr.) Rev Eur Tech Biomed 12: 110
40. Morady F, Scheinman MM, Hess DS, Sung RJ, Shen E, Shapiro W (1983) Electrophysiologic testing in the management of out-of-hospital cardiac arrest. Am J Cardiol 51: 85–89
41. CASCADE investigators (1993) Randomized antiarrhythmic drug therapy in survivors of cardiac arrest (The CASCADE study). Am J Cardiol 72: 280–287

Herzfrequenzreduktion – ein wichtiger Mechanismus für eine günstige Beeinflussung der Prognose

J. Kjekshus

Herzfrequenz als Risikofaktor

Die Herzfrequenz ist ein prognostischer Index des kardiovaskulären Risikos vor, während und nach einem koronaren Ereignis [1,2,3]. Nach einem akuten Myokardinfarkt beträgt das Risikoverhältnis für Patienten mit einer Herzfrequenz über 90 Schlägen pro Minute bezogen auf Patienten mit einer Herzfrequenz unter 60 Schlägen pro Minute 2,7, und das Risiko steigt bei über 110 Schlägen pro Minute deutlich an.

Parallel zu den physiologischen zirkadianen Veränderungen der Herzfrequenz mit einer Herzfrequenzreduktion während der Nacht und einem deutlichen Anstieg in den frühen Morgenstunden kommt es zu kardiovaskulären Todesfällen, vor allem zu plötzlichen Herztodesfällen [4] und Reinfarkten [5].

Die eingeschränkte Fähigkeit zur Erhöhung der Herzfrequenz während Belastung bringt ein Langzeitrisiko bei asymptomatischen Patienten zum Ausdruck [6]. Eine Reduktion der belastungsinduzierten Herzfrequenz beruht auf der kombinierten Wirkung einer hohen Ruheherzfrequenz und einer niedrigen maximalen Herzfrequenz während Belastung. Die erhöhte Ruheherzfrequenz ist größtenteils Folge einer Abnahme des Vagotonus und einer verstärkten Sympathikusaktivität. Die autonome Dysfunktion führt zu einer verminderten spontanen Herzfrequenzvariabilität – ein eigenständiger kardiovaskulärer Risikofaktor [7]. Der verminderte Anstieg der Herzfrequenz während Belastung kann eine Downregulation von β-Rezeptoren und eine Abnahme der β-Rezeptor-Sensitivität als Folge der erhöhten Aktivität des sympathischen Nervensystems unter Ruhebedingungen zum Ausdruck bringen.

Darüber hinaus können die erhöhten Katecholaminspiegel einen direkten zytotoxischen Effekt auf das Myokard ausüben. Die erhöhte Ruheherzfrequenz geht mit einer Verkürzung der diastolischen Perfusionsdauer und einem erhöhten myokardialen O_2-Bedarf einher.

Der erhöhte myokardiale O_2-Bedarf führt zur Zunahme der Koronardurchblutung; da das Myokard hauptsächlich während der Diastole perfundiert wird, ist die maximale Koronardurchblutung deutlich erhöht und kehrt sich während der Systole um, wobei die diastolische endotheliale Scherspannung sowie die pulsatile Wandspannung entsprechend erhöht sind. Die erhöhte Scherspannung stimuliert die Freisetzung von vasodilatatorischen Peptiden und Wachstumshormonen aus den Endothelzellen. Bei Patienten mit koronarer Herzkrankheit findet sich eine beeinträchtigte endotheliale Reaktion auf die erhöhten Flußraten, die zur Entwicklung der Erkrankung beitragen kann. Obgleich das LDL-Cholesterin nachweisbar in direktem Zusammenhang mit dem Ausmaß der koronaren Herzkrankheit steht, bleibt die A. mammaria interna bei den betroffenen Patienten im allgemeinen von der Erkrankung verschont. Dieser regionale Unterschied kann eine Folge der weitaus höheren diastolischen Scherspannung in den Koronararterien im Vergleich zu den Aa. mammariae sein und den durch eine Herzfrequenzreduktion bewirkten Schutz vor einer experimentell induzierten Koronaratherosklerose erklären [8]. Umgekehrt kann der Zusammenhang zwischen hohen Ruheherzfrequenzen und hohem LDL bei Männern mit vorwiegend sitzender Lebensweise [9] den atherosklerotischen Prozeß verstärken. Die erhöhte Scherspannung fördert darüber hinaus die Thrombozytenaggregation, und die raschen pulsatilen Veränderungen können mechanische Belastung verursachen und die Instabilität atheromatöser Plaques vor allem im Bereich der Ausbuchtung die Plaques verstärken [10]; dies kann einen akuten Koronarverschluß auslösen. Im allgemeinen haben alle Interventionen, die bei Patienten mit koronarer Herzkrankheit die Herzfrequenz erhöhen, einen ungünstigen Einfluß auf die Entwicklung neuer Koronarereignisse [11]. Umgekehrt tendieren Interventionen, die die Herzfrequenz senken, zu einer Reduktion der Raten koronarer Ereignisse [12].

Ferner zeigte sich, daß eine erhöhte Herzfrequenz die maximale Flußgeschwindigkeit im linken Vorhofohr bei Patienten mit nichtvalvulärem Vorhofflimmern reduziert, wodurch eine Stase im Vorhofohr gefördert und das Risiko für thromboembolische Komplikationen erhöht wird [13].

Herzfrequenzreduktion

Am tauchenden Seehund – einem einzigartigen Modell in der Natur – läßt sich die Bedeutung der physiologischen Herzfrequenzreduktion als Mechanismus zum Schutz der Säugetiere während langer Tauchphasen aufzeigen. Der tauchende Seehund kann 15–60 min unter Wasser bleiben. Wenn sich die Tiere unter Wasser befinden, fällt die Herzfrequenz sofort von 90–100 Schlägen pro Minute auf 6–10 Schläge pro Minute ab; dieser Herzfrequenzreduktion folgt eine proportionale Abnahme der myokardialen Durchblutung und des myokardialen O_2-Bedarfs [14]. Der O_2-Bedarf des Myokards während des Tauchens entspricht tatsächlich der durchschnittlichen Residualdurchblutung bei einem Myokardinfarkt. Die phasische Koronardurchblutung wird auf eine Nulldurchblutung reduziert, die von 5–10 kleinen Reperfusionsschüben in 1minütigen Intervallen unterbrochen wird. Gegen Ende der Tauchphase werden die Reperfusionsperioden häufiger und die Schübe länger, um die fortschreitende Reduktion der arteriellen O_2-Sättigung zu kompensieren [15]. Die Tauchreaktion ist ein kombinierter Effekt einer intensiven Vagusstimulation und einer peripheren Vasokonstriktion; der Blutdruck wird dadurch auf normaler Höhe gehalten. Bei einer Blockade durch Atropin ist das Tier nicht tauchfähig.

Experimente bei Hunden mit akutem Koronarverschluß zeigen, daß eine Kombination aus β-Blockade und Vagusstimulation, die zu einer Herzfrequenzsenkung von 150 Schlägen pro Minute auf 75 Schläge pro Minute führt, einen ausgeprägten protektiven Effekt auf den Myokardstoffwechsel und den Ischämiebezirk hat [16].

Die Reduktion der Herzfrequenz durch einen β-Blocker senkt nachweislich den O_2-Bedarf und bessert das Verhältnis von O_2-Bedarf und -Angebot im ischämischen Myokard über eine Reduktion von Herzfrequenz, Myokardkontraktilität und Stoffwechselaktivität. Im Ruhezustand ist der β-Blocker-Effekt auf den myokardialen O_2-Verbrauch eng mit der Herzfrequenzreduktion korreliert.

Myokarddurchblutung und myokardialer O_2-Bedarf wurden bei Patienten vor und während eines pacinginduzierten Herzfrequenzanstiegs von 80 auf 120 Schläge pro Minute unter einer β-Blocker-Therapie mit Timolol untersucht [17]. Der O_2-Bedarf bei spontaner Herzfrequenz wurde durch den β–Blocker proportional zur Herzfrequenzreduktion gesenkt. Bei einer stimulierten Herzfrequenz von 120 Schlägen war der myokardiale O_2-Verbrauch jedoch mit und ohne β-Blockade vergleichbar – ein überzeugender Hinweis darauf, daß die Herzfrequenz die Hauptdeterminante des O_2-Bedarfs ist.

β-Blocker verlängern darüber hinaus die Dauer der Diastole verhältnismäßig stärker, als sie die Herzfrequenz senken – Folge ist eine verbesserte Perfusion vor allem bei koronarer Herzkrankheit [18]. Eine erhöhte Herzfrequenz reduziert aufgrund der kürzeren Diastolendauer und des höheren Gewebedrucks in der subendokardialen Region den Blutfluß zu den subendokardialen Regionen der linksventrikulären Wand stärker als zu den subepikardialen Regionen [19].

β–Blocker erhöhen bei Patienten mit koronarer Herzkrankheit bekanntlich die Herzfrequenzvariabilität unter normalen Alltagsbedingungen [20]. Dies gilt als Beweis für die Wiederherstellung der autonomen vagalen Reflexe, die möglicherweise der Grund für die reduzierte Inzidenz plötzlicher Herztodesfälle ist. [5].

Zudem liegen Anhaltspunkte dafür vor, daß die Anwendung von β–Blockern während einer Sympathikusstimulation den O_2-Verbrauch infolge einer Verschiebung der Substratutilisation von freien Fettsäuren (FFS) zu Glukose verringern kann.

Der O_2-Bedarf wird reduziert, da zum Abbau von FFS pro gebildetes ATP mehr Sauerstoff benötigt wird als zum Abbau von Glukose. Dementsprechend wird die Myokardischämie während eines experimentellen Koronarverschlusses vermindert, wenn die Freisetzung von FFS während der β–Rezeptor-Stimulation gehemmt wird [21].

Darüber hinaus vermindert eine β–Blocker-Therapie mitochondriales langkettiges Acyl-CoA – ein vermutlich wichtiger antiarrhythmischer Mechanismus bei akuter Myokardischämie [22].

Herzfrequenzreduktion und Infarktgröße

Eine ausgeprägte Senkung der Herzfrequenz vermindert die Geschwindigkeit der Infarktentwicklung, wie anhand der langsameren Freisetzung der CK-Enzyme ersichtlich wird. Eine β-Blockade verzögert die Infarktentwicklung und kann die endgültige Infarktgröße reduzieren [23]. Umgekehrt bewirkt ein Anstieg der Herzfrequenz während der Infarktentwicklung bei Hunden eine entsprechend vermehrte Freisetzung von CK, die auf eine Infarktausdehnung hinweist [24]. Klinische Folge ist ein vermehrtes Auftreten von ischämischen Ereignissen und Myokardinfarkten während der frühen Morgenstunden parallel zum Anstieg der Herzfrequenz während des Tages [4,5].

Abb. 1. Wirkung der β-Blocker-Therapie bei akutem Myokardinfarkt. Randomisierte Studien zeigen den Zusammenhang zwischen dem Unterschied der Herzfrequenz und dem Unterschied der Infarktgröße. Die Behandlung wurde mit einer intravenösen Dosis innerhalb von 12 h nach Schmerzbeginn eingeleitet. Die Infarktgröße wurde anhand der Freisetzung von Kreatinkinase bestimmt (r = 0,97, p = 0,001) [12]

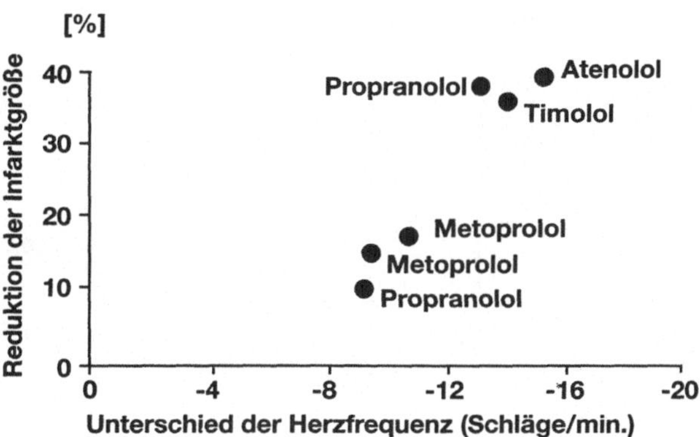

Die β-Blocker-Therapie des akuten Myokardinfarkts wurde in verschiedenen Studien untersucht. Diese Studien zeigen bei einem Vergleich von Patienten mit einer β-Blockade und einer Plazebobehandlung einen nahezu linearen Zusammenhang zwischen dem Unterschied der Herzfrequenz und der Reduktion der Infarktgröße, der sich zwischen den beiden Therapiegruppen ergab; zur Bestimmung der Infarktgröße wurde dabei das Ausmaß der Reduktion der Enzymfreisetzung herangezogen [12]. Die Senkung der Herzfrequenz um mindestens 15 Schläge pro Minute während der Infarktentwicklung ging mit einer Reduktion der Infarktgröße um 25–30 % einher (Abb. 1). Unter Medikamenten wie Kalziumantagonisten, die die Herzfrequenz erhöhen, besteht eine Tendenz zur Vergrößerung des Infarkts [25], während Verapamil, ein Kalziumantagonist, der die Herzfrequenz senkt, auch die Infarktgröße nachweisbar reduziert [26]. Interessanterweise führt eine Verapamiltherapie bei Hypertonikern zusammen mit der Herzfrequenzreduktion zu einer Abnahme der Noradrenalinspiegel – ein der Wirkung von Dihydropyridinen entgegengesetzter Effekt [27].

Herzfrequenzreduktion und akuter Myokardinfarkt

Die Schutzwirkung, die eine β-Blockade bezüglich der Infarktentwicklung bei frühzeitiger Einleitung der Therapie nach Auftreten der Symptome aufweist, entspricht höchstwahrscheinlich einem antiischämischen Effekt, der sich in eine bessere Erhaltung und geringere Infarzierung des Myokards umsetzt [22]. Die Beeinflussung der Prognose bei akutem Myokardinfarkt durch intravenöse Gabe von Atenolol (ISIS) und Metoprolol (MIAMI) zeigte sich als Reduktion kardiovaskulärer Todesfälle und vor allem des plötzlichen Herztods, die auf einer Reduktion der elektromechanischen Entkopplung und von Herzrupturen beruht [28,29]. Die Gesamtmortalität wurde um 15 % bzw. 13 % gesenkt, wenn die Therapie innerhalb von 24 h eingeleitet wurde. Wenn die β-Blocker-Therapie intravenös und innerhalb von 4 h erfolgte, ergaben sich Hinweise auf eine noch günstigere Wirkung – dies entspricht der Erfahrung im postthrombolytischen Areal, wonach eine Behandlung zur Reduktion der Infarktgröße am effektivsten ist, wenn sie innerhalb von 4–6 h nach Symptombeginn eingeleitet wird, noch ehe

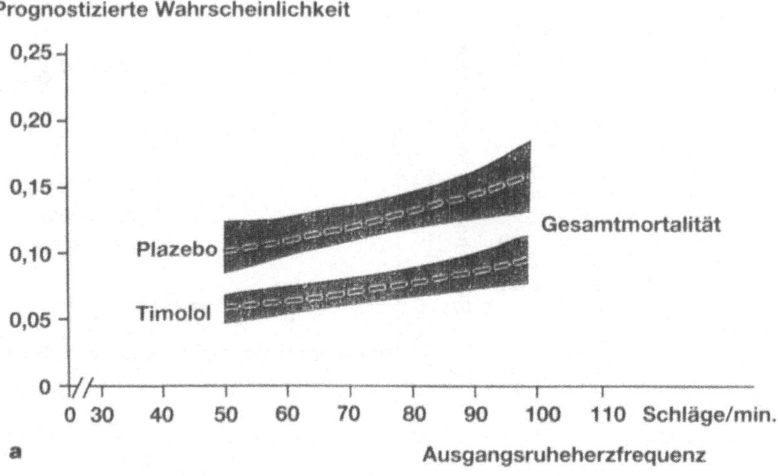

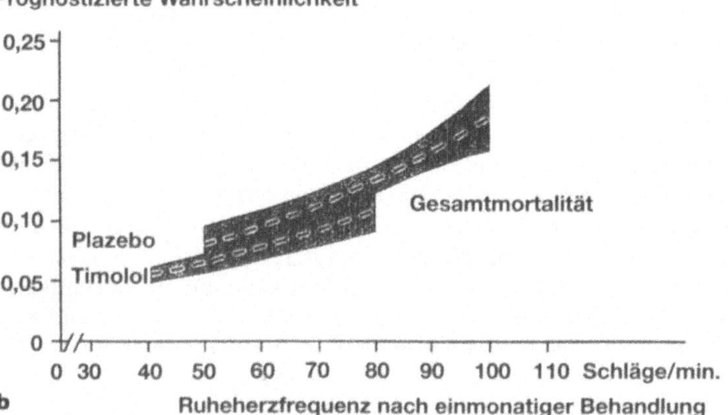

Abb. 2a,b. Norwegische Timololstudie: Logistische Regressionsanalyse der Gesamtmortalität bezogen auf die Ruheherzfrequenz (*a*) vor Therapiebeginn, (*b*) 1 Monat nach Beginn der Therapie mit Timolol [31]

sich der Infarkt voll entwickelt hat. Eine β-Blocker-Therapie innerhalb von 2 h nach der Thrombolysebehandlung mit TPA hat nachweislich einen günstigen Einfluß auf die Prognose, was Reinfarkte und rezidivierende Ischämien betrifft. Eine β-Blocker-Therapie vor der thrombolytischen Intervention zur Verlangsamung der Infarktentwicklung und zur „Vergrößerung des Zeitfensters" für eine effektive Thrombolyse wurde bisher nicht untersucht [30].

Betablockade in der Postinfarktphase

Bei Postinfarktpatienten ist eine Herzfrequenz unter 60 mit einer guten Prognose verbunden; eine β-Blocker-Therapie hat bei diesen Patienten einen geringen zusätzlichen Effekt auf die Herzfrequenz oder die Prognose [31]. Bei Patienten mit hohen

Ruheherzfrequenzen liegt hingegen eine eindeutige Indikation für eine β-Blocker-Therapie vor; in mehreren Langzeitstudien wurde der Nachweis erbracht, daß Endpunkte, wie die Überlebensrate und nichttödliche Infarkte, proportional zur erzielten Herzfrequenzsenkung günstig beeinflußt werden [12]. Für jede bestimmte Herzfrequenz über 60 kommt es zu einer Reduktion von Mortalität und Reinfarkten [31] (Abb. 2a). Bei einem Vergleich der Herzfrequenz unter der Therapie verlaufen die Korrelationskurven für Plazebo und die β-Blockade nahezu identisch (Abb. 2b). Es besteht ein nahezu linearer Zusammenhang zwischen der Reduktion der Herzfrequenz und der Reduktion von Mortalität und nichttödlichen Reinfarkten. Insgesamt wird die Mortalität um 22 %, die Inzidenz des plötzlichen Herztodes um 33 % und die Inzidenz nichttödlicher Myokardinfarkte um 20 % gesenkt [32].

Es überrascht daher, daß die Anwendung von β-Blockern eingeschränkt wurde, sowohl was die Anzahl behandelter Patienten betrifft, als auch was die verabreichten Dosen anbelangt [33].

Eine Therapie mit β-Blockern mit intrinsischer sympathomimetischer Aktivität senkt die Ruheherzfrequenz um weniger als 5–6 Schläge pro Minute und hat einen unbedeutenden Einfluß auf Mortalität und Reinfarkte [12]. Im allgemeinen profitieren Patienten mit hohem kardiovaskulären Risiko und Anzeichen einer ausgeprägten myokardialen Dysfunktion mehr als Patienten mit geringem Risiko [29]. Diabetiker weisen aufgrund einer autonomen Neuropathie Ruheherzfrequenzen auf, die um 10–12 Schläge über der Frequenz von nichtdiabetischen Patienten liegen. Dies kann die höheren Mortalitätsraten bei Diabetikern während und nach einem akuten Myokardinfarkt zum Teil erklären. Die Patienten sprechen auf eine β-Blockade besser an als nichtdiabetische Patienten; dies beruht auf einer ausgeprägten Herzfrequenzsenkung mit einer Reduktion von Mortalität und nichttödlichen Reinfarkten um 30–40 % [34] (Abb. 3).

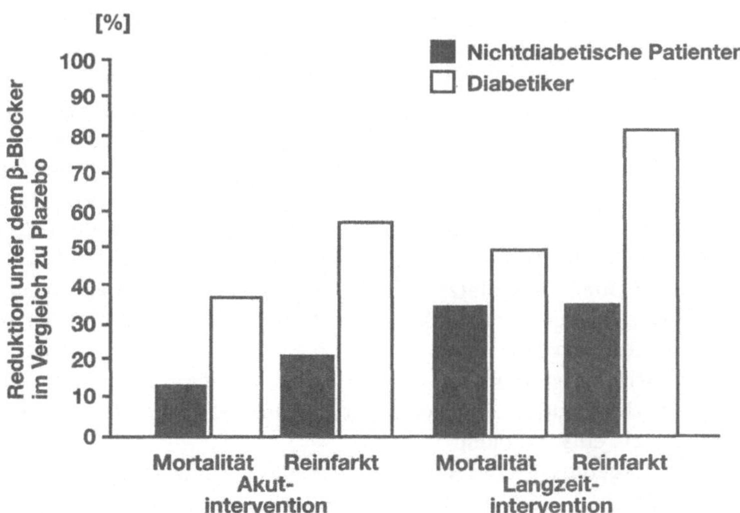

Abb. 3. Wirkung der β-Blocker-Therapie auf Mortalität und Reinfarktraten bei Patienten mit und ohne Diabetes nach einem Myokardinfarkt, angegeben als prozentuale Reduktion im Vergleich zu plazebobehandelten Patienten [34]

Aus den vorliegenden Befunden geht hervor, daß die günstigen Wirkungen der β-Blocker während der Infarktentwicklung und bei der Prophylaxe in der Postinfarktphase eng mit ihrer Fähigkeit zur Herzfrequenzsenkung verbunden sind. Der Mechanismus, über den β-Blocker das Myokard schützen, kann in einem antiischämischen und antiarrhythmischen Effekt bestehen oder mit einer Stabilisierung atheromatöser Koronarplaques zusammenhängen. Die jüngste Tendenz, die Dosen zu reduzieren oder die Therapie geeigneten Patienten völlig vorzuenthalten, ist nicht gerechtfertigt.

Zusammenfassung

Die Ruheherzfrequenz vor und nach einem akuten Myokardinfarkt hat prognostische Bedeutung für die kardiovaskuläre Spätmortalität und -morbidität. Die Ruheherzfrequenz ist ein Index der Aktivierung des sympathischen Nervensystems mit den möglichen Folgen einer Erhöhung von koronarer Vasokonstriktion und myokardialem O_2-Verbrauch, einer Abnahme der diastolischen Perfusionsdauer, einer Zunahme der endothelialen Scherspannung, einer Verstärkung der Thrombozytenaggregation und der Plaqueinstabilität. Eine Hypertonie ist häufig mit einer erhöhten Ruheherzfrequenz verbunden. Die Reduktion der Herzfrequenz durch eine β-Blockade verzögert und begrenzt nachweislich die Enzymfreisetzung während eines akuten Myokardinfarkts. Eine Reduktion der Herzfrequenz um mindestens 15 Schläge pro Minute während der Infarktentwicklung ging mit einer Reduktion der Infarktgröße um 25–30 % einher. Aus den Daten geht ferner hervor, daß eine Herzfrequenzsenkung um weniger als 8 Schläge pro Minute keinen Effekt hat. In großen kontrollierten klinischen Studien reduzierte eine β-Blockade die Mortalität um 15 %. Der Nutzen ist bei Patienten mit Symptomen einer linksventrikulären Dysfunktion und erhöhter Herzfrequenz stärker ausgeprägt. Darüber hinaus läßt sich eine günstigere Wirkung erzielen, wenn die Behandlung frühzeitig während der Infarktentwicklung eingeleitet wird (< 4 h nach Symptombeginn); eine Frühintervention während der Infarktentwicklung wurde jedoch in keiner der Studien gezielt untersucht.

Ein Vergleich von Plazebo und β-Blockern in Postinfarktstudien läßt einen Zusammenhang zwischen der in den jeweiligen Studien erzielten tatsächlichen Reduktion der Ruheherzfrequenz und der prozentualen Reduktion der Mortalität erkennen. Die Reduktion der Mortalität beruht hauptsächlich auf einer Reduktion der Inzidenz des plötzlichen Herztodes. Außerdem besteht auch ein Zusammenhang zwischen der Reduktion der Ruheherzfrequenz und der Inzidenz nichttödlicher Reinfarkte.

Ungünstige Eigenschaften der β-Blocker, wie eine intrinsische sympathomimetische Aktivität oder eine Verlängerung des QT-Intervalls, können die Gesamtwirksamkeit einschränken.

Diese Ergebnisse sind ein überzeugender Hinweis darauf, daß die günstige Wirkung von β-Blockern mit einer quantitativen Reduktion der Herzfrequenz und einer Verlängerung der Diastolendauer verbunden ist.

Literatur

1. Kannel WB, Kannel C, Paffenbarger RS, Adrenne PH, Adrenne L (1987) Heart rate and cardiovascular mortality: The Framingham Study, Am Heart J 113: 1489–1494
2. Hjalmarson Å, Gilpin E, Kjekshus J, Scheiman G, Nicod P, Henning H, Ross J (1990) Influence of heart rate on mortality after acute myocardial infarction. Am J Cardiol, March 1: 547–553
3. Dyer AR, Persky V, Stampler J et al. (1980) Heart rate as a prognostic factor for coronary heart disease and mortality: Findings in three Chicago epidemiologic studies. Am J Epidemiol 112: 736–749
4. Moser DK, Stevenso WG, Woo MA, Stevenson LW (1994) Timing of sudden death in patients with heart failure. J Am Coll Cardiol 24: 963–7
5. ISIS-2 collaborative group (1992) Morning peak in the incidence of myocardial infarction: experience in the ISIS-2 trial. Eur Heart J 13: 594–598
6. Sandvik L, Erikssen J, Ellestad M, Erikssen G, Thaulow E, Mundial R, Rodahl K (1995) Heart rate increase and maximal heart rate during exercise as predictors of cardiovascular mortality: a 16-year follow-up study of 1960 healthy men. Coron Art Dis 1995; 6: 667–679
7. Cripps TR (1991) Prognostic value of reduced heart rate varibility after myocardial infarction in clinical evaluation of a new analysis method. Br Heart J 65: 1449
8. Beere PA, Glasgow S, Zarins CK 1984 Retarding effect of lowered heart rate on coronary atherosclerosis. Science 226: 180–182
9. Williams PT, Haskell WL, Vranizan KM et al. (1985) Associations of resting heart rate with concentrations of lipoprotein subfractions in sedentary men. Circulation 1985; 71: 441–449
10. Brown BG, Zhao X-Q, Sacco DE et al. (1993) Lipid-lowering and plaque regression: new insights into prevention of plaque disruption and clinical events in coronary disease. Circulation 87: 1781–91
11. Bristow MR, Lowes BD 1994 Low dose inotropic therapy for ambulatory heart failure. Coronary Artery Dis 5: 112–8
12. Kjekshus J (1986) Importance of heart rate in determining beta-blocker efficacy in acute and long-term acute myocardial infarction intervention trials. Am J Cardiol 57: 43f–49f
13. Noda T, Arakawa M, Miwa H et al. (1996) Effects of heart rate on flow velocity of the left atrial appendage in patients with nonvalvular atrial fibrillation. Clin Cardiol 19: 295–300
14. Kjekshus J, Schytte-Blix A, Elsner R, Hol R, Amundsen E (1982) Myocardial blood flow and metabolism in the diving seal. Am J Physiol 242: 97–104
15. Elsner R, Millard RW, Kjekshus JK, White F, Blix AS, Kemper S (1985) Coronary blood flow and myocardial segment dimensions during simulated dives in seals. Am J Physiol 249: 1119–1126
16. Kjekshus JK, Blix AS, Grøttum P, Aasen AO (1981) Beneficial effects of vagal stimulation on the ischaemic myocardium during beta-receptor blockade. Scand J Clin Lab Invest; 41: 383–389
17. Simonsen S, Ihlen J, Kjekshus JK (1983) Haemodynamic and metabolic effects of timolol (blocadren) on ischaemic myocardium. Acta Med Scand 213: 393–8
18. Boudoulas H, Rittgers E, Lewis RP, Leier CV, Weissler A (1979) Changes in diastolic time with various pharmacologic agents. Circulation 60: 164–169
19. Domench RJ, La Prida JM de (1975) Mechanical effects of heart contraction on coronary flow. Cardiovasc Res 9: 509–514
20. Niemelä MJ, Airakasinen KEJ, Huikuri H (1994) Effect of beta-blockade on heart rate variability in patients with coronary artery disease. J Am Coll Cardiol 6: 1370–1377
21. Mjøs OD, Kjekshus J, Lekven J (1974) Importance of free fatty acids as a determinant of myocardial oxygen consumption and myocardial ischemic injury during norepinephrine infusion in dogs. J Clin Invest 53: 1290–1299
22. Sugiyama S, Hattori M, Miyazaki Y, Nagai S, Ozawa T (1985) Mechanism of antiarrhythmic action of beta-blocking agents. J Electrocardiology 18 (2): 169–174
23. International Collaborative Study Group (1984) Reduction in infarct size with the early use of timolol in acute myocardial infarction. N Engl J Med; 310: 9–15
24. Shell WE, Sobel BE (1973) Deleterious effects of increased heart rate on infarct size in the conscious dog. Am J Cardiol 31: 474–79
25. Sirnes PA, Overskeid K, Pedersen T et al. (1984) Evolution of infarct size during the early use of nifedipine in patients with acute myocardial infarction: The Norwegian Nifedipine Multicenter Trial. Circulation 70: 638–644
26. The Danish Study Group on Verapamil in Myocardial Infarction (1990) Effect of verapamil on mortality and major events after acute myocardial infarction (the Danish verapamil infarction trial II-DAVIT II). Am J Cardiol 66: 779–885

27. Kailasam MT, Parmer RJ, Cervenka JH et al. (1995) Divergent effects of dihydropyridine and phenylalkylamine calcium channel antagonist classes on autonomic function in human hypertension. Hypertension 26: 143–149
28. ISIS I (First International Study of Infarct Survival) Collaborative Group (1986) Randomised trial of intravenous atenolol among 16027 cases of suspected acute myocardial infarction : ISIS – I. Lancet 2: 57–66
29. The MIAMI Trial Research Group (1985) Metoprolol in acute myocardial infarction (MIAMI): A randomised placebo-controlled international trial. Eur Heart J 6: 199–226
30. Roberts R, Rogers WJ, Mueller HS et al. (1991) Immediate versus deferred beta-blockade following thrombolytic therapy in patients with acute myocardial infarction. Circulation 2: 422–437
31. Gundersen T, Grøttum P, Pedersen T, Kjekshus K (1986) Effect of timolol on mortality and reinfarction after myocardial infarction: prognostic importance of heart rate at rest. Am J Cardiol 58: 20–24
32. Yusuf S, Lewis PR, Collins R, Sleight P (1985) Beta blockade during and after myocardial infarction. An overview of the randomized trials. Prog Cardiovasc Dis 27: 335–371
33. Forfang K, Gullestad L (1995) Medical treatment of angina pectoris – Are the possibilities exploited well enough? Tidsskr Nor Lægeforen 115: 2264–7
34. Gullestad L, Kjekshus J (1992) Heart disease in diabetes mellitus. Tidsskr Nor Lægeforen 1992; 112: 1016–19

β-Blocker bei supraventrikulären Tachyarrhythmien

L. Seipel, V. Kühlkamp

β-Blocker haben bekanntlich eine negative chronotrope und dromotrope Wirkung auf die Erregungsbildung und -leitung im Herzen. Elektrophysiologische Untersuchungen beim Menschen ergaben nach i. v.-Applikation verschiedener β-Blocker eine Abnahme der Spontanfrequenz des Sinusknotens mit entsprechender Verlängerung der Sinusknotenerholungszeit. Im Bereich des AV-Knotens werden die Leitungs- und Refraktärzeiten verlängert [6, 26, 33, 34, 38, 39]. Beim Vorliegen einer sog. doppelten AV-Knotenbahn ist dieser leitungsdepressive Effekt sowohl für die „schnelle" als auch für die „langsame" Bahn nachweisbar [4, 23]. Bei β-Blockern mit ausgeprägter sympathikomimetischer Eigenaktivität (ISA) sind diese Effekte naturgemäß weniger ausgeprägt [12, 24, 42]. Im Bereich anderer kardialer Strukturen wie Vorhofmyokard und akzessorische Bahn beim Präexzitationssyndrom wurden von einzelnen Untersuchern geringe Veränderungen der elektrophysiologischen Eigenschaften beschrieben. Insgesamt sind die Befunde aber nicht einheitlich. Anders verhält es sich mit Sotalol wegen seines zusätzlichen Klasse-III-Effektes.

Klinisch sind β-Blocker zur Behandlung aller Formen von supraventrikulären Tachykardien eingesetzt worden. Im folgenden soll exemplarisch der therapeutische Effekt dieser Substanzen bei AV-Knoten-Reentrytachykardien sowie bei Vorhofflimmern besprochen werden.

AV-Knoten-Tachykardien

Paroxysmale AV-Knoten-Tachykardien können im Anfall durch intravenöse Applikation von β-Blockern in den meisten Fällen (60–100 %) unterbrochen werden [16, 30, 40]. Gleiche Konversionsraten sind bei adäquater Dosierung auch mit Sotalol zu erzielen [7, 21]. Allerdings bietet die Substanz hier keinen Vorteil, kann aber im Gegensatz zum „reinen" β-Blocker aufgrund seiner zusätzlichen Klasse-III-Wirkung proarrhythmische Effekte in Form der „Torsade" induzieren. Elektrophysiologische Untersuchungen konnten zeigen, daß die Unterbrechung der Kreiserregung bei der Terminierung der Tachykardie sowohl durch Blockierung der antegraden als auch der retrograd benutzten Bahn erfolgen kann [4, 17, 23]. In den Fällen, in denen eine Unterbrechung der Tachykardie akut nicht gelingt, resultiert praktisch immer eine deutliche Frequenzsenkung meist mit späterem Umschlag in Sinusrhythmus.

In der Rezidivprophylaxe der paroxysmalen AV-Knoten-Tachykardie sind β-Blocker deutlich weniger wirksam als bei der akuten Anfallsunterbrechung. Nach klinischen Untersuchungen kann in 45–78 % der Fälle das Wiederauftreten

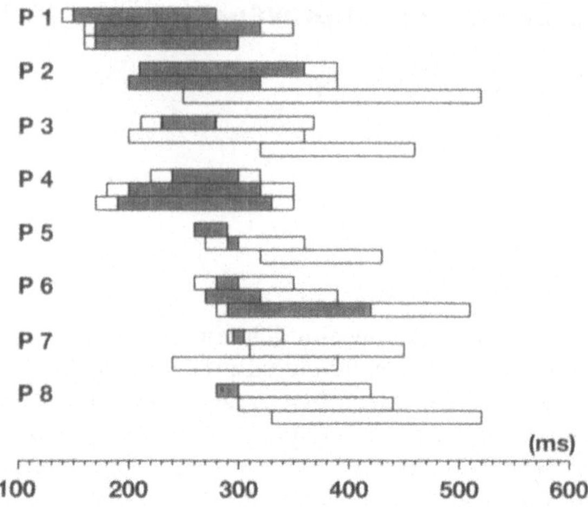

Abb. 1. Effekt des β-Blockers Betaxolol auf die Echozone bei 8 Patienten (P1–8) mit paroxysomaler AV-Knotenreentrytachykardie. Der oberste Balken gibt die Kontrollstimulation wieder, der mittlere Balken das Stimulationsergebnis nach akuter i v.-Applikation, der untere Balken die erneute Stimulation unter oraler Therapie. Der dunkle Balken entspricht der Länge der Echozone. Zusätzlich ist mit der linken Balkenbegrenzung die Refraktärzeit der langsamen, mit der rechten Balkenbegrenzung die Refraktärzeit der schnellen Bahn eingezeichnet. (Mod. nach Kühlkamp et al. 1988 [23])

einer AV-Knoten-Tachykardie durch orale Behandlung verhindert werden [11, 17, 35]. Hierbei ist allerdings einschränkend zu bemerken, daß die Beobachtungszeiträume meist relativ kurz sind und keine plazebokontrollierten Studien hierzu vorliegen. Für Sotalol wird in einer plazebokontrollierten Studie eine Erfolgsrate von 61 % angegeben [10]. Da die Rezidivhäufigkeit bei dieser Tachykardie deutlich niedriger ist als etwa bei Vorhofflimmern und die Abstände zwischen den Rezidiven im Einzelfall sehr lang sein können, erlauben diese Untersuchungen nur bedingt eine Aussage über den Langzeiterfolg der β-Blocker. Im Einzelfall ist dieser Effekt nicht voraussagbar. Wie elektrophysiologische Untersuchungen zeigen, kann die Echozone, d. h. der Vorzeitigkeitsbereich, in dem eine stimulierte oder spontane Extrasystole die Tachykardie induzieren kann, durch den leitungsverzögernden Effekt der β-Blocker sogar erweitert werden (Abb. 1). Schon nach akuter i. v.-Applikation läßt sich voraussagen, ob eine solche Substanz das Ingangkommen der Kreiserregung erschwert oder erleichtert. Einen noch höheren prädiktiven Wert haben Stimulationskontrollen nach oraler Therapie [4, 12, 17, 23, 33, 35, 44]. In einer Cross-over-Vergleichsstudie zwischen Metoprolol und Sotalol war die letztere Substanz deutlich überlegen [28 % vs. 59 %] in der Unterdrückung der Auslösbarkeit einer paroxysmalen supraventrikulären Tachykardie im Katheterlabor [32]. Allerdings spielt dieses Verfahren heute im Zeitalter der Ablationstechnik kaum noch eine Rolle.

Vorhofflimmern

Vorhofflimmern stellt gegenüber den anderen paroxysmalen supraventrikulären Tachykardien die ungleich größere therapeutische Herausforderung dar. Die Konversionsrate bei akut aufgetretenem Vorhofflimmern liegt deutlich niedriger als bei AV-Knoten-Tachykardien. Mit Metoprolol wird in 13–66 % der Fälle eine erfolgreiche Konversion zum Sinusrhythmus beschrieben [30, 40], unter Esmololinfusionen in 6–33 % (Tabelle 1). Eine ältere Sammelstatisik mit verschiedenen β-Blockern bei insgesamt über 300 Patienten ergab in 7 % einen Umschlag zum

Tabelle 1. Effekt von Esmolol in unterschiedlicher Dosierung auf neu aufgetretenes Vorhofflimmern im Hinblick auf die Konversion zu Sinusrhythmus (SR) oder die Senkung der Kammerfrequenz bei weiterbestehendem Vorhofflimmern nach Angaben der Literatur [9, 14, 15, 28, 37]

Autor (Jahr)	Patienten n	Konversion zu SR	Wirksamkeit der HF-Senkung
BYRD (1984)	16	2 (13%)	15 (94%)
EMSRG (1985)	50	7 (14%)	36 (72%)
EMSRG (1986)	32	2 (6%)	23 (72%)
Schwartz (1988)	15	4/9 (44%)	8 (60%)
Platia (1989)	21	7 (33%)	21 (100%)

Sinusrhythmus [16]. Für Sotalol liegen Angaben über akute Konversionsraten von 20–52% vor [18, 19]. Diese Zahlen müssen umso kritischer gewertet werden, als es sich z. T. nicht um plazebokontrollierte Studien handelt, d. h. die spontane Konversionsrate hier mit eingeht.

Bei Senkung der Kammerfrequenz bei fortbestehendem Vorhofflimmern sind die β-Blocker dagegen sehr viel effektiver. In den oben zitierten Studien wird über eine klinisch befriedigende Frequenzsenkung bei 60–100% der Patienten berichtet. Als klinisch befriedigend wird eine Situation eingestuft, bei der kein Pulsdefizit mehr auftritt und die akute Symptomatik des Patienten entscheidend gebessert ist. Meist handelt es sich hierbei um Frequenzen unter oder um 100/min. Hier ist der β-Blocker deutlich wirksamer als Digitalis [2, 8, 20, 45, 46]. Während ultrakurz wirksame β-Blocker wie Esmolol beim Auftreten von Nebenwirkungen durchaus Vorteile haben können, ist im Hinblick auf eine effektive Frequenzsenkung bei weiterbestehendem Vorhofflimmern eine länger wirksame Substanz angebrachter. Hiermit kann durch intravenöse Applikation akut eine Frequenzsenkung erzielt werden, die aber so lange persistiert, daß mit anschließender oraler Medikation ein kontinuierlicher Effekt bewirkt werden kann (Abb. 2).

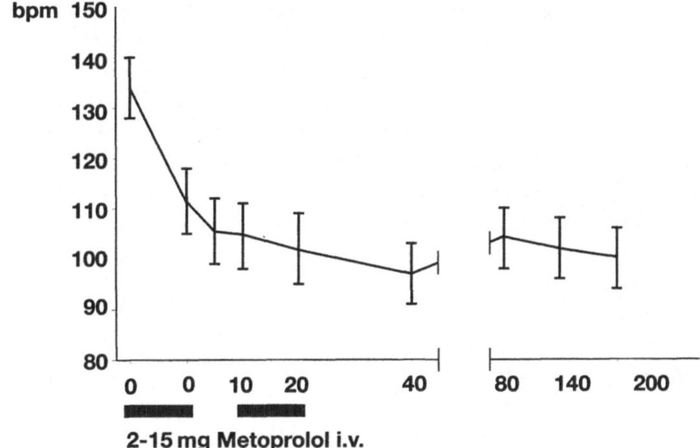

Abb. 2. Effekt von Metoprolol i. v. auf die Herzfrequenz bei Vorhofflimmern im zeitlichen Verlauf nach der Injektion (n = 16) (Mod. nach Amsterdam et al. 1991 [2])

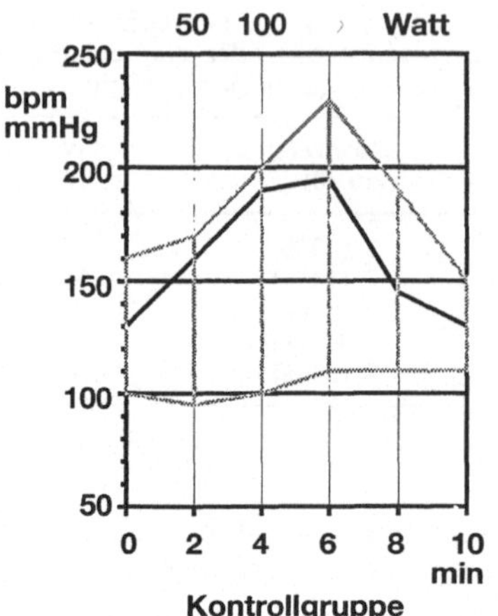
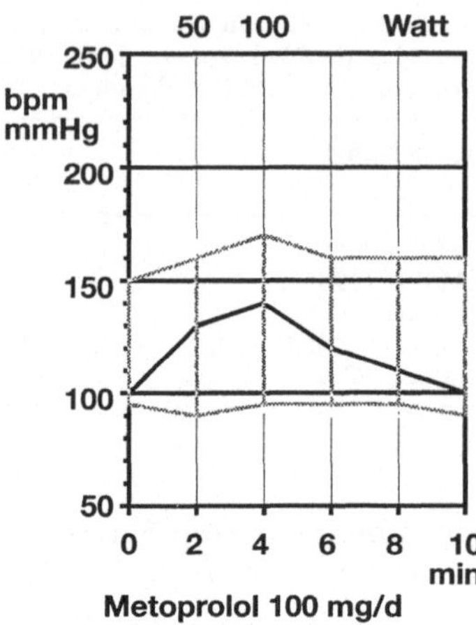

Abb. 3. Verhalten der Herzfrequenz (durchgezogene Linie) und des Blutdrucks (gestrichelte Linie) bei einem Patienten mit isoliertem Vorhofflimmern. Trotz signifikanter Senkung von Blutdruck und Herzfrequenz wird keine höhere Leistung erreicht

Naturgemäß ist die Frequenzwirkung der β-Blocker besonders ausgeprägt bei erhöhtem Sympathikotonus. Entsprechend ist der Effekt tagsüber stärker ausgeprägt als in der Nacht [20, 27, 43]. Außerdem ist die β-Blockade besonders wirksam in der Senkung der Belastungsfrequenz [3, 8, 25, 43]. Allerdings geht dieser Frequenzeffekt keineswegs auch immer mit einer Steigerung der Leistungsfähigkeit einher. Meist bleibt die maximale Leistung unbeeinflußt (Abb. 3). In Abhängigkeit von der Ausgangssituation kann es sogar zu einer deutlichen Abnahme der kardialen Leistungsfähigkeit kommen [3, 25]. Am ehesten ist noch ein günstiger Effekt bei Patienten mit Mitralstenose zu erwarten, da sie auf eine lange Diastole besonders angewiesen sind [1]. Als Ursache für dieses primär überraschende Ergebnis kommen verschiedene Faktoren in Frage: Gerade der Patient mit Vorhofflimmern ist auf die Frequenzsteigerung unter Belastung angewiesen, um hierdurch das reduzierte Schlagvolumen beim Fehlen der Vorhofkontraktion zu kompensieren. Durch eine ausgeprägte Reduzierung der Belastungsfrequenz wird dieser Kompensationsmechanismus blockiert [3]. Als weiterer Faktor muß neben dem negativ inotropen Effekt der β-Blocker die zumindestens unter akuter Applikation beobachtete Zunahme des peripheren Widerstandes diskutiert werden. Allerdings zeigt sich auch nach Gabe eines β-Blockers mit zusätzlichen vasodilatatorischen Eigenschaften keine signifikante Steigerung der maximalen Leistungsfähigkeit [43]. Unabhängig von den hämodynamischen Effekten können auch noch andere Faktoren wie die Beeinflussung der Glukoseutilisation für die Limitierung der körperlichen Leistungsfähigkeit mitverantwortlich sein.

Ein bisher ungelöstes Problem ist die prophylaktische Therapie bei intermittierendem Vorhofflimmern oder nach elektrischer bzw. medikamentöser Kardioversion. Dies gilt auch für die Behandlung mit β-Blockern. In elektrophysiologischen Untersuchungen wurde bei einer kleinen Zahl von Patienten mit intermittierendem Vorhofflimmern die atriale „Vulnerabilität" vor und nach intravenöser Applikation eines β-Blockers getestet. Hierbei konnte entweder kein Effekt auf die Induktion von Vorhofflimmern nachgewiesen werden [5], oder die Auslösung wurde sogar erleichtert [29]. Allerdings liegen keine Untersuchungen über den prädiktiven Wert dieses Testverfahrens im Hinblick auf das Ergebnis einer oralen Langzeittherapie vor.

Kontrollierte klinische Studien zur Rezidivprophylaxe bei Vorhofflimmern gibt es bisher nur mit Sotalol. In diesen Untersuchungen bei Patienten mit Vorhofflimmern, die nach Kardioversion mit Sotalol behandelt wurden, ergab sich nach 3–6 Monaten eine Rezidivfreiheit in 46–68% der Fälle [10, 19, 22, 31]. In einer Vergleichsstudie mit Chinidin wurde Sotalol in 2 verschiedenen Dosierungen getestet [22]. Hierbei erwies sich Sotalol in der niedrigen Dosierung effektiver als Chinidin, nicht aber in der hohen Dosierung. Dieses Ergebnis könnte dafür sprechen, daß die β-Blockade für die antiarrhythmische Wirksamkeit wesentlich verantwortlich ist, da bei höherer Dosierung eine Zunahme des Klasse-III-Effektes bei gleichbleibender β-Blockade zu erwarten ist. In die gleiche Richtung weist das Ergebnis einer Vergleichsuntersuchung zwischen dem razemischen dl-Sotalol und d-Sotalol, das praktisch nur einen Klasse-III-Effekt aufweist. Hier war das β-blockierende Razemat eindeutig effektiver in der Rezidivprophylaxe von Vorhofflimmern [13]. Möglicherweise ist bei dieser Substanz auch ein bestimmtes Verhältnis zwischen β-Blockade und Klasse-III-Effekt für die antiarrhythmische Wirkung von Bedeutung. Diese Fragestellung ist von großer klinischer Relevanz, da, gleiche Effektivität vorausgesetzt, ein reiner β-Blocker nicht mit den potentiellen Nebenwirkungen der Klasse-III-Substanzen belastet ist. In einer klinischen Cross-over-Studie zwischen Sotalol und Atenolol bei einem relativ kleinen Patientenkollektiv erwies sich Sotalol in der antiarrhythmischen Wirksamkeit zur Rezidivprophylaxe von Vorhofflimmern als überlegen [36]. Allerdings fehlen größere kontrollierte Langzeituntersuchungen zur Rezidivprophylaxe bei Vorhofflimmern mit „reinen" β-Blockern. Eine endgültige Aussage zu dieser Fragestellung ist daher z. Zt. nicht möglich. In einer Pilotstudie der

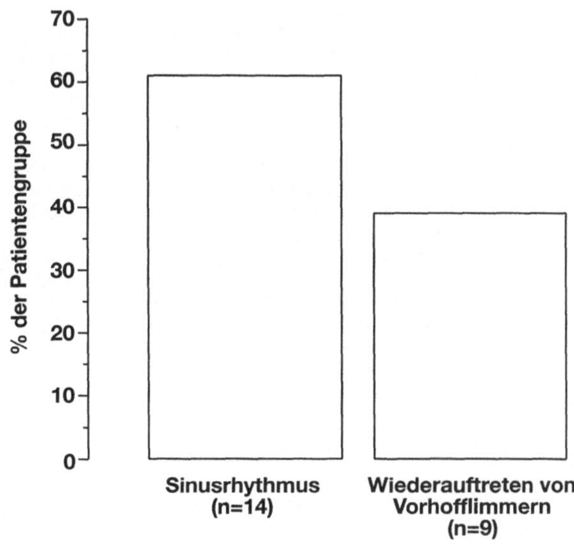

Abb. 4. Ergebnis einer Pilotstudie mit oraler Metoprololtherapie bei Patienten nach elektrischer Kardioversion aufgrund von Vorhofflimmern. Die Säulen geben die jeweilige Patientengruppe an, die nach 3 Monaten noch Sinusrhythmus aufweist bzw. ein Rezidiv erlitten hat

Autoren an wenigen Patienten zeigte Metoprolol eine Effektivität in der Rezidiv-prophylaxe, die in der Größenordnung der bisher getesteten Klasse-II-Substanzen bzw. von Sotalol liegt (Abb. 4). Das Ergebnis einer entsprechenden prospektiven plazebokontrollierten Langzeitstudie ist Ende des Jahres zu erwarten.

Insgesamt zeigen β-Blocker bei AV-Knoten-Tachykardien eine deutlich höhere therapeutische Effektivität als bei Vorhofflimmern. Dies gilt sowohl für die akute Konversion zum Sinusrhythmus während der Tachykardie als auch für die Rezidivprophylaxe. Dennoch ist ein Versuch mit einem β-Blocker gerechtfertigt, bevor man andere Antiarrhythmika mit potentiell bedeutsameren Nebenwirkungen einsetzt.

Literatur

1. Ahuja RC, Sinja N, Saran RK, Jain AK, Hasan M (1989) Digoxin or verapamil or metoprolol for heart rate control in patients with mitral stenosis – a randomised cross-over study. Int J Cardiol 25: 325–332
2. Amsterdam EA, Kulcyski J, Ridgeway MG (1991) Efficacy of cardioselective beta-adrenergic blockade with intravenously administered metoprolol in the treatment of supraventricular tachyarrhythmias. J Clin Pharmacol 31: 614–718
3. Atwood JE, Sullivan M, Forbes S, Myers J, Pewen W, Olson HG, Froelicher VF (1987) Effect of beta-adrenergic blockade on exercise performance in patients with chronic atrial fibrillation. J Am Coll Cardiol 10: 314–320
4. Bauernfeind RA, Wandham Ch, Dhingra RC, Swiryn SP, Palileo E, Strasberg B, Rosen KM (1980) Serial electrophysiologic testing of multiple drugs in patients with atrioventricular nodal reentrant paroxysmal tachycardia. Circulation 62: 1341–1349
5. Bauernfeind RA, Swiryn SP, Strasberg B, Palileo E, Scagliotti D, Rosen KM (1982) Electrophysiologic drug testing in prophylaxis of sporadic paroxysmal atrial fibrillation: Technique, application, and efficacy in severely symptomatic preexcitation patients. Am Heart J 103: 941–949
6. Berkowitz WD, Wit AL, Lau SH, Steiner C, Damato AN (1969) The effects of propranolol on cardiac conduction. Circulation 40: 855–862
7. Borggrefe M, Breithardt G (1985) Elektrophysiologische Wirkung von Sotalol bei supraventrikulären Tachykardien. Z Kardiol 74: 506–511
8. Brodsky M, Saini R, Bellinger R, Zoble R, Weiss R, Powers L (1994) Comparative effects of the combination of digoxin and dl-sotalol therapy versus digoxin monotherapy for control of ventricular response in chronic atrial fibrillation. Am Heart J 127: 572–577
9. Byrd RC, Sung RJ, Marks J, Parmley WW (1984) Safety and efficacy of esmolol (ASL-8052: An ultrashort-acting beta-adrenergic blocking agent) for control of ventricular rate in supraventricular tachycardias. J Am Coll Cardiol 3: 394–399
10. Camm AJ, Paul VC (1990) Sotalol for paroxysmal supraventricular tachycardias. Am J Cardiol 65: 67A–73A
11. Chang MS, Sung RJ, Tai TY, Lin SL, Liu PH, Chiang BN (1983) Nadolol and supraventricular tachycardia: An electrophysiologic study. J Am Coll Cardiol 2: 894–903
12. Di Biase M, Brindincci G, Rizzon P (1977) Effects of prindolol on impulse formation and conduction in man. J Electrocardiol 10: 45–50
13. Edvardsson N, Hiukuri H, Kennebäck G (1996) Antiarrhythmic efficacy by a class III agent with and without betablockade in chronic atrial fibrillation – A double-blind randomized comparison of dl-sotalol, d-sotalol and placebo. J Am Coll Cardiol 27 (suppl A): 46A
14. Esmolol Multicenter Study Research Group (1985) Efficacy and safety of esmolol vs propranolol in the treatment of supraventricular tachyarrhythmias: A multicenter double-blind clinical trial. Am Heart J 110: 913
15. Esmolol Research Group (1986) Intravenous esmolol for the treatment of supraventricular tachyarrhythmia: Results of a multicenter, baseline-controlled safety and efficacy study in 160 patients. Am Heart J 112: 498
16. Gibson D, Sowton E (1969) The use of beta-adrenergic receptor blocking drugs in dysrhythmias. Prog Cardiovasc Dis 12: 16–39
17. Gmeiner R, Keung NC (1982) Metoprolol in the treatment and prophylaxis of paroxysmal reentrant supraventricular tachycardia. J Cardiovasc Pharmacol 4: 5–13

18. Halinen MO, Huttunen M, Paakkinen S, Tarssanen L (1995) Comparison of sotalol with digoxin-quinidine for conversion of acute atrial fibrillation to sinus rhythm (the sotalol-digoxin-quinidine trial). Am J Cardiol 76: 495–498
19. Hohnloser SH, Van de Loo A, Baedeker F (1995) Efficacy and proarrhythmic hazards of pharmacologic cardioversion of atrial fibrillation: Prospective comparison of sotalol versus quinidine. J Am Coll Cardiol 26: 852–858
20. James MA, Channer KS, Papouchado M, Rees JR (1989) Improved control of atrial fibrillation with combined pindolol and digoxin therapy. Eur Heart J 10: 83–90
21. Jordaens L, Gorgels A, Stroobandt R, Temmerman J (1991) Efficacy and safety of intravenous sotalol for termination of paroxysmal supraventricular tachycardia. Am J Cardiol 68: 35–40
22. Juul-Möller S, Edvardsson N, Rehnqvist-Ahlberg N (1990) Sotalol versus quinidine for the maintenance of sinus rhythm after direct current conversion of atrial fibrillation. Circulation 82: 1932–1939
23. Kühlkamp V, Ickrath O, Haasis R, Seipel L (1988) Elektrophysiologische Effekte von Betaxolol auf Leitungseigenschaften der antegraden und retograden Bahn bei Patienten mit typischer AV-Knoten-Reentrytachykardie nach intravenöser und oraler Gabe. Z Kardiol 77: 527–533
24. Leclercq JF, Rosengarten, Kural S, Attuel P, Coumel PH (1981) Effects of intrinsic sympathetic activity of beta-blockers on SA and AV nodes in man. Europ J Cardiol 12: 367–375
25. Maier WD, Neuss H, Bilgin Y, Gigler G, Thormann J, Schlepper M (1983) Beeinflussung der Hämodynamik bei tachykardem Vorhofflimmern durch Metoprolol und Verapamil. Z Kardiol 72: 465–470
26. Marchlinski FE, Buxton AE, Waxman HL, Josephson ME (1984) Electrophysiologic effects of intravenous metoprolol. Am Heart J 107: 1125
27. Mitrovic V, Neuss H, Buss J, Warmann I, Horn HG (1981) Senkung der Herzfrequenz bei chronischem Vorhofflimmern durch Betarezeptoren-Blockade. Herz-Kreisl 10: 493–497
28. Platia EV, Michelson EL, Porterfield JK, Das G (1989) Esmolol versus verapamil in the acute treatment of atrial fibrillation or atrial flutter. Am J Cardiol. 63: 925–929
29. Rasmussen K, Andersen K, Wang H (1982) Atrial fibrillation induced by atenolol. Eur Heart J 3: 276–281
30. Rehnqvist N (1981) Clinical experience with intravenous metoprolol in supraventricular tachyarrhythmias. A multicenter study. Ann Clin Res 13 (suppl 30): 68–72
31. Reimold SC, Cantillon CO, Friedman PL, Antman EM (1993) Propafenone versus sotalol for suppression of recurrent symptomatic atrial fibrillation. Am J Cardiol 71: 558–563
32. Rizos I, Senges J, Jauernig R, Lengfelder W, Czygan E, Brachmann J, Kübler W (1984) Differential effects of sotalol and metoprolol on induction of paroxysmal supraventricular tachycardia. Am J Cardiol 53: 1022–1027
33. Rizzon P, Di Biase M, Chiddo A, Mastrangelo D, Sorgente L (1978) Electrophysiological properties of intravenous metoprolol in man. Br Heart J 40: 650–655
34. Ruskin JN, Caracta AR, Akhtar M, Batsford WP, Damato AN (1975) Electrophysiologic effects of tolamolol on atrioventricular conduction in man. Am Heart J 90: 755–766
35. Saksena S, Klein GJ, Kowey PR et al. (1987) Electrophysiologic effects, clinical efficacy and safety of intravenous and oral Nadolol in refractory supraventricular tachyarrhythmias. Am J Cardiol 59: 307–312
36. Schoffield PM, Bennett DH (1987) A Comparison of atenolol and sotalol in the treatment of patients with paroxysmal supraventricular tachycardia. J Am Coll Cardiol 9: 247A
37. Schwartz M, Michelson E, Sawin HS, MacVaugh H (1993) Esmolol: Safety and efficacy in postoperative cardiothoracic patients with supraventricular tachyarrhythmias. Chest 4: 705–711
38. Seides SF, Josephson ME, Batsford WP, Weisfogel GM, Lau SH, Damato AN (1974) The electrophysiology of propranolol in man. Am Heart J 88: 733–741
39. Seipel L, Breithardt G, Döhring HP (1977) Die Wirkung von Atenolol auf den Sinusknoten und die intrakardiale Erregungsleitung beim Menschen im Vergleich zu Propranolol, Z Kardiol 66: 719–725
40. Stroobandt R, Kesteloot H (1981) Intravenous metoprolol for the treatment of acute supraventricular tachyarrhythmias. Acta Cardiol 36: 155–165
41. Teo KK, Harte M, Horgan JH (1985) Sotalol infusions in the treatment of supraventricular tachyarrhythmias. Chest 87: 113–118
42. Thormann J, Schwarz F, Zimmermann H (1975) Effects of practolol on A-Vconduction during atrial stimulation in 50 patients with and without coronary heart disease. Basic Res Cardiol 70: 299–306
43. Wong CK, Lau CP, Leung WH, Cheng CH (1990) Usefulness of labetalol in chronic atrial fibrillation. Am J Cardiol 66: 1212–1215

44. Wu D, Denes P, Dhingra R, Khan A, Rosen KM (1974) The effects of propranolol on induction of A-V nodal reentrant paroxysmal tachycardia. Circulation 50: 665–677
45. Yahalom J, Klein HO, Kaplinsky E (1977) Beta-adrenergic blockade as adjunctive oral therapy in patients with chronic atrial fibrillation. Chest 71: 592–596
46. Zoble RG, Brewington J, Olukotun AY, Gore R (1987) Comparative effects of nadolol-digoxin combination therapy and digoxin monotherapy for chronic atrial fibrillation. Am J Cardiol 60: 39D–45D

Vergleich einer elektrophysiologisch geleiteten antiarrhythmischen Therapie mit einer empirischen Metoprololgabe bei Patienten mit anhaltenden ventrikulären Tachyarrhythmien

D. Andresen, G. Steinbeck

Der plötzliche Herztod ist eine der häufigsten Todesursachen überhaupt. In den USA sterben pro Jahr ca. 250000 Personen plötzlich, und für Deutschland wird – hochgerechnet aus einer Regionalstatistik – die Häufigkeit mit ca. 90000 angegeben [1]. Wenn auch andere Erkrankungen wie z. B. Herzbeuteltamponade oder Lungenembolie für den akuten Herztod mitverantwortlich gemacht werden können, so ist die häufigste Ursache jedoch eine akute Herzrhythmusstörung (vornehmlich Kammerflimmern).

Eine prophylaktische antiarrhythmische Therapie zumindest mit Klasse I-Antiarrhythmika erscheint wenig erfolgversprechend, sofern diese empirisch, also ohne Kontrolle eines Therapieerfolges durchgeführt wird. So betrug die Sterblichkeit eines von Mossvi et al. [5] behandelten Kollektives von Patienten mit lebensbedrohlichen Kammerarrhythmien 31%, wenn die Patienten mit Chinidin behandelt wurden, dagegen nur 11%, wenn die Patienten unbehandelt blieben.

Diese bei einer ungezielten antiarrhythmischen Therapie beobachtete ungünstige Prognose läßt sich zumindest teilweise durch proarrhythmische Effekte der Antiarrhythmika erklären, die bei einer unkontrollierten Therapie nicht erkannt werden. Vielversprechender wäre daher eine erfolgskontrollierte antiarrhythmische Therapie, wobei einerseits die günstigen Effekte des Antiarrhythmikums besser vorhersagbar sind sowie andererseits mögliche negative (proarrhythmische) Einflüsse rechtzeitig erkannt werden könnten. Ein positiver Nettoeffekt wäre die Folge.

Neben dem Langzeit-EKG [3] findet vor allem die programmierte Ventrikelstimulation im Rahmen der antiarrhythmischen Therapiekontrolle Anwendung. So konnte in mehreren Untersuchungen gezeigt werden, daß Patienten, bei denen unter einem Antiarrhythmikum keine Tachyarrhythmie mehr induzierbar war, einen günstigeren Verlauf hatten als Patienten, die weiterhin auslösbar waren [2,4,6,7,8]. Diese Studien waren jedoch retrospektiv, und es gab darüber hinaus kein Kontrollkollektiv.

Wir sind daher in einer prospektiven Untersuchung bei einem Kollektiv mit symptomatischen ventrikulären Tachyarrhythmien der Frage nachgegangen, ob (1) durch eine erfolgskontrollierte antiarrhythmische Therapie mit Klasse I- bzw. III-Antiarrhythmika die Prognose von Patienten mit malignen ventrikulären Tachyarrhythmien verbessert werden kann und (2) mit Hilfe eines vorher festgelegten standardisierten Protokolls ähnlich wie in den retrospektiven Studien eine Vorhersage bei Patienten mit günstigem und ungünstigem klinischen Verlauf möglich ist.

Methodik

Untersucht wurden 170 (132 Männer, 38 Frauen) Patienten mit lebensbedrohlichen ventrikulären Tachyarrhythmien. 25 Patienten hatten eine symptomatische anhaltende Kammertachykardie, 49 Patienten waren von einem Herz-Kreislauf-Stillstand infolge primären Kammerflimmerns wiederbelebt worden, und bei 36 Patienten war es zu einer Synkope im Rahmen einer vermuteten ventrikulären Tachyarrhythmie gekommen.

Studienprotokoll

Bei allen Patienten wurde nach Absetzen etwaiger Antiarrhythmika eine Basisstimulation mit folgendem Protokoll durchgeführt:

Stimulation in der rechten Herzspitze und dem Ausflußtrakt mit vorzeitigen Einzel- und Doppelstimuli bei Sinusrhythmus sowie bei ventrikulärem Rhythmus mit Intervallen von 600, 500, 400 und 330 ms. Nach Maßgabe des Ergebnisses der Basisstimulation wurden die Patienten in induzierbare und nichtinduzierbare eingeteilt (Abb. 1). Bei Patienten mit symptomatischen ventrikulären Tachykardien galt als induzierbar, wenn sich eine anhaltende ($\geq$30 s) Kammertachykardie auslösen ließ. Bei Patienten mit Synkopen bzw. dokumentiertem Kammerflimmern galt als induzierbar, wenn eine nichtanhaltende ventrikuläre Tachykardie ($>$20 Schläge) bzw. Kammerflimmern ausgelöst wurde. Beide Gruppen, sowohl die nichtinduzierbaren als auch die induzierbaren Patienten, wurden im folgenden empirisch mit Metoprolol (2mal 25–100 mg/die) behandelt. Die induzierbaren Patienten wurden darüber hinaus randomisiert in eine Gruppe, die zusätzlich mit Klasse-I/III-Antiarrhythmika ausgetestet wurde, und die andere, die ausschließlich empirisch mit Metoprolol behandelt wurde (Abb. 1).

Abb. 1. Studienprotokoll und Randomisierungsschema. Alle Patienten, auch diejenigen, die mit Klasse-I/III ausgetestet wurden, wurden empirisch zusätzlich mit Metoprolol (2mal 25–100 mg/die) behandelt. Nur Patienten, die Amiodaron oder Sotalol erhielten, blieben ohne β-Blocker (*VT* = anhaltende symptomatische ventrikuläre Tachykardie, *VF* = Kammerflimmern, *PVS* = programmierte Ventrikelstimulation, *AA* = Antiarrhythmikum)

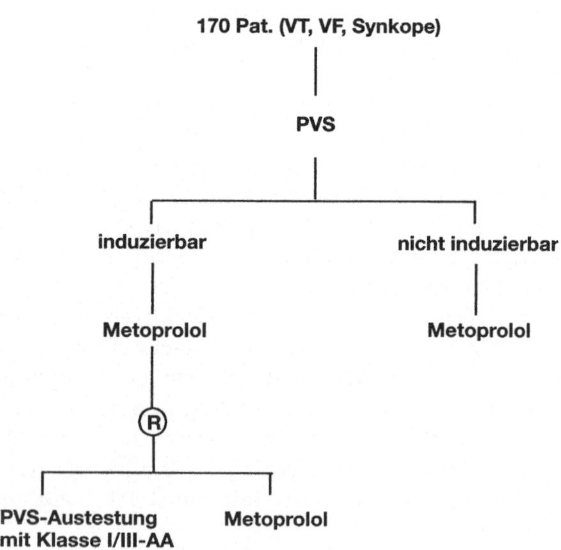

Tabelle 1. Klinische Befunde bei 170 Patienten mit malignen ventrikulären Tachyarrhythmien in Abhängigkeit vom Befund der programmierten Ventrikelstimulation

Variable	Arrhythmie induzierbar, serielle Testung n = 61	Arrhythmie induzierbar, Metoprolol n = 54	Arrhythmie nicht induzierbar, Metoprolol n = 55
Alter (Jahre)	57±12	57±14	53±13
Geschlecht (M/F)	47/14	44/10	41/14
klinische Arrhythmie			
ventrikuläre Tachykardie [n (%)]	37 (61)	33 (61)	15 (27)
Kammerflimmern [n (%)]	16 (26)	12 (22)	21 (38)
koronare Herzkrankheit [n (%)]	43 (70)	37 (69)	30 (55)
LV-Ejektionsfraktion (%)	42±15	43±15	52±16
>20 VES/h im LEG [n (%)]	46 (75)	41 (76)	28 (51)

M = Männer, F = Frauen, VES/h = ventrikuläre Extrasystolen/h, LEG = 24 h-Langzeit-EKG

Ergebnisse

Mittels programmierter Ventrikelstimulation waren 115/170 (67%) Patienten induzierbar. 61 wurden einer seriellen Austestung unterzogen, die anderen 54 erhielten empirisch Metoprolol. Die klinischen Charakteristika der 3 Gruppen sind in Tabelle 1 dargestellt.

Von den 61 Patienten, die einer seriellen Austestung unterzogen wurden, ließen sich 29 (48%) einstellen. D. h., unter dem Antiarrhythmikum waren keine Tachyarrhythmien mehr induzierbar.

Nachbeobachtung

Während der mittleren Nachbeobachtungszeit von 23±17 Monaten erlitten 27 Patienten einen plötzlichen Herztod, 44 weitere Patienten ein Arrhythmierezidiv. Die klinischen Verläufe der einzelnen Untergruppen sind in Tabelle 2 und die kumulativen Ereignisraten in Abb. 2 und 3 dargestellt.

Tabelle 2. Klinischer Verlauf von Patienten mit malignen ventrikulären Tachyarrhythmien in Abhängigkeit vom Stimulationsbefund und der antiarrhythmischen Therapie

	Arrhythmierezidiv/ plötzlicher Herztod		plötzlicher Herztod	
	n	[%]	n	[%]
Induzierbar, serielle Testung (n = 61)	27	44	13	21
induzierbar, einstellbar (n = 29)	6	21	3	10
induzierbar, nicht einstellbar (n = 32)	21	66	10	31
induzierbar, Metoprolol (n = 54)	28	52	8	15

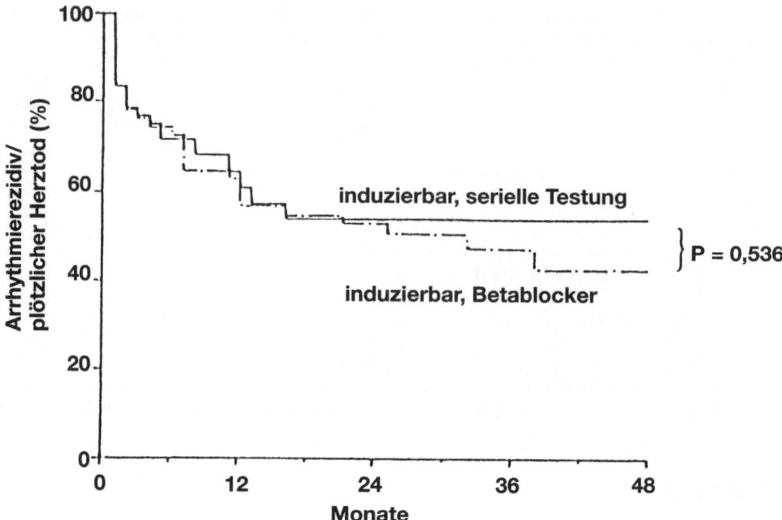

Abb. 2. Klinischer Verlauf von Patienten mit malignen ventrikulären Tachyarrhythmien in Abhängigkeit von der antiarrhythmischen Therapie (serielle Testung vs. empirische β-Blockergabe)

Aus Tabelle 2 wird deutlich, daß zwar die programmierte Ventrikelstimulation in der Lage ist, die Prognose der seriell ausgetesteten Patienten vorherzusagen und eine klare Trennung in ein Kollektiv mit vergleichsweise guter Prognose (einstellbar) und ein Kollektiv mit ungünstiger Prognose (nicht einstellbar) vorzunehmen. Abbildung 2 zeigt jedoch, daß die Prognose des Gesamtkollektivs, das ausgetestet wurde, sich nicht unterscheidet von der Prognose des Kollektivs, das lediglich mit Metoprolol behandelt wurde.

Diskussion

Die programmierte Ventrikelstimulation erlaubt uneingeschränkt eine klare Trennung in Patienten mit vergleichsweise guter und solche mit ungünstiger Prognose. Damit hat unsere Untersuchung erstmals bewiesen, was in mehreren retrospektiven Studien bereits vermutet wurde [2,4,6,7,8]: Sind Patienten unter einem antiarrhythmischen Regime nicht mehr induzierbar, haben sie einen deutlich günstigeren Verlauf als diejenigen, bei denen sich kein antiarrhythmisches Regime finden läßt, das die Rhythmusstörungen unterdrückt (Abb. 3).

Dieses Ergebnis läßt allerdings nicht den Schluß zu, daß es das Antiarrhythmikum ist, das die Prognose der einstellbaren Patienten verbessert. Es läßt aber ebenso nicht den Schluß zu, daß es das Antiarryhthmikum ist, das bei den nichteinstellbaren Patienten die Prognose verschlechtert. Ebenso könnte nämlich die programmierte Ventrikelstimulation lediglich eine Trennung vornehmen in solche Patienten, die ohnehin eine bessere bzw. eine schlechtere Prognose haben, unabhängig von der antiarrhythmischen Therapie. Der Einfluß der Antiarrhyth-

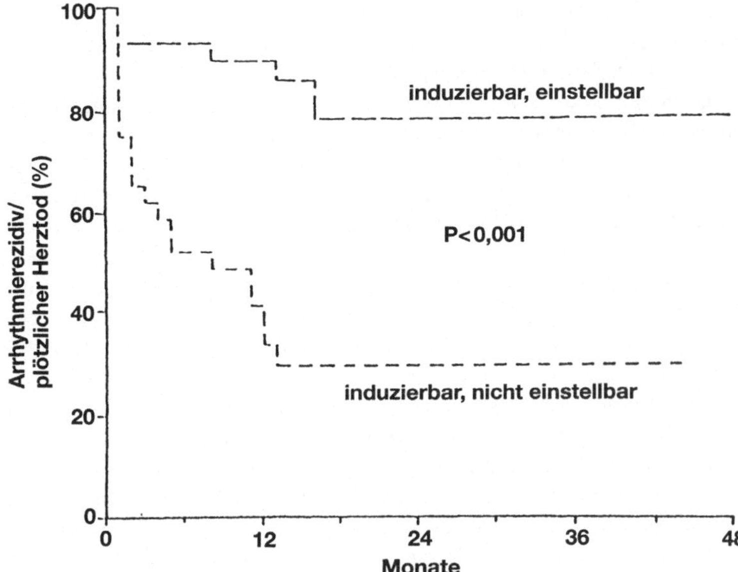

Abb. 3. Klinischer Verlauf von Patienten mit malignen ventrikulären Tachyarrhythmien in Abhängigkeit vom Befund der programmierten Ventrikelstimulation unter antiarrhythmischer Therapie mit Klasse-I/III-Antiarrhythmika (einstellbar vs. nichteinstellbar)

mika auf den Verlauf dieser Patienten ließe sich nur dadurch prüfen, daß nach der Austestung jeweils 50% der Patienten das Antiarrhythmikum, auf das sie eingestellt wurden, wieder wegließen.

Abbildung 2 macht deutlich, daß bezogen auf die Prognose des Gesamtkollektivs (einstellbare plus nicht einstellbare Patienten) kein signifikanter Unterschied besteht zwischen denjenigen, die mit Klasse-I/III-Antiarrhythmika, und denjenigen, die lediglich empirisch mit Metoprolol behandelt wurden.

Konkrete Rückschlüsse auf die Effekte von Klasse-I/III-Antiarrhythmika bei Patienten mit malignen ventrikulären Tachyarrhythmien läßt diese Studie natürlich nicht zu, da unser Vergleichskollektiv nicht komplett unbehandelt blieb, sondern mit β-Blockern therapiert wurde. Da jedoch β-Blocker bei Postinfarktpatienten nicht nur zur Senkung der Gesamtsterblichkeit, sondern vor allem zur Reduktion des plötzlichen Herztodes führen, kann vermutet werden, daß sich dieser günstige Effekt auch bei Patienten mit malignen ventrikulären Tachyarrhythmien zeigt. Dies umso mehr, als es sich bei den Patienten mit malignen Tachyarrhythmien häufig ja auch um Postinfarktpatienten handelt. Unterstellt man also der Metoprololgabe in unserer Studie einen prognostisch günstigen Effekt, müßte dieser folgerichtig auch auf das mit KlasseI/III-Antiarrhythmika ausgetestete Kollektiv übertragen werden, da beide Gruppen einen vergleichbaren klinischen Verlauf zeigten. Entsprechend könnte man annehmen, daß eine antiarrhythmische Austestung mit Klasse I/III-Antiarrhythmika einer empirischen Therapie, unter der eher ein ungünstiger Verlauf beschrieben wurde, überlegen ist.

Sollen Patienten mit ventrikulären Tachyarrhythmien auch heute noch seriell ausgetestet werden, oder sollen diese Patienten unmittelbar mit einem implantierbaren Defbrillator versorgt werden?

Es liegen zwar bisher keine Ergebnisse von Studien vor, die die Implantation eines Kardioverters/Defibrillators (ICD) bei Patienten mit malignen ventrikulären Tachyarrhythmien als Therapie der Wahl empfehlen. Die hohe Rezidivrate arrhythmogener Ereignisse bei den nicht einstellbaren Patienten hat allerdings die ICD-Implantation bei diesen Hochrisikopatienten zur klinischen Praxis werden lassen. Angesichts der niedrigen perioperativen Sterblichkeit vor allem bei der Implantation von transvenösen Systemen, der geringen Größe und schließlich der extrem niedrigen plötzlichen Todesrate unter einem ICD (ca. 1% pro Jahr) stellt sich die Frage, ob nicht auch die Patienten, die mit einem Antiarrhythmikum einstellbar sind, aber immer noch eine relativ hohe Rate an plötzlichem Herztod haben (ca. 15% in 2 Jahren), mit einem ICD versorgt werden sollten. Und wenn dies so wäre, hätte dann nicht die programmierte Ventrikelstimulation ihre klinische Bedeutung verloren?

Die Antwort auf diese Frage läßt sich aus der derzeitigen wissenschaftlichen Datenlage nicht ableiten. Es werden dazu jedoch z. Z. einige Studien durchgeführt, deren Ergebnisse dringend erwartet werden. Danach wird nicht nur die Rolle der β-Blocker im Vergleich zu anderen Antiarrhythmika neu zu bestimmen sein. Vor allem aber wird der klinische Wert der programmierten Ventrikelstimulation als Instrument zur Risikostratifikation neu definiert werden müssen.

Literatur

1. Andresen D, Behrens S, Arnzt R, Brüggemann T (1993) Prävention des plötzlichen (rhythmusbedingten) Herztodes. Internist 34: 423–435
2. Horowitz LN, Josephson ME, Farshidi A, Spielmann SR, Michelson EL, Greenspan AM (1978) Recurrent sustained ventricular tachycardia. 3 role of the electrophysiologic study in selection of antiarrhythmic regiments. Circulation 58: 986–997
3. Mason JM for the electrophysiologic study versus electrocardiographic monitoring investigators (1993) A comparison of electrophysiologic testing with Holter monitoring to predict antiarrhythmic drug efficacy for ventricular tachyarrhythmias. N Engl J Med 329: 445–451
4. Mason JW, Winkle RA (1978) Electrode-catheder arrhythmia induction in the selection and assessment of antiarrhythmic drug therapy for recurrent ventricular tachycardia. Circulation 58: 971–985
5. Moosvi AR, Goldstein S, Mendorp SV et al. (1990) Effect of empiric antiarrhythmic therapy in resuscitated out-of-hospital cardiac arrest victims with coronary artery disease. J Cardiol 65: 1192–1197
6. Ruskin JN, DiMarco JP, Garan H (1980) Out-of-hospital cardiac arrest: electrophysiologic observations and selection of long-term antiarrhythmic therapy. N Engl J Med 303: 607–613
7. Swerdlow CD, Winkle RA, Mason JW (1983) Determinants of survival in patients with ventricular tachyarrhythmias. N Engl J Med 308: 1436–1442
8. Waller TJ, Kay HR, Spielman SR, Kutalek SP, Greenspan Am, Horowitz LN (1987) Reduction in sudden death and total mortality by antiarrhythmic therapy evaluated by electrophysiologic drug testing: criteria of efficacy in patients with sustained ventricular tachyarrhythmia. J Am Coll Cardiol 10: 83–89

Plötzlicher Herztod und lebensbedrohliche ventrikuläre Tachyarrhythmien. Konventionelle β-Blocker im Vergleich zu Sotalol

K. Seidl, B. Hauer, R. Zahn, J. Senges

In Deutschland sterben jährlich nahezu 150 000 Patienten plötzlich, das entspricht etwa 50 % der kardiovaskulären Mortalität. Der plötzliche Herztod ist die häufigste Todesursache für Männer im Alter von 25 bis 65 Jahren. Für ca. 50 % der Patienten ist der plötzliche Herztod das erste und letzte Symptom ihrer Erkrankung. Bei 95 % derjenigen, die einen plötzlichen Herztod erleiden, liegt eine schwere organische Herzerkrankung zugrunde. Arrhythmogene Ursache für den plötzlichen Herztod ist eine anhaltende Kammerarrhythmie. In 65 % der Fälle handelt es sich primär um Kammerflimmern, bei 10 % ist die erste EKG-Aufzeichnung eine ventrikuläre Tachykardie, und bei 25 % findet sich eine Bradykardie oder Asystolie, wobei es unklar bleibt, ob die Bradykardie oder Asystolie das primäre Ereignis darstellt oder aber Folge lang anhaltenden Kammerflimmerns oder konsekutiver Hypoxie ist [2, 9, 16].

Seit den Ergebnissen der CAST-Studie [4] haben Klasse I-Antiarrhythmika kaum noch eine klinische Bedeutung in der chronischen Behandlung ventrikulärer Tachyarrhythmien von Koronarpatienten. CAST zeigte eindrucksvoll, daß durch die prophylaktische antiarrhythmische Therapie mit Klasse Ic-Substanzen die Gesamtmortalität bei Postinfarktpatienten mit asymptomatischer ventrikulärer Extrasystolie trotz effektiver Unterdrückung der Extrasystolie um das 2,5fache höher lag als in der mit Plazebo behandelten Gruppe. Die Suppression der ventrikulären Extrasystolie ist nicht mit einer Verbesserung der Prognose gleichzusetzen [4].

Bisher konnte nur durch β-Blocker die Prognose von Postinfarktpatienten signifikant verbessert werden. Nahezu alle β-Blocker-Interventionsstudien zeigten sowohl in der Akutphase als auch im Langzeitverlauf, daß die Mortalität, der plötzliche Herztod, die Reinfarktrate, das Auftreten von anhaltenden Kammerarrhythmien und die Inzidenz der Myokardruptur im akuten Infarktstadium reduziert wird [3, 6, 7, 19, 20]. Die Wirkung der β-Blocker beruht vorwiegend auf deren antiischämischen, antithrombotischen und antifibrillatorischen Eigenschaften [1].

Sotalol hat neben seiner β-blockierenden Wirkung zusätzlich ausgeprägte, im Gegensatz zu Amiodaron schnell einsetzende, Klasse III-antiarrhythmische Eigenschaften, die in dieser Kombination bisher einzigartig sind. In mehreren klinischen Untersuchungen konnte für Sotalol eine gute, den Klasse I-Substanzen überlegene antiarrhythmische Wirksamkeit nachgewiesen werden [9, 15]. Inwieweit Sotalol dem konventionellen β-Blocker in der antiarrhythmischen Wirksamkeit überlegen ist, kann nur durch den direkten Vergleich beider Substanzen in äquipotenter Dosierung erbracht werden.

Kammerarrhythmien im Langzeit-EKG

In einer randomisierten doppelblinden plazebokontrollierten Cross-over-Studie bei 36 Postinfarktpatienten mit symptomatischer ventrikulärer Extrasystolie (>720 VES/24 h) wurde von Lengfelder et al. [9] D/L-Sotalol mit Metoprolol bezüglich Suppression der ventrikulären Extrasystolie verglichen. Es erfolgte eine randomisierte Zuteilung von 2mal 80 mg D/L-Sotalol oder 2mal 50 mg Metoprolol täglich (äquipotente Dosen bezüglich der Frequenzsenkung) für die Dauer von 5 Tagen mit anschließendem Cross-over nach 4tägiger Plazebophase. Als Responder wurden Patienten mit einer Reduktion der VES um mehr als 85 % und der Couplets um mehr als 95 % definiert. Die Responderrate bei der Suppression von VES war unter Sotalol mit 13 von 31 Patienten (42 %) signifikant höher als unter Metoprolol mit 6 von 35 Patienten (17 %); die effektive Unterdrückung von Couplets war bei 15 von 21 (71 %) Patienten unter Sotalol und nur bei 10 von 27 (37 %) Patienten unter Metoprolol möglich.

In einer ebenfalls doppelblinden plazebokontrollierten Parallelstudie verglichen Deedwania et al. [5] Sotalol und Propanolol bei 172 Patienten mit symptomatischer ventrikulärer Extrasystolie (>30 VES/h). Bei 56 % der Patienten unter der Therapie mit Sotalol (2mal 80 mg bis 2mal 160 mg) kam es zu einer 75 %-Reduktion der Extrasystolen, dahingegen unter Propanolol nur bei 29 % der Patienten.

Zusammenfassend zeigten beide Studien, daß Sotalol dem konventionellen β-Blocker bezüglich der antiarrhythmischen Wirksamkeit in der Suppression ventrikulärer Arrhythmien bei gleich guter Verträglichkeit überlegen ist. Bereits in niedriger Dosierung unterdrückt Sotalol bei 40 % der Postinfarktpatienten ventrikuläre Arrhythmien. Beide Studien unterstreichen, den Nutzen der Sotaloltherapie bei der Behandlung einer deutlich symptomatischen ventrikulären Extrasystolie. Die Verbesserung der Symptomatik ist jedoch nicht mit einer günstigeren Prognose gleichzusetzen, wie CAST [18] eindeutig zeigte.

Induzierbarkeit von Kammertachykardien bei der elektrophysiologischen Untersuchung mittels programmierter Kammerstimulation

Langzeit-EKG und programmierte ventrikuläre Stimulation erfassen 2 unterschiedliche Mechanismen in der Genese von lebensbedrohlichen Arrhythmien. Im Langzeit-EKG werden die Triggerarrhythmien für anhaltende Kammertachykardien und Kammerflimmern erfaßt. Dazu gehören häufige ventrikuläre Extrasystolen und Salven. Im Gegensatz hierzu erfaßt man mit der programmierten Kammerstimulation das elektrophysiologische arrhythmogene Substrat, z. B. den Reentrykreis der Kammertachykardie [10]. Patienten, bei denen die Kammertachykardie nach Gabe eines Antiarrhythmikums nicht erneut induzierbar ist, haben eine günstigere Prognose im Vergleich zu den Patienten, bei denen die ventrikuläre Kammertachykardie (VT) weiterhin induzierbar ist.

Senges et al. [15] untersuchten die elektrophysiologische Wirksamkeit von Sotalol auf das arrhythmogene Substrat im intraindividuellen Vergleich zu Metoprolol bei 18 Patienten mit anhaltenden Kammerarrhythmien [klinisch dokumentierte Kammerarrhythmie: VT bei 15 Patienten, Kammerflimmern (VF) bei 3 Patienten] mittels programmierter Kammerstimulation. Nach i. v.-Gabe von Sotalol (1,5 mg/kg KG) wurde die erneute Induktion einer anhaltenden Kammerarrhythmie bei 72 % der Patienten verhindert, im Gegensatz zu nur 15 % nach Metoprololgabe (0,15 mg/kg KG). Bei 90 % der Patienten, die unter i. v.-Sotalol supprimierbar waren, war die VT auch nach oraler Gabe von Sotalol nicht mehr auslösbar.

In einem ähnlichen Studiendesign verglichen Steinbeck et al. [17] intraindividuell die Effektivität von Sotalol und Metoprolol nach oraler Gabe mittels programmierter Stimulation bei 16 Postinfarktpatienten mit anhaltenden Kammertachykardien. Sotalol verhinderte die erneute Induktion bei 38 % der Patienten, Metoprolol nur bei 6 % der Patienten.

Beide Studien zeigten eine stärkere akute antiarrhythmische und elektrophysiologische Wirksamkeit von Sotalol im Vergleich zu Metoprolol bei der Suppression induzierter Kammerarrhythmien. Sotalol verhinderte die erneute Induktion einer anhaltenden Kammerarrhythmie bei 40–70 % der Patienten, Metoprolol dahingegen nur bei ca. 6–15 %.

Langzeitverlauf bei Patienten mit klinisch dokumentierter anhaltender Kammerarrhythmie

In der akuten antiarrhythmischen Wirksamkeit ist Sotalol sowohl bei der Suppression ventrikulärer Ektopien (Symptomatik, Triggerarrhythmien) als auch in der Suppression induzierbarer Tachyarrhythmien Metoprolol überlegen. Inwieweit sich dies auch auf den klinischen Langzeitverlauf übertragen läßt, wird im folgenden erläutert.

Steinbeck et al. [18] konnten bei 170 Patienten mit anhaltenden Kammerrhythmien keinen Unterschied hinsichtlich der Prognose bei Patienten nachweisen, die entweder mittels programmierter Kammerstimulation seriell antiarrhythmisch eingestellt oder mit einem konventionellen β-Blocker (Metoprolol) therapiert wurden. Kombinierter Endpunkt war das Auftreten einer anhaltenden Kammerarrhythmie oder plötzlicher Herztod (antiarrhythmische Therapie 46 % vs. β-Blocker 48 %). In der zur Zeit noch laufenden „Cardiac Arrest Study Hamburg" [16] werden Patienten mit primärem Kammerflimmern auf folgende 3 Therapiearme randomisiert: Motoprolol vs. Amiodaron vs. implantierbarer Kardioverter/Defibrillator. Bislang zeigte sich kein signifikanter Unterschied in der Prognose zwischen den 3 Therapiearmen. Der 4. Arm wurde abgebrochen, nachdem unter Propafenon eine erhöhte Sterblichkeit nachweisbar war [16].

In der ESVEM-Studie (The Electrophysiologic Study versus Electrocardiographic Monitoring Trial [10]) wurde die Methode der optimierten antiarrhythmischen Einstellung (serielle Antiarrhythmikaaustestung mittels Kammerstimulation vs. Erfolgskontrolle mittels Langzeit-EKG) in randomisierter Weise untersucht. Nach programmierter Stimulation und serieller Antiarrhythmikaeinstellung wurden 242 Patienten behandelt, 244 Patienten wurden mit dem Langzeit-EKG optimiert antiarrhythmisch eingestellt. Von den 6 eingesetzten

Antiarrhythmika war Sotalol in der akuten antiarrhythmischen Wirksamkeit allen anderen Antiarrhythmika (vorwiegend Klasse I) deutlich überlegen (Suppression unter Sotalol bei 35 % vs. 16 % unter Klasse-I-Antiarrhythmika). Betrachtet man den Langzeitverlauf, so haben Patienten unter Sotalol in jeder Hinsicht eine günstigere Prognose (Rezidivrate, plötzlicher Herztod, kardialer Tod und Gesamtmortalität) als das Vergleichskollektiv unter der Therapie mit Klasse-I-Substanzen. Trotzdem war die Rezidivrate mit 32 %, der plötzliche Herztod mit 11 % und die Gesamtmortalität mit 17 % in 2 Jahren unter Sotalol [10] hoch. Eine Kontrollgruppe, die nur mit einem reinen β-Blocker behandelt wurde, fehlte.

Wir untersuchten in einer prospektiven randomisierten Studie [14] die Häufigkeit von Arrhythmierezidiven über einen Zeitraum von 19 ± 7 Monaten bei 56 Patienten mit einem implantierbaren Kardioverter/Defibrillator in Abhängigkeit der antiarrhythmischen Begleittherapie mit Sotalol oder Metoprolol [14]. Unter Metoprolol kam es seltener zu spontanen Kammertachykardien und Kammerflimmern als unter Sotalol (VT 23 % vs. 44 %; VF 38 % vs. 63 %). Die Gesamtmortalität in der Metoprololgruppe betrug 4 % (1/25 Patienten) gegenüber 13 % in der Sotalolgruppe (4/31 Patienten) (Abb. 1).

In der Arbeit von Antz et al. [2] zeigte sich bei Patienten mit monomorphen Kammertachykardien kein Unterschied im Langzeitverlauf zwischen beiden Substanzen, obwohl unter Sotalol die Induzierbarkeit stärker supprimiert wurde als unter Metoprolol.

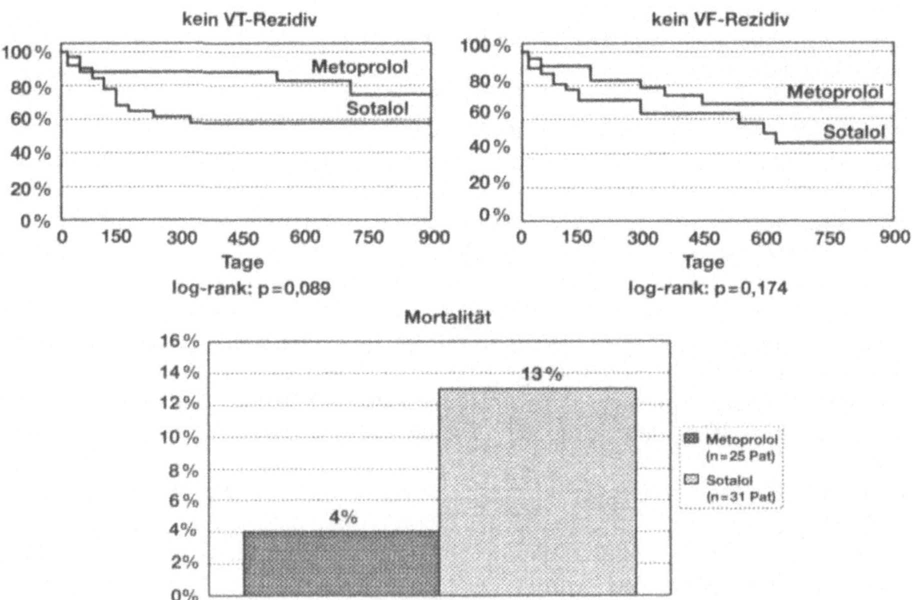

Abb. 1. Metoprolol vs. Sotalol bei Patienten mit lebensbedrohlichen Kammerarrhythmien: Rezidivhäufigkeit und Mortalität (n = 56 Patienten, Nachbeobachtung 19 Monate)

Trotz optimierter antiarrhythmischer medikamentöser Therapie ist die Rezidivrate und die Inzidenz des plötzlichen Herztodes bei Patienten mit bereits klinisch manifester anhaltender VT/VF mit ca. 8–20 % hoch, weswegen heute die Implantation eines Kardioverters/Defibrillators bei diesen Patienten Mittel der Wahl ist (Inzidenz des plötzlichen Herztodes < 1 % [10]). Die Antiarrhythmika- bzw. β-Blocker-Therapie kann bei diesem Patientengut nur als Begleittherapie angesehen werden. Nach den bisher vorliegenden Studienergebnissen scheint aber auch bei dieser Indikation der reine β-Blocker sowohl die Mortalität als auch die Rezidivrate günstiger zu beeinflussen als Sotalol.

Eine eindeutige Aussage zur Prognoseverbesserung bei Patienten mit klinisch dokumentierten anhaltenden Kammertachykardien kann aber nur durch eine prospektive randomisierte Studie nachgewiesen werden. Die Ergebnisse der gerade initiierten VT-MASS-Studie (VT Metoprolol and Sotalol Study unter Schutz eines implantierbaren Kardioverters/Defibrillators) sind abzuwarten.

Langzeitverlauf bei Postinfarktpatienten ohne klinisch dokumentierte Kammerarrhythmie

Bisher konnte nur für die Therapie mit konventionellen β-Blockern eindeutig eine Prognoseverbesserung im Langzeitverlauf bei Postinfarktpatienten ohne klinisch dokumentierte anhaltende Kammerarrhythmien gezeigt werden. Mindestens 26 randomisierte Studien mit insgesamt 24 000 Patienten haben die Langzeitwirkung der verschiedenen β-Blocker bei Postinfarktpatienten untersucht. Zusammengefaßt zeigten diese Untersuchungen eine Reduktion der Mortalität um 22 % in der mit β-Blockern behandelten Gruppe [19] (bei 12 439 Patienten unter β-Blocker-Therapie war die Mortalität 7,4 % vs. 9,5 % bei 11 857 Patienten in der Kontrollgruppe). In einigen Studien wurde versucht, zwischen plötzlichem Herztod (am ehesten arrhythmogen) und nichtplötzlichem Tod zu unterscheiden. Faßt man die gepoolten Daten der vorliegenden Studien zusammen, so zeigt sich eine signifikante Reduktion des plötzlichen Herztodes um 33 % [3, 6, 19, 20].

Dagegen fand sich in der einzigen Postinfarktinterventionsstudie mit D/L-Sotalol von Julian et al. [8] bei 1 456 Patienten kein signifikanter Unterschied bezüglich Gesamtmortalität (Sotalol 7,3 % vs. Plazebo 8,9 %) und plötzlichem Herztod (Sotalol 2,9 % vs. Plazebo 2,4 %). Eine plazebokontrollierte Interventionsstudie (SWORD [2]) bei Postinfarktpatienten mit dem reinen Klasse III-Antiarrhythmikum D-Sotalol ohne zusätzliche β-blockierende Eigenschaften mußte vorzeitig abgebrochen werden auf Grund einer erhöhten Mortalität in der D-Sotalol-Gruppe (D-Sotalol 3,9 % vs. Plazebo 2,5 %). Ursache hierfür ist möglicherweise das Fehlen der β-blockierenden Eigenschaften beim reinen D-Sotalol.

Probleme der Verordnung bei Infarktpatienten

Zur gesicherten präventiven Wirksamkeit der β-Blocker steht die derzeitige Verordnungspraxis in Deutschland in diametralem Gegensatz. Wie die Daten einer großen repräsentativen Erhebung zur Initialtherapie des Herzinfarktes zeigen,

werden β-Blocker im akuten Infarktstadium nur bei 16 % der Patienten eingesetzt
(„Das 60-Minuten-Herzinfarktprojekt") [11, 12]. Selbst bei enger Auslegung der
Kontraindikationen im Sinne einer optimierten Infarkttherapie ist jedoch die
akute β-Blocker-Gabe bei ca. 55 % der Patienten mit einem akuten Herzinfarkt
anwendbar (Tabelle 1). Auch bei dieser aggressiven Strategie bleibt die Häufigkeit
bedeutsamer Komplikationen mit 6 % niedrig [13]. Auch leitet das Akutkranken-
haus im Mittel nur bei etwa 40 % der Postinfarktpatienten bei der Entlassung
eine Sekundärprophylaxe mit β-Blockern ein, während bei optimierter Indikati-
onsstellung dieser Anteil auf 80 % gesteigert werden kann (MITRA-Erhebung
1995, vorläufige Daten). Der potentielle Nutzen der β-Blockade wird also ca.
50 % der Patienten sowohl in der akuten als auch in der chronischen Phase vorenthalten.

Tabelle 1. Real life der initialen Infarkttherapie in Deutschland 1994: „Kann vs Ist", 60-Minuten-Herzinfarktprojekt und MITRA-Studie (16 580 Patienten)

	Kann [%]	Ist [%]
Lyse (Direkt-PTCA)	75	53
ASS	90	80
β-Blocker	55	16
ACE-Hemmer	60	10

Zusammenfassung

Vergleicht man den konventionellen β-Blocker mit Sotalol, so ergeben sich 2 therapeutische Ansatzpunkte mit unterschiedlicher Zielsetzung.

Therapie der Symptomatik

Sotalol ist dem konventionellen β-Blocker bezüglich der reinen antiarrhythmischen und elektrophysiologischen Wirksamkeit (Suppression ventrikulärer Extrasystolen, Couplets, Salven und erneuter Induktion von Kammertachykardien) bei
gleich guter Verträglichkeit deutlich überlegen. Die direkte antiektope Wirkung
der konventionellen β-Blocker ist sicherlich geringer einzuschätzen als die potenteren Klasse I- oder -III-Antiarrhythmika. Mit einer prognostischen Bedeutung
ist die Suppression der Extrasystolie, wie CAST [4] eindrucksvoll zeigte, jedoch
nicht gleichzusetzen.

Prognose

Postinfarktpatienten ohne klinisch dokumentierte VT/VF

Bisher konnte nur durch die Therapie mit konventionellen β-Blockern die Prognose von Postinfarktpatienten ohne klinisch dokumentierte VT/VF eindeutig
verbessert werden. Weder der prophylaktische Einsatz von Sotalol noch von
Klasse I-Antiarrhythmika zeigten einen günstigen Effekt auf den Langzeitverlauf.

Patienten mit klinisch dokumentierten VT/VF

Trotz individuell optimierter antiarrhythmischer Therapie bei Patienten mit bereits klinischer Dokumentation einer anhaltenden Kammerarrhythmie (Reduktion der VES-Häufigkeit, Suppression induzierbarer anhaltender Kammerarrhythmien) liegt die Mortalität und Rezidivrate unter Sotalol im Langzeitverlauf bei ca. 10–20 %. ESVEM konnte aber auch zeigen, daß Sotalol trotz der noch hohen Gesamtmortalität und Rezidivrate eindeutig wirksamer als die ebenfalls verwendeten Klasse-I-Antiarrhythmika ist.

Metoprolol wiederum scheint nach den Ergebnissen der vorliegenden Studien die Langzeitprognose günstiger zu beeinflussen als Sotalol. Der deutliche Nutzen der β-Blocker-Therapie bezüglich Mortalität, plötzlichem Herztod und Wiederauftreten von VT/VF im Langzeitverlauf steht im Gegensatz zu seinen nur mäßigen elektrophysiologischen Eigenschaften.

Literatur

1. Anderson JL, Rodier HE, Green LS (1983) Comparative effects of beta-adrenergic blocking drugs on experimental ventricular fibrillation threshold. Am J Cardiol 51: 1196–1202
2. Antz M, Cappato R, Kuck KH (1995) Metoprolol versus sotalol in the treatment of sustained ventricular tachycardia. J Cardiovasc Pharmacol 26: 627–635
3. β-Blocker Heart Attack Trial Research Group (1982) A randomized trial of propanolol in patients with myocardial infarction: I Mortality results. JAMA 247: 1707–1717
4. Cardiac Arrhythmia Suppression Trial (CAST) Investigators (1989) Preliminary report: effect of encainide and flecainide on mortality in a randomized study of arrhythmia suppression after myocardial infarction. N Engl J Med 321: 406–412
5. Deedwania CP (1991) Effects of conventional β-Blockers in comparison with sotalol. Fundament Clin Cardiol 5: 203–223
6. Hjalmarson A, Elmfeldt D, Herlitz J et al. (1981) Effect on mortality of metoprolol in acute myocardial infarction: a double-blind randomized trial. Lancet 2: 823–827
7. Hjalmarson A, Herlitz J, Holmberg S et al. (1983) The Goteborg Metoprolol Trial: effects on mortality and morbidity in acute myocardial infarction. Circulation 67: 126–132
8. Julian DG, Prescott RJ, Jackson FS, Szekely P (1982) A controlled trial of sotalol for one year after myocardial infarction. Lancet: 1142
9. Lengfelder W, Rappert-Plößer B, Arendts WK, Scherer J, Senges J (1991) Metoprolol vs. Sotalol bei ventrikulären Arrhythmien: Vergleich der Wirksamkeit in niedriger Dosierung. MMW 18: 295–299
10. Mason JW (1993) The ESVEM Investigators. A comparison of seven antiarrhythmic drugs in patients with ventricular tachyarrhythmias. N Engl J Med 329: 452–458
11. Rustige J, Burczyk U, Schiele R, Koch A, Harmjanz D, Senges J (1994) „Das 60-Minuten Herzinfarktprojekt": Wie häufig werden β-Blocker, Acetylsalicylsäure und Nitroglycerin beim akuten Herzinfarkt gegeben? Z Kardiol 83 (Suppl 1): 106
12. Ryden L, Arniego R, Arnmar K et al. (1983) A double-blind trial of metoprolol in acute myocardial infarction: effects on ventricular tachycardia. N Engl J Med 308: 614–618
13. Schuster S, Burczyk U, Wagner S, Senges J (1995) Initialtherapie beim akuten Myokardinfarkt. Wie häufig können adjuvante Therapeutika zur Lyse gegeben werden? Praktikabilität und Sicherheit. Z Kardiol 84 (Suppl 1): 72
14. Seidl K, Hauer B, Schilling I, Senges J (1994) Vergleich zwischen Häufigkeit von Arrhythmierezidiven bei ICD-Patienten in Abhängigkeit der Begleitmedikation: Sotalol vs. Metoprolol. Eur Heart J 3 (suppl 1): 195
15. Senges J, Lengfelder W, Jauernig R et al. (1984) Electrophysiologic testing in assessment of therapy with sotalol for sustained ventricular tachycardia. Circulation 69: 577–584
16. Siebels J, Cappato R, Rüppel R, Schneider MAE, Kuck KH (1993) ICD versus drugs in cardiac arrest survivors: preliminary results of the cardiac arrest study Hamburg. Pacing Clin Electrophysiol 16: 552–558
17. Steinbeck G, Hoffmann E, Bach P, Haberl R (1990) Intraindividual comparison of sotalol and metoprolol in patients with sustained ventricular tachycardia and coronary artery disease. 9th International Congress „The New Frontiers of Arrhythmias"

18. Steinbeck G, Andresen D, Bach P, Haberl R, Oeff M, Hoffmann E, Leitner ER von (1992) A comparison of electrophysiologically guided antiarrhythmic drug therapy with β-Blocker therapy in patients with symptomatic, sustained ventricular tachyarrhythmias. N Engl J Med 14: 987–992
19. Yusuf S, Sleight P, Rossi P (1983) Reduction in infarct size, arrhythmias and chest pain by early intravenous beta blockade in suspected acute myocardial infarction. Circulation 67 (suppl 1): 32–41
20. Yusuf S, Sleight P, Held P, McMahon S (1990) Routine medical management of acute myocardial infarction: lessons from overviews of recent randomized controlled trials. Circulation 82 (suppl 2): 117–134

IV Arterielle Hypertonie

Primärprävention kardiovaskulärer Ereignisse bei Hypertonikern unter besonderer Berücksichtigung des plötzlichen Herztodes

J. Wikstrand

Der vorliegende Artikel behandelt die Primärprävention des plötzlichen Herztodes bei Hypertonikern sowie die kardiovaskulären und renalen Wirkungen einer sehr langfristigen Behandlung der Hypertonie unter spezieller Berücksichtigung von Metoprolol.

Primärprävention der koronaren Herzkrankheit

Das Therapieziel bei Hypertonikern ist die Prävention der hypertoniebedingten Morbidität und Mortalität und eine Blutdruckkontrolle mit möglichst schonenden Methoden [1]. Gepoolte Analysen aller Studien, die mit Thiaziddiuretika bei Hypertonikern durchgeführt wurden, ergaben eine Reduktion des Schlaganfalls um 40 %, jedoch nur eine mäßige, nichtsignifikante Wirkung auf Koronarereignisse mit einer Reduktion um 8–10 % und keinerlei Wirkung auf den plötzlichen Herztod [2,3]. Die fehlende Reduktion des Risikos für koronare Ereignisse ist ein großes Problem, da das Risiko für Koronarereignisse bei der Mehrzahl von Patienten mit Hypertonie wesentlich höher ist als das Schlaganfallrisiko [1,4,5]. Die hohe Mortalität infolge der koronaren Herzkrankheit bei Hypertonikern kann nur dann deutlich reduziert werden, wenn die Behandlung das Risiko für plötzliche Herztodesfälle zu senken vermag [5]. Aus klinischen Studien liegen bisher keine Daten zur Langzeitprognose für die Wirkungen von ACE-Hemmern, Kalziumantagonisten oder α_1-Blockern auf kardiovaskuläre Komplikationen und den plötzlichen Herztod bei Hypertonikern vor [1]. Es gibt eine ganze Reihe möglicher Mechanismen neben der antihypertensiven Wirkung, über die β-Blocker das Risiko für Koronarereignisse bei Hypertonikern reduzieren können. Hierzu gehören antiatherosklerotische, antithrombotische, kardiale antiischämische und antifibrillatorische Wirkungen [2,3]. Der antifibrillatorische Effekt ist von Bedeutung für die Reduktion des Risikos für den plötzlichen Herztod, und aus dem British Medical Research Council Primary Preventive Trial for Mild Hypertension (MRC-Studie) [6] und der MAPHY-Studie [7] wurden positive Daten veröffentlicht.

MRC-Studie

Die MRC-Studie wies auf ein reduziertes Risiko für plötzliche Herztodesfälle unter einer Therapie mit Propranolol hin (Abb. 1) [6].

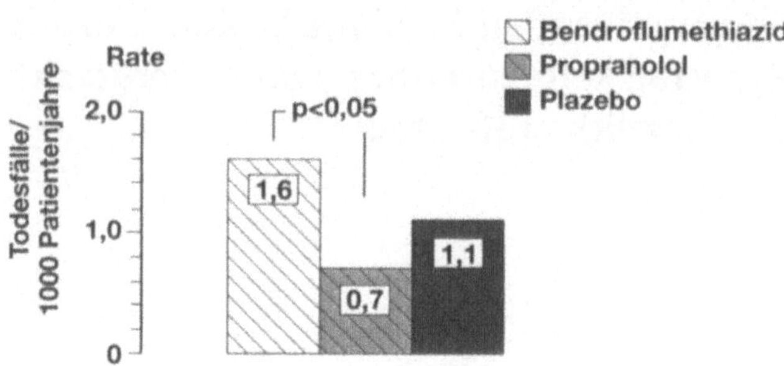

Abb. 1. Darstellung der Inzidenz des plötzlichen Herztodes in den 3 randomisierten Gruppen in der MRC-Studie. (Aus Green 1991 [6])

MAPHY-Studie

Das Hauptziel der MAPHY-Studie, einer Primärpräventionsstudie bei 3 234 männlichen Hypertonikern im Alter von 40 bis 64 Jahren mit unbehandeltem diastolischem Blutdruck über 100 mm Hg, bestand darin, zu untersuchen, ob Metoprolol als Initialtherapie eine bessere Prävention von Koronarereignissen bietet als Thiaziddiuretika [4,7–10]. Die Ergebnisse zeigten, daß die Gesamtmortalität bei den Patienten, die randomisiert der Metoprololtherapie zugewiesen worden waren, niedriger lag als bei den Patienten, die randomisiert Thiaziddiuretika erhielten (p = 0,028) [8]. Die Reduktion des relativen Risikos war unabhängig vom absoluten Risiko und von demographischen Unterschieden [4]. Die Erklärung für das reduzierte Risiko für die Gesamtmortalität war ein reduziertes Risiko für plötzliche kardiovaskuläre Todesfälle (p = 0,017) (Abbildung 2) [7].

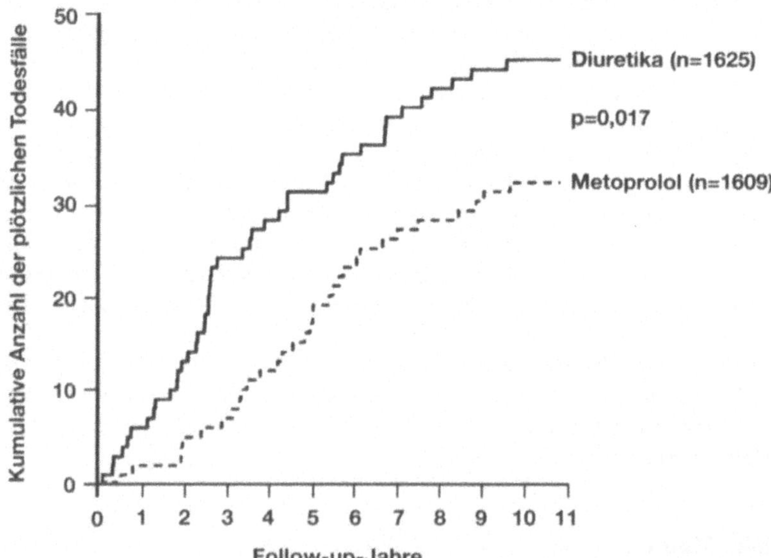

Abb. 2. Kumulative Anzahl plötzlicher kardiovaskulärer Todesfälle in der MAPHY-Studie. Der p-Wert bezieht sich auf den Unterschied der Überlebensrate zwischen den 2 randomisierten Gruppen während der gesamten Studienperiode. (Aus Olsson et al. 1991 [7])

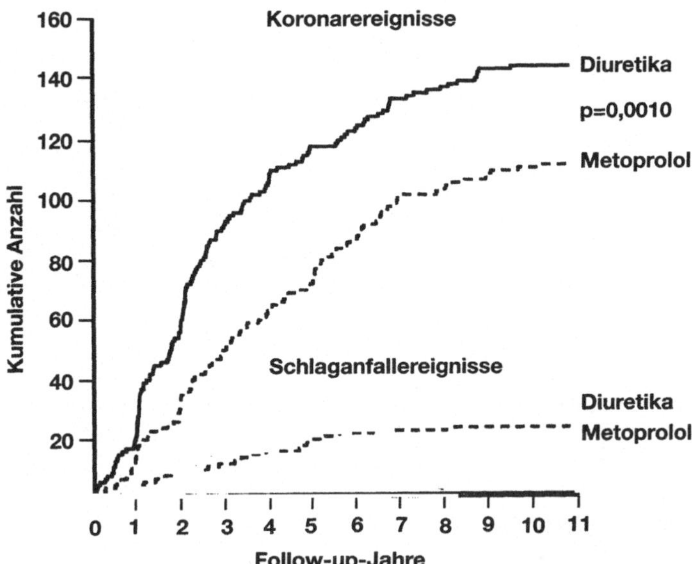

Abb. 3. Kumulative Anzahl für alle ersten gesicherten Koronarereignisse und Schlaganfallereignisse in den 2 randomisierten Gruppen. Der p-Wert bezieht sich auf den Unterschied, der sich bezüglich des Risikos zwischen den beiden randomisierten Gruppen während der gesamten Studienperiode ergab. (Aus Wikstrand et al. 1991 [4])

Die Morbiditätsergebnisse untermauern die aus den Mortalitätsdaten gezogenen Schlüsse [4]. Insgesamt trat bei 255 Patienten ein gesichertes koronares Ereignis auf – plötzlicher Herztod oder tödlicher oder gesicherter nichttödlicher akuter oder stummer (unerkannter) Myokardinfarkt im Verlauf der Studie. Die Inzidenz von Koronarereignissen war während der Verlaufskontrolle von Patienten, die randomisiert der Metoprololtherapie zugewiesen wurden, signifikant niedriger als bei den Patienten, die randomisiert Diuretika erhielten: 111 im Vergleich zu 144 Fällen, p = 0,001; Risikoverhältnis von 0,76 für metoprololbehandelte Patienten am Ende der Studie (95 %-Konfidenzintervall für die Daten zu Studienende: 0,58–0,98) (Abb. 3). Es ergab sich zwischen den beiden Therapiegruppen kein Unterschied in bezug auf die Schlaganfallraten (Abb. 3); dies weist darauf hin, daß Metoprolol denselben risikoreduzierenden Effekt auf den Schlaganfall aufweist wie Thiaziddiuretika, d. h. etwa 40 %.

Post-hoc-Subgruppenanalysen zeigten ebenfalls, daß die Inzidenz aller ersten gesicherten Koronarereignisse (tödlich plus nichttödlich) bei den Nichtrauchern unter Metoprolol signifikant niedriger lag als bei den Nichtrauchern unter Diuretika (p = 0,0008) [4]. Außerdem waren die Gesamtmortalität und die Mortalität infolge koronarer Herzkrankheit bei den Rauchern unter Metoprolol signifikant geringer als bei den Rauchern unter Diuretika (p = 0,012 bzw. p = 0,021) [8,9].

Eine Analyse der Kosteneffektivität der antihypertensiven Therapie ausgehend von den Ergebnissen der MAPHY-Studie zeigte, daß Metoprolol wegen der günstigeren Wirkung auf Koronarereignisse kosteneffektiver war als Thiaziddiuretika [10].

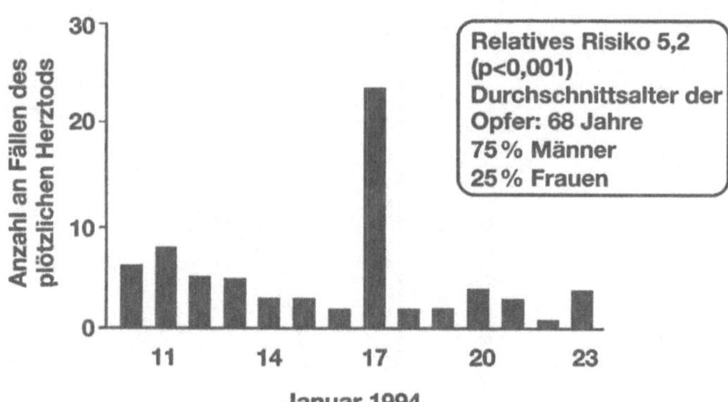

Abb. 4. Schädliche Wirkungen von emotionalem Streß bei der Auslösung plötzlicher Herztodesfälle im Zusammenhang mit dem Erdbeben von Northridge im Januar 1994. (Aus Muller u. Vernei 1996 [12]

Schlußfolgerungen

Propranolol und Metoprolol haben in Primär- und Sekundärpräventionsstudien die Inzidenz des plötzlichen Herztodes und anderer Koronarereignisse reduziert [3]. In Sekundärpräventionsstudien ergaben sich besonders günstige Resultate in hypertensiven Subgruppen mit einer nachweisbaren Reduktion des Risikos für den plötzlichen Herztod bei Männern und Frauen [11]. In dem Bestreben, die Bedeutung der β-Blocker vor allem in bezug auf emotionalen Streß und plötzlichen Herztod bei Patienten mit koronarer Herzkrankheit zu verstehen, ist von Interesse, daß klinische und experimentelle Daten darauf hinweisen, daß bei der Kontrolle der elektrischen Stabilität des Herzens und dem Risiko für einen plötzlichen Herztod nicht nur der Sympathikotonus, sondern auch der Vagotonus eine wichtige Rolle spielt [3]. Die Erfahrungen aus dem Erdbeben von Northridge veranschaulichen die schädlichen Wirkungen von emotionalem Streß bei der Auslösung des plötzlichen Herztodes (Abb. 4) [12]. Einem Bericht über tierexperimentelle Studien zufolge wirkte Metoprolol einer streßinduzierten Reduktion des Vagotonus entgegen, und ein solcher Effekt könnte zur Prävention von spontanem Kammerflimmern und des plötzlichen Herztodes beitragen [13]. Skinner [14] sowie Parker et al. [15] haben ein theoretisches Modell für die zerebrale Regulation der kardialen Vulnerabilität vorgestellt. Ihre experimentellen Daten zeigen, daß eine β-Blockade innerhalb des Gehirns das Risiko für Kammerflimmern und den plötzlichen Herztod über eine günstige Beeinflussung der zentralnervösen Kontrolle der elektrischen Stabilität des Herzens während emotionalem Streß reduzieren kann. Der plötzliche Herztod ist die Haupttodesursache bei Hypertonikern, und ein reduziertes Risiko für den plötzlichen Herztod ist der Hauptgrund für die unter β-Blockern festgestellte Reduktion der Gesamtmortalität [7,11]. Bisher liegen die bestdokumentierten Daten zu den lipophilen β-Blockern vor, und es wird vermutet, daß eine β_1-Blockade im Gehirn einer streßinduzierten Reduktion des kardialen Vagotonus und damit verminderten elektrischen Stabilität des Herzens entgegenwirkt und dies zur Reduktion der

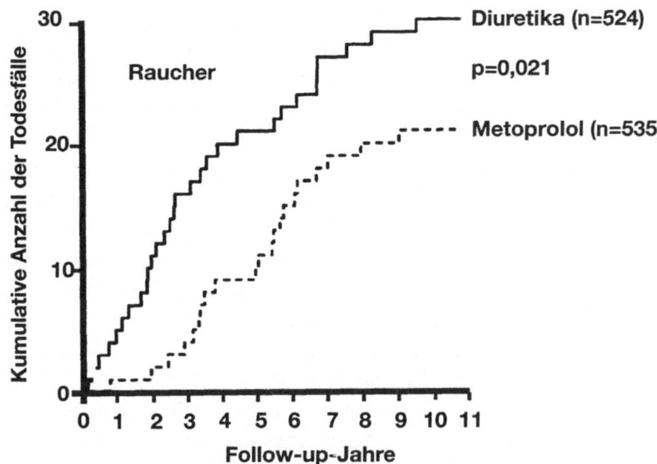

Abb. 5. Bedeutung zusätzlicher Eigenschaften von Metoprolol für die Primärprävention der koronaren Mortalität. [3,8,9,16]

Inzidenz des plötzlichen Herztodes beiträgt, die unter diesen β-Blockern beobachtet wird [13]. Bei dem postulierten Wirkungsmechanismus für diesen Effekt handelt es sich vermutlich um einen dualen Mechanismus [3,13]:

1. Wirkung innerhalb der Blut-Hirn-Schranke, die zu einer günstigen Beeinflussung der elektrischen Stabilität des Herzens führt (reduzierte Vulnerabilität – vagaler Mechanismus).

2. Direkte kardiale Wirkung, die Kontraktilität, Herzfrequenz und Blutdruck günstig beeinflußt (reduzierte Ischämie – sympathischer Mechanismus). Zusätzlich zur Lipophilie scheint die Kardioselektivität für die Primärprävention der Koronarmortalität bei Rauchern und ebenso für die Lebensqualität von Bedeutung zu sein (Abb. 5) [3,8,9,16].

Hypertonie bei älteren Patienten

Es wurde der Nachweis erbracht, daß niedrige bis mittlere Dosen von Thiaziddiuretika das Infarktrisiko bei älteren Hypertonikern senken [17,18]. Eine Reduktion des Risikos für den plötzlichen Herztod wurde unter Thiaziddiuretika jedoch in keiner Patientengruppe beobachtet [3]. In einer randomisierten Doppelblindstudie mit 562 älteren Hypertonikern (Alter 60–75 Jahre) wurde eine herkömmliche antihypertensive Therapie, die mit der täglichen Einmalgabe von 25 mg Hydrochlorothiazid eingeleitet wurde – die Dosis konnte bei unzureichender Reaktion verdoppelt werden –, mit einer antihypertensiven Therapie mit täglicher Einmalgabe von 100 mg Metoprolol verglichen. Die Monotherapie mit Metoprolol konnte bei unzureichender Wirkung durch Hydrochlorothiazid, 12,5 mg/Tag, ergänzt werden [19].

Die systolischen und diastolischen Blutdruckwerte wurden unter beiden Therapieschemen gleich gut gesenkt. Der Prozentsatz zuvor unbehandelter Patienten, die auf Metoprolol nach 4wöchiger Behandlung ansprachen, betrug annähernd 70 %. Eine positive Reaktion wurde definiert als diastolischer Blutdruckwert ≤ 95 mm Hg oder als mittlere arterielle Blutdruckreduktion ≥ 10 %. Die Responderrate war in den verschiedenen Altersgruppen vergleichbar. Bei Nonrespondern unter der Metoprololmonotherapie erwies sich die zusätzliche Gabe eines niedrigdosierten Diuretikums als wirksam in bezug auf die Blutdruckkontrolle.

Für die Gesamtveränderung des Symptomprofils ergaben sich keine Unterschiede zwischen den beiden Gruppen. Schlafstörungen, die mit der Anwendung von β-Blockern in Zusammenhang gebracht wurden, bereiteten bei den Patienten unter der Metoprololtherapie keine Probleme; hingegen war die Anzahl von Berichten über Schlaflosigkeit in der mit Metoprolol behandelten Gruppe sowohl unter der Monotherapie als auch unter der Kombinationstherapie signifikant verringert im Vergleich zum Ausgangswert. Dyspnoe und andere Symptome, die mit körperlicher Aktivität zusammenhingen, traten unter der Metoprolol-Therapie nicht häufiger auf als nach der Therapie mit Hydrochlorothiazid. Dies läßt sich durch die β-Blockerinduzierte Abnahme der Herzfrequenz erklären, die eine Zunahme der diastolischen Füllungszeit und der Dauer der Koronarperfusion bewirkt. Dieser Effekt kann in einem alternden, steifen hypertensiven Herzen von besonderer Bedeutung sein. Unter der Therapie mit Metoprolol wurden keine schwerwiegenden metabolischen Nebenwirkungen beobachtet, in der Diuretikagruppe wiesen hingegen mehr Patienten eine Hypokaliämie und Hyperurikämie auf.

Ein Wirksamkeits-Veträglichkeits-Index, der Blutdruckreaktion, subjektive Symptome und metabolische Nebenwirkungen berücksichtigt, sprach zugunsten der Metoprololtherapie; dies galt für die gesamte Studiengruppe sowie auch für nicht vorbehandelte Patienten [19].

Die Ergebnisse aus dieser groß angelegten Doppelblindstudie zeigen, daß Metoprolol als Mono- oder Kombinationstherapie bei älteren Hypertonikern wirksam, sicher und gut verträglich ist. Die Ergebnisse aus der MAPHY-Studie [4,7-9] lassen ferner eine günstige Beeinflussung der Prognose für Schlaganfall, Myokardinfarkt und plötzlichen kardiovaskulären Tod erkennen. Dies ist vor allem wegen des hohen Risikos plötzlicher Herztodesfälle bei älteren Hypertonikern von klinischer Relevanz.

Kardiale und kardiovaskuläre Wirkungen einer sehr langfristigen Therapie

Letztlich sollte die Therapie von Hypertonikern nicht nur auf eine Blutdrucksenkung abzielen, sondern auch eine Regression struktureller, adaptiver Veränderungen, eine Wiederherstellung der normotensiven Homöostase und eine Verbesserung der Langzeitprognose bewirken. Zwei Studien über eine Metoprolollangzeittherapie mit wiederholten echokardiographischen Untersuchungen zeigten eine Rückbildung der linksventrikulären Hypertrophie und eine Wiederherstellung der normalen Hämodynamik. In der ersten Studie erfolgten die Untersuchungen während eines Zeitraums von 2 Jahren in 6monatigen Abständen

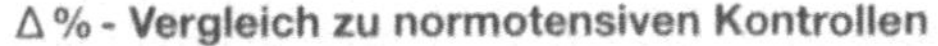

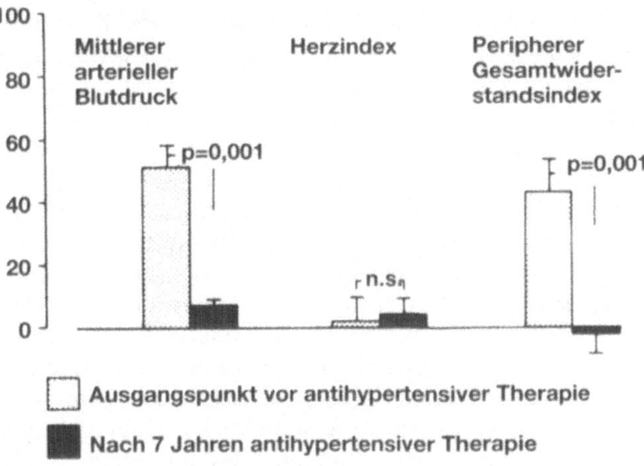

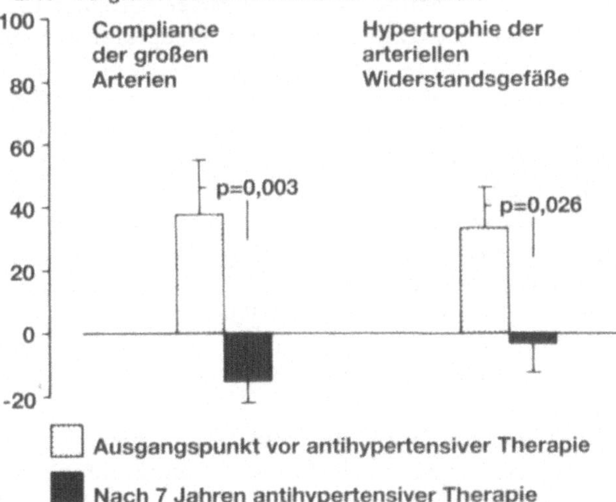

Abb. 6. Prozentuale Unterschiede von Studienvariablen zwischen Hypertonikern und normotensiven Männern zu Studienbeginn (punktierte Säulen) und nach einer 7jährigen antihypertensiven Therapie mit Metoprolol im Rahmen einer Mono- oder Kombinationstherapie (schwarze Säulen). *SV* Schlagvolumen; R_{min} Widerstand bei maximaler Dilatation an der Wade. (Aus Hartford et al. 1988 [21])

[20]. In der anderen Studie wurden die Untersuchungen vor und nach 7jähriger Behandlung durchgeführt [21]. In der ersten Studie wurde 6 Monate nach Einleitung der Therapie eine initiale Abnahme des Herzminutenvolumens registriert,

die durch die Reduktion von Herzfrequenz und Schlagvolumen verursacht wurde. Die Reduktion des Schlagvolumens beruhte auf einer Abnahme des linksventrikulären enddiastolischen Durchmessers und nicht auf einer Zunahme des endsystolischen Volumens oder einer Abnahme der Kontraktilität. Der positive Effekt einer durch Metoprolol hervorgerufenen Nachlastsenkung wiegt somit einen etwaigen negativen Effekt der β-Blockade auf die linksventrikuläre Kontraktilität auf.

Wie anhand der von Wikstrand et al. veröffentlichten Daten ersichtlich wird, unterschieden sich die hämodynamischen Verhältnisse bei den Patienten während des 1. Behandlungsjahrs in mehrerlei Hinsicht von denen nach 2 Jahren, als das Herzminutenvolumen zu den prätherapeutischen Werten zurückgekehrt war. Diese späte Zunahme des Herzminutenvolumens ließ sich durch eine Zunahme des linksventrikulären enddiastolischen Volumens erklären, die wahrscheinlich Ausdruck einer verbesserten linksventrikulären Compliance ist [20,21]. In Übereinstimmung mit dieser Beobachtung berichteten Hartford et al. über eine Normalisierung der zentralen Hämodynamik und eine Senkung des peripheren Gesamtwiderstands nach 7jähriger Metoprololtherapie [21]. Parallel dazu wurde eine Abnahme des minimalen Widerstands registriert – ein Hinweis auf eine Rückbildung der Hypertrophie in den arteriellen Widerstandsgefäßen –, wodurch sich wahrscheinlich die Senkung des peripheren Gesamtwiderstands erklären läßt (Abb. 6) [21]. Über eine vergleichbar günstige Wirkung auf die Hypertrophie der arteriellen Widerstandsgefäße nach einer Metoprolollangzeittherapie wurde auch von Gretzer berichtet [22].

Unter einer Langzeittherapie mit Metoprolol war eine Abnahme der linksventrikulären Wanddicke sowie der maximalen und endsystolischen Wandspannung feststellbar; letztgenannter Befund führte zu einer Zunahme der Koronarreserve [20,21]. Die Langzeitwirkung auf Sauerstoffangebot und -bedarf im linken Ventrikel ist damit eindeutig günstig.

Der Mechanismus, der die Blutdruckreduktion nach einer langfristigen antihypertensiven Behandlung mit Metoprolol erklärt, besteht in einer Senkung des peripheren Gesamtwiderstands [20–22]. Dies wurde bei Patienten unter einer Metoprololmonotherapie [20,22] sowie auch unter einer Kombinationstherapie [21] beobachtet. In den beiden letztgenannten Studien wurde der Widerstand bei maximaler Dilatation der arteriellen Widerstandsgefäße gesenkt – ein Hinweis auf die Rückbildung der Hypertrophie in den arteriellen Widerstandsgefäßen.

Es spricht viel für die Bedeutung adrenerger Einflüsse bei der Entwicklung der Hypertrophie sowie auch bei deren Rückbildung durch eine medikamentöse Behandlung. Dies gilt offensichtlich für die kardiale Hypertrophie sowie auch für die Hypertrophie in den Widerstandsgefäßen. Antihypertensiva, die die Herzfrequenz senken und neurohormonvermittelte trophische Effekte hemmen, könnten – unabhängig von ihrem blutdrucksenkenden Effekt – durchaus von besonderem Nutzen sein, was die Regression kardiovaskulärer Veränderungen betrifft. Auf lange Sicht führt dieses Remodelling des kardiovaskulären Systems zu einer Senkung des peripheren Gesamtwiderstands, zu einer Normalisierung des Herzminutenvolumens (wegen der verbesserten diastolischen Füllung) und zu einer Zunahme der Koronarreserve.

Renale Wirkungen einer sehr langfristigen Therapie

Die glomeruläre Filtrationsrate wird bei leichter und mittelschwerer primärer Hypertonie gewöhnlich aufrechterhalten oder bewegt sich nahe am Normbereich, der renale Blutfluß ist jedoch in der Regel reduziert, und der renale Gefäßwiderstand ist bezeichnenderweise erhöht [23]. Die renale Beteiligung bei der Hypertonie kann auch zu einer vermehrten Albuminexkretion im Harn führen. Das Auftreten einer klinisch manifesten Proteinurie bei Patienten mit primärer Hypertonie geht mit einer schlechteren Prognose einher [23].

In der erwähnten 7jährigen Follow-up-Studie wurde auch die Nierenfunktion untersucht [21,23,24]. In dieser Studie erfolgte die Untersuchung der Nierenfunktion und der Albuminausscheidung im Harn in einer randomisierten Stichprobe von Männern mit neu diagnostizierter primärer Hypertonie und bei normotensiven Männern desselben Alters. Die Hypertoniker wurden mit Metoprolol als Monotherapie oder kombiniert mit Hydrochlorothiazid oder Hydralazin behandelt. Es erfolgte eine Bestimmung von glomerulärer Filtrationsrate, renalem Blutfluß, renalem Gefäßwiderstand und der 24-h-Albuminexkretion.

Die Abnahme der glomerulären Filtrationsrate während der 7jährigen Verlaufskontrolle war bei den Hypertonikern, die eine Behandlung mit Metoprolol als Mono- oder Kombinationstherapie erhielten, nicht signifikant stärker als in der Gruppe der Normotoniker. Nach der Untersuchung einer Subgruppe der Hypertoniker zu urteilen, kam es zu einer frühen Abnahme der glomerulären Filtrationsrate, die als unmittelbare, medikamenteninduzierte, funktionelle Abnahme erklärbar war. Der renale Gefäßwiderstand wurde in der Gruppe der Hypertoniker signifikant gesenkt; die Veränderungen des renalen Blutflusses und des renalen Gefäßwiderstands unterschieden sich nach 7jähriger Behandlung nicht signifikant von den Veränderungen aufgrund des normalen Alterungsprozesses. Die Albuminausscheidung im Harn war bei den Hypertonikern nach 7 Jahren signifikant reduziert, blieb jedoch höher als bei den Normotonikern [23]. Schlußfolgerung: Die antihypertensive Therapie mit Metoprolol führte zu nachweisbaren günstigen Wirkungen auf den renalen Gefäßwiderstand und die Mikroalbuminurie; darüber hinaus unterschieden sich die Veränderungen der Nierenfunktion und Hämodynamik, die nach einer Langzeittherapie mit Metoprolol bei primärer Hypertonie festgestellt wurden, nicht signifikant von den Veränderungen, die durch den normalen Alterungsprozeß bei Normotonikern hervorgerufen wurden [23]. Eine spätere Untersuchung, die im Rahmen dieser Studie nach einer Verlaufsbeobachtung von 14 Jahren durchgeführt wurde, zeigte, daß die Ergänzung der Metoprololtherapie durch den gefäßspezifischen Kalziumantagonisten Felodipin den renovaskulären Widerstand und andere renale hämodynamische Parameter normalisierte, was durch zusätzliche Gabe eines ACE-Hemmers nicht gelang [24].

Zusammenfassung

Ziel bei der Behandlung von Hypertonikern ist die Prävention von Morbidität und Mortalität im Zusammenhang mit dem Bluthochdruck. Haupttodesursache ist die koronare Herzkrankheit. Das hohe Risiko von Hypertonikern, infolge einer koronaren Herzkrankheit zu sterben, kann nur dann reduziert werden, wenn das Risiko für den plötzlichen Herztod signifikant gesenkt werden kann. Es wurde der Nachweis erbracht, daß Thiaziddiuretika als Therapie der ersten Stufe verschiedene hypertoniebedingte Komplikationen verhüten oder verzögern; hierzu gehören u. a. Herzinsuffizienz, Niereninsuffizienz, akzelerierte Hypertonie und Schlaganfall sowie auch der Myokardinfarkt bei älteren Hypertonikern und bei älteren Hypertonikern mit Diabetes mellitus; eine Reduktion des Risikos für den plötzlichen Herztod war unter der Therapie mit Thiaziddiuretika jedoch nicht nachweisbar. Aus klinischen Studien liegen bisher keine Langzeitprimärpräventionsdaten zu den Wirkungen von ACE-Hemmern und Kalziumantagonisten vor. Derzeit laufen jedoch mehrere Studien mit diesen Medikamenten, in denen verschiedene Fragen im Zusammenhang mit der Primärprävention abgeklärt werden sollen. Die Ergebnisse aus den bisher vorliegenden groß angelegten Sekundärpräventionsstudien mit ACE-Hemmern und Kalziumantagonisten sind, was den plötzlichen Herztod betrifft, enttäuschend.

Einige β-Blocker haben hingegen in Primär- und Sekundärpräventionsstudien zu einer Reduktion der Inzidenz des plötzlichen Herztodes und anderer Koronarereignisse geführt. In Sekundärpräventionsstudien ergaben sich besonders günstige Resultate in Subgruppen mit Hypertonikern, in denen eine Reduktion des Risikos für den plötzlichen Herztod bei Männern sowie auch bei Frauen aufgezeigt wurde. Im Rahmen der Primärprävention zeigte die MAPHY- (Metoprolol-Atherosclerosis-Prevention-in-Hypertensives-)Studie eine signifikant geringere Gesamtmortalität bei männlichen Patienten, die mit Metoprolol behandelt wurden, im Vergleich zu Patienten, die Thiaziddiuretika erhielten. Diese Reduktion der Gesamtmortalität wurde hauptsächlich durch eine Reduktion der Inzidenz plötzlicher kardiovaskulärer Todesfälle um 30 % erklärt. Außerdem ließ die British-Medical-Research-Council- (MRC-)Primärpräventionsstudie bei leichter Hypertonie ein reduziertes Risiko für den plötzlichen Herztod unter der Therapie mit Propranolol erkennen. Atenolol wurde in 2 groß angelegten Primärpräventionsstudien mit Thiaziddiuretika verglichen; die Ergebnisse zeigten keinerlei Unterschied im Vergleich zu Diuretika.

Die günstigen Wirkungen, die sich unter verschiedenen β-Blockern fanden, wurden auf eine β_1-Blockade zurückgeführt und scheinen unabhängig von der Blutdruckkontrolle zu sein. Es kann nicht davon ausgegangen werden, daß sich alle β-Blocker in bezug auf die Prävention von Kammerflimmern, plötzlichem Herztod und anderen Koronarereignissen als gleich wirksam erweisen. Bisher liegen die bestdokumentierten Daten zu den lipophilen β-Blockern vor, die die Blut-Hirn-Schranke leicht passieren können. Diese Beobachtung – d. h., daß günstige Wirkungen auf Kammerflimmern und plötzlichen Herztod nur für die lipophilen β-Blocker berichtet wurden – kann von klinischer Relevanz sein. Die Beobachtung weist möglicherweise auf die Bedeutung einer Beeinflussung zentralnervöser Mechanismen hin. Bei dem postulierten Wirkungsmechanismus für den Effekt handelt es sich vermutlich um einen dualen Mechanismus: 1. Wirkung innerhalb der Blut-Hirn-Schranke, die zu einer günstigen Beeinflussung der elektrischen Stabilität des Herzens führt (reduzierte Vulnerabilität – vagaler Mechanismus). 2. direkte kardiale Wirkung, die Kontraktilität, Herzfrequenz und Blutdruck günstig beeinflußt (reduzierte Ischämie – sympathischer Mechanismus). Zusätzlich zur Lipophilie scheint die Kardioselektivität für die Primärprävention der Koronarmortalität bei Rauchern und ebenso für die Lebensqualität von Bedeutung zu sein. Zu ergänzen ist, daß sich die Primär- und Sekundärprävention mit β-Blockern bei Hypertonie als sehr kosteneffektiv erwiesen hat. Bei vielen Hypertonikern ist zur Blutdruckkontrolle mehr als ein Medikament erforderlich. β-Blocker lassen sich gut mit gefäßselektiven Kalziumantagonisten oder Diuretika kombinieren; bei einer Dreifachtherapie weisen diese Medikamente in Kombination mit ACE-Hemmern eine gute Wirkung auf. Zudem hängen die Primärprävention und die Reduktion des Risikos für eine koronare Herzkrankheit bei Hypertonikern nicht nur von der Wahl des Antihypertensivums, sondern auch von einer verbesserten Erkennung und einer günstigen Beeinflussung anderer kardiovaskulärer Risikofaktoren ab.

Literatur

1. JNC V (1992) The Fifth Report of the Joint National Committee on Detection, Evaluation, and Treatment of High Blood Pressure (JNC V). National Institutes of Health. October 30, 1992
2. Wikstrand J, Berglund G, Tuomilehto J (1991) Beta-blockade in the primary prevention of coronary heart disease in hypertensive patients. Review of present evidence. Circulation (suppl VI): VI93–VI100
3. Wikstrand J, Kendall M (1992) The role of beta receptor blockade in preventing sudden death. Eur Heart J 13 (suppl D): 111–120
4. Wikstrand J, Warnold I, Tuomilehto J, Olsson G, Elmfeldt D, Berglund G on behalf of the Advisory Committee (1991) Metoprolol versus thiazide diuretics in hypertension. Morbidity results from the MAPHY study. Hypertension 17: 579–588
5. Kannel WB, Thomas HE (1982) Sudden coronary death: The Framingham Study. In: Greenberg HM, Dwyer EM (eds) Sudden coronary death, vol 382, New York Academy of Sciences, New York, pp 3–20
6. Green KG (1991) British MRC trial of treatment for mild hypertension – a more favorable interpretation. Am J Hypertens 4: 723–724
7. Olsson G, Tuomilehto J, Berglund G et al. (1991) Primary prevention of sudden cardiovascular death in hypertensive patients: Mortality results from the MAPHY study. Am J Hypertens 4: 151–158
8. Wikstrand J, Warnold I, Olsson G, Tuomilehto J, Elmfeldt D, Berglund G on behalf of the Advisory Committee. Primary prevention with metoprolol in patients with hypertension. Mortality results from the MAPHY study. JAMA 259: 1976–1982
9. Tuomilehto J, Wikstrand J, Olsson G et al. (1989) Decreased coronary heart disease in hypertensive smokers. Mortality results from the MAPHY study. Hypertension 13: 773–780
10. Johannesson M, Wikstrand J, Jönsson B, Berglund G, Tuomilehto J (1933) Cost-effectiveness of antihypertensive treatment. Metoprolol versus thiazide diuretics. Pharmacoeconomics 3: 36–44
11. Olsson G, Wikstrand J, Warnold I et al. (1992) Metoprolol induced reduction in postinfarction mortality: Pooled results from five double-blind randomized trials. Eur Heart J 13: 28–32
12. Muller JE, Verrier RL (1996) Triggering of sudden death. Lessons from an earthquake. N Engl J Med 334: 460–461
13. Åblad B, Bjurö T, Björkman J-A, Edström T, Olsson G (1991) Role of central nervous beta-adrenoceptors in the prevention of ventricular fibrillation through augmentation of cardiac vagal tone. J Am Coll Cardiol 17(2): 165A
14. Skinner JE (1985) Regulation of cardiac vulnerability by the cerebral defense system. J Am Coll Cardiol 5: 88B–94B
15. Parker GW, Michael LH, Hartley CJ, Skinner JE, Entman JE (1990) Central β-adrenergic mechanisms may modulate ischemic ventricular fibrillation in pigs. Circ Res 66: 259–270
16. Dimenäs E, Kerr D, Macdonald IA (1990) Beta-adrenoceptor blockade and CNS-related subjective symptoms: A randomized, double-blind, placebo-controlled comparison of metoprolol CR/ZOK, atenolol and propranolol LA in healty subjects. J Clin Pharmacol 30 (suppl): S103–S107

17. SHEP Cooperative Research Group (1991) Prevention of stroke by antihypertensive drug treatment in older persons with isolated systolic hypertension. Final results of the Systolic Hypertension in the Elderly Program (SHEP). JAMA 265: 3255–3264
18. Medical Research Council Working Party (1992) Medical Research Council trial of treatment of hypertension in older adults: principal results. BMJ 304: 405–412
19. Wikstrand J, Westergren G, Berglund G et al. (1986) Antihypertensive treatment with metoprolol or hydrochlorothiazide in patients aged 60–75 years. JAMA 255: 1304–1310
20. Wikstrand J, Trimarco B, Buzzetti G, Ricciardelli B, Luca N de, Volpe M,. Condorelli M (1983) Increased cardiac output and lowered peripheral resistance during metoprolol treatment. Acta Med Scand (suppl) 672: 105–110
21. Hartford M, Wendelhag I, Berglund G, Wallentin I, Ljungman S, Wikstrand J (1988) Cardiovascular and renal effects of long-term antihypertensive treatment. JAMA 259: 2553–2557
22. Gretzer I, Hjemdahl P (1997) Differential effects of metoprolol and prazosin on the forearm vasculature in primary hypertension. J Hypertens in press
23. Ljungman S, Wikstrand J, Hartford M, Aurell M, Lindstedt G, Berglund G. Effects of long-term antihypertensive treatment and aging on renal function and albumin excretion in primary hypertension. Accepted in Am J Hypertens
24. Siewert-Delle A, Ljungman S, Hartford M, Wikstrand J (1995) Effects of intensified blood-pressure reduction on renal function and albumin excretion in primary hypertension. Addition of felodipine or ramipril to long-term treatment with β-blockade. Am J Hypertens 8: 113–123

Antihypertensive Behandlung mit β-Blockern: harte klinische Endpunktkriterien

M. J. Kendall

Die koronare Herzkrankheit (KHK) ist in den Industrieländern weltweit nach wie vor die Haupttodesursache. Sie kann sich auf verschiedenste Weise manifestieren, u.a. als klinisch manifester Myokardinfarkt (Herzattacke), als Angina pectoris oder Herzinsuffizienz. Die Behandlung dieser Erkrankungen wird zunehmend verbessert, und in den meisten Fällen kann den Patienten eine konservative oder operative Therapie angeboten werden, die voraussichtlich eine Kontrolle ihrer Symptome und eine günstige Beeinflussung ihrer Prognose bewirken kann. Es handelt sich jedoch um schwere Erkrankungen mit hoher Mortalität, und es sollten daher Präventivmaßnahmen ergriffen werden, um die Entwicklung einer Atherosklerose in den Koronararterien zu verlangsamen und die Frühmanifestation der Erkrankung bei den Patienten erfolgreich hinauszuzögern. Außerdem leiden viele Patienten mit ischämischer Herzkrankheit an Episoden einer stummen Ischämie, und bei anderen Patienten (etwa 20 %) ist die erste, letzte und einzige Manifestation dieser zugrundeliegenden Herzerkrankung der plötzliche Herztod [7,15]. Bei solchen Patienten sind prophylaktische Maßnahmen der einzig wirksame Weg, die Prognose zu beeinflussen, es sei denn, im entscheidenden Augenblick steht zufällig sofortige ärztliche Hilfe zur Verfügung. Darüber hinaus ist der plötzliche Herztod so häufig, daß eine bedeutende Einflußnahme auf die koronare Mortalität durch ein Medikament nur dann möglich ist, wenn es das Risiko für den plötzlichen Herztod reduzieren kann.

Präventivmaßnahmen und koronare Herzkrankheit: Hypertonie

Viele Risikofaktoren der KHK sind allgemein bekannt, und in dem Versuch, die Entwicklung der KHK zu verzögern, werden pharmakologische Maßnahmen und Lebensstiländerungen angeraten. Empfehlungen zum Rauchverzicht, diätetische und medikamentöse Therapie zur Senkung des Plasmacholesterins sowie die Behandlung einer Hypertonie sind von besonderer Bedeutung. Während jedoch Hinweise dafür vorliegen, daß Rauchverzicht [3] und eine Korrektur einer Hyperlipidämie [18] sich als hilfreich erweisen, ist die Auswirkung einer antihypertensiven Therapie auf das Risiko für die Entwicklung einer KHK bisher gering [16]; die Zusammenhänge zwischen Hypertonie, deren Behandlung und KHK müssen daher neu beurteilt werden.

Eine große Anzahl von Hypertonikern weist ein Risiko für einen frühzeitigen KHK-Tod, für zerebrovaskuläre Erkrankungen, Niereninsuffizienz und Herzinsuffizienz auf. Eine effektive Blutdrucksenkung reduziert das Risiko für die Entwicklung der letztgenannten 3 Erkrankungen deutlich. Die KHK ist jedoch auch mit Rauchen, Fettstoffwechselstörungen, mangelnder körperlicher Aktivität, Adipositas und einer ganzen Reihe anderer Faktoren assoziiert; Präventivmaßnahmen müssen daher auf alle angeführten Risikofaktoren abzielen. Außerdem muß vorausgesetzt werden, daß die Blutdrucksenkung ausreichend ist, das gesamte 24-h-Intervall mit minimalen Schwankungen abdeckt und die Behandlung auf lange Sicht fortgesetzt wird. Es wäre auch logisch, ein Medikament anzuwenden, das sich auf die koronare Verschlußkrankheit und auf Kammerflimmern günstig auswirken kann. Darüber hinaus sollte nach Möglichkeit ein Medikament gewählt werden, das die Koronarmortalität in klinischen Studien nachweislich reduziert hat. Diese Anforderungen führen zum Konzept eines kardioprotektiven Medikaments; die Kriterien sind in der Übersicht dargestellt. Obgleich sie ohne weiteres auf ein Antihypertensivum anwendbar sind, könnten sie gleichermaßen auch zur Beurteilung des Stellenwerts von Acetylsalicylsäure oder eines lipidsenkenden Medikaments herangezogen werden.

Notwendige Eigenschaften eines kardioprotektiven Medikaments

Einfluß auf verschiedene Mechanismen
Reduziert das Medikament folgende Risiken?
- Koronarverschlüsse über einen Einfluß auf
  - Endothelschädigung,
  - Atherombildung,
  - Thrombusbildung,
  - Plaqueruptur
- Kammerflimmern

In klinischen Studien
Führt das Medikament zu einer Reduktion koronarer Ereignisse und der koronaren Mortalität
  - in Primärpräventionsstudien,
  - zum Zeitpunkt eines Myokardinfarkts,
  - in der Akutphase nach einem Myokardinfarkt,
  - in der chronischen Phase nach einem Myokardinfarkt?

Kriterien für das ideale Antihypertensivum

Die Hypertonie ist eine häufige, gewöhnlich symptomlose, chronische Erkrankung, die das Risiko für die Entwicklung einer Gefäßerkrankung auf lange Sicht deutlich erhöht. Das Ziel besteht darin, den Blutdruck zu senken und schwere Gefäßkomplikationen zu verhüten, ohne die Lebensqualität dabei ungünstig zu beeinflussen. Vor allem bei Männern mittleren Alters, jedoch auch in anderen Bevölkerungsgruppen, ist das Risiko eines frühen KHK-Todes die schwerwiegendste Komplikation und auch die Komplikation, die sich am schwierigsten reduzieren läßt. Ein ideales Antihypertensivum müßte daher die Koronarmortalität senken. Die weiteren Merkmale eines idealen Antihypertensivums sind folgende:

- Wirksamkeit bei der Senkung des Blutdrucks auf zufriedenstellende Werte,
- Sicherheit bei einer Langzeitbehandlung,
- Gute Verträglichkeit,
- einfach einzunehmen – einfaches Dosierungsschema,
- Kostengünstigkeit,
- Effektivität bei der Senkung des Risikos von Gefäßerkrankungen, vor allem der KHK.

Alle der heute allgemein gebräuchlichen Antihypertensiva sind bei einer Langzeitbehandlung sicher wirksam (wenn auch nicht gleich wirksam), und die meisten sind einfach einzunehmen, da eine tägliche Einmalgabe der Medikamente möglich ist. Es kann daher davon ausgegangen werden, daß die meisten oder alle Medikamente das Risiko für die Entwicklung einer zerebrovaskulären oder renalen Erkrankung und der Herzinsuffizienz reduzieren. Antihypertensiva weisen in bezug auf ihre Verträglichkeit und somit in bezug auf ihr Potential, das Risiko eines vorzeitigen KHK-Todes zu reduzieren, Unterschiede auf.

Vorteile und Nachteile der derzeit allgemein gebräuchlichen Antihypertensiva

Im folgenden Abschnitt werden die Hauptgruppen antihypertensiver Medikamente kurz (und unvollständig) betrachtet, um festzustellen, wie genau sie den angeführten Kriterien entsprechen; besonderes Augenmerk gilt jedoch ihrer Verträglichkeit und der Beeinflussung der KHK.

Thiaziddiuretika

Vorteile: Einfache Anwendung, geringe Kosten, Wirksamkeit
Nachteile: Unerwünschte biochemische Wirkungen; Erhöhung von Plasmaglukose, Harnsäure und Cholesterin, Senkung von Plasmakalium. Die Mehrzahl der älteren Studien [16] zeigten keinen Einfluß auf die KHK, 2 neuere Studien [13,17] ergeben Hinweise auf einen Rückgang der KHK bei älteren Patienten. Kein Einfluß auf den plötzlichen Herztod.

β-Adrenozeptoren-Blocker (β-Blocker)

Vorteile: Die meisten β-Blocker sind als Präparate für die tägliche Einmalgabe erhältlich; einige reduzieren nachweislich das KHK-Risiko; alle erweisen sich auch bei der Behandlung der Angina pectoris als wirksam.
Nachteile: Unerwünschte Wirkungen durch die Blockade von β_2-Rezeptoren – ein Problem der nichtselektiven β-Blocker, das bei Anwendung von β_1-selektiven Medikamenten weniger ausgeprägt ist, vor allem wenn die Plasmakonzentrationen niedrig sind [9].

α₁-Adrenozeptoren-Blocker (α₁-Blocker)

Vorteile: Die modernen Präparate sind wirksame, täglich einmal verabreichbare Medikamente mit günstigem Einfluß auf die Plasmalipide.

Nachteile: Unerwünschte Nebenwirkungen wie Kopfschmerzen und Schwindel. Akzeptable klinische Daten zu ihrer Fähigkeit, das koronare Risiko zu reduzieren, liegen bisher nicht vor.

Kalziumkanalblocker (Kalziumantagonisten)

Innerhalb dieser Gruppe gibt es eine Reihe verschiedener Substanzklassen; zur Behandlung der Hypertonie werden jedoch am häufigsten Dihydropyridine eingesetzt, die hier betrachtet werden sollen:

Vorteile: Viele Kalziumantagonisten sind als einmal täglich verabreichbare Präparate verfügbar, sie führen zu einer hochwirksamen Blutdrucksenkung und weisen keine unerwünschten metabolischen Wirkungen auf. Sie sind auch bei der Behandlung der Angina pectoris wirksam.

Nachteile: Kalziumantagonisten verursachen Kopfschmerzen, Flush und Knöchelödeme. Es liegen keine klinischen Befunde vor, wonach sie das Risiko für koronare Ereignisse reduzieren; sie haben keinen Einfluß auf den plötzlichen Herztod.

Angiotensinkonversionsenzymhemmer (ACE-Hemmer)

Vorteile: Wirksame Therapie von Hypertonie und Herzinsuffizienz. Möglicher Nutzen bei Patienten mit diabetischer Nephropathie. Es mehren sich die Hinweise, daß sie die Anzahl von koronaren Ereignissen bei Postinfarktpatienten und bei Patienten mit Herzinsuffizienz reduzieren [11].

Nachteile: Husten und First-dose-Hypotonie. Bisher liegen keine Hinweise auf eine Reduktion des Risikos für koronare Ereignisse in Primärpräventionsstudien vor; ein Einfluß auf den plötzlichen Herztod ist ebenfalls nicht erwiesen.

Schlußfolgerungen bezüglich der verschiedenen Substanzgruppen

- Alle Gruppen weisen Vorteile und Nachteile auf.
- β-Blocker sind die einzigen Medikamente, für die der Nachweis einer Reduktion der Koronarmortalität und des plötzlichen Herztods erbracht wurde.

Wahl eines β-Blockers

Für den idealen β-Blocker müßten demnach die überzeugendsten Befunde einer kardioprotektiven Wirkung vorliegen, Inzidenz und Schweregrad β₂-vermittelter unerwünschter Wirkungen müßten minimal sein. Diese Gesichtspunkte bedürfen einer gesonderten Betrachtung.

Kardioprotektion

Orientiert man sich an der Übersicht der notwendigen Eigenschaften eines kardioprotektiven Medikamentes (s. 186), so muß als erstes die Frage beantwortet werden, ob β-Blocker tatsächlich einen Einfluß auf bestimmte Mechanismen haben. Weisen sie eine Tendenz auf, die Geschwindigkeit von Koronararterienverschlüssen und das Risiko für das Auftreten von Kammerflimmern zu reduzieren?

Es wurde der Nachweis erbracht, daß β-Blocker die Endothelschädigung und Atherombildung reduzieren. Außerdem vermindern sie gewöhnlich die Thrombophilie und müßten aufgrund ihrer Wirkung auf die Herzfrequenz und die Kontraktionskraft das Risiko einer Plaqueruptur reduzieren. Daten zu diesen Gesichtspunkten liegen vor allem für Metoprolol und Propranolol vor [8,19], detaillierte Vergleiche zwischen den verschiedenen β-Blockern sind jedoch nicht möglich. Darüber hinaus reduzieren β-Blocker nachweislich die Inzidenz von Kammerflimmern in verschiedenen Tiermodellen [14]. In diesem Zusammenhang wurde vor allem für lipophile β-Blocker eine Wirksamkeit aufgezeigt, die wahrscheinlich über ihren Einfluß auf den Vagotonus zustande kommt.

Es liegen klinische Daten aus Primärpräventionsstudien sowie aus Studien in der akuten und chronischen Phase nach einem Infarkt vor. Die Primärpräventionsstudien veranlaßten zu Kontroversen in bezug auf das Studiendesign, den Einschluß von Frauen (vor allem in der MRC-Studie) und die Ansicht, daß sich hydrophile β-Blocker und lipophile β-Blocker entsprechen (s. auch Beitrag Wikstrand). Die MRC-Studie [12] verdient besondere Aufmerksamkeit. In dieser Studie wurden Propranolol, Bendroflumethiazid und Plazebo in einer großen Gruppe von Männern und Frauen mit leichter bis mittelschwerer Hypertonie verglichen. Insgesamt war kein Unterschied in bezug auf koronare Ereignisse feststellbar, obgleich zu beachten ist, daß die Anzahl von Ereignissen bei den Frauen so gering war, daß sich weitere Reduktionen nur schwer erreichen ließen. Propranolol schien jedoch bei den Männern eine günstige Wirkung aufzuweisen, und ein entsprechender Effekt war auch unter einer Therapie mit Oxprenolol in der IPPPSH-Studie [6] und noch überzeugender unter der Therapie mit Metoprolol in der MAPHY-Studie nachweisbar [20]. Bei einer weiteren Analyse der Daten aus der MRC-Studie ergab sich darüber hinaus, daß die Wirkung von Propranolol auf den plötzlichen Herztod und die Gesamtzahl von Ereignissen einschließlich stummer Myokardinfarkte statistisch signifikant war [4]. Somit schienen 3 lipophile β-Blocker die Inzidenz koronarer Ereignisse bei Männern im Rahmen von Primärpräventionsstudien zu reduzieren. Im Vergleich dazu wurde Atenolol in 3 Studien untersucht und führte zu keiner Reduktion der Raten koronarer Ereignisse [12,16].

Die Daten zur β-Blockertherapie in der Postinfarktphase sind allgemein anerkannt (s. auch Beitrag Hjalmarson). Im akuten Postinfarktstadium reduziert Atenolol Herzrupturen in den ersten 24–48 h. In längerfristigen Studien sind es jedoch die lipophilen β-Blocker Timolol, Propranolol und Metoprolol, die zu einer Reduktion koronarer Ereignisse und vor allem des plötzlichen Herztodes führen.

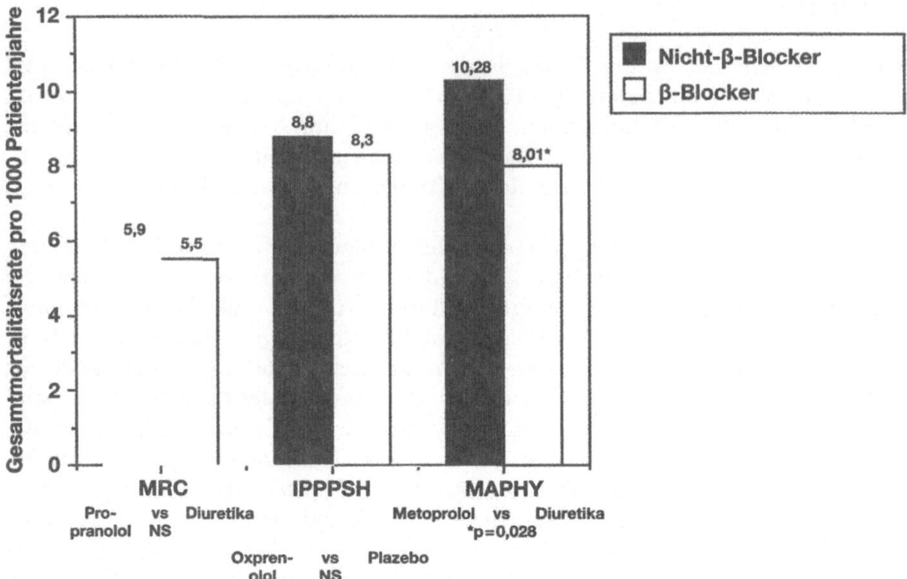

Abb. 1. Gesamtmortalität bei Männern pro 1000 Patientenjahre in der MRC-Studie [12], der IPPPSH-Studie [6] und der MAPHY-Studie [20]

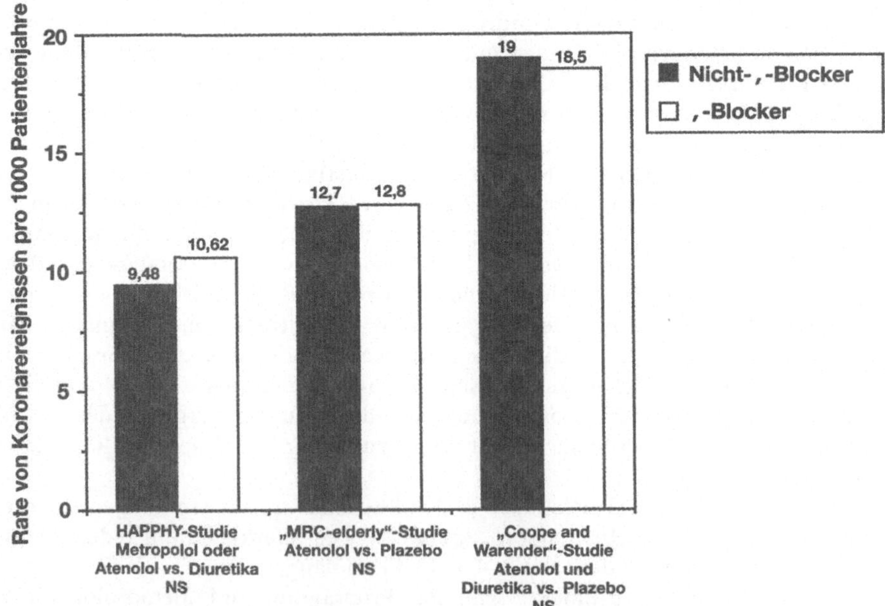

Abb. 2. Rate von Koronarereignissen pro 1000 Patientenjahre in der HAPPHY-Studie [21], der „MRC-elderly"-Studie [13] und der „Coope-and-Warender"-Studie [1]

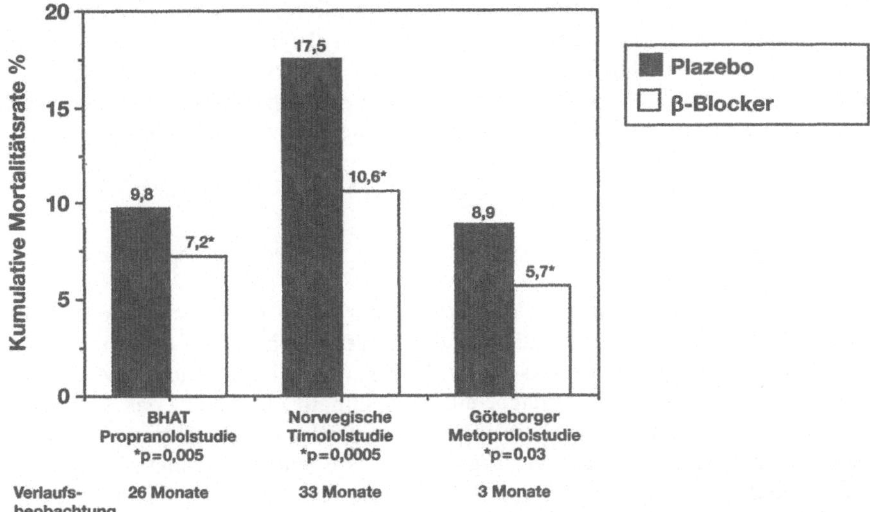

Abb. 3. Wirkung von β-Blockern im Vergleich zu Plazebo auf die kumulativen Mortalitätsraten von Patienten in der BHAT-Studie, der norwegischen Timololstudie und der Göteborger Metoprololstudie (s. Beitrag Hjalmarson)

Die Wirkung von β-Blockern ist in den Abbildungen 1–3 graphisch dargestellt. Abb. 1 zeigt die Gesamtmortalitätsraten bei Männern (pro 1000 Patientenjahre), die im Rahmen einer Primärpräventionsstudie einen lipophilen β-Blocker erhielten [6,12,20]. Abb. 2 zeigt das relative Fehlen einer Wirkung des hydrophilen β-Blockers Atenolol in Primärpräventionsstudien [1,13,21]. In Abb. 3 sind die kumulativen Mortalitätsraten in Sekundärpräventionsstudien (nach einem Myokardinfarkt) dargestellt, die den Nutzen der lipophilen β-Blocker bestätigen (s.o.).

Schlußfolgerung: Lipophile β-Blocker erfüllen die angeführten Kriterien und dürfen als kardioprotektive Medikamente gelten. Das bestdokumentierte Medikament ist Metoprolol [10].

Verträglichkeit

β-Blocker haben den Ruf, bestimmte unerwünschte Wirkungen zu verursachen und das Wohlbefinden der Patienten zu beeinträchtigen. Wenn man sich jedoch bemüht, diese Probleme objektiv zu dokumentieren, sind die Ergebnisse häufig nicht überzeugend [2,10]. Außerdem lassen sich die mit β-Blockern verbundenen Probleme beträchtlich reduzieren, wenn β_1-selektive Medikamente, wie Metoprolol und Atenolol, angewendet werden. Auch bei Anwendung eines β_1-selektiven Medikaments können jedoch gewisse β_2-vermittelte Wirkungen auftreten, etwa wenn höhere Dosen gegeben werden, oder wenn die maximale Plasmakonzentration erreicht ist. Niedrigere Plasmakonzentrationen gehen mit einer ausgeprägteren β_1-Selektivität und einer besseren Verträglichkeit [9] einher und haben einen geringeren Einfluß auf die Belastbarkeit [5].

Obgleich das ideale Antihypertensivum mit allen angeführten Charakteristika nicht existiert, würde ein lipophiler, β_1-selektiver β-Blocker, der zu geringen Plasmakonzentrationen führt, der Erfüllung dieser Kriterien nahe kommen. Es wäre das antihypertensive Medikament, für das die meisten Befunde einer erwiesenen kardioprotektiven Wirkung vorliegen, und die bestverträgliche Form eines β-Blockers.

Schlußfolgerungen

Hypertonie ist eine häufige Erkrankung; der Arzt muß sich jedoch bei der Behandlung jedes einzelnen Patienten die Frage stellen: Was möchte ich mit meiner Behandlung erreichen? Das breite Spektrum antihypertensiver Medikamente macht es verhältnismäßig einfach, ein Medikament zu finden, das sicher, wirksam und einfach verabreichbar ist. Die Herausforderung besteht darin, ein Medikament zu finden, das gut verträglich ist; von entscheidender Bedeutung ist jedoch, daß es das größte Potential zur Reduktion der hohen Mortalität infolge der KHK aufweist. Ein kardioselektiver, lipophiler β-Blocker kann als die beste, heute verfügbare Behandlungsmöglichkeit gelten, und die Verträglichkeit läßt sich verbessern, indem konstant niedrige Plasmakonzentrationen sichergestellt werden.

Literatur

1. Coope J, Warrender TS (1986) Randomised trial of treatment of hypertension in elderly patients in primary care. BMJ 293: 1145–1151
2. Dimenas E,. Dahlof C (1990) Tolerability and well-being with Metoprolol in a controlled release (CR/ZOK) formulation: A review article. J Clin Pharmacol 30: S92–S97
3. Goldman L, Cook EF (1984) Effects of medical intervention and lifestyle changes on mortality rates from ischaemic heart disease. Ann Intern Med 101: 825–36
4. Green KG (1991) British MRC trial of treatment for mild hypertension – a more favourable interpretation. Am J Hypertens 4: 723–4
5. S. Head A, Maxwell S, Kendall MJ, Eagles C (1994) Exercise metabolism in healthy volunteers taking atenolol, high and low doses of metoprolol CR/ZOK and placebo. Br J clin Pharmacol 38: 499–504
6. IPPPSH Collaborative Group (1985) Cardiovascular risk and risk factors in a randomized trial of treatment based on the beta-blocker oxprenolol: The International Prospective Primary Prevention study in hypertension (IPPPSH). J hypertens 3: 379–92
7. Kannel WB, Doyle JT, McNamara PM, Quickenton P, Gordon T (1975) Precursors of sudden coronary death: Factors related to the incidence of sudden death. Circulation 51: 606–13
8. Kaplan JR, Manuck SB, Adams MR et al. (1987) Propranolol inhibits coronary atherosclerosis in behaviourally predisposed monkeys fed an atherogenic diet. Circulation 76: 1364–72
9. Kendall M, Akhlaghi S, Hughes B, Lewis H (1990) Is metoprolol CR/ZOK more selective than conventional metoprolol and atenolol? J Clin Pharmacol 30: S98–S102
10. Kendall MJ, Lynch KP, Hjalmarson A, Kjekshus J (1995) Beta-blockers and sudden cardiac death. Ann Intern Med 123: 358–367
11. Lonn EM, Yusuf S, Jha P et al. (1994) Emerging role of angiotensin-coverting enzyme inhibitors in cardiac and vascular protection. Circulation 90: 2056–69
12. Medical Research Council Working Party (1985) MRC trial of treatment of mild hypertension: principal results. Br Med J 59: 364–78
13. Medical Research Council working party (1992) Medical Research Council trial of treatment of hypertension in older adults: principal results. BMJ 304: 405–12

14. Parker GW, Michael LH, Hartley CH, Skinner JE, Entman ML (1990) Central β-adrenergic mechanisms may modulate ischaemic ventricular fibrillation in pigs. Circ Res 66: 259–70
15. Rajman I, Kendall MJ (1993) Sudden cardiac death and the potential role of beta-adrenoceptor-blocking drugs. Postgrad Med J 69: 903–11
16. Report of the British Hypertension Society working party (1989) Treating mild hypertension. BMJ 298: 694–698
17. SHEP Cooperative Research Group (1991) SHEP Prevention of stroke by antihypertensive drug treatment in older persons with isolated systolic hypertension. Final results of the systolic hypertension in the elderly program (SHEP). JAMA 265: 3255–64
18. Shepherd J, Cobbe St, Ford I et al. for the West of Scotland Coronary Prevention Study Group (1995) Prevention of coronary heart disease with pravastatin in men with hypercholesterolemia N Engl J Med 333: 1301–1307
19. Strawn W, Bondjers G, Kaplan JR et al. (1991) Endothelial dysfunction in response to psychosocial stress in monkeys. Circ Res 68: 1270–9
20. Wikstrand J, Warnold I, Olsson G et al. (1988) On behalf of the advisory committee. Primary prevention with metoprolol in patients with hypertension. Mortality results from the MAPHY study. JAMA 259: 1976–82
21. Wilhelmsen L, Beglund G, Elmfeldt et al. (1987) On behalf of the Heart Attack Primary Prevention in Hypertension Trial Research Group. Beta-blockers versus diuretics in hypertensive men: Main results from the HAPPHY trial. J Hypertens 5: 561–572

Wirksamkeit der β-Blocker in der Langzeitblutdruckmessung

J. Schrader

1996 gibt es neben 20 Jahren Beloc® in der Bundesrepublik Deutschland noch ein weiteres Jubiläum zu feiern – 100 Jahre Blutdruckmessung nach Riva-Rocci. Sein Originalgerät stellte Scipione Riva Rocci 1896 erstmals der Öffentlichkeit vor. Das ursprüngliche Blutdruckmeßgerät hat sich bis heute nicht wesentlich verändert. Es bestand aus einer sehr schmalen Oberarmmanschette und einem Quecksilbermanometer, wobei Riva Rocci den Puls noch palpatorisch über der A. radialis ermittelt hat.

In den letzten Jahren hat sich als technische Verbesserung der Blutdruckmessung v. a. die Langzeitblutdruckmessung durchgesetzt, die zunehmend bei der Diagnostik und Therapiekontrolle der Hypertonie eingesetzt wird.

Vorteile der Langzeitblutdruckmessung bei der Therapiekontrolle der Hypertonie

Die Effektivität einer antihypertensiven Therapie wird üblicherweise in regelmäßigen Abständen anhand von einzelnen Gelegenheitsblutdruckwerten beurteilt. Die Senkung dieses Praxisblutdrucks führt zu einer Senkung von kardio- und zerebrovaskulären Ereignissen bei Patienten mit Hypertonie.

Allerdings unterliegt die Gelegenheitsblutdruckmessung einer ganzen Reihe von Limitationen aufgrund ihrer schlechten Reproduzierbarkeit von Tag zu Tag, ihrer gegenüber dem Alltag nicht repräsentativen Form und ihres nur stichprobenartigen Charakters aus einer Menge von schwankenden Blutdruckwerten über 24 h. Die Einzelmessung bietet somit dem Arzt nur einen kleinen Ausschnitt aus dem alltäglichen Blutdruckverhalten und korreliert schlecht mit der individuellen Prognose eines Patienten.

Ein wesentlicher Vorteil der Langzeitblutdruckmessung liegt in der Vermeidung der nichtrepräsentativen Situation in Praxis oder Klinik und in der besseren Reproduzierbarkeit.

Dadurch soll die 24-h-Langzeitblutdruckmessung ermöglichen, daß vermehrt Patienten einer Hochdrucktherapie zugeführt werden, die auch wirklich von der Therapie profitieren. Dies bedeutet in erster Linie, daß Patienten mit sog. Praxishypertonie von einer Therapie ausgeschlossen werden und auf der anderen Seite vielleicht Patienten mit Praxisnormotonie vermehrt für eine Therapie rekrutiert werden können.

Die Langzeitblutdruckmessung führt zu einer besseren Beurteilung der antihypertensiven Wirkung, was vor allem an der hohen Meßdichte bei normaler

Tätigkeit des Patienten liegt. Es werden dadurch Wirkdauer und Wirkstärke eines Antihypertensivums genauer erfaßt, was eine individuelle Optimierung von Dosis und Dosisintervall ermöglicht.

Ein weiterer wichtiger Punkt ist bei entsprechenden Patienten die Erfassung der nächtlichen Blutdrucksituation, was beim Nachweis eines gestörten zirkadianen Blutdruckrhythmus diagnostische, therapeutische und prognostische Konsequenzen hat. Weiterhin führt die Langzeitblutdruckmessung zu einer verbesserten Prognoseabschätzung im Vergleich zur Praxismessung.

Praxishypertonie unter antihypertensiver Therapie

Eine Reihe von Patienten mit erhöhten Praxiswerten unter der Therapie sind aufgrund der Ergebnisse der Langzeitblutdruckmessung gut eingestellt. Ca. 15–20 % der Patienten, bei denen aufgrund erhöhter Praxisblutdruckwerte die Indikation zur Therapieintensivierung gestellt wurde, benötigen aufgrund normotoner ambulanter Langzeitblutdruckprofile keine zusätzliche antihypertensive Therapie [24,26].

Mittlerweile konnte klar gezeigt werden, daß die Praxishypertonie kein erhöhtes kardiovaskuläres Risiko darstellt und sich deshalb daraus keine Indikation zur antihypertensiven Therapie bzw. zur Therapieintensivierung ableiten läßt. Dies zeigte auch eine prospektive Untersuchung von Verdeccia et al. Sie konnte bei 1187 Patienten bei einer Beobachtungszeit von bis zu 7,5 Jahren nachweisen, daß die Praxishypertonie gegenüber normotonen Patienten nicht zu einer Zunahme kardiovaskulärer Ereignisse führt [31]. Patienten mit Hypertonie wiesen wie erwartet eine signifikant höhere Anzahl von kardiovaskulären Ereignissen auf. Die sog. Dipper, also hypertone Patienten mit normalem nächtlichen

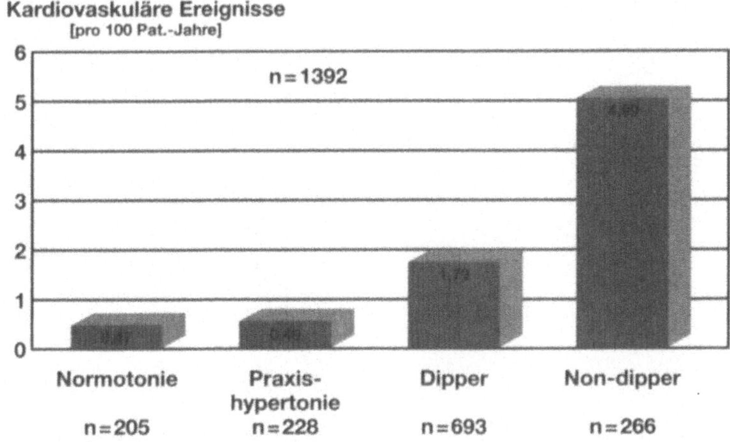

Abb. 1. Kardiovaskuläre Ereignisse bei Patienten mit Normotonie, Praxishypertonie sowie Hypertoniepatienten mit nächtlichem Blutdruckabfall (Dipper) und mit fehlendem nächtlichen Blutdruckabfall (Non-Dipper). [31]

Blutdruckabfall im Schlaf, hatten dabei eine 3,8fach höhere Morbiditätsrate als Normotoniker. Das größte Risiko zeigten die sog. Non dipper – Hypertoniepatienten mit fehlendem nächtlichen Bludruckabfall. Bei ihnen war das Risiko eines Ereignisses 10,6mal höher gegenüber den Normotonikern und 2,8mal höher gegenüber den Patienten mit essentieller Hypertonie und erhaltenem zirkadianen Blutdruckrhythmus (Abb. 1).

Neuere Daten zum Thema Praxishypertonie zeigen, daß ein Teil dieser Patienten in den folgenden Jahren eine manifeste Hypertonie entwickelt. Middeke [16] konnte in seinem Kollektiv nachweisen, daß 53% der Patienten nach 16 Monaten eine manifeste Hypertonie in der Langzeitmessung entwickeln, in eigenen Untersuchungen [33] konnten wir nach 1 Jahr bei 37% der Patienten eine manifeste Hypertonie feststellen. Somit könnte bei einer Reihe von Patienten eine Praxishypertonie die frühe Manifestation einer Hochdruckkrankheit sein. Die Konsequenz ist, diese Patienten in irgendeiner Form zu überwachen.

Praxisnormotonie unter Therapie

Zunehmend wird in neuerer Zeit das gegenteilige Phänomen, das als Praxisnormotonie bezeichnet wird, diskutiert. Hiermit sind Patienten gemeint, die trotz normotoner Praxisblutdruckwerte erhöhte Werte in der Langzeitmessung aufweisen [12,13,22]. Dies erklärt die Beobachtung, daß einige Patienten trotz normotoner Praxiswerte Zielorganschäden aufweisen.

Zur Häufigkeit dieses Phänomens existieren gegenwärtig nur wenig Daten.

Ergebnisse aus einer derzeit laufenden Langzeitstudie sind in Abb. 2 dargestellt [14]. Hier wird bei ca. 1500 Patienten über 5 Jahre der Wert der Langzeitblutdruckmessung mit der Praxismessung verglichen. In der einen Gruppe werden die Therapieentscheidungen ausschließlich nach Maßgabe der Praxismessung, in der anderen Gruppe ausschließlich nach Maßgabe der Langzeitmessung durchgeführt.

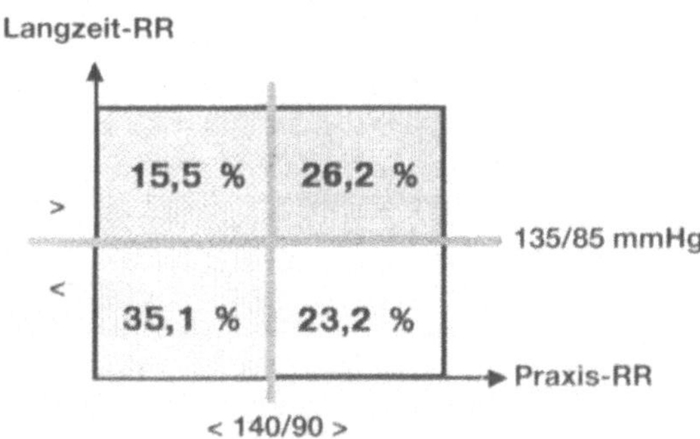

Abb. 2. Vergleich von Praxisblutdruck- und Langzeitblutdruckmessung nach 1jähriger Therapie mit Ramipril. [13]

Es fand sich bei 23,2% der Patienten unter der Therapie nach 1 Jahr eine Praxishypertonie, also erhöhte Werte in der Praxis (> 140/90 mmHg) bei normotonem Langzeitblutdruckprofil (Tagesmittel < 135/85 mmHg). Auf der anderen Seite zeigte sich bei 15,5% der Patienten eine Praxisnormotonie d. h., diese Patienten wiesen trotz normaler Werte in der Praxis ein hypertones Langzeitprofil auf, was eine Therapieintensivierung notwendig machte. Somit war der angestrebte medikamenteneinsparende Effekt bei den Patienten mit Praxishypertonie z. T. wieder aufgehoben durch die Patienten, bei denen eine Therapieintensivierung notwendig wurde.

Ein entscheidender Punkt für dieses Ergebnis ist offensichtlich, daß es bei einer ganzen Reihe von Patienten während der Arbeit zu deutlichen Blutdruckanstiegen kommt, die in der Praxismessung nur unzulänglich reproduziert werden können. Hiervon betroffen sind v. a. psychomental besonders belastete Patienten [9,29].

Ähnliches läßt sich auch aus einer Untersuchung von Baumgart [2] ableiten, in der das Therapieverhalten niedergelassener Ärzte nach Einsatz der Langzeitblutdruckmessung untersucht wurde. Bei 267 Patienten zeigte sich, daß neben einer Dosisreduktion eine ebenso große Anzahl von Patienten eine Dosissteigerung erfuhr. Bei 68% der Patienten wären nach Angaben der beteiligten Ärzte die Therapieänderungen nicht ohne Langzeitblutdruckmessung vorgenommen worden. Ein therapieeinsparender Effekt, der von der Herausfilterung der lediglich in der Praxis hypertonen Patienten erwartet worden war, konnte aufgrund des umgekehrten Phänomens, das offensichtlich in fast gleicher Häufigkeit auftrat, nicht nachgewiesen werden.

Morgendlicher Blutdruckanstieg, morgendliche kardiovaskuläre Ereignisse und β-Blocker

Nach einem nächtlichen Blutdruckabfall im Schlaf kommt es in den frühen Morgenstunden zu einem schnellen morgendlichen Blutdruckanstieg.

Die klinische Bedeutung dieses Vorgangs liegt darin, daß Myokardinfarkte, kardiale Ischämien, zerebrale Infarkte und auch Hochdruckkrisen bevorzugt in den frühen Morgenstunden auftreten, also zeitlich mit diesem schnellen Blutdruckanstieg zusammenfallen [6,17,18,25,32].

Neben den Veränderungen von Blutdruck und Herzfrequenz aufgrund des ansteigenden Sympathikotonus sind als weitere Ursachen hierfür u. a. zu diskutieren: der Anstieg der Thrombozytenaggregation und der plasmatischen Gerinnungsaktivität bei relativ geringer Aktivität der Fibrinolyse sowie eine Zunahme der Plasmaviskosität.

β-Blocker sind die einzige Substanzklasse, von denen wiederholt gezeigt worden ist, daß sie den morgendlichen Anstieg der kardialen Ischämien und auch des Blutdrucks und der Herzfrequenz abschwächen kann [17,18]. Dies konnten erstmals Muller et al. [18] in der MILIS-Studie zeigen, in der sich bei den nicht mit β-Blockern vorbehandelten Patienten ein morgendlicher Gipfel fand, der bei den mit β-Blockern vorbehandelten Patienten ausblieb (Abb. 3).

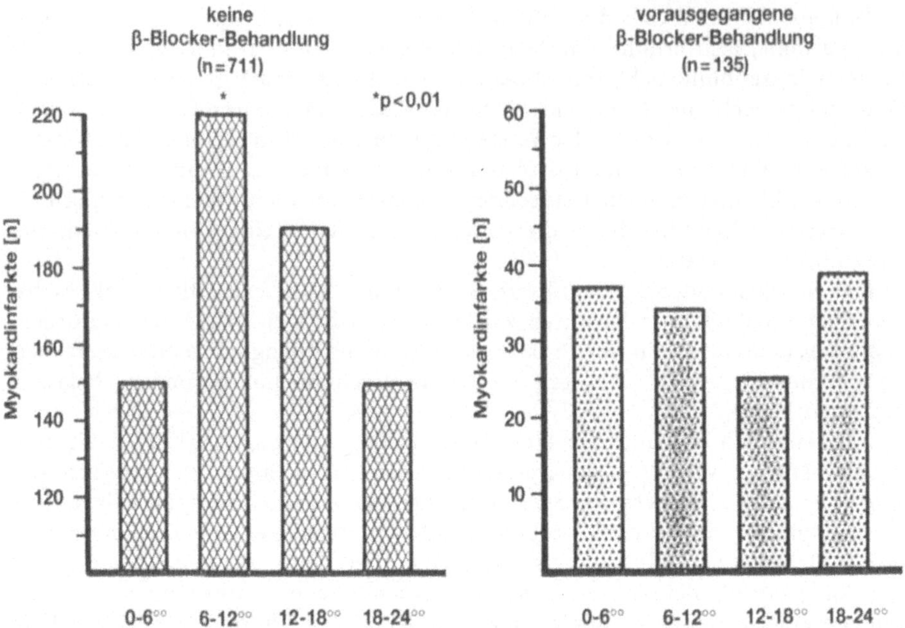

Abb. 3. Zirkadiane Verteilung von Myokardinfarkten bei nicht mit β-Blockern vorbehandelten Patienten und Patienten mit vorausgegangener β-Blocker-Therapie in der MILIS-Studie. [18]

Wirkung von β-Blockern in der Langzeitblutdruckmessung

Zahlreiche Studien mit Hilfe der Langzeitblutdruckmessung belegen die gute Wirksamkeit von β-Blockern [3,11,14,21,23,27]. Sie zeigen fast übereinstimmend, daß insbesondere die heute hauptsächlich in der Praxis eingesetzten modernen β-Blocker bei Einmalgabe eine 24stündige Blutdruckwirksamkeit haben, wobei effektive Wirkdauer und Halbwertszeit aus naheliegenden Gründen unterschiedlich sein können. Entsprechend sollte ein Wirkungsnachweis über 24 h mit Hilfe der Langzeitblutdruckmessung erbracht sein. Der blutdrucksenkende Effekt der β-Blocker ist dabei am Tag in der Regel ausgeprägter als in der Nacht, wenn der Sympathikotonus niedriger ist. β-Blocker mit intrinsischer Aktivität können dagegen nachts trotz weitgehend fehlender signifikanter Blutdrucksenkung zu einem Anstieg der Herzfrequenz führen [5,15,30]. Der morgendliche Blutdruckanstieg wird durch β-Blocker abgeschwächt [27,28]. Dies gilt auch für Metoprolol. Beispielhaft sind in Abbildung 4 die Ergebnisse bei 51 Patienten vor und nach einer 6monatigen Therapie mit einer Einmalgabe von Metoprolol dargestellt. Es zeigt sich eine stärkere blutdrucksenkende Wirksamkeit am Tag im Vergleich zur Nacht, wo der Sympathikotonus niedrig ist. Die Blutdrucksenkung war aber signifikant über 24 h vorhanden. Der morgendliche Blutdruckanstieg wurde ebenfalls reduziert. Das gleiche Ergebnis wurde bei der Auswertung der Herzfrequenz beobachtet. Im Gegensatz zu Metoprolol führen β-Blocker mit intrinsischer Aktivität nachts sogar zu einem Anstieg der Herzfrequenz, was

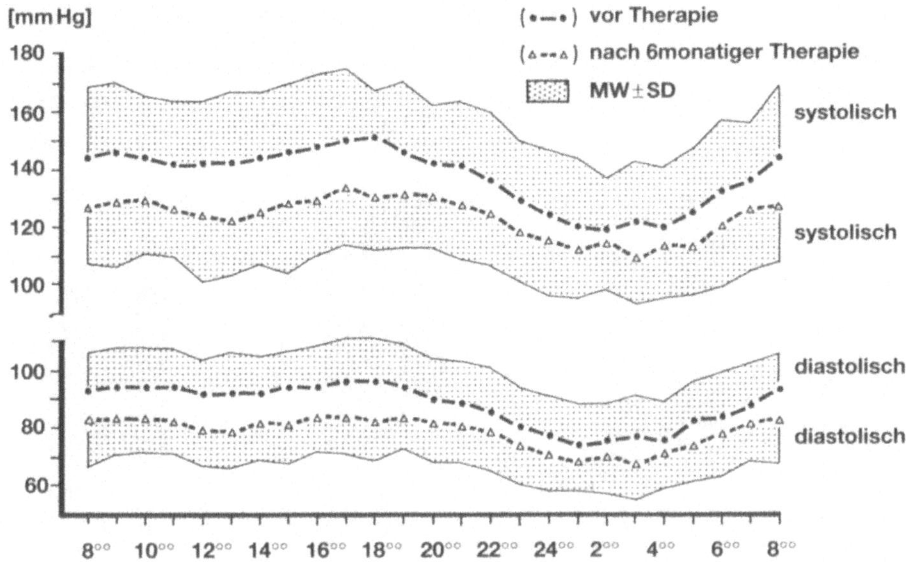

Abb. 4. 24-h-Blutdruckmessung bei 51 Patienten unter Metoprolol vor und nach 6monatiger Therapie. [27]

für Pindolol und auch für Celiprolol gezeigt werden konnte [15,20,30]. Während Metoprolol nachts zu einem signifikanten Abfall führt, kam es unter Celiprolol nachts zu einem signifikanten Anstieg der Herzfrequenz bereits ab 200 mg/Tag.

Vergleich von Metoprolol und Metoprolol CR/Zok in der Langzeitblutdruckmessung

Die Frage, ob die neue Galenik von Metoprolol CR/Zok Vorteile gebracht hat, wurde bei 20 Patienten mit milder bis mittelschwerer Hypertonie untersucht. In einem Cross-over-Design wurde die morgendliche Einmalgabe von herkömmlichem Metoprolol mit Metoprolol CR/Zok während einer 4wöchigen Therapie verglichen. Eine Langzeitblutdruckmessung erfolgte vor Therapiebeginn sowie jeweils nach den 4wöchigen Behandlungsintervallen [23]. Es zeigte sich unter beiden Therapieformen eine signifikante systolische und diastolische Blutdrucksenkung über 24 h. Diese ergab sich auch bei der getrennten Auswertung der Tages- und Nachtblutdruckmittelwerte. Metoprolol CR/Zok wies darüber hinaus eine signifikant bessere Blutdruckwirksamkeit als konventionelles Metoprolol über 24 h, am Tag und in der Nacht auf (Abb. 5). Besonders deutlich tritt die gute kontinuierliche 24-h-Wirksamkeit von Metoprolol CR/Zok in der Darstellung der stündlichen Mittelwerte des Blutdruckverlaufs über 24 h hervor (Abb. 6).

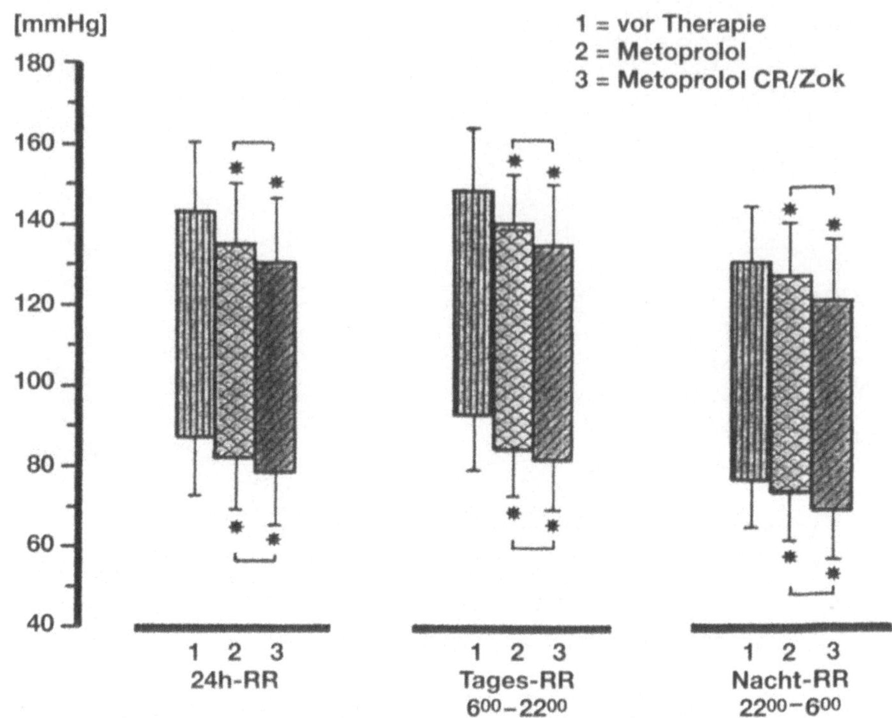

Abb. 5. Vergleich von Metoprolol und Metoprolol CR/Zok bei Patienten mit milder bis mittelschwerer Hypertonie: 24-h-Blutdruckmittelwert, Tagesmittelwert und Nachtmittelwert

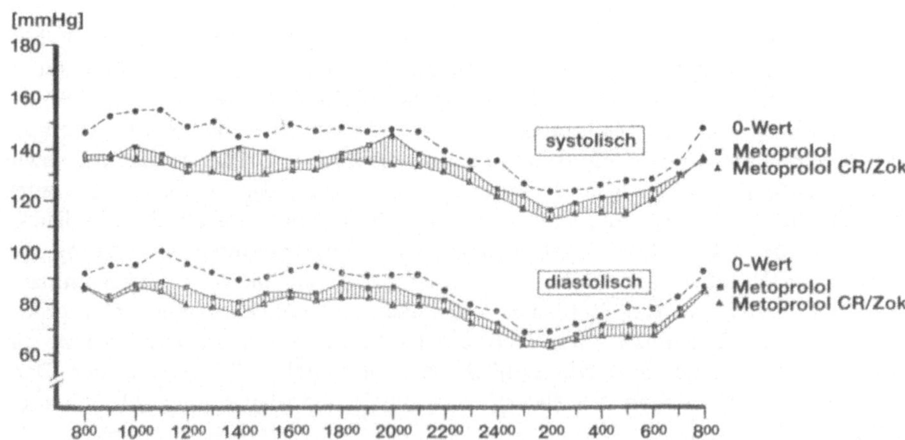

Abb. 6. Stündliche Mittelwerte vor und unter der Therapie mit Metoprolol und Metoprolol CR/Zok über 24 h (n = 20). [23]

Wirkungen von β-Blockern über 24 h im Vergleich mit anderen Antihypertensiva bei vergleichbaren Praxiswerten

Verschiedene Antihypertensiva können sich hinsichtlich der antihypertensiven Wirkung in der ambulanten Langzeitmessung während des normalen Alltags trotz vergleichbarer Blutdrucksenkung in der Praxismessung erheblich voneinander unterscheiden. Für β-Blocker konnte gezeigt werden, daß sie bei vergleichbarer Wirkung auf den Praxisblutdruck in der ambulanten 24-h-Langzeitblutdruckmessung oftmals eine signifikant bessere Wirksamkeit während des Meßintervalls aufwiesen als andere Präparate. So führte zum Beispiel Metoprolol bei vergleichbarer Senkung des Gelegenheitsblutdruckes in der Praxis zu einer signifikant besseren Absenkung des Blutdrucks über 24 h als Nitrendipin, Enalapril und der β-Blocker mit intrinsischer Aktivität, Mepindolol [27].

Die Studie war so angelegt, daß eine vergleichbare normotone Blutdruckeinstellung mit Hilfe der Gelegenheitsblutdruckmessung in der Praxis mit allen 4 Medikamenten erfolgte. Die Patienten wurden mit einer morgendlichen Einmaldosis von Nitrendipin 20 mg, Metoprolol 100 mg, Mepindolol 5 mg oder Enalapril 10 mg behandelt. Patienten, die nach Praxisblutdruckkontrollen nach 1 oder 3

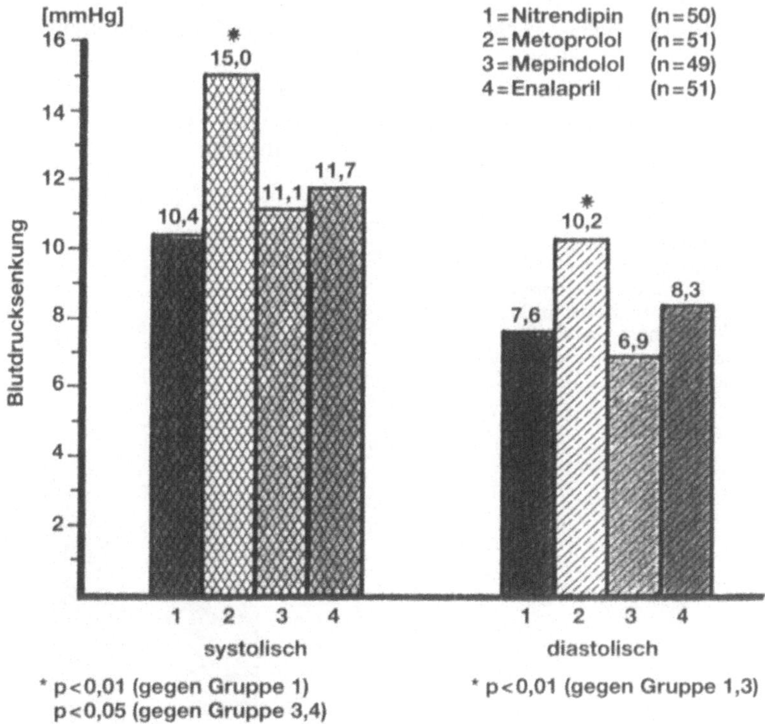

Abb. 7. Mittlere systolische und diastolische 24-h-Blutdrucksenkung nach 6monatiger Therapie mit Nitrendipin, Metoprolol, Mepindolol und Enalapril. [27]

Monaten nicht normoton waren, erhielten zusätzlich 12,5 mg des Diuretikums
Hydrochlorothiazid. Eine zweite Blutdrucklangzeitmessung erfolgte 6 Monate
nach Beginn der Behandlung, wenn die Patienten nach Praxisblutdruckmessungen normoton waren. Von 299 eingeschlossenen Patienten beendeten 201 Patienten die Studie protokollgemäß. Die Gelegenheitsblutdruckmessung in der Praxis
zeigte vergleichbare Werte vor Therapiebeginn. Nach 6 Monaten Therapie war
der Blutdruck in allen 4 Gruppen vergleichbar in den normotonen Bereich
gesenkt worden – wie protokollgemäß vorgegeben. Trotz dieser vergleichbaren
Blutdruckwerte in der Praxis ergaben sich bei der Auswertung der Blutdrucklangzeitmessung deutliche Unterschiede. Die höchsten mittleren systolischen
und diastolischen Blutdruckwerte in der Langzeitmessung wurden in der Metoprololgruppe gefunden. Unter Metoprolol war eine signifikant bessere systolische
Wirksamkeit gegenüber allen anderen 3 Gruppen festzustellen, diastolisch war
die Wirkung signifikant besser gegenüber Mepindolol und Nitrendipin, nicht
gegenüber Enalapril (Abb. 7). So wurde durch alleinige Praxismessung die Meto-
prololwirkung unterschätzt, v. a. aber die Nitrendipinwirkung überschätzt.

Eine weitere Frage ist, ob β-Blocker in der Lage sind, intermittierende Blutdruckspitzen, die durch psychische oder physische Belastung ausgelöst werden,
besser als andere Substanzen, die keine wesentliche Wirkung auf den Sympathikotonus haben, zu beeinflussen. Hierzu gibt es in der Literatur nur vereinzelte
und auch kontroverse Aussagen.

Ein wesentliches Ergebnis der Studie war, daß intermittierende Blutdruckspitzen, die über 180 mmHg systolisch hinausgingen, von Metoprolol signifikant
stärker reduziert wurden als von den 3 anderen Substanzen. Insgesamt lagen
vor Therapiebeginn 7% aller gemessenen Werte über 180 mmHg. Dies wurde
von Metoprolol um 6,3%, also um 90% und damit signifikat stärker reduziert

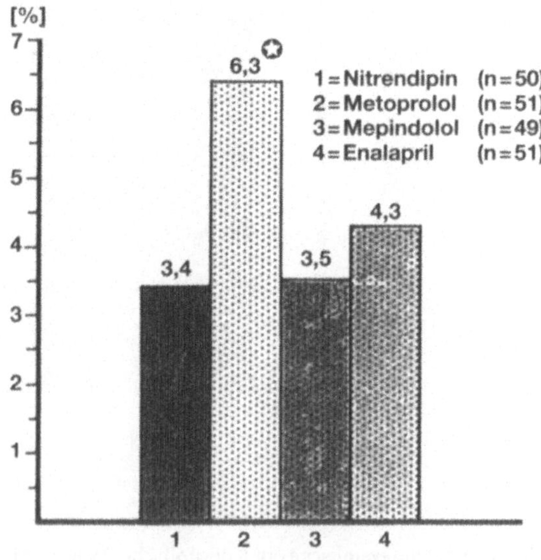

Abb. 8. Anzahl systolischer Blutdruckwerte über 180 mmHg unter der Therapie mit Nitrendipin, Metoprolol, Mepindolol und Enalapril (Differenz nach 6monatiger Therapie gegenüber dem Ausgangswert). [27]

als von den 3 anderen Substanzen (Abb. 8). Dies deutet also darauf hin, daß intermittierende Blutdruckspitzen bei täglicher Belastung mit β-Blockern offensichtlich signifikant besser reduziert werden können. Da die Blutdruckvariabilität als prognostischer Faktor bei Hypertonie diskutiert wird, kann diesem Ergebnis klinische Bedeutung zukommen [7,19]. Einschränkend ist allerdings festzuhalten, daß die Langzeitblutdruckmessung aufgrund der intermittierenden Messungen nur eingeschränkt über die Blutdruckvariabilität Auskunft geben kann, was wahrscheinlich auch als Erklärung für unterschiedliche Ergebnisse in der Literatur anzusehen ist [1,12].

Die Untersuchung ergab weiterhin, daß der morgendliche Blutdruckanstieg signifikant von beiden β-Blockern und dem ACE-Hemmer reduziert wurde, nicht dagegen von dem Kalziumantagonisten. Dies ist aber wahrscheinlich nicht dem Kalziumantagonisten, sondern im wesentlichen der kurzen Wirkdauer von Nitrendipin nach Einmaldosis zurückzuführen.

Die Ergebnisse zeigen, daß die Gelegenheitsblutdruckmessung keine sichere Voraussage auf die 24-h-Wirksamkeit bei Patienten unter antihypertensiver Therapie ermöglicht. Verschiedene Medikamente mit vergleichbarer Kontrolle des Blutdrucks mittels Gelegenheitsblutdruckmessungen in der Praxis können über 24 h deutliche Unterschiede aufweisen [9,23,27].

Zu ähnlichen Ergebnissen kamen auch andere Autoren. In Untersuchungen von Lacourciere et al. [11] und Durel et al. [4] erwies sich Metoprolol gegenüber Verapamil bzw. Diltiazem bei vergleichbarer Praxisblutdruckmessung in der Langzeitblutdruckmessung als signifikant überlegen (Abb. 9). Möglicherweise haben β-Blocker einen besonders günstigen Effekt auf streßinduzierte, sympathikusbedingte Blutdruckanstiege bei alltäglicher Belastung. Dies könnte die Unterschätzung der antihypertensiven Wirksamkeit von β-Blockern bei alleiniger Praxisblutdruckmessungen in den genannten Veröffentlichungen erklären.

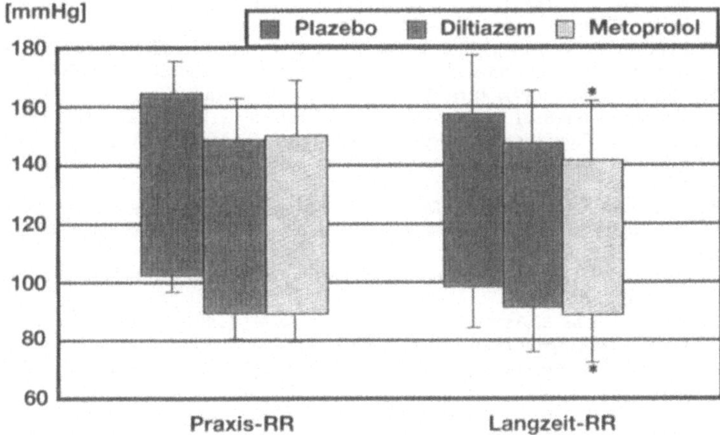

Abb. 9. Ergebnisse des Praxisblutdrucks und der Langzeitblutdruckmessung unter Plazebo, Diltiazem und Metoprolol. [11]

Literatur

1. Baumgart P (1994) ABDM ist nicht geeignet zur Messung der Blutdruckvariabilität. Nieren Hochdruckkrankh 8: 373–374
2. Baumgart P, Stroetmann W, Rahn KH (1992) ABDM in der ärztlichen Praxis: Auswirkungen auf die Behandlung und auf die Kosten. Hochdruck 12: 36
3. De Leeuw PW, Falke HE, Kho TL, Vandongen R, Wesler A, Birkenhager WA (1977) Effects of beta-adrenergic blockade on diurnal variability of blood pressure and plasma noradrenaline levels. Acta Med Scand 202: 389–392
4. Durel L, Hayashi J, Weidler J, Schneiderman N (1992) Effectiveness of antihypertensive medications in office and ambulatory settings: A placebo-controlled comparison of atenolol, metoprolol, chlorthalidone, verapamil, and an atenolol-chlorthalidone combination. J Clin Pharmacol 32: 564–570
5. Floras JS, Jones JV, Hassan MO, Sleight P (1982) Ambulatory blood pressure during once-daily randomized double-blind administration of atenolol, metoprolol, pindolol, and slow-release propranolol. B M J 285: 1387–1392
6. Fox K, Mulcahy D, Keegan J, Wright C (1989) Circadian patterns of myocardial ischemia. Am Heart J 118: 1084–1087
7. Frattola A, Parati G, Cuspidi C, Albini F, Mancia G (1993) Prognostic value of 24-hour blood pressure variability. J Hypertens 11/70: 1133–1137
8. Gould BA, Hornung RS, Kieso HA, Cashman PM, Raftery EB (1983) Prazosin alone and combined with a beta-adrenoreceptor blocker in treatment of hypertension. J Cardiovasc Pharmacol 5: 678–684
9. Kollmann K, Lüders S, Eckhard R, Nordbruch B, Schrader J (1996) Blutdruckverhalten von Patienten mit Hypertonie. Blutdruckverhalten im Vergleich zur Freizeit. Nieren Hochdruckkrankh 3: 115
10. Krönig B (1995) ABDM läßt Blutdruckvariabilität abschätzen. Nieren Hochdruckkrankh 3: 101–103
11. Lacourciere Y, Pirier L, Boucher S, Spenard J (1990) Comparative effects of diltiazem sustained-release formulation and metoprolol on ambulatory blood pressure and plasma lipoproteins. Clin Pharmacol Ther: 318–324
12. Lüders S, Stork J, Schrader J (1994) Hypertonie in der Langzeitblutdruckmessung bei normotonen Praxiswerten. Nieren Hochdruckkrankh 23: 385
13. Lüders S, Gerdes M, Scholz M et al. (1995) Praxisblutdruckmessung versus Langzeitblutdruckmessung unter der Therapie mit Ramipril. Nieren Hochdruckkrankh 3: 118–120
14. Mancia G, Ferrari A, Pomidossi G et al. (1983) Twenty-four-hour hemodynamic profile during treatment of essential hypertension by once-a-day nadolol. Hypertension 5: 573–578
15. Mey C de, Hoffmann JA, Hermann M, Schroeter V, Belz G (1994) Contrasting cardiovascular effects of celiprolol and metoprolol at doses with similar β_1- and β_2-adrenoceptor occupancies in man. Clin Pharmacol Ther 142: 349
16. Middeke M (1994) Ist die Praxishypertonie die früheste Manifestation der Hochdruckkrankheit?. Nieren Hochdruckkrankh 8: 386
17. Mulcahy D, Keegan J, Cunningham D et al. (1980) Circadian variation of total ischemic burden and its alteration with anti-anginal agents. Lancet II: 755–759
18. Muller JE, Stone PH, Turi ZG et al. (1985) Milis Study Group: Circadian variation in the frequency of onset of acute myocardial infarction. N Engl J Med 313: 1315–1322
19. Parati G, Pomidossi G, Albini F, Malaspina D, Mancia G (1987) Relationship of 24-hours blood pressure mean and variability to severity of target organ damage in hypertension. J Hypertens: 93–98
20. Quyyumi AA, Wright C, Mochus L, Fox KM (1984) Effect of partial agonist activity in β-blockers in severe angina pectoris: a double-blind comparison of pindolol and atenolol. B M J 189: 951–953
21. Raftery EB, Carregeta MO (1985) Hypertension and beta blockers: are they all the same? Int J Cardiol 7: 337–346
22. Roca-Cusachs A, Agraz I, Rodriguez E, Sole MJ (1994) Is there a „reverse white coat phenomen?". ISH, Melbourne Abstract Blok: 49
23. Scholz M, Schoel G, Schrader J, Lüders S, Ruschitzka F, Warneke G, Scheler F (1994) Antihypertensive Wirkung von Alpha- und Beta-Blockern in der 24-Stunden-Langzeitblutdruckmessung. Nieren Hochdruckkrankh 10 (1992): 521–523
24. Schrader J (1992) Anwendung der 24-Stunden-Blutdruckmessung zur Therapiekontrolle. Nieren Hochdruckkrankh 21: 508–511

25. Schrader J, Scheler F (1990) Circadianes Blutdruckverhalten und therapeutische Konsequenzen. Internist 31: 662–668
26. Schrader J, Schoel G (1990) Benefits of noninvasive ambulatory blood pressure monitoring during antihypertensive therapy. J Ambul Monotor 3: 203–214
27. Schrader J, Schoel G, Buhr-Schinner H, Kandt M, Warneke G, Armstrong VW, Scheler F (1990) Comparison of the antihypertensive efficiency of nitrendipine, metoprolol, mepindolol and enalapril using ambulatory 24-hour blood pressure monitoring. Am J Cardiol 66: 967–972
28. Sirgo M, Pharm D, Mills RJ, DeQuattro V (1988) Effects of antihypertensive agents on circadian blood pressure and heart rate patterns. Arch Intern Med 148: 2547–2552
29. Stork J, Labrot B, Mann H et al. (1992) Anstieg des diastolischen Blutdrucks als Beanspruchungsreaktion bei psychomentaler Belastung am Arbeitsplatz. Zentralbl Arbeitsmed 42: 306–311
30. Tham TCK, Riddell JG, Shanks MD, Shanks RG (1991) The effect of increasing doses of celiprolol on sleeping heart rate and quality of sleep in man. Clin Pharmacol Ther 49: 187
31. Verdecchia P, Porcellati C, Schillaci G et al. (1994) Ambulatory blood pressure – An Independent predictor of prognosis in essential hypertension. Hypertension 24: 793–801
32. Willich SN, Linderer T, Wegscheider K, Leizorovicz A, Alamercery I, Schröder R, ISAM Study Group (1989) Increased morning incidence of myocardial infarction in the ISAM Study: Absence with prior β-adrenergic blockade. Circulation 80: 853–858
33. Witte M, Froese C, Lüders S, Heydenbluth R, Schrader J (1996) Entwicklung einer manifesten Hypertonie bei Patienten mit Praxishypertonie. Nieren Hochdruckkrankh 3: 125

Antihypertensive medikamentöse Therapie bei Diabetes mellitus

P. T. Sawicki

Typ-1-Diabetes-mellitus

Studien aus allen Teilen der Welt zeigen übereinstimmend eine erhöhte Sterblichkeitsrate bei Patienten mit juvenilem (Typ 1) Diabetes mellitus. Eine dänische Langzeitstudie, in der 1030 Patienten mit Typ-1-Diabetes-mellitus über 30–50 Jahre verfolgt wurden, zeigte, daß die extrem hohe Exzeßmortalität nur bei den Patienten vorlag, die während ihrer Diabeteserkrankung eine persistierende Proteinurie entwickelt hatten [5]. Dagegen hatten Patienten ohne diabetische Nephropathie eine nahezu normale Lebenserwartung. Während akute metabolische Komplikationen und Infektionen die häufigsten Todesursachen von Patienten mit kurzer Diabetesdauer sind, sind bei langer Diabetesdauer zerebro- und kardiovaskuläre Komplikationen für 2/3 aller Todesfälle verantwortlich [30] (s. Übersicht). Konventionelle antihypertensive Therapie einschließlich von β-Blocker und Diuretika senkt nicht nur bei essentieller Hypertonie, sondern auch bei hypertonen Patienten mit Diabetes mellitus und Nephropathie sehr effektiv die Mortalität und Morbidität, vor allem durch eine Reduktion des Myokardinfarkt- und des Schlaganfallrisikos. In 2 Studien von Mathiesen u. Parving (Übersicht in [26]), die erstmalig eine Reduktion der Mortalität durch antihypertensive Therapie bei diabetischer Nephropathie zeigten, wurden als Antihypertensiva der ersten Wahl Diuretika und β-Blocker eingesetzt. Unter dieser Therapie ist es gelungen, die Mortalität nach 10jähriger Dauer der Nephropathie von etwa 80 % auf weniger als 20 % zu senken (Abb. 1).

Todesursachen von 85 Patienten mit manifester diabetischer Nephropathie, verfolgt über 10 Jahre. Gesamtmortalität 39 % [30].

Kardial	30 %
unerwarteter und plötzlicher Tod	22 %
zerebral	18 %
Sepsis	9 %
Hypoglykämie	6 %
übrige	15 %

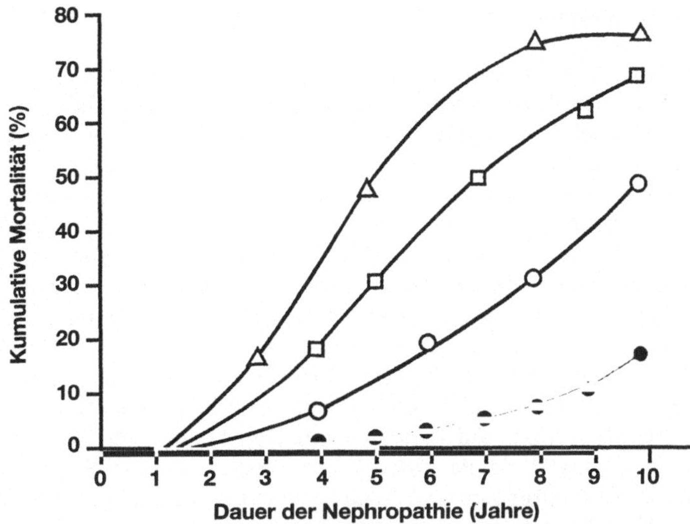

Abb. 1. Kumulative Sterblichkeit von Patienten mit diabetischer Nephropathie in verrschiedenen Studien. Untersuchungen ohne antihypertensive Therapie aus dem Jahr 1971: △, n = 45; aus dem Jahr 1983: □, n = 360; mit unzureichender aus dem Jahr 1985: ○, n = 67 bzw. mit effektiver antihypertensiver Therapie aus dem Jahr 1989: ●, n = 45. (Nach Parving u. Hommel [42], Übersicht in [26])

Typ-2-Diabetes-mellitus

Eine Blutdruckerhöhung ist bei den meist älteren Patienten mit Typ-2-Diabetes-mellitus sehr häufig und spielt eine ganz wesentliche Rolle als Risikofaktor für koronare und zerebrovaskuläre Erkrankungen. Bei Typ-2-Diabetes nimmt die Prävalenz der Hypertonie mit der Zunahme der Albuminausscheidung im Urin zu und beträgt 48 % bei Normoalbuminurie, 68 % bei Mikroalbuminurie und 85 % bei Makroalbuminurie [10]. In Studien mit älteren Patienten mit essentieller Hypertonie, die auch Patienten mit Typ-2-Diabetes mellitus einschlossen, wurde eindeutig der positive Einfluß der konventionellen antihypertensiven Therapie auf die Reduktion der kardio- und zerebrovaskulären Ereignisse und sogar auf die Gesamtmortalität gezeigt [1]. Die Mortalität von Patienten mit erhöhter Albuminurie und Typ-2-Diabetes-mellitus betrug in früheren Untersuchungen nach 3 Jahren zwischen 25 und 30 %. Wir konnten kürzlich nachweisen, daß diese Mortalität durch eine effektive konventionelle antihypertensive Therapie auf etwa 13 % gesenkt werden kann [28].

Zusammenfassend stehen also bei der Therapie von Patienten mit Diabetes mellitus Typ 1 und Typ 2, 4 hauptsächliche Therapieziele im Vordergrund:
1) Verlängerung der drastisch verkürzten Lebenserwartung.
2) Reduktion der kardio- und zerebrovaskulären Morbidität.
3) Verhinderung der Dialysenotwendigkeit.
4) Beibehalten einer relativ guten Lebensqualität.

Die Effektivität der verschiedenen zur Verfügung stehenden Antihypertensiva muß am Erreichen dieser Hauptziele der Therapie gemessen werden.

Auswirkungen von verschiedenen Antihypertensiva auf die Mortalität

Mehrere Studien haben bei Patienten mit essentieller Hypertonie bislang gezeigt, daß eine antihypertensive Therapie mit β-Blockern und Diuretika imstande ist, die Mortalität und Morbidität zu reduzieren. Es ist in diesen Studien gelungen, die zerebrovaskuläre Mortalität um ca. 40 % zu senken, was aufgrund von epidemiologischen Daten auch so erwartet worden war. Die kardiovaskuläre Mortalität wurde dagegen in den meisten Studien nur um etwa 10–20 % reduziert gegenüber den zu erwarteten 20–25 %. Viele dieser Studien haben allerdings Patienten mit Diabetes mellitus ausgeschlossen. Entsprechende randomisierte, prospektive Interventionsstudien bei hypertensiven Diabetikern werden zwar derzeit durchgeführt, die Ergebnisse werden aber noch einige Jahre auf sich warten lassen. Aus dieser Situation entstand eine kontroverse Diskussion darüber, ob die Ergebnisse zur Beeinflussung der Mortalität durch Antihypertensiva bei Patienten mit essentieller Hypertonie auf Patienten mit Hypertonie und Diabetes übertragbar sind, oder ob für diese Patienten andere Faktoren eine Rolle spielen, die bei der Wahl des optimalen Antihypertensivums bei dieser Stoffwechselerkrankung berücksichtigt werden müssen.

Diuretika

Warram et al. berichteten in einer retrospektiven Studie bei Patienten mit diabetischer Retinopathie [36] über eine höhere Mortalität bei Patienten, die mit Diuretika behandelt worden waren. Wir haben in unserer Untersuchung bei hypertonen Patienten mit Typ-2-Diabetes [28] keine Erhöhung der Mortalität unter Diuretikatherapie gefunden, sondern sogar einen Trend zu weniger kardio- und zerebrovaskulären Ereignissen in Vergleich zu anderen Antihypertensiva. Die unterschiedlichen Resultate zwischen unserer und der Untersuchung von Warram et al. sind sehr wahrscheinlich dadurch begründet, daß in der Studie von Warram et al. Patienten, die Anfang der 70er Jahre mit Diuretika behandelt worden waren, retrospektiv aufgenommen wurden. Zum damaligen Zeitpunkt wurde eine hochdosierte diuretische Therapie durchgeführt und bei Patienten mit Diabetes mellitus vor allem dann begonnen, wenn bei ihnen eine schwere Herzinsuffizienz oder eine Niereninsuffizienz vorlag. Die höhere Mortalität in dieser Studie spiegelt daher eher die schlechtere Prognose von Patienten wider, die aufgrund einer zusätzlichen Erkrankung einer hochdosierten diuretischen Therapie bedurften. In unserer prospektiven Untersuchung, die den positiven Einfluß der antihypertensiven Therapie auf die Mortalität von Patienten mit Typ-2-Diabetes-mellitus unter Verwendung von Diuretika zeigt, wurden dagegen diese Präparate (vorwiegend Thiaziddiuretika in niedriger Dosierung) zur antihypertensiven Therapie eingesetzt. Die führende Rolle von niedrigdosierten Thiaziddiuretika als Therapeutika der ersten Wahl vor allem bei älteren Patienten mit Hypertonie, unter denen sich viele mit Typ-2-Diabetes befinden, ist kürzlich durch die US-amerikanischen Empfehlungen zur Behandlung der Hypertonie ausführlich begründet worden [34].

β-Blocker

Der Wert der β-Blocker bei der Primär- und vor allem bei der Sekundärprävention des Myokardinfarktes ist gut belegt. Bei Patienten mit Diabetes mellitus zeigte eine randomisierte Studie mit Timolol eine drastische Reduktion der Mortalität [37]. In einer größeren Studie hat die gleiche Arbeitsgruppe den sekundärprophylaktischen Effekt der β-Blockade bei Diabetikern und Nichtdiabetikern verglichen [15]. Beide Patientengruppen profitierten von der β-Blockade, der Nutzen war allerdings unter den Diabetespatienten am größten: Die kumulative Sterblichkeit betrug bei ihnen ohne β-Blocker nach einem Jahr 23 % und unter β-Blockade nur 10 % (Abb. 2). Dieser Nutzen ist nicht nur auf die Reduktion der Reinfarktrate zurückzuführen. Eine wesentliche Rolle spielt dabei auch die Abnahme des arrhythmiebedingten plötzlichen Herztodes. Eine autonome Neuropathie, die häufig bei Patienten mit langjährigem Diabetes mellitus vorliegt, ist verbunden mit einer niedrigeren parasympathischen Aktivität, die in klinischen Studien mit einer Steigerung der Mortalität bei Patienten mit koronarer Herzerkrankung assoziiert ist. Die Erklärung dafür ist sehr wahrscheinlich die von der parasympathischen Aktivität abhängende Schwelle für maligne Arrhythmien, sowie eine Zunahme der Herzfrequenz bei hoher sympathischer und niedriger parasympathischer Aktivität, die mit einer reduzierten diastolischen Myokardperfusionszeit und einer Progression der koronaren Atherosklerose assoziiert ist. Dies ist für Patienten mit diabetischer Nephropathie von herausragender Bedeutung, da bei ihnen eine autonome Neuropathie und eine koronare Herzerkrankung ganz besonders häufig vorliegen, wobei die parasympathische Aktivität reduziert ist und weiter mit dem Fortschreiten der Nephropathie abnimmt [20]. Die bei Patienten mit diabetischer Nephropathie und autonomer Neuropathie vorliegende Verlängerung der QT-Zeit im EKG ist dabei ein wichtiger prognostischer Faktor, der das Auftreten des plötzlichen Todes und die Gesamtmortalität ganz wesentlich bestimmt [30]. Die Senkung der Mortalität durch eine

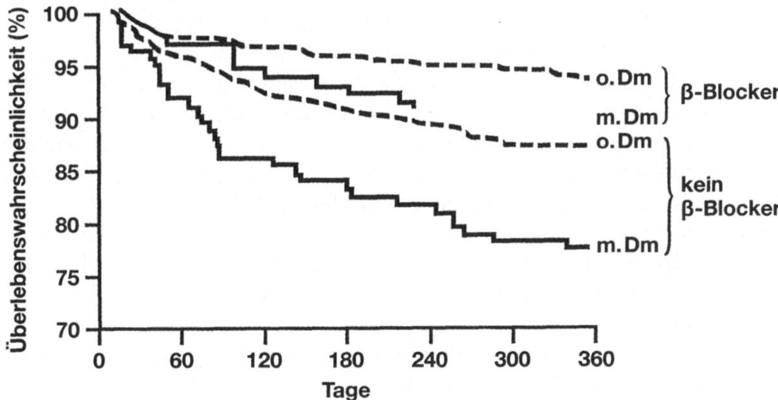

Abb. 2. Überlebenswahrscheinlichkeit nach einem Herzinfarkt von Patienten mit (m. Dm) und ohne (o. Dm) Diabetes mellitus, die einen β-Blocker erhielten oder mit anderen Medikamenten behandelt wurden. [15]

Verminderung des sog. plötzlichen Herztodes scheint hierbei spezifisch für β-Blocker zu sein und unabhängig von der Blutdrucksenkung, da sie unter anderen Antihypertensiva (z. B. ACE-Hemmer und Kalziumantagonisten) nicht beobachtet wird.

Kalziumantagonisten

Leider liegen bislang weder für Kalziumantagonisten noch für ACE-Hemmer kontrollierte Langzeitstudien zur Beurteilung ihrer Auswirkungen auf die Morbidität und Mortalität von Patienten mit Hypertonie mit oder ohne Diabetes mellitus vor. Derartige Untersuchungen wurden bislang für diese Substanzen nur bei Patienten mit koronarer Herzerkrankung bzw. Herzinsuffizienz durchgeführt, in die allerdings Patienten mit Diabetes eingeschlossen worden waren.

In einer zusammenfassenden Auswertung von 56 Studien bei stabiler Angina pectoris zeigte Cruickshank [7], daß β-Blocker zu einer Abnahme des relativen Risikos für ein kardiovaskuläres Ereignis auf 0,76 führen, während Kalziumantagonisten dieses Risiko auf 1,63 erhöhen. In 2 kürzlich publizierten Fallkontrollstudien von Furberg u. Psaty [9] wurde ebenfalls die Möglichkeit diskutiert, daß trotz einer Blutdrucksenkung unter Kalziumantagonisten vom Dihydropyridintyp die Mortalität nicht reduziert wird. In diesen Studien traten pro 1 000 Hypertoniepatienten 10 Herzinfarkte pro Jahr unter einer Therapie mit β-Blockern oder Diuretika auf, verglichen mit 16 Ereignissen unter Kalziumantagonisten – eine relative Zunahme des Risikos um 60 %.

ACE-Hemmer

Die Reduktion der Mortalität bei Patienten mit schwerer Herzinsuffizienz mit und ohne Diabetes mellitus ist gut belegt. Allerdings sind wir bei der Beurteilung ihrer Effekte auf die Reduktion der koronaren Ereignisse bei Hypertonie ebenfalls auf Studien bei herzinsuffizienten Patienten angewiesen, da Daten bei Patienten mit essentieller Hypertonie fehlen. Eine Therapie mit ACE-Hemmern führte zu einer Reduktion der kardialen ischämischen Ereignisse bei Patienten mit Herzinsuffizienz (Auswurffraktion < 0,4 bzw 0,35) in 2 Studien SOLVD [35] und SAVE [23]. In der AIRE-Studie [33] wurde die Gesamtmortalität zwar um relative 27 % gesenkt, aber ohne Effekt auf das Risiko des Auftretens eines Herzinfarktes. In der CONSENSUS-II-Studie [32], in der der ACE-Hemmer akut nach dem Herzinfarkt gegeben wurde, unterschied sich die Wirkung nicht signifikant von Plazebo. Insgesamt scheint der positive Effekt der ACE-Hemmer nach einem Myokardinfarkt vor allem von dem Ausmaß der linksventrikulären Dysfunktion abzuhängen: In der SOLVD-Studie profitierten bezüglich der Reduktion der Mortalität von der Behandlung nur Patienten mit einer Auswurffraktion von < 0,28. Berücksichtigt man die deutliche Reduktion der Mortalität bei Patienten mit essentieller Hypertonie ohne Herzinsuffizienz unter Diuretika- und β-Blocker-Therapie, so ist es bedenklich, daß in der SOLVD-Studie bei Patienten mit einer weniger stark ausgeprägten Herzinsuffizienz trotz einer häufig vorliegenden Hypertonie die Mortalität unter der ACE-Hemmer-Therapie gleich war wie unter Plazebo. In der ISIS-4-Studie [14] wurden 58 050 Patienten nach einem Herzinfarkt u. a. zu

Captopril bzw. Plazebo randomisiert. Die kurzfristige Mortalität wurde durch die Intervention signifikant aber nur minimal absolut um 0,5 % gesenkt, wobei die Senkung der Gesamtmortalität sehr wahrscheinlich vor allem durch einen günstigen Effekt der Therapie bei Patienten mit einer Herzinsuffizienz bedingt war. In der ebenfalls kürzlich publizierten CCS-1-Untersuchung [6] führte die Gabe von Captopril nach einem Myokardinfarkt im Vergleich zu Plazebo bei 13 634 Patienten nicht zu einer signifikanten Reduktion der Mortalität.

Die Ergebnisse der hier beschriebenen Auswahl von Studien lassen durchaus die Möglichkeit offen, daß ACE-Hemmer und Kalzium-Antagonisten bei hypertonen Patienten mit und ohne Diabetes mellitus nicht den gleichen positiven Effekt auf die Senkung der kardio- und zerebrovaskulären Ereignisse haben könnten wie β-Blocker und Diuretika. Entsprechende kontrollierte Studien mit validen klinischen Endpunkten sind daher dringend erforderlich.

Reduktion der Mortalität bei diabetischer Nephropathie

Die Mortalität bei diabetischer Nephropathie steigt ohne antihypertensive Therapie exponentiell an (Abb. 1) und beträgt nach 5 Jahren etwa 50 %. Diese enorme Sterblichkeit der jungen, im Mittel 35jährigen Patienten läßt sich aber durch eine effektive Blutdruckkontrolle unter einer antihypertensiven Therapie mit β-Blockern und Diuretika wirkungsvoll verringern [26]. Bislang wurden 4 Studien zum Einfluß der antihypertensiven Therapie auf die Mortalität bei diabetischer Nephropathie publiziert (Tabelle 1). In 3 Untersuchungen wurde unter dem primären Einsatz von β-Blockern und Diuretika die Mortalität reduziert. In der Studie mit dem ACE-Hemmer Captopril, publiziert von Lewis et al. [16], kam es überraschenderweise trotz einer signifikanten Reduktion des Blutdrucks nicht zu einer signifikanten Reduktion der Mortalität. Berücksichtigt man den exponentiellen Anstieg der Mortalität über die Zeit bei diabetischer Nephropathie (Abb. 1), dann erscheint die Mortalität in der Studie Lewis et. al. mit 4 % bei einer maximalen Beobachtungsdauer von 4 und einer mittleren Beobachtungsdauer von 3,5 Jahren im Vergleich zu den anderen 3 Untersuchungen relativ hoch.

Tabelle 1. Übersicht über Mortalitätsraten von Patienten mit diabetischer Nephropathie in bislang publizierten Hypertonie-Interventionsstudien unter konventioneller antihypertensiver Therapie mit β-Blockern und Diuretika und unter ACE-Hemmer-Therapie [26].

Studie	Art der anti- hypertensiven Therapie	Mittlerer Blutdruck [mm Hg]	Beobachtungs- dauer [Jahre]	Mortalität [%]
Parving et al. (1989)	konventionell	104	10	18
Mathiesen et al. (1989)	konventionell	102	8	7
Sawicki et al. (1995)	konventionell[*1]	107	7	4
Lewis et al. (1993)	Captopril[*2]	96	4	4

[*1] Signifikant niedrigere Mortalität im Vergleich zu der vorwiegend mit ACE-Hemmern behandelten Kontrollgruppe.
[*2] Keine signifikante Reduktion der Mortalität gegenüber der Plazebogruppe.

In einer kürzlich publizierten Untersuchung von Maschio et al. [17], durchgeführt bei Patienten mit einer Niereninsuffizienz infolge verschiedener Nierenerkrankungen einschließlich diabetischer Nephropathie, wurde über eine besorgniserregende Zunahme der Mortalität unter einer Behandlung mit einem ACE-Hemmer berichtet. In dieser Studie wurde der ACE-Hemmer Benazepril getestet, allerdings nicht gegen andere Antihypertensiva, sondern ähnlich wie in der Lewis-Studie gegen Plazebo, was naturgemäß in beiden Studien zu niedrigeren Blutdruckwerten in der Interventionsgruppe geführt hat: In der Maschio-Studie waren in der Benazeprilgruppe die systolischen Blutdruckwerte um 6–12 mm Hg niedriger als unter Plazebo. Dieser Blutdruckunterschied führte zu einem langfristig geringeren Anstieg des Serumkreatinins in der Interventionsgruppe. Trotz der Blutdrucksenkung und trotz gehemmter Progression der Niereninsuffizienz nahm das Risiko der Mortalität in der ACE-Hemmergruppe signifikant zu und lag insgesamt 7fach höher als in der Plazebogruppe (ein Todesfall pro 93 Patientenjahre in der ACE-Hemmergruppe verglichen mit einem Todesfall pro 656 Patientenjahre in der Plazebogruppe). Die Todesursachen waren vor allem der plötzliche Herztod und der Myokardinfarkt.

Hemmung der Progression diabetischer Nephropathie

Zweifelsohne steht fest, daß eine Reduktion des Blutdrucks zu einer Hemmung der Progression der diabetischen Nephropathie führt. In der letzten Zeit wurde aber wiederholt die Frage kontrovers diskutiert, ob ACE-Hemmern bei der antihypertensiven Therapie von Patienten mit diabetischer Nephropathie dabei ein besonderer, über die Blutdrucksenkung hinausgehender Stellenwert zukommt. Eine spezifische (also blutdruckunabhängige) nephroprotektive Wirkung dieser Präparate, vermittelt durch die Senkung des glomerulären intrakapillären Druckes, wurde aufgrund tierexperimenteller Befunde bei 5 von 6 nephrektomierten Ratten postuliert. Wichtig für die Interpretation dieser Untersuchungen, die größtenteils von der Arbeitsgruppe um Brenner durchgeführt wurden [38], ist, daß das experimentelle Protokoll nicht die *Reduktion der Progression* einer bereits bestehenden Nephropathie untersucht, sondern die *Verhinderung einer Nephropathieentwicklung*, was pathophysiologisch eine andere Fragestellung und daher nicht direkt auf die Behandlung einer bereits bestehenden Nephropathie übertragbar ist. Dies könnte erklären, warum in einer Vielzahl von Untersuchungen an verschiedenen anderen Tiermodellen eine spezifische nephroprotektive Wirkung der ACE-Hemmer nicht bestätigt wurde.

Bei der Messung des Effektes einer antihypertensiven Therapie auf den Verlauf der diabetischen Nephropathie muß zwischen echten klinischen Endpunkten (wie Dialyse und Abfall der glomerulären Filtrationsrate) und Surrogatmarkern unterschieden werden. Die Änderung der Albuminausscheidung im Urin ist ein solcher Surrogatmarker. Die *initiale Höhe* der Albuminurie ist zwar prognostisch wichtig, ihr *Verlauf* eignet sich aber nicht zur Beurteilung des Nierenfiltrationsverlustes [27]. Die Albuminausscheidung im Endharn hängt u. a. von dem glomerulären transmembranösen Druck, der Ladung der Basalmembran, ihrer Porengröße und der tubulären Albuminrückresorption ab. Alle diese Größen können durch

Tabelle 2. Änderung der glomerulären Filtrationsrate bei manifester diabetischer Nephropathie in randomisierten, prospektiven Langzeitstudien unter unterschiedlicher antihypertensiver Therapie

Studie	Interventionsgruppe	Kontrollgruppe	Bemerkungen
Björck et al. 1992 [4]	Enalapril −2 ml/min/Jahr	Metoprolol −6 ml/min/Jahr	1. Unterschiedliche Blutdruckwerte, 2. kein linearer GFR-Verlauf
Bauer et al. 1992 [2]	Enalapril −13 ml/min/Jahr	Placebo −8 ml/min/Jahr	Auch Patienten mit Nephropathie bei Typ-2-Diabetes-mellitus aufgenommen
Lewis et al. 1993 [16]	Captopril −9 ml/min/Jahr	Placebo −13 ml/min/Jahr	1. Unterschiedliche Blutdruckwerte, 2. Fehlrandomisierung
Elving et al. 1994 [8]	Captopril −5 ml/min/Jahr	Atenolol −4 ml/min/Jahr	Wahrscheinlichkeit von 95 % um Unterschiede von mehr als 50 % auszuschließen

Antihypertensiva beeinflußt werden, ohne daß wir wissen, ob dies für den Verlust der glomerulären Funktion gut, schlecht oder ohne Bedeutung ist [27].

Zur Klärung der Fragestellung bezüglich der Geschwindigkeit der Nephropathieprogression unter verschiedener antihypertensiver Therapie bei Typ-1-Diabetes am Menschen liegen derzeit 4 publizierte prospektive, randomisierte Untersuchungen vor (Tabelle 2). In der Zwischenpublikation der Studie von Björk [39] wurde ein signifikanter Anstieg des Serumkreatinins unter Enalapril beobachtet, wobei sich dieser Parameter unter Metoprolol nicht änderte. Die abschließende Publikation dieser Studie [4] enthielt leider keine Angaben zum Serumkreatinin oder zur glomerulären Filtrationsrate (GFR) am Ende der Therapie mit beiden Medikamenten. Der Abfall der GFR war während der Therapiephase zwischen den beiden Präparaten nicht signifikant unterschiedlich [4]; unter Hinzunahme der ersten GFR-Messung vor Beginn der Therapie wurde zwar das Signifikanzniveau von 5 % erreicht, allerdings ist die Berechnung der linearen Regression in diesem Fall nicht zulässig, da der GFR-Verlauf unter Enalapril vor allem im Anfangsverlauf nicht linear war [4,27]. Die Interpretation der Daten dieser Studie wird zusätzlich dadurch erschwert, daß der Blutdruck unter Enalapril verglichen mit Metoprolol signifikant stärker gesenkt wurde. Der Verlauf der GFR in der Untersuchung von Bauer [2] zeigte eine initiale Verschlechterung der GFR unter dem ACE-Hemmer mit einem anschließenden Anstieg der GFR. In der Untersuchung von Elving et al. [8], die Captopril mit Atenolol verglichen, war die Reduktion der GFR zwischen beiden Gruppen vergleichbar: unter Atenolol −3 ml/min/Jahr und unter Captopril −6 ml/min/Jahr. Die bislang größte Studie zu diesem Thema, die mehr als 400 Patienten einschloß, wurde von Lewis et al. publiziert [16]. Die amerikanischen Autoren randomisierten 207 Patienten mit Typ-1-Diabetes-mellitus zu einer Therapie mit 75 mg Captopril pro Tag und 202 Patienten zu Plazebo und verfolgten beide Gruppen über eine Zeit von bis zu 4 Jahren. 75 % der Patienten waren zu Beginn der Studie hyperton, und 60 % erhielten bereits Antihypertensiva. Leider war durch Fehlrandomisierung oder Ausschluß von Patienten die Albuminurie bereits zu Beginn in der Captoprilgruppe um 500 mg signifikant niedriger als in der Plazebogruppe, was die Interpretation der Ergebnisse sehr schwierig macht. Das glykosylierte Hämoglobin betrug zu Beginn 11,8 % bzw. 11,6 % und stieg während der Studie um weitere 0,5 % in beiden Gruppen an. Das Studiendesign (Captopril gegen Plazebo und nicht gegen ein anderes Antihypertensivum) resultierte während der Studiendauer in einer unterschiedlichen Kontrolle des Blutdrucks. Die mittleren Blutdruckwerte der 3monatigen Klinikuntersuchungen betrugen (Mittelwert ± SD) 96,2 ± 8,9 mm Hg in der Captoprilgruppe und 100,6 ± 8,9 mm Hg in der Plazebogruppe, p = 0,008. Dieser wichtige hochsignifikante Unterschied zwischen den Gruppen wurde während der Tagung der Amerikanischen Diabetes Gesellschaft 1993 in Las Vegas publiziert [40], taucht aber in der abschließenden Publikation nicht auf [16]. Es bestanden keine wesentlichen Unterschiede zwischen den Gruppen in der Verordnung weiterer Antihypertensiva. Der Abfall der glomerulären Filtrationsrate betrug in der Verumgruppe –9,2 ml/min/Jahr und –13,4 ml/min/Jahr in der Plazebogruppe. 25 Patienten verdoppelten ihr Serumkreatinin in der Verumgruppe, verglichen mit 43 Patienten unter Plazebo (p = 0,007). Die Mortalität war zwischen den Gruppen nicht signifikant verschieden, während sich die kumulative Häufigkeit der kombinierten Parameter Dialysenotwendigkeit und/oder Tod zwischen den Gruppen mit 23 Fällen unter Verum und 42 unter Plazebo signifikant verschieden zeigte. Allerdings war dieser Unterschied nur in der Gruppe mit einem bereits zu Beginn der Studie pathologisch über 1,5 mg/dl erhöhten Serumkreatininwert nachweisbar. Patienten mit einem Serumkreatinin von weniger als 1,5 mg/dl profitierten von der Intervention weder bezüglich der Kreatininverdopplung noch bezüglich einer Reduktion der Dialysenotwendigkeit. Wegen einer Begleiterkrankung oder aus anderen Gründen mußte die Verumtherapie in 41 Fällen und die Plazebogabe in 27 Fällen vorzeitig beendet werden. Obwohl der Blutdruck in dieser Studie nur einmalig in der Klinik alle 3 Monate gemessen wurde, waren die Blutdruckwerte zwischen den Gruppen hochsignifikant verschieden. Es ist jedoch auch wichtig, die Werte zu anderen Tageszeiten zu erfassen, z.B. um eine Blutdrucksteigerung am Abend oder im Liegen während der Nacht nicht zu übersehen. Auffällig ist in der Lewis-Studie die extrem schlechte Blutzuckerkontrolle der Patienten, die unter Umständen für die sehr schnelle Progression der Nephropathie in beiden Gruppen verantwortlich sein könnte. Ohne antihypertensive Therapie beträgt der Abfall der GFR ca. –10 bis –14 ml/min/Jahr, was in etwa dem Ergebnis in der Plazebogruppe der Lewis-Studie entspricht. Der Verlust der glomerulären Filtration läßt sich aber unter konventioneller antihypertensiver Therapie auf ca. –4 ml/min/Jahr und langfristig sogar darunter reduzieren. Nach unseren Daten beträgt die 7-Jahres-Mortalität bei intensiv behandelten Patienten jetzt nur noch 4 % [29], eine Mortalitätsrate, die in der Lewis-Studie schon nach 3,5 Jahren erreicht wird [16] (Tabelle 1). Bedenklich ist auch, daß trotz der Senkung des Blutdrucks und der Häufigkeit der Verdopplung des Serumkreatinins in der Verumgruppe keine signifikante Reduktion dieser hohen Sterblichkeitsrate gegenüber der Plazebogruppe gelang. Die Studienübersicht in Tabelle 2 zeigt, daß ein vollständiges Aufhalten der Progression diabetischer Nephropathie durch ACE-Hemmer in keiner Studie erreicht wurde, vielmehr wurden die höchsten GFR-Verluste unter dieser Therapie beschrieben. Darüber hinaus sprechen die beträchtlichen Unterschiede im GFR-Verlust zwischen den Studien für einen sehr großen Einfluß anderer Faktoren als der Art der antihypertensiven Therapie auf den Verlauf der Nephropathie.

Wir werteten in einer zusammenfassenden Übersicht über unkontrollierte Studien bei diabetischer Nephropathie die Schnelligkeit der Progression unter unterschiedlichen Antihypertensiva aus [26]. Aus 13 bis dahin zu dem Thema publizierten Studien wurden 6 ausgewählt, in denen eine sequentielle Messung der GFR angegeben und die Art der antihypertensiven Therapie genannt wurde. Zusammenfassend wurden darin 38 Patienten mit ACE-Hemmern und anderen Antihypertensiva über einen mittleren Zeitraum von 27 Monaten und 39 Patienten ohne ACE-Hemmer ausschließlich mit anderen Antihypertensiva über einen Zeitraum von 21 Monaten behandelt. Das Alter und die Diabetesdauer war zwischen den Gruppen nicht signifikant verschieden. Allerdings lag der mittlere Blutdruck in der ACE-Hemmer-Gruppe mit 141/90 mm Hg höher als in der Gruppe der konventionellen Antihypertensiva mit 133/85 mm Hg (p < 0,03). In keiner Studie wurde die lineare Reduktion der GFR belegt, wir setzten jedoch einen solchen Verlauf in dieser Untersuchung voraus. Die lineare Abnahme der GFR war in beiden Gruppen mit –4,4 ml/min/Jahr gleich. Parving et al. kamen in ihrer Metaanalyse [22] über GFR-Reduktion unter unterschiedlichen Antihypertensiva ebenfalls zu dem Schluß, daß der Verlauf der Nierenfiltrationsleistung nicht abhängig von der Art des verwendeten Antihypertensivums ist.

Wir verfolgten prospektiv 91 konsekutive Patienten mit Typ-1-Diabetes-mellitus, Hypertonie und manifester diabetischer Nephropathie, die im Zeitraum zwischen 1985 und 1987 an unserem stationären Diabetesbehandlungs- und -schulungsprogramm teilgenommen hatten [26,29]. Die Patienten wurden entweder einer intensivierten antihypertensiven Therapie mit Blutdruckselbstmessung und entsprechender Anpassung der Medikamente zugeordnet oder erhielten die übliche antihypertensive Therapie (Routinetherapiegruppe). Die Patienten wurden bis zu ihrem Tod, der Dialysenotwendigkeit oder maximal 7 Jahre bis zur Abschlußuntersuchung verfolgt. Nach einer mittleren Beobachtungszeit von 5 Jahren wurden 4 Patienten (9 %) der intensiviert antihypertensiv behandelten Gruppe dialysepflichtig, verglichen mit 10 Patienten (23 %) der Kontrollgruppe (p = 0,08). In der Interventionsgruppe starben 2 Patienten (4 %) und in der Kontrollgruppe 13 (28 %) (p = 0,003). 40 Patienten (89 %) in der Interventionsgruppe lebten am Ende der Studie ohne Dialyse, während es in der Kontrollgruppe nur 27 Patienten (59 %) waren (p=0,001). Die Lifetable-Analyse zeigte eine signifikant höhere Überlebenswahrscheinlichkeit in der intensiviert antihypertensiv behandelten Gruppe, ohne Dialyse zu überleben (Abb. 3). Die Art der antihypertensiven Therapie wurde aufgrund der Aufzeichnungen der behandelnden Ärzte direkt vor dem Eintritt der Dialysenotwendigkeit oder vor dem Tod erfaßt, die Art der antihypertensiven Behandlung der übrigen Patienten wurde bei der Abschlußuntersuchung erhoben. In beiden Gruppen nahm die Anzahl der pro Patient verordneten antihypertensiven Wirkstoffe zu. Die Behandlungsstruktur war bei der Basisuntersuchung zwischen den Gruppen vergleichbar, bei der Abschlußerhebung erhielten allerdings die Patienten der intensiviert behandelten Gruppe signifikant häufiger kardioselektive β-Blocker und signifikant seltener ACE-Hemmer [29]. In beiden Gruppen war die GFR-Reduktion bei Patienten ohne Studienendpunkte während der 5 Beobachtungsjahre auffallend gering, aber mit ca. 2,7 ml/min/Jahr in der Routinetherapiegruppe doppelt so schnell wie in der Interventionsgruppe.

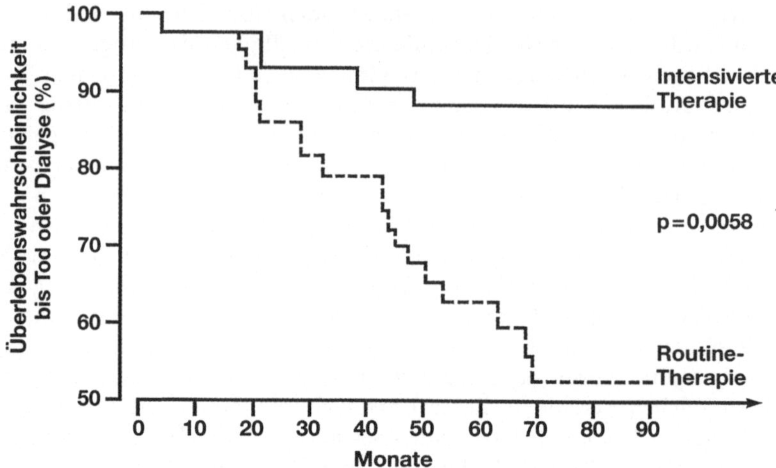

Abb. 3. Überlebenswahrscheinlichkeit von Patienten mit diabetischer Nephropathie bis zur Dialyse oder bis zum Tod unter intensivierter antihypertensiver Therapie (n = 45) im Vergleich zur Routinetherapie (n = 46) über einen Beobachtungszeitraum von bis zu 7 Jahren. [29]

Effekte auf den Glukosestoffwechsel

Es wurde vielfach befürchtet, daß der Nutzen der konventionellen antihypertensiven Therapie durch mögliche Begleiteffekte der β-Blocker und Diuretika, wie z. B. die Verschlechterung der diabetischen Stoffwechsellage, eingeschränkt werden könnte. Darüber hinaus wurde behauptet, daß β-Blocker einen negativen Effekt auf die Wahrnehmung von Unterzuckerungswarnsymptomen ausüben und so das Risiko schwerer Unterzuckerungen erhöhen.

In 2 häufig zitierten Langzeitstudien [3,31] wurde den β-Blockern und den Diuretika eine diabetogene Wirkung zugeschrieben. Beide Studien hatten ein ähnliches Protokoll. Sie verglichen eine mit β-Blockern und Diuretika behandelte Gruppe von *hypertonen* Patienten mit unbehandelten *normotonen* Personen. Beide Gruppen wurden langfristig beobachtet. Die höhere Inzidenz des Typ-2-Diabetes-mellitus in der Gruppe der Hypertoniker wurde auf die Art der verwendeten antihypertensiven Medikamente zurückgeführt. Eine solche Interpretation der Daten ist allerdings nicht zulässig, da in beiden Gruppen eine unterschiedliche genetische Prädisposition bezüglich des Risikos, einen Typ-2-Diabetes zu entwickeln, vorliegt. Keine bisher publizierte Studie, in der korrekterweise hypertone *unbehandelte* Patienten mit solchen, die β-Blocker und Diuretika erhielten, verglichen wurden, berichtete über eine erhöhte Glukoseintoleranzrate oder Diabetesprävalenz. Weder in großen Querschnittsuntersuchungen noch in der Framingham-Studie oder in der San-Antonio-Heart-Studie, die unter diesem Gesichtspunkt ausgewertet wurden, war eine β-Blocker- oder Diuretikatherapie mit der Entwicklung eines Diabetes assoziiert.

Beim Menschen spielen β₂-Rezeptoren in der stimulierten hepatischen Glukoseproduktion eine entscheidende Rolle. Wiederholt wurden negative Effekte von β₂-Rezeptoren-Blockern auf den Glukosemetabolismus beschrieben, während in parallelen Untersuchungen β_1-selektive β-Blocker ohne Einfluß auf den Glukose-stoffwechsel waren. Überraschenderweise wurden aber in einem von Pollare et al. publizierten Artikel [24] solche negativen Effekte auch für die β_1-selektiven Blocker Atenolol und Metoprolol beschrieben. Allerdings weist diese Studie einen entscheidenden Fehler auf: Die Patienten erhielten keine diätetischen Rat-schläge zum Konstanthalten ihres Gewichtes. Demzufolge nahmen die Patienten in den β-Blocker-Gruppen im Vergleich zu Plazebo signifikant zu. Aus diesem Grunde ist es unmöglich, die beschriebenen Effekte spezifisch auf die β-Blocker-Therapie zurückzuführen. Es ist durchaus wahrscheinlich, daß die Gewichts-zunahme für den Effekt auf die Glukosetoleranz verantwortlich ist, da schon geringste Gewichtsveränderungen die Insulinsensitivität beeinflussen. Bei Patien-ten mit und ohne Diabetes mellitus, die einen β-Blocker ohne eine entsprechende diätetische Beratung erhalten, wird eine geringe Gewichtszunahme häufig beschrieben [13,25]. Allerdings scheint diese Gewichtszunahme den eindrucks-vollen sekundärprophylaktischen Nutzen der β-Blocker nach einem Herzinfarkt nicht zu beeinflussen [25]. Diese Gewichtszunahme unter β-Blockade kann aller-dings durch eine diätetische Beratung der Patienten verhindert werden. In der bisher größten Studie zum Vergleich verschiedener antihypertensiver Medika-mente, der Treatment-of-mild-hypertension-Studie [21], wurde nach einer sol-chen Beratung bei der Nachuntersuchung der Patienten nach einem Jahr kein Unterschied im Ausmaß der Gewichtsreduktion zwischen der β-Blocker-, ACE-Hemmer-, Kalziumantagonisten-, α-Blocker-, Diuretikum- und Plazebogruppe gefunden. In dieser Studie war dabei auch kein signifikanter Unterschied zwi-schen dem β_1-Blocker und den anderen Medikamenten bezüglich der Höhe der Nüchternblutglukose nachweisbar. Bei Patienten mit Typ-2-Diabetes-mellitus fand sich in methodisch einwandfreien Studien kein Einfluß von β_1-Blockern auf die Güte der Stoffwechseleinstellung im Vergleich zu Plazebo oder anderer antihypertensiver Medikation. Wir haben vor kurzem den Einfluß des β_1-Blockers Bisoprolol auf die Insulinsensitivität im Vergleich zu dem ACE-Hemmer Lisino-pril in einer randomisierten, doppelblinden Cross-over-Studie untersucht [11]. Der Insulinsensitivitätsindex wurde mittels eines euglykämischen hyperinsulin-ämischen Clamps ermittelt. Der Abfall des Serumkalium unter der Insulin- und Glukoseinfusion, der sonst durch die Aktivierung des Renin-Angiotensin-Systems die Bestimmung der Insulinsensitivität stört, wurde durch eine Kaliuminfusion verhindert. Zusätzlich wurde versucht, Änderungen des Körpergewichts während der Versuchsdauer zu vermeiden. Der Insulinsensitivitätsindex änderte sich innerhalb beider Gruppen nicht und war auch zwischen den Gruppen nicht signifikant unterschiedlich. Es ist seit langem bekannt, daß Diuretika über eine Reduktion des Serumkaliums zu einer Verschlechterung der Insulinsekretion der β-Zellen führen können. Ebenso ist sehr gut belegt, daß dieser Effekt durch niedrigdosierte Diuretikatherapie und eine Kaliumsubstitution verhinder-bar ist und bei Patienten mit Typ-1-Diabetes-mellitus ohnehin keine Rolle spielt, da diese Patienten in den allermeisten Fällen keine funktionierenden β-Zellen des Pankreas mehr haben.

Risiko schwerer Unterzuckerungen

Für Patienten mit Diabetes mellitus, die mit Sulfonylharnstoffen oder Insulin behandelt werden, stellt eine Unterzuckerung eine schwerwiegende Therapiekomplikation dar. Dies gilt vor allem für Patienten mit Typ-1-Diabetes und diabetischer Nephropathie und Patienten mit einer gestörten Wahrnehmung von Unterzuckerungswarnsymptomen. Ein gutes Erkennen solcher Symptome ist eine wesentliche Voraussetzung für die Sicherheit der Insulintherapie und hilft den Patienten, die drohende Unterzuckerung rechtzeitig zu erkennen und entsprechende Gegenmaßnahmen zu ergreifen.

Theoretisch könnten β-Blocker während einer Hypoglykämie die auftretende adrenerge Gegenregulation blockieren und so die adrenergen hypoglykämischen Symptome reduzieren. Zu diesem wichtigen Komplex der β-Blocker-Wirkung liegen derzeit 8 kontrollierte Untersuchungen vor (Übersicht in [26]). Einige dieser Studien beschreiben zwar eine Verringerung von Tremor und schnellem Herzschlag unter β-Blockade, das Symptom „Schwitzen" wurde allerdings meist verstärkt und die Gesamtanzahl der Hypoglykämiesymptome sogar vermehrt. Keine Studie berichtete über eine klinisch relevante Wahrnehmungsstörung der Unterzuckerungen unter β-Blockade. So kann man sagen, daß β-Blocker zwar nicht die Anzahl der Symptome reduzieren, aber das individuelle Muster der Symptome verändern können. Allerdings war in keiner der bisher publizierten Studien eine solche Änderung mit einer Erhöhung des Hypoglykämierisikos assoziiert.

Nach vergleichenden Untersuchungen in unserer Klinik und anderen Zentren war sogar in Patientengruppen, die ein besonders hohes Hypoglykämierisiko hatten, und bei Typ-1-Diabetikern mit sehr niedrigen Konzentrationen des glykosylierten Hämoglobins die Hypoglykämiehäufigkeit unter β_1-Blockern im Vergleich zu anderen Antihypertensiva nicht erhöht. Eine Untersuchung über die Häufigkeit der Unterzuckerungen bei Patienten mit diabetischer Nephropathie, die in unserer Klinik antihypertensiv mit oder ohne β-Blocker behandelt wurden, aufgeteilt nach normaler und eingeschränkter Nierenfunktion, zeigte, daß Typ-1-Diabetiker mit Nephropathie und erhöhtem Serumkreatinin eine 5fache Steigerung des Risikos schwerer Hypoglykämien haben [26]. Diese Risikosteigerung ist aber unabhängig davon, ob diese Patienten mit oder ohne β-Blocker antihypertensiv behandelt werden. Überraschenderweise wurde jedoch in einer kürzlich publizierten Untersuchung über eine Häufung von schweren Unterzuckerungen bei antihypertensiver Therapie mit ACE-Hemmern berichtet [12].

Die hepatische Glukoneogenese wird über β_2-Rezeptoren stimuliert. Eine Blockierung dieser Rezeptoren könnte demnach den Wiederanstieg des Blutzuckers während einer Hypoglykämie verzögern. Tatsächlich wurde eine solche Verzögerung unter der Therapie mit nichtselektiven β_2-Blockern beschrieben. Allerdings war der Wiederanstieg des Blutzuckers unter einer Therapie mit β_1-selektiven Blockern bei insulinbehandelten Patienten in keiner Studie verzögert.

Parameter des Lipidstoffwechsels

Der positive Einfluß der β-Blocker und Diuretika auf die kardiovaskuläre Morbidität könnte theoretisch durch negative Einflüsse dieser Präparate auf den Lipidstoffwechsel teilweise wieder aufgehoben werden. Ganz besonders wichtig könnte dies für Patienten mit Nephropathie sein, da diese in den allermeisten Fällen ohnehin sehr häufig eine Erhöhung des Serumcholesterins aufweisen. Bei Patienten mit essentieller Hypertonie sind solche kurzfristigen Erhöhungen des Gesamtserumcholesterins unter Diuretika zwar berichtet worden, allerdings zeigte keine Langzeitstudie dies als einen bleibenden Langzeiteffekt [19]. In mehreren Kurzzeitstudien wurde auch für β-Blocker ein negativer Einfluß auf das Gesamtserumcholesterin bzw. die Cholesterinunterfraktionen postuliert (Übersicht in [26]). Nur wenige dieser Untersuchungen waren bezüglich Veränderungen des Gewichts oder der körperlichen Aktivität kontrolliert. In den meisten Langzeitstudien fand sich hingegen kein Einfluß der β-Blocker und Diuretika auf das Serumgesamtcholesterin und die Cholesterinsubfraktionen sowohl bei Patienten mit als auch ohne Diabetes mellitus. In einigen Langzeitstudien ist es sogar zu einem signifikanten Abfall des Gesamtcholesterins gekommen. Dabei bleibt immer noch unklar, ob mögliche Veränderungen der Lipidunterfraktionen unter β-Blockade tatsächlich eine Auswirkung auf die histologischen Veränderungen der Koronarien bei Menschen haben, da diese Effekte sich nur im Tierexperiment untersuchen lassen. In einem derartigen Experiment mit Affen, die eine deutliche Hypercholesterinämie aufwiesen, wurde aber im Gegenteil eine Reduktion der koronaren Atherome unter β-Blockade histologisch nachgewiesen [41]. Möglicherweise ist ein Teil der sekundärprophylaktischen β-Blocker-Wirkung über einen direkten endothelprotektiven Effekt zu erklären: β-Blocker können eine Reduktion der atheromatösen Plaquefissuren bewirken, einer koronaren Veränderung, die meist dem koronaren thrombotischen Verschluß vorausgeht. Zusammenfassend sind die Einflüsse der β-Blocker und Diuretika auf den Glukose- und den Lipidstoffwechsel von untergeordneter klinischer Relevanz und spielen sehr wahrscheinlich bei der Beeinflussung der Morbidität und Mortalität keine Rolle.

Lebensqualität

In früheren Untersuchungen wurde ein negativer Effekt von nichtselektiven β-Blockern auf die Parameter der Lebensqualität postuliert. Derzeit liegen 2 Langzeitstudien vor [18,21], die den Einfluß mehrerer unterschiedlicher Antihypertensiva auf metabolische Parameter und Faktoren der Lebensqualität unter Verwendung der modernen konventionellen antihypertensiven Therapie vergleichen. In beiden Studien waren niedrigdosierte Thiaziddiuretika und β_1-selektive β-Blocker in ihrer Wirkung auf Parameter der Lebensqualität entweder ähnlich wie die übrigen antihypertensiven Wirkstoffe [18] oder ihnen sogar überlegen [21]. In einer Teiluntersuchung der UKPDS-Studie wurden randomisiert die Auswirkungen der Therapie des ACE-Hemmers Captopril mit dem β-Blocker Atenolol bei 755 Patienten mit Typ-2-Diabetes-mellitus verglichen [13]. Beide Präparate waren bezüglich ihrer hypotensiven Wirkung, der Frequenz der Nebenwirkungen und der Beeinflussung von Stoffwechselparametern nicht signifikant verschieden.

Schlußfolgerungen

Eine effektive antihypertensive Therapie ist für Patienten mit Diabetes mellitus wegen ihrer hohen Morbidität an kardiovaskulären, renalen und zerebrovaskulären Erkrankungen ganz besonders wichtig. β-Blocker und Diuretika stellen die einzigen antihypertensiven Wirkstoffgruppen dar, für die die Senkung der kardio- und zerebrovaskulären Mortalität bei hypertensiven Patienten mit oder ohne Diabetes mellitus belegt wurde. Metabolische Begleitwirkungen dieser Substanzen sind entweder klinisch unbedeutend oder nicht vorhanden. Eine spezifische nephroprotektive Wirkung von ACE-Hemmern ist bislang wissenschaftlich nicht belegt. Aufgrund dieser Überlegungen sind β-Blocker und Diuretika derzeit die Substanzen der allerersten Wahl bei Patienten mit Diabetes mellitus und Hypertonie. ACE-Hemmer, Kalziumantagonisten und α-Rezeptoren-Blocker sind Reservepräparate, die bei Vorliegen von Kontraindikationen gegen die konventionellen Antihypertensiva, bei Auftreten von unerwünschten Nebenwirkungen oder als Ergänzungstherapie in Frage kommen.

Literatur

1. Anonymous (1991) New trials in older hypertensives. Lancet 338: 1299–1300
2. Bauer JH, Reams GP, Hewett J, Klachko D, Lau A, Messina C, Knaus V (1992) A randomised, double-blind, placebo-controlled trial to evaluate the effect of enalapril in patients with clinical diabetic nephropathy. Am J Kidney Dis 5: 443–457
3. Bengtson C, Blohmé G, Lapidus L et al. (1984) Do antihypertensive drugs precipitate diabetes? BMJ 289: 1495–1497
4. Björck S, Mulec H, Johnsen SA, Nyberg G, Aurell M (1992) Renal protective effect of enalapril in diabetic nephropathy. BMJ 304: 339–343
5. Borch-Johnsen K, Andersen PK, Deckert T (1985) The effect of proteinuria on relative mortality in type 1 (insulin-dependent) diabetes mellitus. Diabetologia 28: 590–596
6. Chinese Cardiac Study Collaborative Group (1995) Oral captopril versus placebo among 13 634 patients with suspected acute myocardial infarction: interim report from the Chinese Cardiac Study (CCS-1). Lancet 345: 686–687
7. Cruickshank JM (1992) The case for β-blockers as first-line antihypertensive therapy. J Hypertens 10; (suppl 3): S21–S27
8. Elving LD, Wetzels JMF, Lier HJJ van, Nobel E de, Berden JHM (1994) Captopril and atenolol are equally effective in retarding progression of diabetic nephropathy. Diabetologia 37: 604–609
9. Furberg CD, Psaty BM (1995) Should dihydropyridines be used as first-line drugs in the treatment of hypertension? Arch Intern Med 155: 2157–2161
10. Gall MA, Rossing P, Skøtt P et al. (1991) Prevalence of micro- and macroalbuminuria, arterial hypertension, retinopathy and large vessel disease in european type 2 (non-insulin-dependent) diabetic patients. Diabetologia 34: 655–661
11. Heinemann L, Heise T, Ampudia J, Sawicki PT, Sindelka G, Brunner G, Starke AAR (1995) Four week administration of an ACE inhibitor and a cardioselective β-blocker in healthy volunteers: no influence on insulin sensitivity. Eur J Clin Invest 25: 595–600
12. Herings RMC, Boer A de, Stricker BHC, Leufkens HGM, Portius A (1995) Hypoglycaemia associated with use of inhibitors of angiotensin converting enzyme. Lancet 345: 1195–1198

13. Hypertension in Diabetes Study Group III (1994). Hypertension in Diabetes Study III. Prospective study of therapy of hypertension in type 2 diabetic patients: Efficacy of ACE Inhibition and β-blockade. Diabet Med 11: 773–782

14. ISIS-4 Collaborative Group (1995) ISIS-4: A randomised factorial trial assessing early oral captopril, oral mononitrate, and intravenous magnesium sulphate in 58050 patients with suspected acute myocardial infarction. Lancet 345: 669–685

15. Kjekshus J, Gilpin E, Cali G, Blackey AR, Henning H, Ross J (1990) Diabetic patients and beta-blockers after acute myocardial infarction. Eur Heart J 11: 43–50

16. Lewis EJ, Hunsicker LG, Bain RP, Rohde RD (1993) The effect of angiotensin-converting-enzyme inhibition on diabetic nephropathy. New Engl J Med 329: 1456–1462

17. Maschio G, Alberti D, Janin G et al. and the Angiotensin-Converting-Enzyme Inhibition in Progressive Renal Insufficiency Study Group (1996) Effect of the angiotensin-converting-enzyme inhibitor Benezepril on the progression of chronic renal insufficiency. N Engl J Med 334: 939–945

18. Materson BJ, Reda DJ. Cushman WC et al. (1993) Single-drug therapy for hypertension in men. N Engl J Med 328: 914–921

19. Moser M (1989) Suppositions and speculations – their possible effects on treatment decisions in the management of hypertension. Am Heart J 118: 1362–1369

20. Mølgaard H, Christensen PD, Sørensen KE, Christensen CK, Mogensen CE (1992) Association of 24-h cardiac parasympathetic activity and degree of nephropathy in IDDM patients. Diabetes 41: 812–817

21. Neaton JD, Grimm RH, Prineas RJ et al. (1993) Treatment of Mild Hypertension Study. Final results. JAMA 270: 713–724

22. Parving HH, Rossing P (1994) The use of antihypertensive agents in prevention and treatment of diabetic nephropathy. Curr Opin Nephrol Hypertens 3: 292–300

23. Pfeffer MA, Braunwald E, Moyé LA et al. (1992) Effectof captopril on mortality and morbidity in patients with left ventricular dyfunction after myocardial infarction. N Engl J Med 327: 668–677

24. Pollare T, Lithell H, Selinus I, Berne C (1989) Sensitivity to insulin during treatment with atenolol and metoprolol: a randomised, double blind study of effects on carbohydrate and lipoprotein metabolism in hypertensive patients. BMJ 298: 1152–1157

25. Rössner S, Taylor CL, Byington RP, Furberg CD (1990) Long term propranolol treatment and changes in body weight after myocardial infarction. BMJ 300: 902–903

26. Sawicki PT (1994) Hemmung der Progression diabetischer Nephropathie. Kirchheim, Mainz

27. Sawicki PT, Berger M (1994) Measuring progression of diabetic nephropathy. Review. Eur J Clin Invest 1994; 24: 651–655

28. Sawicki PT, Mühlhauser I, Didjurgeit U, Reimann M, Bender R, Berger M (1995) Mortality and morbidity in treated hypertensive type 2 diabetic patients with micro- or macroproteinuria. Diabet Med 12: 893–898

29. Sawicki PT, Mühlhauser I, Didjurgeit U, Baumgartner A, Bender R, Berger M (1995) Intensified antihypertensive therapy is associated with improved survival in type 1 diabetic patients with nephropathy. J Hypertens 13: 933–938

30. Sawicki PT, Dähne R, Bender R, Berger M (1996) Prolonged QT interval as a predictor of mortality in diabetic nephropathy. Diabetologia 39: 77–81

31. Skarfors ET, Lithell HO, Selinus I, Aberg H (1989) Do interhypertensive drugs precipitate diabetes in predisposed men? BMJ 298: 1147–1152

32. Swedberg K, Held P, Kjekshus J, Rasmussen K, Ryden L, Weder H, on behalf of the CONSENSUS-II Study Group (1992) Effects of the early administration of enalapril on mortality in patients with acute myocardial infarction. Result of the New Scandinavian Enalapril Survival Study II (CONSENSUS-II) N Engl J Med 327: 678–684

33. Acute Infarction Ramipril Efficacy (AIRE) Study Investigators (1993) Effect of ramipril on mortality and morbidity of survivors of acute myocardial infarctions with clinical evidence of heart failure. Lancet 342: 821–828

34. Fifth Report of the Joint National Commitee on Detection, Evaluation, and Treatment of High Blood Pressure (JNC V) (1993) Arch Intern Med 153: 154–183

35. SOLVD Investigators (1992) Effects of enalapril on mortality and the development of heart failure in asymptomatic patients with reduced left ventricular ejection fractions. N Engl J Med 327: 685–691

36. Warram JH, Laffel LMB, Valsania P, Christlieb AR, Krolewski AS (1991) Excess mortality associated with diuretic therapy in diabetes mellitus. Arch Intern Med 151: 1350–1356

37. Gundersen T, Kjekshus JK (1983) Timolol treatment after myocardial infarction in diabetics. Quart J Med 6: 125–132

38. Zatz R, Dunn BR, Meyer TW, Anderson S, Rennke HG, Brenner BM (1986) Prevention of diabetic glomerulopathy by pharmacological ameloration of glomerular hypertension. J. Clin Invest 77: 1925–1930
39. Björk S, Mulec H, Johnsen SA, Norden G, Aurell M (1990) Contrasting effects of enalapril and metoprolol on proteinuria in diabetic nephropathy. BMJ 300: 904–907
40. Hunsicker L, Lewis E, Bain R, McGill J (1993) Outcome of a multi-center randomised clinical trial of ACE-inhibition in diabetic nephropathy. 53nd Annual Meeting of American Diabetes Association. Diabetes 42 (Suppl 1): A830
41. Kaplan JR, Manuck SB, Adams MR, Weigand KW, Clarkson TB (1987) Inhibition of coronary atherosclerosis by propranolol in behaviourally predisposed monkey fed an atherogenic diet. Circulation 76: 1364–1372
42. Parving HH, Hommel E (1989) Prognosis in diabetic nephropathy. BMJ 299: 230–233

Die Behandlung des Schwangerschaftshochdruckes

J. Girndt

Formen des Schwangerschaftshochdruckes

Obwohl es neuere Klassifikationen der verschiedenen Hochdruckformen in der Schwangerschaft gibt, sprechen gute Gründe dafür, die etwas ältere Klassifikation des American College of Obstetricians and Gynecologists aus dem Jahre 1972 [4] beizubehalten. In Anlehnung an diese Klassifikation können differenziert werden:
- schwangerschaftsspezifische Hochdruckformen
- transitorische Schwangerschaftshypertonie;
- Präeklampsie bzw. Gestose
  genuine Gestose,
  Pfropfgestose;
- schwangerschaftsunspezifische Hochdruckformen
- primäre, sog. essentielle Hypertonie;
- renoparenchymatöse Hypertonie;
- andere chronische Hochdruckformen.

Präeklampsie, Pfropfgestose und transitorische Hypertonie werden somit als schwangerschaftspezifische Hochdruckformen („pregnancy-induced hypertension") von schwangerschaftsunspezifische Hochdruckformen („pregnancy-associated hypertension") differenziert. Wahrscheinlich muß diese Klassifikation allerdings bei der transitorischen Gestationshypertonie in Frage gestellt werden, weil es sich bei dieser ganz offensichtlich um eine primär inapparente oder übersehene und in der Schwangerschaft vorübergehend manifestierte essentielle Hypertonie handelt.

Man kann die verschiedenen Fromen der Schwangerschaftshypertonie auch nach prognostischen Gesichtspunkten differenzieren. Bei den Gestosen besteht die größte Gefahr in der Entwicklung der Eklampsie, die auch heute noch eine hohe Mortalität hat. Bei präexistenten Hochdruckformen besteht die Gefahr der Entwicklung einer Pfropfgestose. Diese wird bei präexistenter essentieller Hypertonie oft überschätzt - Häufigkeitsangaben in der Literatur differieren je nach Schweregrad zwischen 2 und 7% -, kann aber bei renoparenchymatöser Hypertonie beträchtlich sein - hier finden sich in der Literatur Häufigkeitsangaben zwischen 5 und 50%. Bei präexistenter renaler Hypertonie besteht zudem die Gefahr, daß die zugrunde liegende Nierenerkrankung in ihrem Verlauf nachteilig beeinflußt wird. Die Schwangerschaft führt zu einer Steigerung der Nierenfunktion mit Zunahme der glomerulären Filtrationsrate und des effektiven renalen Plasmaflusses. Man hat dabei von einem Hyperfiltrationssyndrom der Schwangerschaft gesprochen (Baylis u. Rennke 1984). Die Hyperfiltration ist ein Phänomen, das wahrscheinlich generell pathophysiologische Bedeutung für die Progredienz von Nierenerkrankungen hat [2]. Es erhebt sich daher die Frage, ob eine Schwangerschaft regelhaft eine renoparenchymatöse Erkrankung akzentuiert und damit irreversibel beschleunigt. Dann müßte nierenkranken Frauen generell von einer Schwangerschaft abgeraten werden. Das tierexperimentelle Modell des Hyperfiltrationssyndroms ist die 5/6-Nephrektomie bzw. die subtotale renale Infarzierung. In diesem Modell findet sich kein Hinweis auf einen systematischen nachteiligen Einfluß rezidivierender Schwangerschaften [3,6]. Auch eine Vergleichsuntersuchung an Frauen mit vorbekannten Glomerulonephritiden ließ im Mittel kein höheres Risiko der Progredienz der Erkrankung zur Niereninsuffizienz erkennen, wenn während des Erkrankungsverlaufs eine oder mehrere Schwangerschaften ausgetragen wurden [5]. Dagegen haben auch in der Schwangerschaft Hypertonie, Ausmaß der Proteinurie und vor allem Form der Glomerulonephritis ihre bekannte prognostische Validität. Das spricht dafür, Präventionsmaßnahmen – also in erster Linie die antihypertensive Behandlung –, wie sie außerhalb der Schwangerschaft probat sind, auch während der Gravidität fortzusetzen. Eine Niereninsuffizienz beeinträchtigt per se die Aussichten, eine Schwangerschaft erfolgreich auszutragen. Die Prognose des Fetus ist bereits bei glomerulären Filtrationsraten der Mutter unter 70 ml/min reduziert, eine Einschränkung der Nierenfunktion, die für diese ohne jede Auswirkung ist. Ab einer Serumkreatininkonzentration von 2,5 mg/dl besteht keine realistische Aussicht mehr, die Schwangerschaft erfolgreich auszutragen. Die Gefahr der Pfropfgestose differiert, wie erwähnt, in einem sehr weiten Bereich zwischen 5 und 50%. Ihre Inzidenz ist abhängig von der Höhe des Blutdrucks und dem Ausmaß der Proteinurie. Bei präexistenter Nierenerkrankung kann dabei nur im Einzelfall in Abhängigkeit von der vorliegenden nephrologischen Situation entschieden werden, ob das Risiko einer Schwangerschaft gerechtfertigt ist.

Die Präeklampsie ist ein Syndrom, das sich von allen anderen Formen der Schwangerschaftshypertonie grundlegend unterscheidet. Dieses Syndrom ist allgemein gebunden an die Erstschwangerschaft – oder vielleicht eher an die Erstvaterschaft. Die klassische Symptomatik besteht in Hypertonie, Proteinurie und Ödembildung. Wie noch zu diskutieren sein wird, liegt der Erkrankung ein ausgeprägter peripherer Vasospasmus zugrunde. Wenn es dabei nicht zu einem Anstieg des Herzzeitvolumens, sondern sogar zu einem Abfall desselben kommt, kann der systemische Bludruck normal sein. Dann liegt eine „normotensive Präeklampsie" vor. Die Proteinurie ist kein Frühsymptom, sondern entwikkelt sich erst im Verlauf der Erkrankung, die somit eine präproteinurische Phase hat. Damit gibt es auch eine „normoproteinurische Präeklampsie". Die Präeklampsie ist immer eine Allgemeinerkrankung, die mit einer Beeinträchtigung der uteroplazentaren Perfusion und der fetalen Reifung, aber auch mit einer Störung der Funktion anderer Organe einhergeht. So kann es zu Hämolyse, zu erhöhten Leberwerten und zu Gerinnungsdefekten kommen. Das HELLP-Syndrom (H=„hemolysis", EL=„elevated liver enzymes", LP=„low platelet"; [12]) ist eine besondere Verlaufsform der Präeklampsie, die häufig nicht mit einer Blutdrucksteigerung einhergeht. Die Pathogenese der Präeklampsie ist nicht bekannt. Wohl aber gibt es zahlreiche Theorien und Vorstellungen, die zumindest Teilaspekte – oder vielleicht auch Epiphänomene – erklären. Diese Theorien und Vorstellungen betreffen u. a. Veränderungen im Prostanoidsystem, in der Endothelzellfunktion und das vermehrte Auftreten von freien O_2-Radikalen. Keine der Theorien erklärt die Pathogenese der Präeklampsie wirklich befriedigend. Möglicherweise kommt es auch zu einer Kaskade von Phänomenen, etwa in dem Sinne, daß immunologische Reaktionen eine Durchblutungsstörung von Plazenta und Frucht auslösen und diese zu einer Freisetzung von Substanzen mit endothelzellschädigender Wirkung führt. Im Prostanoidsystem findet sich ein Ungleichgewicht von Thromboxan und Prostacyclin zu Ungunsten des letzten. Die Blutspiegel des zirkulierenden immunreaktiven Endothelin-1 sind erhöht. Blutseren von präeklamptischen Frauen haben nachteilige Effekte auf Endothelzellkulturen, was an die alte Bezeichnung der Erkrankung „Toxikose" oder „Toxikämie" erinnert.

Antihypertensive Therapie in der Schwangerschaft

Es wundert daher nicht, daß die Zielrichtung der Behandlungsmaßnahmen bei den verschiedenen Formen der Schwangerschaftshypertonie unterschiedlich ist. Während bei der Präeklampsie vielleicht eine Intervention mit einer niedrig dosierten Gabe von Azetylsalizylsäure möglich ist, nicht jedoch mit einer antihypertensiven Behandlung – es sei denn, es liegen peripartal stark erhöhte Blutdruckwerte vor und es gilt, akute Hochdruckkomplikationen bei der Mutter zu verhindern –, ist das bei präexistenten Hochdruckformen möglicherweise anders. Bei präexistenter essentieller Hypertonie ist die Häufigkeit der Inzidenz der Pfropfgestose abhängig vom Schweregrad des Hochdrucks. Die Prävention der Verschlimmerung der Hochdruckkrankheit könnte damit zu einer Prävention der Pfropfgestose führen. Ein derartiger präventiver Effekt ist bisher zwar nicht zweifelsfrei nachgewiesen, die vorliegenden Studien sind aber auch viel zu klein, um eine derartige Wirksamkeit dokumentieren zu können. Der fehlende Nachweis dieses Effektes kann daher nicht als Argument gelten, von einer Verabfolgung von Antihypertensiva Abstand zu nehmen. Noch wahrscheinlicher – allerdings ebenfalls bisher nicht nachgewiesen – ist eine präventive Wirksamkeit einer antihypertensiven Behandlung bei renaler Hypertonie. Die erkrankte Niere ist empfindliches Zielorgan des Hochdrucks; eine antihypertensive Behandlung wirkt eindeutig nephroprotektiv. Es wäre schon sehr merkwürdig, wenn damit nicht auch eine präventive Wirksamkeit auf die Pfropfgestose erreicht werden könnte, die ja, wie gezeigt, eindeutig von der Blutdrucksteigerung abhängig ist. Gerade bei dieser Hochdruckform kommt es somit sehr darauf an, eine krankhafte Blutdrucksteigerung eindeutig und frühzeitig zu erfassen. Bei der Messung des Blutdrucks in der Schwangerschaft ergeben sich einige diagnostische Besonderheiten. Gerade bei renalen Hochdruckformen ist es außerordentlich wichtig, nicht zu übersehen, daß eine Umkehr des zirkadianen Blutdruckrhythmus vorliegen kann. Zudem ergeben sich hier u. U. niedrigere Normalwerte als bei Nierengesunden. In der Vergangenheit wurde i. allg. die Phase IV des Korotkoff-Verfahrens zur Festlegung des diastolischen Blutdruckwerts verwandt. Es sprechen aber gute Gründe dafür, genau wie außerhalb der Schwangerschaft

die Phase V zu benutzen. Diese Gründe liegen vor allem darin, daß die Phase IV
nur recht ungenau zu erfassen ist [9] und daß zunehmend oszillometrisch arbei-
tende automatische Blutdruckmeßgeräte verwandt werden.

Allgemeinmaßnahmen zur Blutdrucksenkung in der Schwangerschaft sind
zum Teil andere als die außerhalb der Schwangerschaft benutzten antihypertensiven Allgemeinmaßnahmen. So können der Beginn einer Kochsalzrestriktion
oder eine Gewichtsreduktion während der Gravidität nicht empfohlen werden.
Beim Einsatz von Antihypertensiva in der Schwangerschaft sollte sorgfältig erwogen werden, ob diese Medikamente für diese Indikation zugelassen sind und ob
mit ihnen in dieser Indikation ausreichende Erfahrungen vorliegen. Die größten
Erfahrungen liegen mit Methyldopa vor. Dieses Medikament gilt daher immer
nocht als Antihypertensivum der ersten Wahl zur Behandlung der Schwangerschaftshypertonie [8], auch wenn es außerhalb der Schwangerschaft nicht mehr
zu den Basisantihypertensiva gerechnet wird. Die Alternative stellen β_1-selektive
Rezeptorenblocker dar. Dabei sollte man sich allerdings auf solche Substanzen
beschränken, die in der Schwangerschaft bereits in breitem Unfang eingesetzt
worden sind, und nur solche Dosen wählen, bei denen der Effekt einer evtl. erforderlich werdenden tokolytischen Therapie mit β-Rezeptoren-Stimulatoren nicht
beeinträchtigt wird. Diese Kriterien gelten für Acebutolol in Tagesdosen bis
400 mg, Atenolol in Tagesdosen bis 100 mg und Metoprolol in Tagesdosen bis
200 mg. Bei Anwendung beider Gruppen von Medikamenten – Methyldopa und
β-Blockern – sind unerwünschte Auswirkungen auf den Fetus beobachtet worden.
So fand sich in einer Untersuchung bei Beginn einer Methyldopatherapie zwischen der 16. und 20. Schwangerschaftswoche eine Verminderung der Kopfum-
fänge. Es wird daher geraten, den Beginn der Therapie in dieser Phase zu vermeiden. Bei Fortführung der β-Blocker-Therapie bis zum Entbindungszeitpunkt
kann es zu einer Verminderung der Herzfrequenz des Neugeborenen kommen.
Es wird daher geraten, die β-Blocker-Therapie 24–48 h vor der Entbindung zu
beenden.

Einige Medikamente sind in der Schwangerschaft absolut kontraindiziert.
Dazu gehören ACE-Hemmer, weil sie zu einem akuten Nierenversagen des Neugeborenen führen können. Darüber hinaus kann auch eine Konversionsenzym-
hemmerembryopathie induziert werden, die u. a. in irreversiblen Entwicklungs-
störungen der Niere und in Defekten der knöchernen Schädeldecke besteht.
Andere Medikamente sollten nur mit Vorsicht eingesetzt werden. Kalziumantagonisten vom Dihydropyridintyp haben im Tierversuch teratogene Eigenschaften.
Das ist beim Menschen meines Wissens nicht beobachtet worden; trotzdem
haben die Substanzen bisher nicht die Zulassung für die Indikation Schwager-
schaftshypertonie. Ein Beginn einer diuretischen Therapie in der Schwangerschaft kann zu einer Verminderung der Geburtsgewichte der Neugeborenen führen, so daß auch eine derartige Therapie nicht empfohlen werden kann.

Bei drohender oder bereits manifester Eklampsie besteht die Therapie in kon-
trollierter Blutdrucksenkung durch gut steuerbare intravenös verabfolgte Antihypertensiva und in einer antikonvulsiven Behandlung mit Magnesiumsulfat. Nach
Stabilisierung der Situation wird dann die Entbindung vorgenommen. Dihydralazin ist sicherlich das Antihypertensivum, das in dieser Situation am häufigsten
eingesetzt worden ist. Urapidil hat jedoch gegenüber Dihydralazin zumindest

theoretische Vorteile, weil unter dem Einfluß dieses Medikaments der intrazerebrale Druck nicht gesteigert wird. Die klassische antikonvulsive Therapie bei Eklampsie besteht in der Verabfolgung von Magnesiumsulfat. Manche Arbeitsgruppen bevorzugen die intramuskuläre Verabfolgung dieser Substanz in einer Initialdosis von 10 g, gefolgt von weiteren intramuskulären Injektionen von jeweils 4 g in 4stündigen Abständen [7]. Andere Arbeitsgruppen raten zu intravenöser Verabfolgung von initial 4 g Magnesiumsulfat, gefolgt von 1 g/h [11]. Bei intramuskulärer Injektion wird offenbar rascher ein Effekt erreicht, diese Form der Therapie ist aber recht schmerzhaft.

Sicherlich bleiben zur Durchführung der antihypertensiven Therapie in der Schwangerschaft viele Fragen offen. Vor allem würde man sich größere und aussagefähigere kontrollierte Studien zur Anwendung von antihypertensiven Pharmaka wünschen. Wir stehen vor der Situation, daß zwar die Gestose in zivilisierten Industrieländern immer seltener wird, daß aber mit zunehmendem Lebensalter, in dem sich Frauen zu einer Schwangerschaft entschließen, die Gefahr, daß eine präexistente Nieren- oder Hochdruckkrankheit vorliegt, wächst. Gerade in einer derartigen Situation sprechen gute Gründe für eine effektive antihypertensive Behandlung.

Zusammenfassung

Nach der Terminologie des American College of Obstetricians and Gynecologists können folgende Formen der Schwangerschaftshypertonie unterschieden werden: (a) chronische Hypertonie, (b) Präeklampsie/Eklampsie, (c) Pfropfgestose, (d) transitorische Hypertonie. Von besonderer Bedeutung ist die Differenzierung von Hochdruckformen, die bereits vor der Schwangerschaft bestanden, und schwangerschaftsspezifischen Hochdruckformen, die gekennzeichnet sind durch einen generalisierten Vasospasmus, beeinträchtige Durchblutung zahlreicher Organe, vor allem aber der Plazenta, und die mit einer erhöhten perinatalen Morbidität und Mortalität einhergehen. Während bei chronischer Hypertonie in der Blutdrucksteigerung das grundlegende pathophysiologische Phänomen zu sehen ist und daher eine antihypertensive Therapie vorteilhaft sein könnte, ist bei Präeklampsie die Blutdrucksteigerung nur ein Symptom der zugrunde liegenden Erkrankung, die durch eine Blutdrucksenkung nicht beeinflußt wird. In der Frühschwangerschaft sinkt der Blutdruck normalerweise um 7–10 mmHg ab und erreicht den Ausgangsbereich erst wieder in der Spätschwangerschaft. Die meisten Frauen mit chronischer Hypertonie zeigen nur eine milde bis mittelschwere Hochdruckform. Eine antihypertensive Therapie ist daher im allgemeinen – wenn überhaupt – im dritten Trimester erforderlich. Antihypertensiva der ersten Wahl in der Schwangerschaft sind Methyldopa, β_1-selektive Rezeptorenblocker, wie Atenolol und Metoprolol, und/oder Dihydralazin. ACE-Hemmer und Diuretika sind kontraindiziert. Die adäquate Therapie von Präeklampsie und Eklampsie besteht in der Entbindung. Eine Blutdrucksenkung beseitigt bei diesem Syndrom nicht die zugrunde liegenden pathologischen und pathophysiologischen Veränderungen. Eine antihypertensive Therapie kann allenfalls für die Mutter von Vorteil sein; es gibt keine theoretische Basis dafür und keinen klinischen Hinweis darauf, daß eine derartige Behandlung für den Fetus von Vorteil sein könnte. Die Therapie kann allerdings gelegentlich als palliative Maßnahme unter der Entbindung angezeigt sein. Die Antihypertensiva der Wahl für die Beherrschung der schweren Blutdrucksteigerung nahe dem Geburtstermin oder während der Wehen sind Dihydralazin oder Urapidil, intravenös verabfolgt. Natriumnitroprussid ist kontraindiziert. Bei Frauen mit drohender oder manifester Eklampsie wird die antihypertensive Behandlung mit einer antikonvulsiven Therapie kombiniert, die in einer parenteralen Verabfolgung von Magnesiumsulfat besteht.

Literatur

1. Baylis C, Rennke HG (1984) Repetitive pregnancy: a physilogic model of hyperfiltration. Clin Res 32: 441
2. Brenner BM (1983) Hemodynamically mediated glomerular injury and the progressive nature of kidney disease. Kidney Int 23: 647
3. Deng A, Baylis C (1995) Glomerula hemodynamic responses to pregnancy in rats with severe reduction of renal mass. Kidney Int 48: 39–44
4. Hughes EC (ed) (1972) Obstetric-gynecologic terminology. FA Davis, Philadelphia/PA, pp 422–423
5. Jungers P. Houillier P. Forget D et al. (1995) Influence of pregnancy on the course of primary chronic glomerulonephritis. Lancet 346: 1122–1124
6. Leaker B, Becker GJ, El-Khatib M et al. (1992) Repeated pregnancy does not accelerate glomerulosclerosis in rats with subtotal renal ablation. Clin Exp Hypertens Pregnancy B11: 1–23
7. Lucas MJ, Leveno KJ, Cunningham G (1995) A comparison of magnesium sulfate with phenytoin for the prevention of eclampsia. N Engl J Med 333: 201–205
8. McDonald M for the members of the Working Group on High Blood Pressure in Pregnancy: National High Blood Pressure Education Program (NHBPEP) (1990) Working group report on high blood pressure in pregnancy. U.S. National Institutes of Health Publication No. 90-3029
9. Shennan A, Gupta M, Halligan A et al. (1996) Lack of reproducibility in pregnancy of Korotkoff phase IV as measured by mercury sphygmomanometry. Lancet 347: 139–142
10. Sibai BM, Ramanthan J (1992) The case for magnesium sulfate in preeclampsia. Int J Obstet Anesth 1: 167–175
11. Sibai BM, Spinnato JA, Watson DL et al. (1984) Effect of magnesium sulfate on electroencephalographic findings in preeclampsic eclampsia. Obstet Gynecol 64: 261–266
12. Weinstein L (1982) Syndrome of haemolysis, elevated liver enzymes, and low platelet count: a severe consequence of hypertension in pregnancy. Am J Obstet Gynecol 142: 159

V Herzinsuffizienz

Stufentherapie der Herzinsuffizienz

E. Erdmann

Definitionen der Herzinsuffizienz

Nach den 1995 publizierten Guidelines der WHO wird die Herzinsuffizienz zum einen pathophysiologisch, zum anderen klinisch definiert [6]:

Pathophysiologische Definition: Das Herz ist nicht mehr in der Lage, die Gewebe genügend mit Blut und Sauerstoff zu versorgen, um den Gewebestoffwechsel in Ruhe oder unter Belastung sicherzustellen. Dies führt zu charakteristischen systemischen pathophysiologischen Reaktionen (neurale, homonelle, renale etc.) und subjektiven und objektiven Symptomen.

Klinische Definition: Der Begriff „Herzinsuffizienz" bezieht sich auf das Syndrom aus Atemnot und Müdigkeit, das bei einer nachgewiesenen Herzerkrankung auftritt. Diese Diagnose kann nur gestellt werden, wenn sowohl eine entsprechende Herzerkrankung als auch die typischen subjektiven und objektiven Symptome vorhanden sind.

Basistherapie

Sowohl nach der deutschen CONSENSUS-Konferenz als auch nach der Meinung anderer Gremien besteht die Standardtherapie der chronischen Linksherzinsuffizienz aus Diuretika, Digitalis und ACE-Hemmern [6, 12].

Unklar ist, welchen Stellenwert die einzelnen Medikamente dabei haben. Noch nicht völlig gesichert ist, ob eine zusätzliche Therapie von Nutzen ist.

Diuretika

Die Gabe von Diuretika bei der hydropischen Herzinsuffizienz wirkt in der Praxis rasch und praktisch immer erfolgreich [9]. Dies gilt für akute und chronische Zustände der Linksherzinsuffizienz. Dem Frank-Starling-Mechanismus entsprechend nimmt mit Reduktion der Vorlast das Schlagvolumen ab. Dies gilt aber nicht für die Herzmuskulatur des hochgradig insuffizienten Herzens, weil der Frank-Starling-Mechanismus unter diesen Bedingungen nicht mehr zutrifft. Eine Reduktion der erhöhten intrakardialen und intravasalen Volumina durch Diuretika führt bei der schweren Linksherzinsuffizienz nicht zur Abnahme des Schlagvolumens, da die Beziehung zwischen Schlagvolumen und Vorlast dann abszissenparallel verläuft. Kontrollierte Untersuchungen haben eindeutig zeigen können, daß die Ausschwemmung von Ödemen zwar zu einer Abnahme der intrakardialen Füllungsdrucke sowie des peripheren Widerstandes führt, nicht aber zur Abnahme des Herzminutenvolumens. Die Diuretikagabe bleibt also die primäre und wichtigste Therapie der hydropischen Herzinsuffizienz.

Kürzlich wurde untersucht, ob man ACE-Hemmer allein, das heißt ohne Diuretika, bei chronischer Herzinsuffizienz geben könne. Dazu wurden primär unbehandelte Patienten mit chronischer hydropischer Linksherzinsuffizienz nur mit Enalapril behandelt [1]. Diese Therapie beseitigte jedoch weder die Symptomatik der chronischen Herzinsuffizienz, noch sanken die intrakardialen Drücke. Auch kam es zu keiner Reduktion der erhöhten Plasmanoradrenalinkonzentrationen. Erst die zusätzliche Gabe von Diuretika resultierte in einer deutlichen Verbesserung der Situation. Daraus darf man heute schließen, daß bei der chronischen Linksherzinsuffizienz ACE-Hemmer grundsätzlich mit Diuretika zusammen gegeben werden sollten.

Hyponatriämie bei Herzinsuffizienz

Bei schwerer und lang dauernder Herzinsuffizienz stellt sich gelegentlich eine Hyponatriämie ein, die dann als prognostisch schlechtes Zeichen gilt. Diese Hyponatriämie ist praktisch immer eine Dilutionshyponatriämie. Sie tritt meist unter der Gabe von Thiaziden und unkontrollierter Flüssigkeitszufuhr auf. Mehrere kontrollierte Untersuchungen haben nachweisen können, daß es unter der alleinigen hoch dosierten Gabe von Diuretika nicht zu einer Zunahme der Natriumkonzentration kommt [7, 15, 18]. Die Gabe von Natriumchlorid ist kontraindiziert, da es dadurch zu einer weiteren Flüssigkeitseinlagerung kommt. Erst die zusätzliche Gabe von ACE-Hemmern (Tabelle 1) resultiert in einer Gewichtsabnahme und einem Natriumanstieg im Serum. Andere Vasodilatanzien sind ebenso ungeeignet wie wahrscheinlich Thiazide statt der Schleifendiuretika. Die Therapie der Hyponatriämie bei chronischer Herzinsuffizienz sollte folgendermaßen aussehen:
1. Reduktion der Trinkmenge (1–1,5 l/Tag),
2. Schleifendiuretika (hochdosiert) plus ACE-Hemmer (z. B. 2mal 50 mg Captopril),
3. evtl. K^+ i. v. oder Aldosteronantagonisten bei Hypokaliämie

Tabelle 1. Therapie der Dilutionshyponatriämie bei schwerer Herzinsuffizienz. Weder die alleinige Gabe von Furosemid, noch die zusätzliche Gabe von Hydralazin, Prazosin oder Amrinon konnten die Hyponatriämie beseitigen. Nur Furosemid in Kombination mit dem ACE-Hemmer war erfolgreich. (Nach Packer et al. 1984 [18])

	Na^+ [mval/kg H_2O]	Zahl der Patienten
Furosemid	131	70
plus Captopril	136	70
plus Hydralazin	132	42
plus Prazosin	131	22
plus Amrinon	132	19

Diuretikaresistenz

Bei lang andauernder schwerer Linksherzinsuffizienz benötigt man gelegentlich hohe Dosen von Furosemid, ohne daß die Ödeme wirklich verschwinden [4]. Hier hat sich die zusätzliche Gabe von Metolazon, einem thiazidähnlichen Diuretikum bewährt [6, 11]. Metolazon scheint auch bei partieller Niereninsuffizienz (Kreatinin > 2 mg/dl) noch wirksam zu sein. Wichtig ist allerdings die genaue Beachtung des Serumkaliums. Am besten wird das Prinzip der sequentiellen Nephronblockade [2] bei Diuretikaresistenz angewendet, wenn zusätzlich zu 3mal 80 mg Furosemid 5–10 mg Metolazon p. o. gegeben werden. Die tägliche Kontrolle des Kaliums ist notwendig. Bei Kaliumkonzentrationen unter 4 mmol/l empfiehlt es sich, Spironolacton zusätzlich zu geben. Folgende Therapie ist angezeigt:
– Schleifendiuretika + Metolazon (5–10 mg), K^+-Kontrolle, Gewichtskontrolle;
– Schleifendiuretika + Spironolacton, K^+-Kontrolle;
– Dobutamin (+ Dopamin) i. v.

Digitalis

Digitalis hat sich bei Tachyarrhythmia absoluta und Herzinsuffizienz bewährt. Auch bei Sinusrhythmus ist von einer zusätzlichen Digitalisgabe dann ein Vorteil zu erwarten, wenn eine chronische Linksherzinsuffizienz mit großem Herzen und mit Ödemen vorliegt. Beim isolierten Cor pulmonale und bei vorwiegend diastolischer Herzinsuffizienz ist kein Vorteil von der Digitalisgabe zu erwarten. Auch wenn die DIG-Studie an über 7000 Patienten keine verbesserte Prognose nach der Digitalisgabe ergeben hat [29], so zeigte sich doch ein verbessertes Befinden und eine geringere Häufigkeit von Krankenhauseinweisungen bei schwerer chronischer Linksherzinsuffizienz. Bei akuter Herzinsuffizienz ist Digitalis wegen der Gefahr von Herzrhythmusstörungen kontraindiziert.

Bei eingeschränkter Nierenfunktion im Rahmen einer chronischen Linksherzinsuffizienz empfiehlt sich die Gabe von Digitoxin, welches unabhängig von einer sich evtl. weiter verschlechternden Nierenfunktionsstörung dosiert werden kann. Die intravenöse Gabe von Digitoxin ist unnötig, da dieses Glykosid mit 97%iger Resorption auch per os genügend rasch zur Wirkung kommt.

ACE-Hemmer

Die prognostisch günstige Wirksamkeit von ACE-Hemmern bei mittelgradiger und schwerer chronischer Linksherzinsuffizienz ist durch eine Vielzahl von Untersuchungen bewiesen (Tabelle 2). Dementsprechend gibt es heute keinen Zweifel mehr an der Notwendigkeit der Gabe von ACE-Hemmern zusätzlich zu Diuretika und Digitalis in dieser Situation. Wichtig ist, daß mit niedrigen Dosierungen begonnen wird und daß bei stimuliertem Renin-Angiotensin-Aldosteron-System die Ersteinstellung mit ACE-Hemmern unter ärztlicher Aufsicht, am besten in der Klinik erfolgt. Ein erhöhtes Risiko an Nebenwirkungen besteht bei:
● Vorbehandlung mit Diuretika,
● Vorbehandlung mit K^+-sparenden Diuretika,
● Niereninsuffizienz,

Tabelle 2. Kontrollierte Therapiestudien mit ACE-Hemmern bei Herzinsuffizienz. Bei allen doppelblind randomisierten Patienten wurde Enalapril oder Plazebo zusätzlich zur üblichen Behandlung ihrer Erkrankungen gegeben. *CONSENSUS* Cooperative North Scandinavian Enalapril Survival Study; *SOLVD* Studies of Left Ventricular Dysfunction; *AIRE* Acute Infarction Ramipril Efficacy Study

	Studienname	Design	Therapie	Dauer (Monate)	Ergebnis
Chronische Herz-insuffizienz	CONSENSUS (253 Patienten) [24]	Herz-insuffizienz NYHA IV	Enalapril vs. Plazebo, initial 2,5–5 mg p.o., Dauer: 2mal 10 mg p.o.	6	Enalapril reduziert die Letalität um 40 %
	SOLVD („Treatment") (2569 Patienten) [25]	Herz-insuffizienz NYHA II/III EF ≤ 35 %	Enalapril vs. Plazebo, initial 2,5 mg p.o., Dauer: 2mal 10 mg p.o.	41	Enalapril reduziert die Letalität um 16 %
	SOLVD („Prevention") (4228 Patienten) [27]	keine Herz-insuffizienz (NYHA I) EF ≤ 35 %	Enalapril vs. Plazebo, initial 2,5 mg p.o., Dauer: 2mal 10 mg p.o.	37	keine Reduktion der Letalität; 20 % weniger Krankenhaus-aufnahmen
Herzinsuffizienz nach Myokard-infarkt	AIRE (2006 Patienten) [26]	akuter Herz-infarkt mit Herzinsuffizienz	Ramipril vs. Plazebo, ab 3.–10. Tag nach Infarkt, 2mal 5 mg p.o.	15	Ramipril reduziert Letalität um 27 %

- Hypotonie, Hypovolämie, Hyponatriämie,
- Hyperkaliämie,
- hohem Lebensalter,
- cave NSAID!

Auch bei klinischen Zeichen der Herzinsuffizienz nach Myokardinfarkt sind ACE-Hemmer indiziert, da durch deren Gabe in dieser Situation eine Reduktion der Letalität um 27% nachgewiesen werden konnte. Selbst unter ökonomischen Gesichtspunkten wird die Gabe von ACE-Hemmern bei mittelgradiger oder schwerer Herzinsuffizienz mit einer Auswurffraktion < 35% als kostensparend beurteilt.

Auch nach Myokardinfarkt ist nur dann mit einer Verbesserung der Prognose zu rechnen, wenn gleichzeitig Diuretika und ACE-Hemmer gegeben werden. Gleiches scheint im übrigen für β-Blocker zu gelten, die auch zusätzlich zu ACE-Hemmern nach Myokardinfarkt einen günstigen Einfluß auf die Überlebenswahrscheinlichkeit haben.

β-Blocker

Ohne Zweifel ist nach Myokardinfarkt, insbesondere nach großem Vorderwandinfarkt eine Verbesserung der Prognose bei zusätzlicher Gabe von β-Blockern nachweisbar [14]. Eine Therapie mit β-Blockern ist günstig bei:
- Tachykardie und/oder Hypertonie,
- Tachyarrhythmie,

- großem VW-Infarkt,
- vorbestehender β-Blockade,
- instabiler Angina pectoris.

Dies scheint für alle β-Blocker zu gelten, so lange sie die Herzfrequenz senken. Je stärker die Herzfrequenz gesenkt wird, desto wirksamer scheinen β-Blocker nach Myokardinfarkt zu sein. Erstaunlicherweise haben β-Blocker nach Myokardinfarkt sogar bei Zeichen und Symptomen von Herzinsuffizienz einen günstigen Effekt. Daraus haben Waagstein et al. die Hypothese abgeleitet, daß β-Blocker auch bei chronischer Linksherzinsuffizienz eine Prognoseverbesserung zur Folge haben [28]. Inzwischen gibt es dazu eine ganze Reihe von kontrollierten, randomisierten und prospektiv doppelblind durchgeführten Untersuchungen [3, 10, 17]. Wesentlich sind die Studien mit Metoprolol, Bisoprolol und Carvedilol. Für Metoprolol und Bisoprolol zeigte sich eine Prognoseverbesserung bei mittelgradiger und schwerer Linksherzinsuffizienz auf dem Boden einer dilatativen Kardiomyopathie. Für Carvedilol ergab sich nach den bislang vorliegenden Untersuchungen auch bei ischämischer Kardiomyopathie (als Folge einer koronaren Herzerkrankung mit Myokardinfarkten) eine verbesserte Prognose. Bei zusätzlicher Gabe von β-Blockern zu Diuretika, Digitalis und ACE-Hemmern ist die initiale Therapie mit niedrigsten β-Blocker-Dosen und nur langsamer, das heißt etwa wöchentlicher Steigerung unabdingbar. Da das linksventrikuläre Myokard keine Rezeptorreserve hat, bedeutet jedoch Blockierung der β-Adrenozeptoren immer auch eine Reduktion der katecholaminabhängigen Kontraktionskraft [2]. Nur, wenn mit extrem niedrigen Dosen (Metoprolol ca. 5 mg/Tag, Bisoprolol ca. 1,25 mg/Tag oder Carvedilol ca. 3 mg/Tag) begonnen wird, kann die Induktion einer akuten Herzinsuffizienz nach der β-Blocker-Gabe vermieden werden. Im weiteren Verlauf sollte jedoch auf möglichst hohe Dosen (Metoprolol 2mal 100 mg, Bisoprolol 2mal 10 mg und Carvedilol 2mal 25 mg) gesteigert werden, da es Hinweise dafür gibt, daß, ähnlich wie bei ACE-Hemmern, bei höheren Dosen ein größerer Effekt hinsichtlich der Prognose nachweisbar wird.

Bei schwerer chronischer Herzinsuffizienz sollte die Gabe von β-Blockern unter stationären Bedingungen erfolgen. Bei mittelgradiger Herzinsuffizienz kann diese Therapie auch ambulant, allerdings unter mindestens wöchentlicher Kontrolle des Befindens geschehen. Zukünftige Untersuchungen werden zeigen müssen, ob alle β-Blocker prinzipiell gleich sind bei dieser Indikation und ob der prognostisch günstige Effekt auch bei chronischer Linksherzinsuffizienz auf dem Boden einer koronaren Herzerkrankung nachweisbar ist.

Kalziumantagonisten

Herkömmliche Kalziumantagonisten sind bei chronischer Linksherzinsuffizienz mit eingeschränkter linksventrikulärer Pumpfunktion kontraindiziert [8, 19, 20]. Dies gilt für Nifedipin, Verapamil und Diltiazem [23]. Möglicherweise haben die neueren Kalziumantagonisten (Amlodipin und Nisoldipin) klinisch eine vorwiegende Nachlastsenkung zur Folge, ohne Aktivierung des Sympathikus [16, 21]. Für Amlodipin konnte sogar eine Verbesserung der Prognose bei Patienten mit dilatativer Kardiomyopathie nachgewiesen werden, die zusätzlich zu Diuretika,

Digitalis und ACE-Hemmern Amlodipin erhielten. Zumindest kann gesagt werden, daß diese neueren Kalziumantagonisten bei chronischer Linksherzinsuffizienz nicht mehr kontraindiziert sind.

Aldosteronantagonisten

Eine Hypokaliämie unter Diuretika und Digitalis kann beim chronisch herzinsuffizienten Patienten gefährlich werden. Häufig wurde die Hypokaliämie und Hypomagnesiämie als Ursache oder zumindest begünstigend für den plötzlichen Herztod bei chronischer Herzinsuffizienz angeschuldigt [13]. Die Gabe von Kaliumsalzen ist in der Regel in dieser Situation nicht ausreichend wirksam. Deshalb empfiehlt sich dann unter strikter Beachtung der Serumelektrolyte die Gabe von Spironolacton. Natürlich besteht bei gleichzeitiger Gabe von ACE–Hemmern und Spironolacton die Gefahr einer Hyperkaliämie. Eine vorsichtige Dosierung und regelmäßige Elektrolytkontrollen sind deshalb notwendig.

Es gibt Hinweise dafür, daß durch die Hemmung der Aldosteronwirkung, die Myokardfibrosierung und damit die zunehmende Herzinsuffizienz verhindert wird. Eine randomisierte prospektive kontrollierte Doppelblinduntersuchung zum Stellenwert des Spironolactons bei der Therapie der chronischen Herzinsuffizienz läuft zur Zeit. Bis das Ergebnis vorliegt, ist nur von einer gesicherten Wirksamkeit bei Hypokaliämie durch Aldosteronantagonisten auszugehen.

Andere positiv inotrope Pharmaka

Bislang hat außer den Digitalispräparaten keine andere Substanzgruppe einen Vorteil für die Therapie der chronischen Herzinsuffizienz hinsichtlich der Prognose erbracht. Dementsprechend sind alle derartigen Medikamente (Katecholamine, partielle Agonisten, Phosphodiesteraseinhibitoren etc.) nicht indiziert. Vielversprechend sind Pharmaka, die zu einer Modulation des plasmalemmalen Natriumkanals führen (Natriumkanalöffner, z.B. BDF 9148). Klinische Studien existieren jedoch noch nicht.

Herztransplantation

Wenn die geschilderte Stufentherapie der chronischen Herzinsuffizienz nicht zum Erfolg führt, bleibt beim sonst gesunden, jüngeren Patienten nur die Herztransplantation. Eine frühzeitige Vorstellung eines geeigneten Patienten in einem Herzzentrum ist immer dann indiziert, wenn die prognostizierte Lebenserwartung unter einem Jahr liegt. Derartige Patienten sollten nicht erst vorgestellt werden, wenn sie bereits mehrfach dekompensiert waren und intensivpflichtig sind.

Zusammenfassung

Diuretika und Digitalis werden bei chronischer Linksherzinsuffizienz gegeben, um die Symptomatik zu verbessern. ACE-Hemmer verbessern die Prognose, ohne das Befinden oder die Leistungsfähigkeit der Patienten wesentlich zu beeinflussen. Die zusätzliche Gabe von β-Blockern scheint heute gerechtfertigt bei dilatativer Kardiomyopathie, aber möglicherweise auch bei ischämischer Kardiomyopathie (Carvedilol). Ein extrem langsames Hochtitrieren der Dosis ist notwendig. Statistisch gesehen hat die β-Blocker-Therapie frühestens nach 6 Monaten einen Vorteil gegenüber Plazebo. β-Blocker sollten nach dem heutigen Wissensstand nur zusätzlich zu Diuretika, Digitalis und ACE-Hemmern gegeben werden.

Literatur

1. Anand IS, Kalra GS, Ferrari R, Wahi PL, Harris PC, Poole-Wilson PA (1990) Enalapril as initial and sole treatment in severe chronic heart failure with sodium retention. Int J Cardiol 28: 341–346
2. Brater DC (1985) Resistance to loop diuretics. Drugs 30: 427–443
3. CIBIS (Cardiac Insufficiency Bisoprolol Study) (1994) A randomized trial of β-blockade in heart failure. Circulation 90: 1765–1773
4. Bayliss J, Norell M, Canepa-Anson R, Sutton G, Poole-Wilson P (1987) Untreated heart failure: clinical and neuroendocrine effects of introducing diuretics. Br Heart J 57: 17–22
5. US Department of Health and Human Services (1995) Clinical practice guideline. Heart failure: management of patients with left-ventricular systolic dysfunction. AHCPR Publication Nr. 94-0613
6. World Health Organization/Council on Geriatric Cardiology. Task Force on Heart Failure Education (1995) Concise guide to the management of heart failure
7. Dzau VJ, Hollenberg NK (1984) Renal response to captopril in severe heart failure: role of furosemide in natriuresis and reversal of hyponatremia. Ann Intern Med 100: 777–782
8. Elkayam U, Shotan A, Mehra A, Ostrzega E. (1993) Calcium channel blockers in heart failure. J Am Coll Cardiol 22: 139–144
9. Erdmann E (1988) Stellenwert der Diuretika bei der Therapie der Herzinsuffizienz. Lancet 11: 36–39
10. Fischer ML, Gottlieb SS, Plotnick GD, Greenberg NL, Patten RD, Bennet SK, Hamilton BP (1994) Beneficial effects of metoprolol in heart failure associated with coronary artery disease: a randomized trial. J Am Coll Cardiol 23: 943–950
11. Fliser D, Schröter M, Neubeck M, Ritz E (1994) Coadministration of thiazides increases the efficacy of loop diuretic even in patients with advanced renal failure. Kidney Int 46: 482–488
12. Working Group on Heart Failure of the European Society of Cardiology (1996) Guidelines for the treatment of heart failure. Europ Heart J, in press
13. Hoes AW, Grobbee DE, Lubsen J, Man in 't Veld AJ, Does E van der, Hofmann A (1995) Diuretics, β-blockers, and the risk for sudden cardiac death in hypertensive patients. Ann Intern Med 123: 481–487
14. ISIS-1 (Frist International Study of Infarct Survival) (1986) Randomised trial of intravenous atenolol among 16027 cases of suspected acute myocardial infarction. Lancet 7: 57–65
15. Leier CV, Cas DL, Metra M (1994) Clinical relevance and management of the major electrolyte abnormalities in congestive heart failure: hyponatremia, hypokalemia, and hypomagnesemia. Am Heart J 128: 564–574
16. MacNeill AB, Sutton SJM, Poole-Wilson PA, Lubsen J (1993) Doppler flow, echocardiography and functional improvement: assessment of nisoldipine therapy (Defiant-II-Study). Clinical Trials and Meta-Analysis 28: 267–280
17. Olsen SL, Gilbertz EM, Renlund DG, Taylor DO, Yanowitz FD, Bristow MR (1995) Carvedilol improves left ventricular function and symptoms in chronic heart failure: a double-blind randomized study. J Am Coll Cardiol 25: 1225–1231
18. Packer, M, Medina N, Yushak M (1984) Correction of dilutional hyponatremia in severe chronic heart failure by converting-enzyme inhibition. Ann Intern Med 100: 782–789
19. Pouleur H (1994) Improving patient care: some unresolved issues in heart failure. Cardiology 84: 408–412
20. Reicher-Reiss H, Barasch E (1991) Calcium antagonists in patients with heart failure. Drugs 42: 343–364

21. Rousseau MF, Melin J, Benedict CR, Ahn S, Raphael D, Bornemann M, Pouleur H (1994) Effects of nisoldipine therapy on myocardial perfusion and neuro-hormonal status in patients with severe ischaemic left ventricular dysfunction. Eur Heart J 15: 957–964
22. Schwinger RHG, Böhm M, Erdmann E (1990) Therapie der chronischen Herzinsuffizienz mit β-Rezeptorenblockern? Dtsch Med Wochenschr 115: 825–831
23. Schwinger RHG, Böhm M, Erland E (1991) Negative inotropic activity of the calcium antagonists isradipine nifedipine, diltiazem, and verapamil in diseased human myocardium. Am J Hypertens 4: 185–187
24. Consensus Trial-Study Group (1987) Effects of enalapril on mortality in severe congestive heart failure; results of the Cooperative North Scandinavian Enalapril Survival Study (CONSENSUS). N Engl J Med 316: 1429–1436
25. SOLVD Investigators (1991) Effect of enalapril on survival in patients with reduced left ventricular ejection fractions and congestive heart failure. N Engl J Med 325: 293–302
26. Ball SG für die AIRE-Studien-Prüfer (1993) Effect of ramipril on mortality and morbidity of survivors of acute myocardial infarction with clinical evidence of heart failure. Lancet 342: 821–828
27. SOLVD Investigators (1992) Effect of enalapril on mortality and the developement of heart failure in asymptomatic patients with reduced left ventricular ejection fractions. N Engl J Med 327: 685–691
28. Waagstein F, Bristow MR, Swedberg K et al. (1993) Beneficial effects of metoprolol in idiopathic dilated cardiomyopathy. Lancet 342: 1441–1446
29. Digitalis Investigation Group (1997) The effect of digoxin on mortality and morbitidy in patients with heart failure. N Engl J Med 336: 525–533

β-Blocker in der Therapie der chronischen Herzinsuffizienz – Wie wirken sie?

M. Sigmund

Die Vorstellungen über die Pathophysiologie bei der chronischen Herzinsuffizienz haben sich in den letzten Jahren grundlegend gewandelt. Durch die reduzierte Pumpfunktion des Herzens entspricht das Herzzeitvolumen nicht dem geforderten Bedarf. Im wesentlichen werden zwei Kompensationsmechanismen aktiv, um die zu geringe Herzleistung auszugleichen.

Diese unter dem Begriff der „neurohumoralen Aktivierung" zusammengefaßten Mechanismen (Renin-Angiotensin-System, sympathisches Nervensystem, Vasopressinausschüttung) sind bei der chronischen Herzinsuffizienz – wie man heute weiß – allerdings wesentliche Faktoren für die Progredienz der Erkrankung. Ein erhöhter Sympathikotonus führt über erhöhte Katecholaminkonzentrationen akut zur Steigerung der Kontraktionskraft des Herzmuskels und zur Zunahme der Herzfrequenz. Bei chronischer katecholaminerger Stimulation allerdings resultiert eine Desensitivierung des Myokards mit „Downregulation der β_1-Rezeptoren" [6] und es kommt zu toxischen Nekrosen der Kardiomyozyten [31]. Die sympathoadrenerg vermittelte periphere Vasokonstriktion steigert den arteriellen Blutdruck mit dem Effekt der Zunahme der Nachlast des Herzens. Dieselben Effekte vermittelt die Aktivierung des Renin-Angiotensin-Aldosteron-Systems und die vermehrte Ausschüttung von Vasopressin.

Der Anstieg der Herzfrequenz bewirkt beim Gesunden über den Bowditch-effekt eine Steigerung der Kontraktionskraft des Myokards. Am Herzmuskel von Patienten mit dilatativer Kardiomyopathie und chronischer Herzinsuffizienz konnte gezeigt werden, daß dieser Effekt dort aufgehoben oder sogar umgekehrt ist (Reduktion der Kontraktionskraft bei steigender Stimulationsfrequenz [14, 17, 24, 27]).

Die β-Blocker-Therapie wirkt der β-adrenerg vermittelten Überstimulation entgegen und ist somit als Therapieprinzip bei der chronischen Herzinsuffizienz auch theoretisch begründbar.

Herzfrequenz

Klinische Studien haben gezeigt, daß chronisch herzinsuffiziente Patienten mit erhöhter Ruheherzfrequenz offensichtlich besser auf eine β-Blocker-Therapie ansprechen als Patienten ohne Herzfrequenzerhöhung [4, 5]. Es ist daher begründet vorstellbar, daß die Senkung der Herzfrequenz einen wesentlichen kausalen Mechanismus für die günstigen Effekte einer β-Blocker-Therapie bei der chronischen Herzinsuffizienz darstellt. Dies wird unterstützt durch den wahrscheinli-

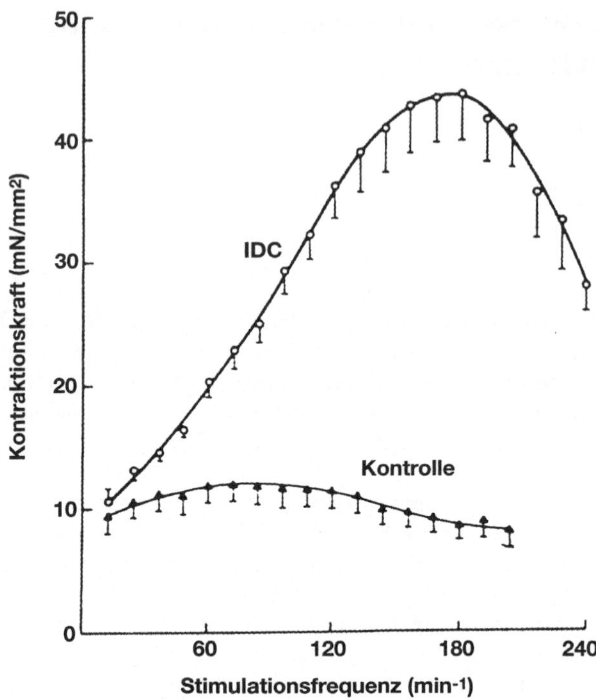

Abb. 1. Kraft-Frequenz-Beziehung gemessen an Herzmuskelpräparaten Kontrolle (n = 6) vs. dilatative Kardiomyopathie (IDC, n = 6). (Nach Mulieri et al. 1992 [24])

chen Zusammenhang zwischen hoher Herzfrequenz und Progression der Erkrankung, denn eine persistierende Tachykardie kann im Tiermodell und beim Menschen zu einer globalen Kontraktionsstörung des Myokards führen, die sich nach Senkung der Herzfrequenz wieder zurückbildet [20, 34].

In-vitro-Untersuchungen am insuffizienten Myokard haben gezeigt, daß das Maximum der Kontraktionskraft bei wesentlich niedrigerer Herzfrequenz gemessen wird als bei gesundem Myokard (Abb. 1) [14, 17, 24, 27]. Der zugrundeliegende Pathomechanismus für die gestörte Kraft-Frequenz-Beziehung beim insuffizienten Herzen könnte ein veränderter zellulärer Kalziumtransport sein [29].

Katecholaminkonzentrationen

Patienten mit chronischer Herzinsuffizienz und hohen Katecholaminkonzentrationen haben eine wesentlich ungünstigere Prognose als Patienten mit niedrigeren Katecholaminkonzentrationen [1]. Unter mehrmonatiger β-Blocker-Therapie sanken die Noradrenalinkonzentrationen, arteriell und im Koronarvenensinus gemessen, signifikant ab (Abb. 2) [2]. Neben dem frequenzsteigernden Effekt führen hohe Katecholaminkonzentrationen zur toxischen Schädigung von Myozyten, wie sie für die chronische Herzinsuffizienz nachgewiesen wurde [31]. In-vitro-Untersuchungen belegen unter hohen Katecholaminkonzentrationen Kal-

Abb. 2. Signifikanter Abfall der Noradrenalinkonzentration in Ruhe bei Patienten mit idiopathischer dilatativer Kardiomyopathie nach 14monatiger Therapie mit Metoprolol (mittlere Tagesdosis: 127 mg). (Nach Andersson et al. 1991 [2])

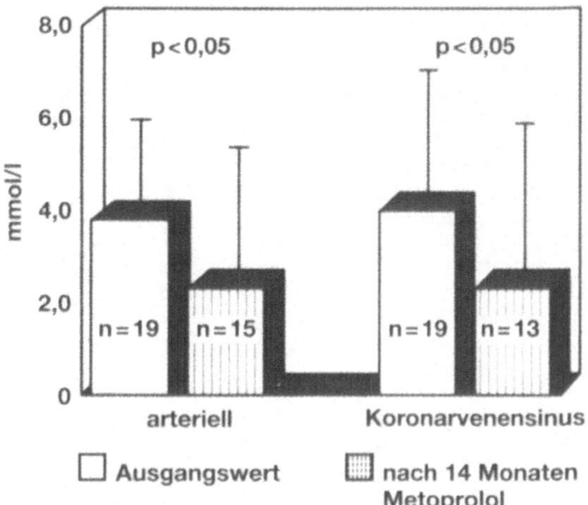

ziumüberladung der Herzmuskelzellen mit konsekutiver Nekrose. Diese direkte toxische Wirkung der Katecholamine auf die Herzmuskelzelle könnte durch die Senkung der adrenergen Stimulation durch die β-Blocker-Therapie verhindert werden [18].

Dieser Vorstellung steht allerdings entgegen, daß sich bei der chronischen Herzinsuffizienz durch eine dauerhaft erhöhte Noradrenalinplasmakonzentration eine „β-Rezeptor-Downregulation" bzw. Rezeptorendesensitivierung entwickelt [13]. Es wurde bisher nicht untersucht, ob der zellulär toxische Effekt erhöhter Katecholaminkonzentrationen auch unter diesen Bedingungen wirksam wird. Die „Downregulation" der β-Rezeptoren an der Zelloberfläche und ihre veränderte Kopplung an die G-Proteine wirken im Sinne einer verminderten Kontraktionskraft unter adrenerger Stimulation.

Neuere Arbeiten zeigen, daß die Konzentrationen von β_1-Rezeptor-Messenger-RNA und in ähnlicher Weise auch der β_2-Rezeptor-Messenger-RNA im insuffizienten Myokard im Vergleich zum Gesunden reduziert sind [32]. Diese Veränderungen bilden sich zurück, wenn eine Besserung der Herzinsuffizienz erreicht [22] und/oder mit β-Blockern behandelt wird [19]. Diese Effekte sind aber nicht die zugrundeliegenden Wirkmechanismen der β-Blocker-Therapie bei der chronischen Herzinsuffizienz, denn die Zunahme der β_1-Rezeptor-Dichte nach Beginn der β-Blocker-Gabe vollzieht sich innerhalb von Tagen [37]. Die hämodynamischen Effekte, die in den vorliegenden klinischen Studien erzielt wurden, zeigten sich erst nach einer Therapie von mehr als 2 Monaten und das Maximum der Effekte auch noch später als nach 12 Monaten [1, 9, 12, 16, 21, 23, 25, 26, 28, 36, 38]. Für die chronische Herzinsuffizienz ist neben der „β-Rezeptoren-Downregulation" eine Upregulation des inhibitorischen G-Proteins ($G_{i\alpha}$) nachgewiesen. Neueste Arbeiten zeigen, daß unter β-Blocker-Therapie bei dilatativer Kardiomyopathie $G_{i\alpha}$ signifikant absinkt [30]. Inwieweit dieser Effekt allerdings ursächlich für die günstige Wirkung von β-Blockern bei chronischer Herzinsuffizienz beteiligt ist, muß derzeitig noch offen bleiben.

Abb. 3. Signifikanter Abfall der Laktatkonzentration im Koronarvenensinus bei Patienten mit idiopathischer dilatativer Kardiomyopathie nach 14monatiger Metoprololtherapie (mittlere Tagesdosis: 127 mg). Im arteriellen Blut fällt die Laktatkonzentration nicht ab. (Nach Andersson et al. 1991 [2])

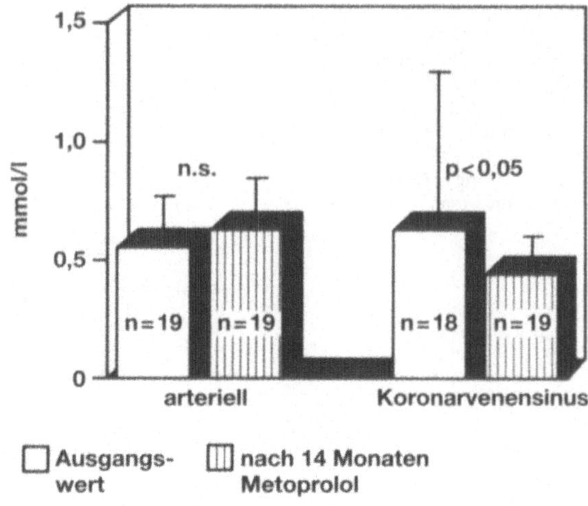

Sauerstoffverbrauch

Die Akutapplikation von β-Blockern bei chronischer Herzinsuffizienz führt zum Abfall des Sauerstoffverbrauchs [3]. In Übereinstimmung mit diesen Befunden konnte gezeigt werden, daß die β-Blocker-Therapie bei chronischer Herzinsuffizienz die myokardiale Laktatclearance ansteigen läßt (Abb. 3) [2]. Diese Ergebnisse unterstreichen, daß die Verbesserung der Hämodynamik, die bei chronischer Herzinsuffizienz unter der β-Blocker-Therapie erreicht wird, nicht mit einem Anstieg des Energieverbrauchs einhergeht. Der Anstieg der Laktatclearance ist im Gegenteil zu werten als eine Überführung des anaeroben Stoffwechsels in die aerobe Energiegewinnung.

Systolische und diastolische Kammerfunktion

Durch die Senkung der Herzfrequenz unter β-Blocker-Therapie wird die Diastole verlängert und so die diastolische Füllung der linken Kammer verbessert [3]. Unter Bucindolol – einem nichtselektiven β-Blocker mit zusätzlicher peripherer vasodilatorischer Wirkung – konnte gezeigt werden, daß die maximale Druckanstiegsgeschwindigkeit (dP/dt) und die Relaxationskonstante τ auch signifikant gesteigert werden [11]. Als Erklärung für diese günstigen Effekte von Bucindolol wurden die veränderten Lastbedingungen des Herzens (Vor- und Nachlast) und die Ökonomisierung des myokardialen Energiestoffwechsels herangezogen.

Welche Patienten profitieren von β-Blockern?

Die meisten Untersuchungen zum Einsatz von β-Blockern bei chronischer Herzinsuffizienz wurden bei Patienten mit dilatativer Kardiomyopathie und nur in geringerem Umfang bei Patienten mit ischämischer Kardiomyopathie durchgeführt [7, 10, 11, 15, 28, 35]. Es ist bis heute nicht klar, ob sich die nachgewiesenen Effekte bei beiden Grunderkrankungen in gleicher Weise manifestieren. Interessante Ergebnisse zur Wirksamkeit der β-Blocker-Therapie bei chronischer Herzinsuffizienz beziehen sich auf die Korrelation des histologisch bestimmten Ausmaßes der Fibrose im Myokard zur Toleranz der β-Blocker-Therapie. In zwei unabhängig voneinander durchgeführten Untersuchungen war das Ansprechen der Patienten auf die β-Blocker-Therapie bei histologisch nur geringer Fibrose in der Myokardbiopsie signifikant besser als bei den Patienten, die ausgeprägt narbige Veränderungen hatten [33, 39]. Diese Zusammenhänge legen nahe, daß sich die Wirkung der β-Blocker-Therapie bei chronischer Herzinsuffizienz nur dann manifestieren kann, wenn das insuffziente Myokard strukturell noch nicht schwer geschädigt ist. Diese Beobachtungen könnten wesentlich sein für die Auswahl der Patienten, die für eine β-Blocker-Therapie bei chronischer Herzinsuffizienz geeignet sind.

Zusammenfassung

Verschiedene klinische Studien (MDC: Metoprolol in Dilated Cardiomyopathy; CIBIS: Cardiac Insufficiency Bisoprolol Study; Carvedilol-Herzinsuffizienzstudien) belegen übereinstimmend, daß eine additive β-Blocker-Therapie bei Patienten mit chronischer Herzinsuffizienz im Rahmen einer dilatativen und/oder ischämischen Kardiomyopathie die Hämodynamik und den klinischen Verlauf günstig beeinflußt. Die Mechanismen dieser Wirkung sind allerdings bis heute noch nicht definitiv geklärt.

Es wird diskutiert, daß über die Senkung der Herzfrequenz, die durch die β-Blocker-Therapie erreicht wird, eine Verbesserung des Kalziumtransportes resultiert und somit die Kontraktilität des Myokards zunimmt.

Wesentlicher Effekt der β-Blocker-Therapie ist die Protektion der Myokardzelle vor erhöhten Plasmakatecholaminkonzentrationen und somit die Verhinderung von Zellnekrosen und eine Ökonomisierung des Energiestoffwechsels.

Die Rückbildung der „β_1-Rezeptor-Downregulation" unter einer β-Blocker-Therapie bei chronischer Herzinsuffizienz ist wahrscheinlich nur ein Epiphänomen als Folge der Verbesserung der Hämodynamik mit abgesenkten Katecholaminkonzentrationen.

Literatur

1. Anderson JL, Lutz JR, Gilbert EM, Sorensen SG, Yanowitz FG, Menlove RL, Bartholemew M (1985) A randomized trial of low-dose β-blockade therapy for idiopathic dilated cardiomyopathy. Am J Cardiol 55: 471–475
2. Andersson B, Blomström-Lundqvist C, Hedner T, Waagstein F (1991) Exercise hemodynamics and myocardial metabolism during long-term β-adrenergic blockade in severe heart failure. J Am Coll Cardiol 18: 1059–66
3. Andersson B, Lomsky M, Waagstein F (1993) The link between acute hemodynamic adrenergic β-blockade and longterm effects in patients with heart failure: A study on diastolic function, heart rate and myocardial metabolism following intravenous metoprolol. Eur Heart J 14: 1375–1385

4. Beck FJ, Sigmund M, Richter E, Kallen C, Hanrath P (1993) Verbesserung der anaeroben und aeroben Leistungsfähigkeit bei Patienten mit schwerer Herzinsuffizienz durch eine β-1-Rezeptorblocker-Therapie. Z Kardiol 82 (Suppl 3): 54
5. Bennett SK, Fisher ML, Krichten C, Patten RD, Greenberg NL, Gottlieb SS (1993) Ischemic cardiomyopathy treated with metoprolol: Baseline heart rate predicts likelihood of increased ejection fraction. Circulation 88: I–105
6. Bristow MR, Ginsburg R, Monobe W et al. (1972) Decreased catecholamine sensivity and β-adrenergic-receptor density in failing human hearts. N Engl J Med 307: 205–211
7. CIBIS Investigators and Committees (1994) A randomized trial of β-blockade in heart failure. Circulation 90: 1765–1773
8. Cohn JN, Levin TB, Olivari MT et al. (1984) Plasma norepinephrine as a guide to prognosis in patients with chronic heart failure. N Engl J Med 311: 819–823
9. Currie PJ, Kelly MJ, McKenzie A et al. (1984) Oral β-adrenergic blockade with metoprolol in chronic severe dilated cardiomyopathy. J Am Coll Cardiol 3: 203–209
10. Dies F, Krell MJ, Whitlow P, Liang C, Goldenbeg I, Applefield MM, Gilbert EM (1986) Intermittent dobutamine in ambulatory outpatients with chronic heart failure. Circulation 74: 38
11. Eichhorn E, Bedotto JB, Malloy CR et al. (1990) Effect of β-adrenergic blockade on myocardial function and energetics in congestive heart failure: Improvements in hemodynamic, contractile, and diastolic performance with bucindolol. Circulation 82: 473–383
12. Engelmeier RS, O'Connell JB, Walsh R, Rad N, Scanlon PJ, Gunnar RM (1985) Improvement in symptoms and exercise tolerance by metoprolol in patients with dilated cardiomyopathy: a double-blind, randomized, placebo-controlled trial. Circulation 72: 536–546
13. Feldman AM (1993) Modulation of adrenergic receptors and G-transduction proteins in failing human ventricular myocardium. Circulation 87: IV 27–34
14. Feldman MD, Gwathmey JK, Phillips P, Schoen F, Morgan JP (1988) Reversal of the force-frequency relationship in working myocardium from patients with endstage heart failure. J Appl Cardiol 3: 273–283
15. Fisher ML, Gottlieb SS, Plotnick GD, Greenberg NL, Patten RD, Bennett SK, Hamilton BP (1994) Beneficial effects of metoprolol in heart failure associated with coronary artery disease: A randomized trial. J Am Coll Cardiol 22: 240–244
16. Gilbert EM, Anderson JL, Deitchman D et al. (1990) Long-term β-blocker vasodilator therapy improves cardiac function in idiopathic dilated cardiomyopathy: a double-blind randomized study of bucindolol versus placebo. Am J Med 88: 223–229
17. Gwathmey JK, Slawsky MT, Hajjar RJ, Briggs GM, Morgan JP (1990) Role of intracellular calcium handling in force-interval relationship of human ventricular myocardium. J Clin Invest 85: 1599–1613
18. Imperato-McGinley J, Gautier T, Ehlers K, Zullo T, Goldstein DS Vaughan ED (1987) Reversibility of catecholamine-induced dilated cardiomyopathy in a child with a pheochromocytoma. N Engl J Med 316: 793–797
19. Ishida S, Makino N, Masutomo K, Hata T, Yanaga T (1993) Effect of metoprolol on the β-adrenoceptor density of lymphocytes in patients with dilated cardiomyopathy. Am Heart J 125: 1311–1315
20. Komamura K, Shannon RP, Pasipoularides A et al. (1992) Alterations in left ventricular diastolic function in conscious dogs with pacing-induced heart failure. J Clin Invest 89: 1825–1838
21. Krum H, Schwartz B, Sackner-Bernstein J et al. (1993) Double-blind, placebo-controlled study of the long-term efficacy of carvedilol in patients with severe heart failure treated with converting-enzyme inhibitors. J Am Coll Cardiol 21 (Suppl A): 114 A
22. Larosa G, Armstrong PW, Seeman P, Forster C (1993) β-adrenoceptor recovery after heart failure in the dog. Cardiovasc Res 27: 489–493
23. Leung W, Lau C, Wong C, Cheng C, Tai Y, Lim S (1990) Improvement in exercise performance and hemodynamics by labetalol in patients with dilated cardiomyopathy. Am Heart J 119: 884–890
24. Mulieri LA, Hasenfuss G, Leavitt B, Allen PD, Alpert NR (1992) Altered myocardial force frequency relation in human heart failure. Circulation 85: 1743–1750
25. Olsen SL, Gilbert EM, Renlund DG et al. (1993) Carvedilol improves symptoms and left ventricular function in patients with congestive heart failure due to ischemic or idiopathic dilated cardiomyopathy. J Am Coll Cardiol 21 (Suppl A): 114 A
26. Paolisso G, Gambardella A, Marrazzo G et al. (1992) Metabolic and cardiovascular benefits deriving from β-adrenergic blockade in chronic congestive heart failure. Am Heart J 123: 103–110

27. Pieske B, Hasenfuss G, Holubarsch C, Schwinger R, Böhm M, Just H (1992) Alterations of the force-frequency relationship in the failing human heart depend on the underlying cardiac disease. Cardiology 87 (pt 1): 213–221
28. Pollock SG, Lystash J, Tedesco C, Craddock G, Smucker ML (1990) Usefulness of bucindolol in congestive heart failure. Am J Cardiol 66: 603–607
29. Schwinger RHG, Böhm M, Schmidt U et al. (1995) Unchanged protein levels of SERCA II and phospholamban but reduced Ca^{2+}ATPase-activity of cardiac sarcoplasmic reticulum from patients with dilated cardiomyopathy compared to nonfailing patients. Circulation 92: 3320–3228
30. Sigmund M, Jakob H, Becker H et al. (1996) Effects of metoprolol on myocardial beta-adrenoceptors and $G_{i\alpha}$-proteins in patients with congestive heart failure. Eur J Pharmacol 51: 127–132
31. Szakacs JE, Cannon A (1958) I-Norepinephrine myocarditis. Am J Clin Pathol 30: 425–435
32. Ungerer M, Böhm M, Elce JS, Erdmann E, Lohse MJ (1993) Altered expression of β-adrenergic receptor kinase and β_1-adrenergic receptors in the failing human heart. Circulation 87: 454–463
33. Valentine HA, Billingham ME, Heilbrunn SM, Mullin AV, McCrory SP, Schröder JS, Fowler MB (1986) Response to β-blockers in dilated cardiomyopathy predicted by myocardial biopsy. Circulation 74 (Suppl 4): II 309
34. Van der Berg MP, Veldhuinsen DJ van, Crijns HJGM, Lie KI (1993) Reversion of tachycardiomyopathy after β-blocker (letter). Lancet 341: 1667
35. Waagstein F, Blomstom-Ludqvist C, Andersson B, Hjalmarson A, Wallentin I (1987) Long-term effects of metoprolol in severe heart failure due to ischemic cardiomyopathy, primary valve disease and diabetes. Circulation 76 (Suppl 4): IV–358
36. Waagstein F, Bristow MR, Swedberg K et al. (1993) Beneficial effects of metoprolol in indiopathic dilated cardiomyopathy. Lancet 342: 1141–1446
37. Whyte K, Jones CR, Howie CA, Deighton N, Summer DJ, Reidl JL (1987) Hemodynamic, metabolic and lymphocyte β-2-adrenoceptor changes following chronic β-adrenoceptor antagonism. Eur J Clin Pharmacol 32: 237–243
38. Woodley SL, Gilbert EM, Anderson JL et al. (1991) Beta-blockade with bucindolol in heart failure caused by ischemic versus idiopathic dilated cardiomyopathy. Circulation 84: 2426–2441
39. Yamada T, Fukunami M, Ohmori M et al. (1993) Which subgroup of patients with dilated cardiomyopathy would benefit from long-term β-blocker therapy? A histologic viewpoint. J Am Coll Cardiol 21: 628–633

Entlastung des insuffizienten Herzens. β-Blocker bei idiopathischer und ischämischer Kardiomyopathie

F. Waagstein

β-Blocker, die bis vor kurzem bei der Behandlung von Patienten mit eingeschränkter Myokardfunktion als kontraindiziert galten, finden heute dank einer
Reihe von Studien, in denen ihre Wirkung auf die Myokardfunktion und Morbidität nachgewiesen wurde, allgemeine Akzeptanz [1]. β-Blocker wurden anfangs
– vor mehr als 20 Jahren – bei Patienten mit idiopathischer dilatativer Kardiomyopathie angewendet [2]. Die theoretische Grundlage für das Verständnis der
Mechanismen, die der günstigen Wirkung zugrunde liegen, war 1975 jedoch
noch nicht vorhanden. Das Konzept ungünstiger kardialer Wirkungen einer neu-
roendokrinen Aktivierung bei Stauungsherzinsuffizienz hat heute einer breiteren
Akzeptanz von β-Blockern bei der Behandlung der Herzinsuffizienz den Weg
geebnet [3, 4]. Darüber hinaus wurde bisher für alle in langfristigen Überlebensstudien untersuchten positiv inotropen Medikamente eine Erhöhung der Mortalität nachgewiesen; eine Ausnahme besteht für Digoxin, das eine neutrale Wirkung
auf die Überlebenszeit zeigte.

Grundlage für die Anwendung von β-Blockern bei idiopathischer dilatativer Kardiomyopathie

Grundlage für das Konzept einer Anwendung von β-Blockern zur Behandlung der
Herzinsuffizienz bei idiopathischer dilatativer Kardiomyopathie ist die Hypothese, daß die Erkrankung durch eine abnorme Aktivität des sympathischen Nervensystems verursacht wird, daß die erhöhte Sympathikusaktivität eine Progredienz der Erkrankung hervorrufen kann, oder eine Kombination aus diesen
beiden Hypothesen. In der Übersicht sind die möglichen pathophysiologischen
Mechanismen angeführt, die eine erhöhte Sympathikusaktivität oder Erkrankungen, die eine erhöhte Sympathikusaktivität nachahmen, mit einer idiopathischen
dilatativen Kardiomyopathie in Verbindung bringen [5–22].

Mögliche Faktoren, die mit Katecholaminen oder Autoantikörpern mit β-sympathomimetischen Eigenschaften zusammenhängen und die Entwicklung und/oder Progredienz einer Herzinsuffizienz bei idiopathischer dilatativer Kardiomyopathie verursachen können

- Hohe Herzfrequenz [5, 6],
- Herzfrequenzmißverhältnis mit unzureichender Spannungsentwicklung bei höherer Herzfrequenz [7, 8],
- Anstieg von Neurohormonen im Plasma [9–11],
- Erschöpfung myokardialer Noradrenalinspeicher [12, 13],
- Stoffwechselmißverhältnis mit einer Zunahme der anaeroben Glykolyse und einer Zunahme des Metabolismus freier Fettsäuren [14],
- Desensibilisierung von Myofibrillen gegenüber Ca^{2+} aufgrund einer Ansäuerung infolge der anaeroben Glykolyse [15],
- Erschöpfung von Energiespeichern [16],
- unzureichende kompensatorische Hypertrophie und Verlust des Myofibrillengehalts bei Mitralklappeninsuffizienz [17],
- Modulation des Ca^{2+}-Einstroms in das Sarkolemm infolge einer Veränderung der β-Rezeptor-Aktivität [18],
- Autoantikörper gegen $β_1$-Rezeptoren [19–21],
- Downregulation von β-Rezeptoren [22].

Bedeutung der Herzfrequenz

Eine erhöhte Herzfrequenz führt bei gesunden Versuchstieren nachweislich zu einem kardiomyopathischen Zustand, der von der dilatativen Kardiomyopathie nicht zu unterscheiden ist [5, 6]. Eine Herzinsuffizienz geht häufig mit einem Anstieg der Herzfrequenz einher; eine erhöhte Herzfrequenz muß daher nicht die primäre Ursache der Erkrankung sein, kann sie jedoch verschlechtern. Eine hohe Herzfrequenz kann somit einen therapeutischen Ansatz bieten [23]. Die Abnahme der Kontraktilität bei idiopathischer dilatativer Kardiomyopathie ist frequenzabhängig. Die Abnahme der systolischen Spannungsentwicklung verstärkt sich mit steigender Herzfrequenz [7, 8]. Eine Abnahme der Kontraktilität wird auch bei einem Anstieg der Herzfrequenz bei linksventrikulärer Hypertrophie beobachtet [24].

Anstieg von Neurohormonen im Plasma

Seit langem ist bekannt, daß die Aktivierung des Renin-Angiotensin-Systems und vor allem des sympathischen Nervensystems bei Stauungsherzinsuffizienz, die anhand erhöhter Neurohormonspiegel im Plasma ersichtlich wird, eine Progredienz der Erkrankung verursacht [9, 10].

Erschöpfung myokardialer Noradrenalinspeicher und Downregulation von β-Rezeptoren

Die Erschöpfung von myokardialen Noradrenalinspeichern bei Stauungsherzinsuffizienz [12, 13] wird über eine verstärkte Sympathikusstimulation des Herzens vermittelt. Aufgrund einer Downregulation von β-Rezeptoren bei einer Stauungsherzinsuffizienz ist das Myokard darüber hinaus weniger sensibel gegenüber Katecholaminen [22]. Diese Befunde bildeten früher die Grundlage für die Anwendung von β-Sympathomimetika und Phosphodiesterasehemmern zur Verstärkung der Inotropie bei Stauungsherzinsuffizienz; diese Behandlungsmethode wurde inzwischen aufgrund einer Steigerung der Mortalität aufgegeben [25].

Stoffwechselmißverhältnis mit Zunahme der anaeroben Glykolyse

Die hohe Herzfrequenz und die Dilatation der Ventrikel mit hoher Wandspannung verursachen eine relative Zunahme des Stoffwechsels im insuffizienten Myokard. Die Zunahme wird über eine erhöhte Sympathikusstimulation vermittelt; diese verursacht einen Anstieg freier Fettsäuren im Plasma, die bei verhältnismäßig hohem O_2-Verbrauch verstoffwechselt werden. Die mitochondriale Funktion ist bei Herzinsuffizienz infolge einer eingeschränkten respiratorischen Funktion beeinträchtigt; Folge ist die Bildung verhältnismäßig niedriger Mengen von ATP pro O_2-Molekül [14, 26]; dies kann die verstärkte anaerobe Glykolyse zur Deckung des erhöhten Energiebedarfs erklären, die anhand einer Nettolaktatfreisetzung aus dem versagenden Myokard bei dilatativer Kardiomyopathie erkennbar wird [27, 28]. Ferner wurde nachgewiesen, daß die Sympathikusstimulation über die verstärkte Glykolyse zu einer intrazellulären Azidose führt, die die Kontraktilität aufgrund einer Desensibilisierung der Myofibrillen gegenüber Ca^{2+} noch weiter einschränken kann [15].

Veränderung der immunologischen Funktion nach einer β-Blockade

An der Entwicklung einer idiopathischen dilatativen Kardiomyopathie kann eine abnorme immunologische Aktivität beteiligt sein. Bei einem großen Anteil von Patienten mit dilatativer Kardiomyopathie fand sich eine ausgeprägte Reduktion der Anzahl zirkulierender Lymphozyten, eine Reduktion von natürlichen Killerzellen sowie von T-Suppressor-/zytotoxischen Zellen, und die Patienten wiesen bei Hauttests eine Allergie auf [29].

Mitralklappeninsuffizienz

Eine Mitralklappeninsuffizienz – eine häufige Komplikation bei idiopathischer dilatativer Kardiomyopathie – ist ein Prädiktor für eine schlechte Überlebenschance und impliziert eine Reduktion von Myofibrillen [30].

Modulation des Ca^{2+}-Einstroms in das Sarkolemm infolge einer Veränderung der β-Rezeptor-Aktivität

Im versagenden Herz kann eine Veränderung der β-Rezeptor-Funktion Veränderungen des sarkolemmalen Einstroms und der Aufnahme von Ca^{2+} verursachen; dadurch werden Kontraktion und Relaxation ungünstig beeinflußt [18, 31].

Autoantikörper gegen β_1-Rezeptoren

Vor kurzem wurde der Nachweis erbracht, daß zirkulierende humane Autoantikörper gegen β_1-Rezeptoren chronotrope sowie auch inotrope Wirkungen auf isolierte Herzzellen ausüben, die durch einen selektiven β_1-Blocker effektiv gehemmt
werden konnten; dies weist auf eine mögliche Bedeutung dieser Autoantikörper
bei der Entwicklung der dilatativen Kardiomyopathie hin [19–21]. In einer randomisierten Studie mit Metoprolol bei idiopathischer dilatativer Kardiomyopathie
kam es nur bei Patienten ohne Autoantikörper zu einer signifikanten Zunahme
der Auswurffraktion [32].

Heterogene transmurale Verteilung von Subtypen β-adrenerger Rezeptoren im Myokard

Die Mehrzahl der Daten zur Downregulation von Rezeptoren und zu den Wirkungen von Medikamenten wurde durch eine Analyse von Endomyokardbiopsien
gewonnen [33, 34]. Eine transmurale Analyse von Myokardgewebe aus explantier-
ten Herzen mit idiopathischer dilatativer Kardiomyopathie zeigte, daß eine
Downregulation von β_1-Subtyprezeptoren hauptsächlich in den subendokardialen
Schichten nachweisbar ist [35]. Dies kann auf einer Adaptation an eine verminderte subendokardiale Durchblutung aufgrund einer Tachykardie und einer
hohen Wandspannung beruhen, wodurch das Energieangebot reduziert wird.
Die nach einer langfristigen β-Blockade und ACE-Hemmung feststellbare Upregulation kann auf eine Reduktion der Herzfrequenz und eine Verminderung
der linksventrikulären endsystolischen Wandspannung zurückführbar sein.

Klinische Wirkungen der β-Blocker-Therapie bei idiopathischer dilatativer und ischämischer Kardiomyopathie

Wirkungen auf klinische Symptome der Herzinsuffizienz

Offene Studien und plazebokontrollierte Blindstudien mit β-Blockern bei idiopathischer dilatativer und ischämischer Kardiomyopathie haben eine eindeutige
Verbesserung der NYHA-Klasse gezeigt [36–38]. In einer Studie mit Carvedilol
bei ischämischer Kardiomyopathie zeigten die Symptome, die anhand eines funktionellen Tests untersucht wurden, jedoch eine gewisse Verschlechterung trotz
einer Besserung der Herzfunktion. In 2 großen plazebokontrollierten Studien
fand sich in den mit β-Blockern behandelten Gruppen eine signifikant ausgeprägtere Verbesserung der NYHA-Klasse [37, 39].

Wirkung auf die Lebensqualität

In der MDC-Studie war bei der letzten Untersuchung eine signifikante Gesamt-
besserung der Lebensqualität in der Metoprololgruppe im Vergleich zur Plazebogruppe feststellbar [37]. Es bestand eine signifikante Korrelation zwischen der
Verbesserung der Belastbarkeit und der invasiv gemessenen Hämodynamik
sowie der Selbstbeurteilung der körperlichen Belastbarkeit [40].

Tabelle 1. Hämodynamische Akutwirkungen von β-Blockern bei Stauungsherzinsuffizienz. Wirkung einer Einzeldosis eines β-Blockers (prozentuale Veränderung im Vergleich zum Ausgangswert)

Art des β-Blockers	Herzfrequenz [Schläge/min]	Systolischer/arterieller Mitteldruck [mm Hg]	Pulmonaler Kapillarverschluß druck [mm Hg]	Herzminutenvolumen [l/min]	Auswurffraktion
Acebutolol [41]	–8	–7	–18 (NS)	–12 (NS)	–12 (NS)
Metoprolol [34]	–18	–7	0	17	0
Bucindolol [42]	–11	–4 (NS)	–11 (NS)	0	*
Carvedilol [43]	–13	–13	–25	–12	0

NS nicht signifikant
* nicht untersucht

Hämodynamische Akutwirkungen

Die hämodynamische Akutwirkung von β-Blockern bei Stauungsherzinsuffizienz ist in Abhängigkeit von den pharmakologischen Eigenschaften etwas unterschiedlich (Tabelle 1) [34, 41–43]. Selektive β_1-Blocker wurden aufgrund des geringeren Risikos, einen bereits hohen systemischen Gefäßwiderstand zu erhöhen, gegenüber nichtselektiven β-Blockern favorisiert, und dies trotz der Tatsache, daß einer der ältesten Berichte über die günstigen Langzeitwirkungen von β-Blockern die Anwendung des nichtselektiven β-Blockers Alprenolol einbezog [44].

Der β_1-selektive β-Blocker Metoprolol weist bei intravenöser Anwendung einen mäßigen negativ inotropen Effekt auf; dieser Effekt kommt hauptsächlich durch einen Abfall des systolischen Blutdrucks zum Ausdruck, hat jedoch keinen Einfluß auf den linksventrikulären Füllungsdruck, das Schlagvolumen oder die linksventrikulären Volumina [34, 45]. In jüngster Zeit wurden β-Blocker untersucht, die kombinierte β_1-β_2-α-blockierende Eigenschaften aufweisen, u. a. Labetalol, Bucindolol und Carvedilol; mit dieser Kombination soll die Verträglichkeit verbessert werden. Nach Anwendung von Carvedilol war eine Abnahme des linksventrikulären Füllungsdrucks feststellbar; dies galt jedoch nicht für Bucindolol [42, 43]. Keines der genannten Medikamente verursachte eine Abnahme des Herzindex. Nach Akutgabe von Carvedilol kam es, wahrscheinlich aufgrund der α-blockierenden Eigenschaft dieses Medikaments, zu einem Abfall des linksventrikulären Füllungsdrucks [43]; nach Gabe von Bucindolol, dessen α-blockierende Eigenschaft weniger stark ausgeprägt ist, war hingegen keine Veränderung des linksventrikulären Füllungsdrucks feststellbar [42]. Keiner dieser beiden β-Blocker verursachte eine Veränderung des Herzminutenvolumens.

Hämodynamische Langzeitwirkungen

Wenn die langfristigen hämodynamischen Wirkungen verschiedener β-Blocker verglichen werden, ergeben sich weniger stark ausgeprägte Unterschiede als bei

Tabelle 2. Langzeitwirkung von β-Blockern bei Stauungsherzinsuffizienz.
Wirkung einer Langzeitbehandlung mit β-Blockern auf die Hämodynamik in plazebokontrollierten Studien (prozentuale Veränderung im Vergleich zum Ausgangswert).
Bei allen Veränderungen handelt es sich um signifikante Veränderungen im Vergleich zum Ausgangswert mit Ausnahme der mit NS = nicht signifikant gekennzeichneten Angaben

Art des β-Blockers	Anzahl von Patienten	Herz-frequenz [Schläge/min]	Systolischer/arterieller Mitteldruck [mm Hg]	LVEDP oder pulmonaler Kapillarver-schlußdruck (mm Hg)	Herzindex	Auswurf-fraktion (%/Einheiten)
Bucindolol* [42]	13	−13	−2 (NS)	−41	+12	+35/9
Carvedilol# [46]	12	−23	−14	−33	−0,2 (NS)	+28/7
Metoprolol* [37]	77	−13	+11	−31	+15	+54/12
Nebivolol* [47]	11	−19	–	−29	+10 (NS)	+43/10

* idiopathische dilatative Kardiomyopathie
\# gemischte idiopathische dilatative und ischämische Kardiomyopathie

den Akutwirkungen. Der einzige Unterschied zwischen Metoprolol, Bucindolol, Carvedilol und Nebivolol ist ein Anstieg des systolischen Blutdrucks nach der Behandlung mit Metoprolol im Gegensatz zu den anderen 3 β-Blockern, der wahrscheinlich auf die Tatsache zurückführbar ist, daß Metoprolol den systemischen Gefäßwiderstand nicht beeinflußt (Tabelle 2) [34, 42, 46, 47]. Eine Studie, in der die Langzeitwirkung einer Metoprololmonotherapie im Vergleich zur Kombination mit dem α-Blocker Doxazosin verglichen wurde, zeigte bei der Verlaufskontrolle nach 6 Monaten keinen Unterschied bezüglich der Hämodynamik – ein Hinweis darauf, daß die α-blockierende Komponente von Carvedilol und Bucindolol keinen langfristig günstigen Effekt aufweist [48].

Langzeitwirkung auf die linksventrikuläre Auswurffraktion

Alle veröffentlichten kontrollierten und unkontrollierten Studien mit β-Blockern, in denen eine mehr als 2monatige Verlaufskontrolle erfolgte, zeigten eine konstante Zunahme der Auswurffraktion (Tabelle 3) [37, 38, 42, 46, 47, 49–55]. Untersuchungen zum Einfluß der Dosierung ergaben unter Bucindolol eine Verbesserung der Auswurffraktion in einem Bereich von 3,9 % unter der niedrigsten Dosierung (12,5 mg/Tag) bis zu 7,8 % nach der höchsten Dosierung (200 mg/Tag) [53]. Die Zunahme der Auswurffraktion scheint bei Patienten mit idiopathischer dilatativer Kardiomyopathie im allgemeinen ausgeprägter zu sein als bei Patienten mit ischämischer Kardiomyopathie (Tabelle 3). Eine jüngst abgeschlossene Studie mit Metoprolol, die von unserer Arbeitsgruppe bei leichter bis mittelschwerer Herzinsuffizienz infolge einer ischämischen Kardiomyopathie durchgeführt wurde, zeigte jedoch eine Zunahme der Auswurffraktion um nahezu 8 Einheiten im Vergleich zu Plazebo. Der Grad der Besserung nach der β-Blockade könnte daher invers mit dem Ausmaß der Schädigung infolge eines vorangegangenen Myokardinfarkts korreliert sein.

Tabelle 3. Plazebokontrollierte Studien über β-Blocker bei Stauungsherzinsuffizienz mit einer Verlaufskontrolle von über 2 Monaten Dauer, in denen die Myokardfunktion und/oder Belastbarkeit untersucht wurde

Autor	Anzahl von Patienten	Art der Erkrankung	β-Blocker	Follow-up (Monate)	EF Einheiten	Belastbarkeit
Anderson [49]	50	IDC	Metoprolol	19	–	↔
Engelmeier [50]	40	IDC	Metoprolol	12	+3,0	↑
Leung [51]	12	IDC	Labetalol	2	–	↑
Pollock [52]	19	IDC und ICM	Bucindolol	3	0,0	↑
Gilbert [42]	24	IDC	Bucindolol	3	+8,0	↔
Bristow [53]	139	IDC und ICM	Bucindolol	3	+4,1	↔
Woodley [54]	49	IDC und ICM	Bucindolol	3	+0,5	↔
Waagstein [37]	383	IDC	Metoprolol	12	+7,0	↑
Krum [46]	32	IDC und ICM	Carvedilol	4	+5,5	–
Wisenbaugh [47]	24	IDC	Nebivolol	3	+8,0	↔
Fisher [55]	50	ICM	Metoprolol	6	+5,0	↑
ANZ Heart Failure Research Group [38]	415	ICM	Carvedilol	6	+5,2	↔

IDC Idiopathische dilatative Kardiomyopathie. *ICM* Ischämische Kardiomyopathie,
– nicht untersucht ↔ keine Veränderung ↑ Verbesserung

Langzeitwirkung auf die Belastbarkeit

Für die Langzeitwirkungen von β-Blockern auf die maximale Belastung ergeben sich in plazebokontrollierten Studien von mehr als 2 Monaten Dauer Unterschiede zwischen den Medikamenten (Tabelle 3). Nach einer Behandlung mit Metoprolol [37, 50] und Labetalol [51] war bei Belastungstests auf dem Fahrrad- und Laufbandergometer eine konstante Besserung nachweisbar; nach einer Behandlung mit Bucindolol und Carvedilol [42, 53, 54] ließ sich hingegen keine Veränderung feststellen, mit Ausnahme einer Studie [52], in der jedoch keinerlei Veränderung der Auswurffraktion aufgezeigt wurde. Unter einer Therapie mit Bucindolol fand sich keine Besserung bei einem submaximalen Belastungstest oder bei 6-Minuten-Gehtests [53].

Auswirkung auf die Morbidität

Drei größere prospektive Studien befaßten sich mit dieser Frage. In der MDC-Studie [37] und der CIBIS-Studie [39] war eine signifikante Reduktion der Anzahl wiederholter Klinikaufnahmen infolge einer Verschlechterung der Herzinsuffizienz oder arrhythmischer Komplikationen nachweisbar [37, 39]. In der MDC-Studie wurde die Notwendigkeit von Herztransplantationen signifikant reduziert [37]. Auch in anderen kleineren Studien wurde für Patienten mit idiopathischer dilatativer Kardiomyopathie, bei denen eine Herztransplantation vorgesehen war, anstelle der Transplantation der Versuch einer β-Blocker-Therapie als therapeutische Option vorgeschlagen [56–58]. Viele Zentren weltweit führen bei Stauungsherzinsuffizienz inzwischen routinemäßig einen Therapieversuch mit β-Blockern durch, ehe die Entscheidung zur Transplantation getroffen wird.

Auswirkung auf die Überlebensrate

Drei Studien befaßten sich speziell mit der Wirkung von β-Blockern auf die Überlebensrate [37, 39, 62]. In der einen Studie wurde der kombinierte Endpunkt Mortalität und Notwendigkeit einer Herztransplantation untersucht [37]; in der zweiten Studie wurde nur die Mortalität untersucht [39].

Keine dieser beiden ersten Studien wies die statistische Power (Teststärke) für den Nachweis einer Wirkung auf die Mortalität auf; in der MDC-Studie war jedoch eine Reduktion des kombinierten Endpunkts mit grenzwertiger Signifikanz feststellbar, obgleich sich in bezug auf die Mortalität allein keine Wirkung nachweisen ließ [37]. In der anderen Studie fand sich in der gesamten Patientengruppe keine Wirkung auf die Mortalität, eine Subgruppenanalyse ergab jedoch eine signifikante Reduktion der Mortalität bei dilatativer und ischämischer Kardiomyopathie bei Patienten ohne vorhergehenden akuten Myokardinfarkt [39]; die Größenordnung dieser Reduktion entsprach der für den kombinierten Endpunkt in der MDC-Studie [37]. Diese Daten aus den MDC- und CIBIS-Studien sind vergleichbar mit der Reduktion der Mortalität, die in Patientensubgruppen mit Anzeichen einer eingeschränkten linksventrikulären Funktion feststellbar sind, die nach einem akuten Myokardinfarkt mit β-Blockern behandelt wurden [59–61]. In der dritten Studie, der US-Carvedilol-Studie, die gepoolte Daten aus 4 Einzelstudien umfaßt, wurde ein signifikanter Effekt auf die Mortalität beobachtet [62]. Während einer offenen Vorlaufphase mit dem Verummedikament verstarben jedoch 7 Patienten, und 17 Patienten wurden wegen einer Verschlechterung der Herzinsuffizienz aus der Studie genommen. Wenn diese 7 Patienten zu den Patienten hinzugenommen werden, die in der Carvedilolgruppe verstarben, verringert sich der therapeutische Effekt erheblich. Der Abbruch der Verumtherapie während der Vorlaufphase kann auch eine erhöhte Mortalität in der Plazebogruppe bedingt und damit einen systematischen Fehler (Bias) bezüglich der Verumtherapie verursacht haben [37, 39, 62].

Prädiktoren der Reaktion auf eine β-Blockade

In der Originalveröffentlichung über die Anwendung von β-Blockern bei Patienten mit dilatativer Kardiomyopathie wurden Patienten mit einer Ruhetachykardie für die β-Blocker-Therapie ausgewählt, ausgehend von der Hypothese, daß eine Senkung der Herzfrequenz ein bedeutender Faktor für eine Besserung ist [2]. In der MDC-Studie [37] und der CIBIS-Studie [39] erwies sich die Ausgangsherzfrequenz als einziger Prädiktor für eine Besserung nach einer β-Blockade, die als Zunahme der Auswurffraktion beurteilt wurde [63]. Faktoren wie Begleittherapie, Alter, Erkrankungsdauer und Schweregrad der Erkrankung – angegeben anhand von Auswurffraktion, NYHA-Klasse, Füllungsdrucken, Herzindex und systolischem Blutdruck – d. h. Parameter, die normalerweise eine Prognose ermöglichen, erlaubten keine Prognose in bezug auf das Ergebnis der Metoprololtherapie. Bei Patienten mit ischämischer Kardiomyopathie fand sich keine Korrelation zwischen der Herzfrequenz und einer Besserung [55, 64]. Bei experimenteller Herzinsuffizienz infolge einer Mitralklappeninsuffizienz war jedoch keine Besserung nachweisbar, wenn eine Senkung der Herzfrequenz durch eine Vorhofstimulation verhindert wurde; dies läßt darauf schließen, daß eine Senkung der Herzfrequenz ein unabhängiger Faktor einer Besserung ist [65]. In der CIBIS-Studie waren die Ausgangsherzfrequenz sowie auch die Senkung der Herzfrequenz während der β-Blockade Prädiktoren für die Überlebensrate [66]. Ein Anstieg des systolischen Blutdrucks frühzeitig nach Einleitung einer β-Blockade erwies sich als Prädiktor für eine Besserung [67]. Grad und Art der Fibrose im Myokardgewebe erlauben nachweislich die Prognose einer Besserung bei idiopathischer dilatativer Kardiomyopathie [68]; dies konnte jedoch von unserer Arbeitsgruppe nicht bestätigt werden.

Wahl des β-Blockers und optimale Dosierung

Wenn eine vollständige Blockade der β-Rezeptoren das Ziel der β-Blocker-Therapie ist, müßte theoretisch ein nichtselektiver β-Blocker zur Erzielung einer möglichst vollständigen Blockade über die Blockade von β_1- und β_2-Rezeptoren und nicht nur von β_1-Rezeptoren gewählt werden. Was spricht klinischen Berichten zufolge für dieses Vorgehen? Tabelle 3, in der Daten zur Auswurffraktion und zur Belastbarkeit dargestellt sind, gibt keinen Hinweis darauf, daß nichtselektive β-Blocker besser sind als selektive; auch unter kombinierten β_1-β_2-α-Blockern scheint kein besseres Ergebnis erzielt werden zu können. Aus einer getrennten Untersuchung von selektiven sowie nicht-selektiven β-Blockern und α-Blockern bei furazolidoninduzierter Kardiomyopathie beim Truthahn ging jedoch hervor, daß der nichtselektive β-Blocker Propranolol dem selektiven β-Blocker Atenolol in bezug auf die kardioprotektive Wirkung überlegen war, während Phenoxybenzamin keinen protektiven Effekt aufwies [18]. Aus den bisher durchgeführten Studien wird nicht ersichtlich, ob die gewählte Dosierung zur Verbesserung der Myokardfunktion optimal ist, da die Dosierung von β-Blockern häufig ausgehend von den Dosierungen bei anderen Erkrankungen, wie der arteriellen Hypertonie, der Sekundärprävention nach Myokardinfarkt oder Angina pectoris, gewählt wird. Bristow et al. [53] befaßten sich mit dieser Frage und fanden eine dosisabhängige Verbesserung der linksventrikulären Funktion, wenn Patienten mit Stauungsherzinsuffizienz unterschiedlicher Ursache ansteigende Dosen von Bucindolol erhielten. Bisher wurde keine derartige Studie mit einem selektiven β-Blocker durchgeführt. Es ist daher nicht bekannt, ob eine Erhöhung der Dosis eines selektiven β-Blockers dasselbe Resultat ergibt.

Mögliche Mechanismen, die bei Stauungsherzinsuffizienz von β-Blockern beeinflußt werden

Obgleich der genaue Mechanismus, über den β-Blocker bei Patienten mit Stauungsherzinsuffizienz eine Besserung bewirken, nicht bekannt ist, wurden in den letzten Jahren einige Faktoren geklärt (s. Übersicht) [7, 17, 21, 27, 29, 30, 33, 34, 37, 54, 69–77].

Mögliche Mechanismen der günstigen Beeinflussung durch β-Blocker bei idiopathischer dilatativer Kardiomyopathie

- Wiederherstellung des metabolischen Gleichgewichts durch eine Senkung der Herzfrequenz mit einer Zunahme des aeroben Glukosemetabolismus sowie einer Reduktion der Laktatbildung und des Metabolismus freier Fettsäuren [27, 69, 70];
- antioxidative Wirkungen [17];
- verbesserte frühe und späte diastolische Füllung [71–74];
- verbesserte systolische Spannungsentwicklung, die aufgrund einer vermehrten Anzahl von Myofibrillen zunimmt [30];
- Wiederherstellung der myokardialen Noradrenalinspeicher [75];
- Upregulation von β-Rezeptoren, die zu einer Verbesserung der Belastbarkeit führen kann [33, 34, 37, 76];
- Wiederherstellung der veränderten immunologischen Funktion nach der β-Blockade [29];
- Reduktion der Sympathikusaktivität und Reduktion von Plasmakatecholaminen [27, 54, 77];
- Schutz vor zirkulierenden Autoantikörpern mit β-sympathomimetischem Effekt? [21]

Myokardstoffwechsel

Der offensichtlichste metabolische Effekt einer β-Blockade ist die Reduktion des O_2-Verbrauchs, die direkt mit der Senkung der Herzfrequenz verbunden ist [45]. Dieser Effekt wird bereits unmittelbar nach der Anwendung von β-Blockern beobachtet [45] und tritt nach einer Langzeitanwendung noch deutlicher zutage [27, 45, 70, 78]. Dies läßt auf eine höhere Effizienz des Myokards schließen, das pro Einheit chemischer Energie mehr mechanische Arbeit leisten kann, und weist möglicherweise auch auf eine effizientere respiratorische mitochondriale Funktion hin [27, 78]. Abgesehen von der Wirkung im Zusammenhang mit der Senkung der Herzfrequenz ist nach einer langfristigen β-Blockade bei Stauungsherzinsuffizienz eine Stoffwechselumstellung auf eine verstärkte Glukoseutilisation nachweisbar, die auf einer Reduktion der Spiegel von freien Fettsäuren beruht [69, 70, 78]; dadurch verringert sich der O_2-Verbrauch pro gebildetes ATP-Molekül. Außerdem kommt es zu einer günstigen Beeinflussung des metabolischen Milieus mit höheren pH-Werten aufgrund der reduzierten Laktatbildung über die Glykolyse, wenn die Katecholamine durch β-Blocker gehemmt werden. Aus Untersuchungen mittels Kernspinresonanzspektroskopie geht hervor, daß es bei dilatativer Kardiomyopathie zu einer Erholung des Energiedefizits kommt [16].

Antioxidative Wirkungen

Für alle β-Blocker wurde in experimentellen Untersuchungen der Nachweis einer antioxidativen Wirkung erbracht. Es wurde behauptet, daß einige β-Blocker zusätzlich zu ihrem β-blockierenden Effekt eine spezielle antioxidative Wirkung aufweisen [17]. Die klinische Bedeutung dieses antioxidativen Effekts ist bisher noch nicht bekannt.

Wirkung auf die diastolische Funktion

Es ist zwar schwierig, die Wirkung von β-Blockern auf die systolische und diastolische Funktion zu trennen, eine separate Untersuchung dieser Wirkungen dürfte jedoch von Bedeutung sein, da der Eintritt der β-Blocker-Wirkungen auf die diastolische und systolische Funktion zu unterschiedlichen Zeitpunkten erfolgt [2, 34, 71, 72], und dies von erheblicher klinischer Tragweite sein kann. Drei Phasen sind von Interesse: Relaxationsphase, frühe Füllungsphase und späte Füllungsphase. Aus unseren ersten Veröffentlichungen zu β-Blockern bei dilatativer Kardiomyopathie ging eindeutig hervor, daß das Verschwinden des 3. Herztons und die Normalisierung der raschen Füllungswelle im Apexkardiogramm sehr früh nach Beginn der β-Blockade auftrat, noch ehe Anzeichen einer verbesserten systolischen Funktion erkennbar waren; dies wies somit auf eine Verbesserung der frühen diastolischen Füllung hin [2, 34, 44]. Dieser Befund entspricht unseren späteren Beobachtungen einer verbesserten frühen Füllung, die anhand einer kontinuierlichen Doppler-Aufzeichnung des Mitralflusses nachgewiesen wurde [71]. Es bestand eine Korrelation zwischen der Abnahme des raschen Füllungswellenverhältnisses und der Abnahme des pulmonalen Kapillarverschlußdrucks – ein Hinweis darauf, daß eine verbesserte Compliance nach einer β-Blockade ein wichtiger Faktor sein kann [34]. Bei der Wirkung auf die diastolische Funktion kann es sich um einen Akuteffekt handeln, wie anhand der Prävention einer belastungsinduzierten Aufwärtsverschiebung des linksventrikulären Druck-Volumen-Verhältnisses nach intravenöser Gabe von Propranolol ersichtlich wird [72]. β-Blocker sollen eine Kalziumüberladung und eine unvollständige Relaxation während Belastung verhindern [72]. Diese Befunde können die Besserung der Hämodynamik unter Belastung nach einer Metoprololbehandlung erklären, wobei sich ein Trend zu einem niedrigeren pulmonalen Kapillarverschlußdruck während Belastung trotz einer Zunahme von Herzindex und Schlagvolumen findet – ein Hinweis auf eine günstige Beeinflussung der systolischen und diastolischen Funktion [76].

Erhöhte Dichte von Myofibrillen bei Mitralklappeninsuffizienz

Die verbesserte systolische Funktion bei dilatativer Kardiomyopathie nach einer β-Blocker-Therapie wird auf funktionelle Verbesserungen zurückgeführt, wie etwa eine Upregulation von β-Rezeptoren [33, 34], eine günstige Beeinflussung des myokardialen Stoffwechsels [27, 28, 69, 70] und die Wiederherstellung von Noradrenalinspeichern im Myokard [75]; neuere Studien bei experimenteller Mitralklappeninsuffizienz haben jedoch gezeigt, daß sich die Anzahl von Myofibrillen nach einer β-Blocker-Therapie erheblich erhöhte und sich gleichzeitig eine Verbesserung der linksventrikulären Funktion einstellte. Außerdem nahm die Wanddicke zu, und das Verhältnis von Ventrikeldurchmesser und Herzmuskelmasse wurde günstig beeinflußt [28]. Eine Mitralregurgitation wird bei idiopathischer dilatativer Kardiomyopathie durch eine langfristige β-Blockade reduziert [34]; dies beruht vermutlich auf einer Zunahme der Dichte von Myofibrillen [30], wodurch die Kontraktionskraft verbessert wird. Die Verbesserung der Funktion stand in keinem Zusammenhang mit einer möglichen Upregulation β-adrenerger Rezeptoren, da die Verbesserung der Funktion auch in isolierten Zellen in einem Medium ohne β-Sympathomimetika nachweisbar war.

Wirkung auf das myokardiale Noradrenalindefizit

Unter einer Langzeitbehandlung mit Metoprolol war paradoxerweise ein erhöhter myokardialer Noradrenalingehalt feststellbar, wie anhand einer radioaktiven Markierung mit [123] J-MIBG nachgewiesen wurde [75]. Dies bedeutet, daß als Reaktion auf eine erhöhte Sympathikusaktivität mehr Noradrenalin freigesetzt werden konnte.

Upregulation β-adrenerger Rezeptoren

Bei idiopathischer dilatativer Kardiomyopathie besteht eine heterogene Downregulation von β-Rezeptoren [35]; die Downregulation von β_1-Rezeptoren ist dabei ausgeprägter als diejenige von β_2-Rezeptoren. Außerdem wird eine Downregulation nur in den subendokardialen Schichten beobachtet. Bei Herzinsuffizienz ist nach einer Behandlung mit dem β_1-selektiven β-Blocker Metoprolol eine Upregulation feststellbar, dies gilt jedoch nicht für die kombinierten β_1-β_2-α-Blocker Carvedilol und Bucindolol [77]. Als Auswirkung der heterogenen Verteilung der Downregulation findet sich nach Gabe von Metoprolol ein Trend zu einer „Normalisierung" der Rezeptordichte in den subendokardialen Schichten und ein Trend zu einer supernormalen Dichte in den subepikardialen Schichten; dies gilt jedoch nicht für eine Behandlung mit Carvedilol und Bucindolol. Dies ist eine mögliche Erklärung für die nach Gabe von Metoprolol, nicht jedoch von Bucindolol, nachweisbare Zunahme der Belastbarkeit [37, 42, 50, 53, 54].

Neurohormonale Wirkungen von β-Blockern

Derzeit scheint es am naheliegendsten, daß sich eine langfristige Verbesserung der Funktion und eine Senkung der Mortalität eher unter Medikamenten zur

Behandlung der Herzinsuffizienz einstellen, die nach Langzeitanwendung auch
einen günstigen Einfluß auf die Neurohormone ausüben. Eine solche Beziehung
zwischen der Reduktion von Neurohormonen und einer Verbesserung der Überlebensrate wurde in jüngster Zeit unter der Behandlung mit ACE-Hemmern
nachgewiesen [10]. Es wird postuliert, daß ein Medikament, das keine Wirkung
auf Neurohormone hat oder deren Konzentration sogar erhöht, die Mortalität
möglicherweise nicht beeinflussen oder bei einer Aktivierung von Neurohormonen die Mortalität sogar erhöhen kann [11,78]. Bisher liegen noch verhältnismäßig wenige Daten zu den Wirkungen vor, die β-Blocker bei Stauungsherzinsuffizienz auf Neurohormone ausüben. Die Mehrzahl der Studien zeigt jedoch eine
Reduktion des Noradrenalins [45,46,54]. Eine Noradrenalinreduktion bedeutet
eine Abnahme der direkten Wirkung von Katecholaminen auf die Herzfrequenz
und den myokardialen Stoffwechsel, führt bei Gabe eines selektiven β-Blockers
zu einem indirekten Effekt, der über eine Reduktion der Wirkung des neuralen
Sympathikotonus auf den peripheren Gefäßwiderstand zustandekommt [71,80],
oder hat bei Gabe eines kombinierten α-β-Blockers eine Kombination von direkten und indirekten Wirkungen auf die Gefäße zur Folge. Außerdem führen
β-Blocker zu einer indirekten Reduktion der Aktivierung des Renin-Angiotensin-Systems.

Wirkung von β-Blockern auf die immunologische Funktion

Der zugrunde liegende Erkrankungsprozeß bei idiopathischer dilatativer Kardiomyopathie kann durch eine veränderte immunologische Funktion verursacht werden. Die immunologische Funktion bei dilatativer Kardiomyopathie kann durch
β-Blocker moduliert werden, wobei es – parallel zur Verbesserung der Auswurffraktion – zu einer Zunahme von T-Suppressorzellen, zytotoxischen Zellen und
natürlichen Killerzellen kommt [29]. Derzeit sind unsere Kenntnisse über die
immunologisch vermittelte Progredienz der linksventrikulären Dysfunktion
jedoch noch beschränkt.

Künftige Entwicklungen

Bisher wurden die meisten Erfahrungen bei Patienten mit idiopathischer dilatativer Kardiomyopathie und ischämischer Kardiomyopathie gewonnen. Fallberichte sowie Erkenntnisse aus Tiermodellen einer Herzinsuffizienz zeigen, daß
β-Blocker auch bei einer Herzinsuffizienz infolge eines Klappenvitiums und bei
einer Kardiomyopathie aufgrund zytotoxischer Substanzen wirksam sein können
[62]. Die endgültige Beantwortung der Frage, ob β-Blocker die Mortalität zu senken vermögen, kann nur durch adäquat konzipierte, prospektive, plazebokontrollierte Überlebensstudien erfolgen und steht noch aus [81]. Es laufen derzeit drei
solche Studien, in denen die Wirkung von Bucindolol (BEST-Studie), Bisoprolol
(CIBIS-II-Studie) und Metoprolol (MERIT-Studie) auf die Überlebensrate bei
Herzinsuffizienz untersucht wird.

Schlußfolgerung

β-Blocker führen bei einer Anwendung von mehr als 2 Monaten Dauer bei Patienten mit Stauungsherzinsuffizienz zu einer signifikanten Verbesserung der linksventrikulären Funktion und dies unabhängig von der NYHA-Funktionsklasse oder von der Größe der Auswurffraktion. Eine β-Blocker-Therapie bei Stauungsherzinsuffizienz verursacht – eine vorsichtige Dosistitration vorausgesetzt – wenig Probleme bezüglich der Verträglichkeit. Selektive β_1-Blocker können ein geringfügig besseres Verträglichkeitsprofil aufweisen. Die funktionelle Besserung kann dosisabhängig sein. Die Behandlungsdauer bis zum Erreichen einer maximalen Besserung kann in Abhängigkeit vom Grad der LV Beeinträchtigung zu Therapiebeginn variieren. Bei Patienten mit sehr geringer Auswurffraktion ist die längste Zeit für eine Erholung vonnöten. Die Morbidität wird reduziert, ob auch die Mortalität durch zusätzliche β-Blockertherapie gesenkt werden kann, müssen definitive, prospektive und plazebokontrollierte Studien zeigen.

Literatur

1. Doughty RN, MacMahon S, Sharpe N (1994) β-blockers in heart failure: Promising or proved? J Am Coll Cardiol 23: 814–821
2. Waagstein F, Hjalmarson Å, Varnauskas E, Wallentin I (1975) Effect of chronic beta-adrenergic receptor blockade in congestive cardiomyopathy. Br. Heart J 37: 1022–1036
3. Packer M (1988) Neurohormonal interactions and adaptations in congestive heart failure. Circulation 77: 721–730
4. Benedict CR, Shelton B, Johnstone DE et al. for the SOLVD Investigators (1996) Prognostic significance of plasma norepinephrine in patients with asymptomatic left ventricular dysfunction. Circulation 94: 690–697
5. Tomita M, Spinale FG, Crawford FA, Zile MR (1991) Changes in left ventricular volume, mass and function during the development of supraventricular tachycardia-induced cardiomyopathy. Circulation 83: 635–644
6. Spinale FG, Tanaka R, Crawford FA, Zile MR (1992) Changes in myocardial blood flow during development of and recovery from tachycardia-induced cardiomyopathy. Circulation 85: 717–729
7. Mulieri LA, Hasenfuss G, Leavitt B, Allen PD, Alpert NR (1992) Altered myocardial force frequency relation in human heart failure. Circulation 85: 1743–1750
8. Mulieri LA, Leavitt B, Hasenfuss G, Allen PD, Alpert NR (1992) Contraction frequency dependence of twitch and diastolic tension in human dilated cardiomyopathy (tension-frequency relation in cardiomyopathy). Basic Res Cardiol 87, Suppl I: 199–212
9. Cohn JN, Levine TB, Olivari MT et al. (1984) Plasma norepinephrine as a guide to prognosis in patients with chronic congestive heart failure. N Engl. J Med 311: 819–823
10. Swedberg K, Eneroth P, Kjekshus J, Wilhelmsen L for the CONSENSUS Trial Study Group (1990) Hormones regulating cardiovascular function in patients with servere congestive heart failure and their relation to mortality. Circulation 82: 1730–1736
11. Massie B (1988) Is neurohormonal activation deleterious for the long-term outcome of patients with congestive heart failure? J Am Coll Cardiol 12: 547–558
12. Chidsey CA, Braunwald E, Morrow AG (1965) Catecholamine excretion and cardiac stores of norepinephrine in congestive heart failure. Am J Med 39: 442–451
13. Seferovic PM, Stepanovic S, Vasiljevic V et al. (1994) Dilated cardiomyopathy: Correlation between myocardial catecholamines, hemodynamics and long term survival. J Am Coll Cardiol 23: 148A
14. Sievers R, Parmley WW, James T, Wikman-Coffelt J (1983) Energy levels at systole vs. diastole in normal hamster hearts vs. myopathic hamster hearts. Circ Res 53: 759–766
15. Shida S, Nakaya H, Matsumoto S. Kanno M (1994) β_1 adrenoceptor medicated decrease in pH$_i$ in quiescent ventricular myocardium. Cardiovasc Res 28: 112–118

16. Neubauer S, Krahe T, Schindler R et al. (1992) ^{31}P magnetic resonance spectroscopy in dilated cardiomyopathy and coronary artery disease. Altered cardiac high-energy phosphate metabolism in heart failure. Circulation 86: 1810–1818
17. Mak IT, Weglicki WB (1990) Comparative antioxidant activities of propranolol, nifedipine, verapamil, and diltiazem against sarcolemmal membrane lipid peroxidation. Circ Res 66: 1449–1452
18. Glass MG, Fuleihan F, Liao R et al. (1993) Differences in cardioprotective efficacy of adrenergic receptor antagonists and Ca^{2+} channel antagonists in an animal model of dilated cardiomyopathy. Circ Res 73: 1077–1089
19. Limas CJ, Goldenberg IF, Limas C (1990) Influence of anti-beta-receptor antibodies on cardiac adenylate cyclase in patients with idiopathic dilated cardiomyopathy. Am Heart J 119: 1322–1328
20. Magnusson Y, Marullo S, Höyer S et al. (1990) Mapping of a functional autoimmune epitope on the β_1-adrenergic receptor in patients idiopathic dilated cardiomyopathy. J Clin Invest 86: 1658–1663
21. Magnusson Y, Wallukat G, Waagstein F, Hjalmarson Å, Hoebeke J (1994) Autoimmunity in idiopathic dilated cardiomyopathy – Characterization of antibodies against β_1-adrenoceptor with positive chronotropic effect. Circulation 89: 2760–2767
22. Bristow MR, Ginsburg R, Minobe W et al. (1982) Decreased catecholamine sensitivity and β-adrenergic receptor density in failing human hearts. N Engl J Med 307: 205–211
23. Asseman P, McFadden E, Bauchart JJ, Loubeyre C, Thery C (1994) Why do β-blockers help in idiopathic dilated cardiomyopathy-frequency mismatch? Lancet 344: 803–804
24. Liu C-P, Ting C-T, Lawrence W, Maughan L, Chang M-S, Kass DA (1993) Diminished contractile response to increased heart rate in intact human left ventricular hypertrophy. Systolic versus diastolic determinants. Circulation 88: 1893–1906
25. Packer M, Carver JR, Rodeheffer et al. (1991) Effect of oral milrinone on mortality in severe chronic heart failure. N Engl J Med 325: 1468–1475
26. Schwartz A, Lindenmayer GE, Harigaya S (1968) Respiratory control and calcium transport in heart mitochondria from the cardiomyopathic Syrian hamster. Trans NY Acad Sci 30, Suppl II: 951
27. Andersson B, Hedner T, Blomström-Lundquist C, Waagstein F (1991) Exercise hemodynamics and myocardial metabolism during long-term β-adrenergic blockade in severe heart failure. J Am Coll Cardiol 18: 1059–1066
28. Eichhorn EJ, Heesch CM, Barnett JH et al. (1994) Effect of metoprolol on function and energetics in patients with nonischemic dilated cardiomyopathy: A randomized, double-blind, placebo-controlled study. J Am Coll Card 24: 1310–1320
29. Maisel AS (1994) Beneficial effects of metoprolol treatment in congestive heart failure. Reversal of sympathetic-induced alterations of immunologic function. Circulation 90: 1774–1780
30. Tsutsui H, Spinale FG, Nagatsu M et al. (1994) Effects of chronic β-adrenergic blockade on the left ventricular and cardiocyte abnormalities of chronic canine mitral regurgitation. J Clin Invest 93: 2639-2648
31. Staley NA, Noren GR, Einzig S, Rublein TG (1984) Effect of early propranolol treatment in an animal model of congestive cardiomyopathy: I. Mortality and Ca^{2+} transport in sarcoplasmic reticulum. Cardiovasc Res 18: 371–376
32. Magnusson Y, Hoebeke J, Waagstein F, Hjalmarson Å, and the MDC Trial Study Group (1994) Predictive role of β_1-autoantibodies in patients with idiopathic dilated cardiomyopathy treated with metoprolol. Circulation 90: I-543
33. Heilbrunn SM, Shah P, Bristow MR, Valantine HA, Ginsburg R, Fowler MB (1989) Increased β-receptor density and improved hemodynamic response to catecholamine stimulation during long-term metoprolol therapy in heart failure from dilated cardiomyopathy. Circulation 79: 483–490
34. Waagstein F, Caidahl K, Wallentin I, Bergh C-H, Hjalmarson Å (1989) Long-term β-blockade in congestive cardiomyopathy. Effects of acute and chronic metoprolol treatment followed by withdrawal and readministration of metoprolol. Circulation 80: 551–563
35. Beau SL, Tolley TK, Saffitz JE (1993) Heterogeneous transmural distribution of β-adrenergic receptor subtypes in failing human hearts. Circulation 88: 2501–2509
36. Waagstein F (1995) Adrenergic β-blocking agents in congestive heart failure due to idiopathic dilated cardiomyopathy. Eur Heart J 16, Suppl 0: 128–132
37. Waagstein F, Bristow MR, Swedberg K et al. for the Metoprolol in Dilated Cardiomyopathy (MDC) Trial Study Group (1993) Beneficial effects of metoprolol in idiopathic dilated cardiomyopathy. Lancet 342: 1441–1446

38. Australia-New Zealand Heart Failure Research Collaborative Group (1995) Effects of carvedilol, a vasodilator-β-blocker, in patients with congestive heart failure due to ischemic heart disease. Circulation 92: 212–218
39. CIBIS Investigators and Committees (1994) A randomized trial of β-blockade in heart failure: The Cardiac Insufficiency Bisoprolol Study (CIBIS). CIBIS Investigators and Committees. Circulation 90: 1765–1773
40. Wiklund I, Waagstein F, Swedberg K, Hjalmarson Å (1996) Quality of life on treatment with metoprolol in dilated cardiomyopathy: Results from the MDC Trial. Cardiovasc Drugs Ther 10: 361–368
41. Ikram H, Chan W, Bennet SI, Bones PJ (1979) Hemodynamic effects of acute β-adrenergic receptor blockade in congestive cardiomyopathy. Br Heart J 42: 311–315
42. Gilbert EM, Anderson JL, Deitchman D et al. (1990) Longterm β-blocker vasodilator therapy improves cardiac function in idiopathic dilated cardiomyopathy: A double blind, randomized study of bucindolol versus placebo. Am J Med 88: 223–229
43. DasGupta P, Broadhurst P, Lahiri A (1991) The effects of intravenous carvedilol, a new multiple action vasodilatory β-blocker, in congestive heart failure. J Cardiovasc Pharmacol 18, Suppl 4: S12–S16
44. Swedberg K, Hjalmarson Å, Waagstein F, Wallentin I (1980) Beneficial effects of long-term β-blockade in congestive cardiomyopathy. Br Heart J 44: 117–133
45. Andersson B, Lomsky M, Waagstein F (1993) The link between acute haemodynamic adrenergic β-blockade and long-term effects in patients with heart failure. A study on diastolic function, heart rate and myocardial metabolism following intravenous metoprolol. Eur Heart J 14: 1375–1385
46. Krum H, Schwartz B, Sackner-Bernstein J et al. (1993) Double-blind, placebo-controlled study of the long-term efficacy of carvedilol in patients with severe heart failure treated with converting-enzyme inhibitors. J Am Coll Cardiol 21, Suppl A: 114 A
47. Wisenbaugh T, Katz I, Davis J et al. (1993) Long-term (3-month) effects of a new β-blocker (nebivolol) on cardiac performance in patients with dilated cardiomyopathy. J Am Coll Cardiol 21: 1094–1100
48. Kukin ML, Kalman J, Mannino M, Freudenberger R, Buchholz C, Ocampo O (1996) Combined alpha-beta blockade (doxazosin plus metoprolol) compared with β-blockade alone in chronic congestive heart failure. Am J Cardiol 77: 486–491
49. Anderson JL, Lutz JR, Gilbert EM, Sorenson SG, Yanowitz FG, Menlove RL, Bartholomew M (1985) A randomized trial of low-dose β-blockade therapy for idiopathic dilated cardiomyopathy. Am J Cardiol 55: 471–475
50. Engelmeier RS, O'Connell JB, Walsh R et al. (1985) A randomised trial of low-dose β-blockade therapy for idiopathic dilated cardiomyopathy. Am J Cardiol 55: 471
51. Leung W-H, Lau C-P, Wong C-K, Cheng C-H, Tai Y-T, Lim S-P (1990) Improvement in exercise performance and hemodynamics by labetalol in patients with dilated cardiomyopathy. Am Heart J 119: 884–890
52. Pollock SG, Lystash J, Tedesco C, Craddock G, Smucker ML (1990) Usefulness of bucindolol in congestive heart failure. Am J Cardiol 66: 603–607
53. Bristow MR, O'Connell JB, Gilbert EM et al. for the Bucindolol Investigators (1994) Dose-response of chronic β-blocker treatment in heart failure from either idiopathic dilated or ischemic cardiomyopathy. Circulation 89: 1632–1642
54. Woodley SL, Gilbert EM, Anderson JL et al. (1991) β-blockade with bucindolol in heart failure caused by ischemic versus idiopathic dilated cardiomyopathy. Circulation 84: 2426–2441
55. Fisher ML, Gottlieb SS, Plotnick GD, Greenberg NL, Patten RD, Bennett SK, Hamilton BP (1994) Beneficial effects of metoprolol in heart failure associated with coronary artery disease: A randomized trial. J Am Coll Cardiol 23: 943–950
56. Lindelöw B, Andersson B, Waagstein F, Bergh C-H (1995) Prognosis of alternative therapies in heart failure patients not accepted for heart transplantation. J Heart Lung Transplant 14: 1204–1211
57. Olsen SL, Blank D, Taylor DO, Gilbert EM, Mealey PC, O'Connell JB, Renlund DG (1993) Should patients with idiopathic dilated cardiomyopathy fail β-blocker therapy prior to cardiac transplantation? Circulation 88: I-93
58. Kalman J, Buchholz C, Steinmetz M et al. (1993) β-blockade as a bridge to cardia transplant. Circulation 88: I-93
59. Lichstein E, Hager WD, Gregory JJ, Fleiss JL, Rolnitzky LM, Bigger JT for the Multicenter Diltiazem Post-Infarction Research Group (1990) Relation between β-adrenergic blocker use, various correlates of left ventricular function and the chance of developing congestive heart failure. J Am Coll Cardiol 16: 1327–1332

60. Chadda K, Goldstein S, Byington R, Curb JD (1986) Effect of propranolol after acute myocardial infarction in patients with congestive heart failure. Circulation 73: 503–510
61. Olsson G, Rehnqvist N (1986) Effect of metoprolol in postinfarction patients with increased heart size. Eur Heart J 7: 468–474
62. Packer M, Bristow MR, Cohn JN, Colucci WS, Fowler MB, Gilbert EM, Shusterman NH for the US Carvedilol Heart Failure Study Group (1996) The effect of carvedilol on morbidity and mortality in patients with chronic heart failure. N Engl J Med 334: 1349–1355
63. Waagstein F, Swedberg K, Hjalmarson Å for the MDC Trial Study Group (1996) Improvement afater metoprolol in idiopathic dilated cardiomyopathy is predicted by baseline systolic blood pressure and change in heart rate. J Am Coll Cardiol 17, Suppl A: 170A
64. Bennett SK, Fisher ML, Krichten CM, Greenberg NL, Gottlieb SS (1994) Benefit of β-blockers in patients with ischemic cardiomyopathy does not correlate with change in heart rate. Circulation 90: I-544
65. Koide M, Nagatsu M, Tagawa H, DeFreyte G, Carabello BA (1994) Contribution of heart rate to the ameliorative effects of β-blocker on contractile function in experimental chronic mitral regurgitation. Circulation 90: I-542
66. Lechat P, Boissel JP, Nemoz C, Jaillon P on behalf of the CIBIS Investigators (1944) Survival and prognostic factors in heart failure during the CIBIS Trial. Circulation 90: I-380
67. Akanuma M, Ohsuzu F, Katsushika S, Handa S, Yoshikawa T, Kawamura Y (1993) Early blood pressure response was predictive of long term beneficial effects of β-blocker-therapy in dilated cardiomyopahty (DCM). Circulation 88: I-346
68. Yamada T, Fukunami M, Ohmori M et al. (1993) Which subgroup of patients with dilated cardiomyopathy would benefit from long-term β-blocker therapy? Histologic viewpoint. J Am Coll Cardiol 21: 628–633
69. Eichhorn EJ, Heesch CM, Hatfield B, Marcoux L, Malloy CR (1993) Relation of substrate utilization to end-diastolic pressure in patients with dilated cardiomyopathy. Circulation 88: I-346
70. Eichhorn EJ, Bedotto JB, Malloy CR et al. (1990) Effect of β-adrenergic blockade on myocardial function and energetics in congestive heart failure. Improvements in hemodynamic, contractile, and diastolic performance with bucindolol. Circulation 82: 473–483
71. Andersson B, Caidahl K, Lenarda A di et al. (1996) Changes in early and late diastolic filling patern induced by long-term adrenergic β-blockade in patients with idiopathic dilated cardiomyopathy. Circulation 94: 673–682
72. Sato H, Hori M, Ozaki H et al. (1993) Exercise-induced upward shift of diastolic left ventricular pressure-volume relation in patients with dilated cardiomyopathy. Effects of β-adrenoceptor blockade. Circulation 88 (part 1): 2215–2223
73. Kim MH, Starling MR (1994) Effects of β-blockade on left ventricular diastolic function in patients with dilated congestive cardiomyopathy. Circulation 90: I-543
74. Shimoyama H, Rosman H, Kono T, Alam M, Sabbah HN (1994) Metoprolol improves left atrial contribution to LV filling in dogs with moderate heart failure. Circulation 90: I-544
75. Yamamoto T, Furutani Y, Katayama K, Harada M, Ichioka T, Fujii T, Matsuzaki M (1994) A case of dilated cardiomyopathy in which the effect of β-blocker therapy was clearly demonstrated by 123-I-MIBG scintigraphy. Respir Circ 42/10: 989–993
76. Andersson B, Hamm C, Persson S, Wikström G, Sinagra G, Hjalmarson Å, Waagstein F (1994) Improved exercise hemodynamics status in dilated cardiomyopathy after β-adrenergic blockade treatment. J Am Coll Cardiol 23: 1397–1404
77. Gilbert EM, Olsen SL, Renlund DG, Bristow MR (1993) β-adrenergic receptor regulation and left ventricular function in idiopathic dilated cardiomyopathy. Am J Cardiol 71: 23C–29C
78. Paolisso G, Gambardella A, Marrazzo, G, Verza M, Teasuro P, Varricchio M, D'Onofrio F (1992) Metabolic and cardiovascular benefits deriving from β-adrenergic blockade in chronic congestive heart failure. Am Heart J 123: 103–110
79. Moe GW, Rouleau JL, Proulx G, Arnold M, Sestier F on behalf of the Canadian PROFILE investigators (1994) Increased mortality with flosequinan in patients with failure is accompanied by increased plasma norepinephrine. Circulation 90: I-380
80. Rahman MA, Hara K, Senn BM, Daly PA, Wigle ED, Floras JS (1993) Reduction in muscle sympathetic nerve activity after chronic β-blockade for dilated cardiomyopathy. Circulation 88: I-415
81. Domanski MJ, Eichhorn EJ (1994) β-blockade in congestive heart failure – the need for a definitive study (Editorial). Am J Cardiol 73: 597–599

VI Vagale Effekte der β-Blocker

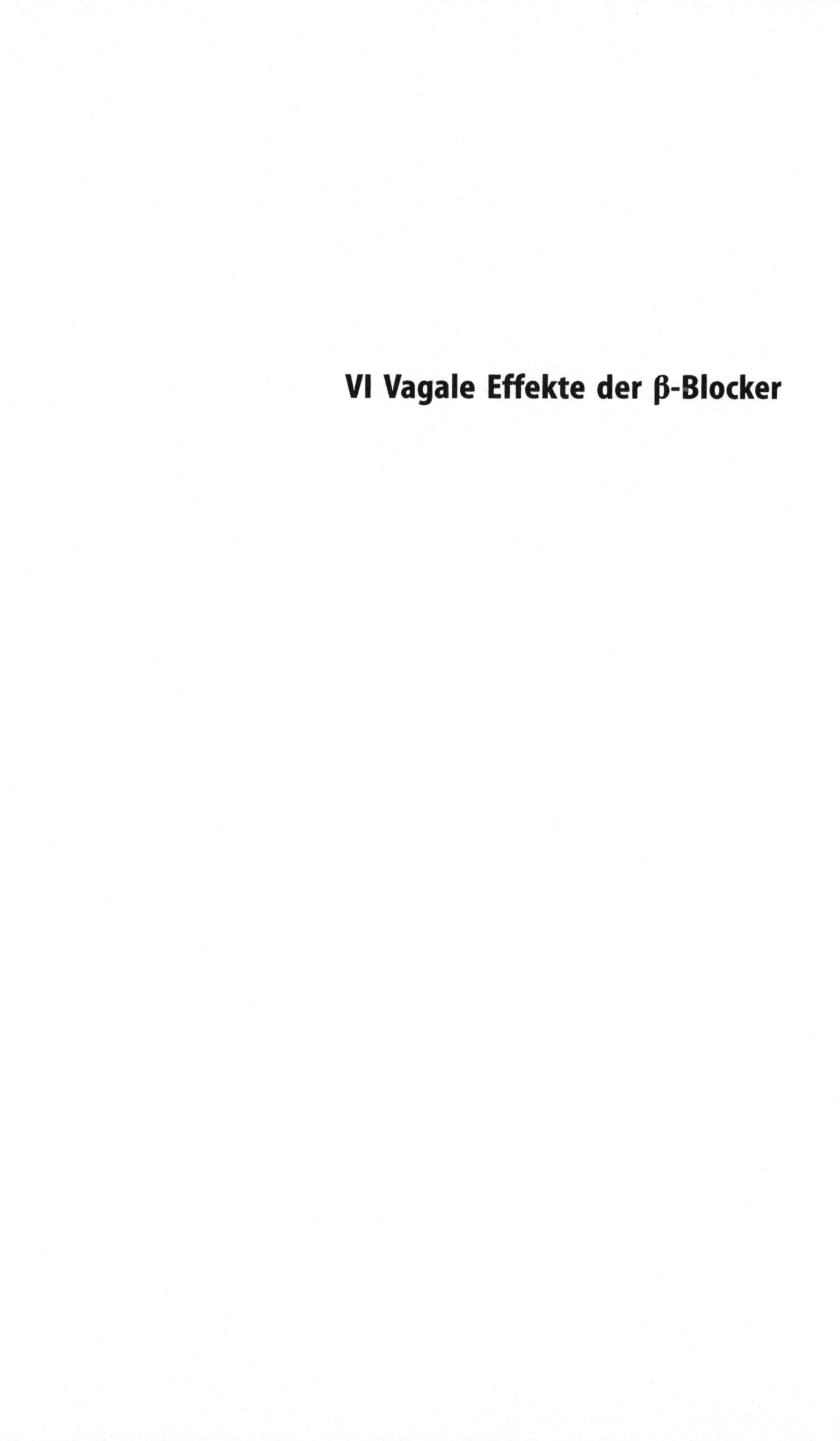

Neue Aspekte in Diagnose und Therapie der vasovagalen Synkope

A. van de Loo, H. Just

Mit dem Begriff „Synkope" beschreibt man eine Vielzahl klinischer Situationen, welche mit dem plötzlichen und kurzzeitigen Verlust des Bewußtseins und des muskulären Tonus einhergehen.

Die Synkope ist ein sehr häufiges klinisches Problem – in den Aufnahmestatistiken großer Krankenhäuser wird diese Diagnose bei etwa 6 % der stationär aufgenommenen Patienten gestellt. Als Ursache kommen eine Vielzahl von pathophysiologischen Prozessen aus allen Fachbereichen der Medizin in Frage (modifiziert nach [16]):

kardiovaskulär:
- reflektorisch,
  - vasovagal,
  - vagovagal,
  - orthostatisch,
  - hypersensitiver Karotissinus
- kardial
  - Myokardischämie,
  - Aortenstenose,
  - Mitralstenose,
  - linksatriales Myxom,
  - Perikardtamponade,
  - Prothesendysfunktion,
  - pulmonale Hypertonie,
  - Lungenarterienembolie,
  - Pulmonalklappenstenose,
  - Aortendissektion,
  - hypertroph-obstruktive Kardiomyopathie,
  - Fallot-Tetralogie
- atrioventrikuläre Leitungsblockierung
  - „Sicksinussyndrome",
  - „Long-QT-Syndrome",
  - Proarrhythmie,
  - ventrikuläre Tachykardie,
  - supraventrikuläre Arrhythmien

nichtkardiovaskulär
- neurologisch/psychiatrisch
  - Krampfleiden,

- Normaldruckhydrocephalus,
- „Subclavian-steal-Syndrom",
- transiente ischämische Attacke (TIA),
- zerebrovaskuläre Minderperfusion,
- „Takayasu disease",
- Hysterie,
- Depression
- metabolisch
- Hypoglykämie,
- Hypoxie,
- Hyperventilation
- ungeklärt.

Dementsprechend kann die diagnostische Aufarbeitung sehr zeit- und kosten-
aufwendig sein. Wichtige diagnostische Maßnahmen bei Synkope unklarer Ätiologie sind im folgenden aufgeführt:
- Anamnese (!),
- allgemeine körperliche Untersuchung,
- neurologische Untersuchung,
- 12-Kanal-Ruhe-EKG,
- 24-h-Langzeit-EKG,
- 24-h-Blutdruckmessung,
- Blutbild/klinische Chemie,
- Echokardiographie
- Doppler der hirnversorgenden Gefäße,
- Doppler der peripheren Gefäße,
- Kipptischuntersuchung
- elektrophysiologische Untersuchung,
- Herzkatheteruntersuchung.

Am Ende eines längeren stationären Aufenthalts steht in bis zu 50 % der Fälle
die Entlassungsdiagnose „Synkope unklarer Genese". Dies ist aus ärztlicher Sicht
diagnostisch sehr unbefriedigend. Für den Patienten bedeutet es eine relevante
Einschränkung seiner Prognose: Die Sterblichkeit in einem Kollektiv mit dieser
Diagnose liegt bei 10 % pro Jahr [10].

Bei den Synkopen kardiovaskulärer Genese haben die reflektorisch vermittelten Synkopen einen besonderen Stellenwert. Das Wissen um diese Form der Synkope hat in den letzten Jahren deutlich zugenommen und zur Etablierung neuer
diagnostischer und therapeutischer Verfahren geführt.

Formen reflektorisch vermittelter Synkopen

Die **vasovagale oder neurokardiogene Synkope** ist die häufigste Form einer Synkope bei jungen (< 40 Jahre), sonst kardial gesunden Patienten. Sie ist erstmals
als klinische Einheit von Lewis 1932 beschrieben worden [14]. In der Anamnese
kann oft eine Situation mit erhöhtem emotionalen Streß als auslösend erarbeitet

werden; meistens stehen die Patienten oder befinden sich in der Ruhephase nach einer sportlichen Belastung. Typisch sind Symptome des erhöhten Vagotonus in der Prodromalphase: Übelkeit, Brechreiz, Schwindel, Schwitzen, Schwarzsehen.

Beim Wechsel von einer liegenden in die stehende Körperhaltung kommt es zum venösen „pooling". d. h. zur Umverteilung von etwa 300–800 ml Blut in die abhängigen Körperpartien. Der venöse Rückfluß zum Herzen nimmt ab, als Folge der reduzierten Füllung der Ventrikel sinkt der periphere Blutdruck. Der Spiegel der zirkulierenden Katecholamine steigt nun als physiologischer Kompensationsmechanismus an, und über die so vermittelte periphere Vasokonstriktion und die positiv inotrope Wirkung wird der Druckabfall ausgeglichen [6, 19]. Echokardiographische Untersuchungen während kipptischinduzierter Synkopen haben gezeigt, daß der linke Ventrikel unter der Stimulation mit Katecholaminen bei gleichzeitigem Volumenmangel extrem hyperdynam kontrahiert („vigorous contraction"). Bei manchen Patienten führt diese hyperdyname Kammeraktion nun zur Stimulation von in der Hinterwand des linken Ventrikels gelegenen myokardialen Mechanorezeptoren. Über vagale C-Fasern werden sympathische Efferenzen im Hirnstamm inhibiert und parasympathisch-efferente Impulse verstärkt. Dies führt in unterschiedlicher Ausprägung zu einer Bradykardie (Vagotonus) und durch Inhibition des Sympathikus zur peripheren Vasodilatation mit Blutdruckabfall und Synkope. Abhängig davon, ob die Bradykardie oder die periphere Vasodilatation im Vordergrund steht, spricht man von einer kardioinhibitorischen oder einer vasopressorischen Synkope. Am häufigsten findet man jedoch die gemischte Form der neurokardiogenen Synkope. Die Frage, warum bei bestimmten Patienten dieser Mechanismus der Kreislaufregulation eine so wichtige Rolle spielt, ist bisher unbeantwortet. Die pathophysiologische Erklärung für diesen Reflexbogen der neurokardiogenen Synkope basiert auf Publikationen von v. Bezold, einem Würzburger Physiologen aus dem Jahre 1867 [4] und von Jarisch, einem Pharmakologen aus Innsbruck [8]. Er wird nach ihnen Bezold-Jarisch-Reflexbogen genannt. Über den biologischen Sinn der Anlage eines solchen Reflexbogens kann nur spekuliert werden. Jarisch schreibt, daß die hier reflektorisch vermittelte Reaktionsweise eine Art „Notfallfunktion zweiter Ordnung" darstellen könnte. Nach Verlust eines Kampfes könne es sinnvoll sein, daß das „Lebewesen tot scheine anstatt tot zu sein", um einer Tötung zu entgehen.

Mit Hilfe der Kipptischuntersuchung (Head up tilt table testing, HUTT) kann der pathophysiologische Mechanismus dieser Synkope simuliert und die Verdachtsdiagnose einer neurokardiogenen Genese gesichert werden. Zudem dient dieses Verfahren heute zur Verlaufs- und Therapiekontrolle.

Typischer Auslöser der **vagovagalen Synkopen** sind vagale Stimuli in verschiedenen Situationen: Miktion, Defäkation, starker Schmerz, Husten, Niesen, Tauchen, Gewichtheben und viele andere. Reflexmechanismen des autonomen Nervensystems werden aktiviert und führen zu einer reaktiven vasodepressorischen Antwort mit anschließender Synkope. Die entscheidenden diagnostischen Hinweise erhält man hier in der Regel aus der präzisen Anamneseerhebung. Die Therapie wird häufig nur im Meiden auslösender Faktoren bestehen können.

Patienten mit **orthostatischer Synkope** sind meist älter (> 75 Jahre). Der physiologische kurzzeitige systolische Blutdruckabfall von 5–15 mm Hg im Stehen tritt hier verstärkt auf (> 20–30 mm Hg) und führt insbesondere bei Patienten mit bestehender zerebrovaskulärer Minderperfusion zur Synkope [16]. Dieser Mechanismus kann in einzelnen Fällen durch den Schellong-Test reproduziert werden. Die sog. sekundäre orthostatische Hypotension tritt bei zahlreichen Erkrankungen auf, die das autonome Nervensystem betreffen: z. B. diabetische und alkoholtoxische Neuropathie, Paraneoplasien, Tabes dorsalis, Anaemia perniciosa. Auch eine Medikamenteneinnahme kann hier ursächlich verantwortlich sein: β-Rezeptoren-Blocker, Antiarrhythmika, Nitrate u. a. [3]. Therapeutische Ansätze umfassen neben der Ausschaltung auslösender Faktoren rheologische Maßnahmen zur Verbesserung der zerebralen Perfusion und orale Therapie mit peripher vasokonstringierenden Pharmaka.

Ein **hypersensitiver Karotissinus** kann über eine Vielzahl von Mechanismen eine Synkope verursachen. Am häufigsten findet man die kardioinhibitorische Form der Synkope, welche durch Inhibition von Sinusknoten und AV-nodaler Überleitung entsteht. Die eher vasopressorische Form ist durch einen ausgeprägten Blutdruckabfall charakterisiert – sie kann von einer Bradykardie begleitet sein und wird durch Adrenalingabe unterbrochen. Atropin scheint nicht wirksam zu sein [16]. Eine *rein* vasopressorische Antwort bei hypersensitivem Karotissinus ist eher selten und mit Tumoren assoziiert, welche den Karotissinus involvieren.

Die Kipptischuntersuchung

Die erste systematische Untersuchung des Kipptischtests zur Abklärung von ungeklärten Synkopen wurde 1986 von Kenny et al. publiziert [11]. In der Folge findet man eine Reihe ähnlicher Ansätze mit größeren Patientenzahlen. Die Dauer der Ruheperiode, der Kippwinkel, die Verweildauer in stehender Position und der Umfang verschiedener, provozierender Interventionen sind hierbei sehr unterschiedlich und kaum vergleichbar festgelegt worden [1, 2, 11]. Am ausführlichsten hinsichtlich Reproduzierbarkeit, Sensitivität und Spezifität bei einem großen Patientenkollektiv untersucht und dokumentiert ist das 1993 von Hohnloser et al. publizierte Untersuchungsprotokoll [7]. Es wird daher hier vorgestellt. Die Patienten erhalten vor Beginn der Untersuchung eine periphere Venenverweilkanüle. Das Monitoring erfolgt mit 12-Kanal-Oberflächen-EKG und einer kontinuierlichen sphygmomanometrischen Blutdruckmessung. Während der gesamten Untersuchung ist ein intensivmedizinisch erfahrener Arzt anwesend. Nach einer Ruhephase von 15 min wird der Tisch auf 70° gekippt und dort für 45 min belassen. Die meisten Synkopen ereignen sich im Mittel nach 26 min [7].

Stimulierende Maßnahmen wie die Isoprenalininfusion, Vagusmanöver oder Vakuumhose wurden nicht eingesetzt. Letztere sind derzeit nur für kleine Patientengruppen publiziert. Für die Isoprenalininfusion gibt es derzeit sehr widersprüchliche Daten, der Einsatz ist umstritten. Kapoor et al. fanden einen großen Anteil falsch positiver Ergebnisse unter einer kontinuierlichen Isoprenalininfusion [9]. Die Arbeitsgruppe um Grubb [5] hält dagegen die Gabe von Isoprenalin bei initial negativer Untersuchung für diagnostisch hilfreich. In ihrer Publikation beschreiben sie die schrittweise Steigerung der kontinuierlich infundierten Dosis von 1–3 µg/min.

Eine Kipptischuntersuchung wird als positiv angesehen, wenn eine Synkope oder Präsynkope aufritt bzw. wenn es zu einem Abfall des systolischen Blutdrucks < 90 mm Hg oder > 20 % des Ausgangswertes oder zu einer Bradykardie < 50/min kommt [12, 15].

Abhängig vom ausgewählten Patientenkollektiv kann mit positiven Kipptischresultaten bei 25–70 % der untersuchten Patienten gerechnet werden. Da die Kipptischuntersuchung sehr zeitaufwendig ist, muß versucht werden, durch präzise Anamneseerhebung die Indikation für dieses diagnostische Verfahren eng und gezielt zu stellen. Klingenheben et al. haben in ihrem Kollektiv von etwa 150 Patienten teils retrospektiv, teils prospektiv für ein positives Kipptischresultat prädiktive Faktoren herausgearbeitet [13]:
- Alter < 40 Jahre
- vegetative Prodromalsymptome,
- Schwindel,
- Schwarzsehen vor Synkope,
- Tachykardie vor Eintreten der Synkope,
- Bradykardie während der Synkope,
- Dauer < 2 min,
- keine kardiale oder neurologische Grunderkrankung,
- keine Verletzung nach Synkope.

Für Patienten, bei denen 7 oder mehr dieser Faktoren aus der Anamnese erhoben werden können steigt die Sensitivität auf 38 % verglichen mit 11 % für diejenigen, bei denen weniger als 7 dieser Prädiktoren bestehen [13].

Nach Einleitung einer Therapie ist eine Kontrolluntersuchung indiziert. Verschiedene Untersucher konnten zeigen, daß ein negativer Kipptischtest in der Kontrolluntersuchung mit hoher Wahrscheinlichkeit die weitere Symptomfreiheit voraussagt [5, 15] .

Therapeutische Interventionen

Therapeutische Ansätze nach positiver Kipptischuntersuchung umfassen eine Vielfalt elektrophysiologischer und pharmakologischer Eingriffe. Bereits in der frühen Publikation von Kenny et al. [11] beschreiben die Autoren die Implantation von Zweikammerschrittmachersystemen bei den Patienten aus ihrem Kollektiv mit kardioinhibitorischer Synkope. Sie haben im Verlauf keine Rezidive beobachtet. Sra et al. publizierten eine Studie, in der es bei 21 von 22 mit Schrittmacheraggregat versorgten Patienten zu Rezidiven kam [18]. Aus der Publikation geht jedoch nicht hervor, ob vor der Schrittmacherimplantation zwischen der vasopressorischen und der kardioinhibitorischen Synkope unterschieden wurde. Bei Patienten mit primär vasopressorischer oder gemischter Form der Synkope ist von der Schrittmacherstimulation eher kein Therapieerfolg zu erwarten.

Die umfassendste Erfahrung in der medikamentösen Therapie der neurokardiogenen Synkope besteht mit dem Einsatz von β-Rezeptor-Antagonisten. Pharmaka dieser Substanzgruppe senken den Sympathikotonus und dämpfen so die hyperdyname linksventrikuläre Aktion, welche als auslösend für den Bezold-Jarisch-Reflexbogen gilt. Zudem wird die Impulsfrequenz der vagalen C-Fasern (s. S. 267) effektiv gesenkt. Die meisten dokumentierten Therapiestudien haben Metoprolol oral eingesetzt [5, 12, 18, 17]. Der Therapieerfolg, anamnestisch oder durch erneute Kipptischuntersuchung kontrolliert, liegt im Mittel bei etwa 50–60 % [12]. In einigen Zentren wird der Erfolg einer therapeutischen Intervention direkt in Form einer „seriellen Testung" dokumentiert. So konnten Sra et al. zeigen, daß Patienten mit positivem Kipptischtest, die nach intravenöser Infusion von Metoprolol in einer anschließenden Untersuchung nicht mehr synkopal wurden, auch im Langzeitverlauf zu überwiegendem Anteil unter oraler Metoprololtherapie rezidivfrei blieben [18]. Eine ähnlich prädiktive Bedeutung konnte für den sehr kurz wirksamen β-Blocker Esmolol nachgewiesen werden.

Die bisher einzige, prospektiv gegen Plazebo randomisierte, doppelblind angelegte Studie wurde 1995 von der Arbeitsgruppe um Mahanonda publiziert [15]. Auch hier wurde für Atenolol bei einem relativ kurzen Beobachtungsintervall von einem Monat eine Erfolgsrate von ca. 60 % ermittelt. Die erfolgreich therapierten Patienten waren frei von Synkopen und fühlten sich subjektiv deutlich besser als zuvor.

Da nicht wenige der Patienten mit neurokardiogener Synkope bereits im Normalzustand relativ „vagoton" sind und bradykarde Rhythmen zeigen, ist die therapeutische Einstellung mit einem β-Blocker oft nicht einfach und fordert eine engmaschige Überwachung der Behandlung.

Andere pharmakologisch-therapeutische Ansätze sind mit transdermal appliziertem Scopolamin unter der Vorstellung einer Parasympatholyse sowie mit Fludrokortison (Erhöhung des zirkulierenden Volumens) gemacht worden. Beide Medikamente konnten sich wegen mangelnder Wirkung und ausgeprägter Nebenwirkungen nicht durchsetzen [5].

Eine wirksame Alternative, insbesondere bei Patienten mit Kontraindikationen für eine β-Blocker-Therapie, könnte das Disopyramid darstellen. Wegen seiner negativ inotropen Wirkung am Herzen und der peripher vasokonstringierenden Aktivität wirkt es dem Pathomechanismus der neurokardiogenen Synkope entgegen [12]. Die klinische Bedeutung ist noch unzureichend in kleinen Fallzahlen untersucht [18].

Weitere Therapieversuche erfolgten mit Fluoxitin und Sertralin, 2 Serotoninreuptakehemmern. Sie sind nur an sehr kleinen Patientenkollektiven unternommen worden und können somit noch nicht bewertet werden [12].

Zusammenfassung

Mit der Kipptischuntersuchung steht ein gut validiertes, nicht invasives diagnostisches Verfahren für Patienten mit der klinischen Verdachtsdiagnose „vasovagale Synkope" zur Verfügung. Durch präzise Erhebung der Anamnese kann die Indikation sehr eng gestellt werden. Insbesondere jüngere Patienten ohne organische Herzerkrankung sollten einer „tilt-table-Diagnostik" zugeführt werden. Bei positivem Kipptischtest kann nach intravenöser Gabe von Metoprolol dessen

Wirksamkeit in der oralen Dauertherapie prognostiziert werden. Randomisierte Studien zur Validierung der Therapiekonzepte mit der notwendigen langfristigen Kontrolle stehen noch aus.

Literatur

1. Abi-Samra F, Maloney JD, Fouad-Tarazi M, Castle LW (1988) The usefulness of head-up tilt table testing and hemodynamic investigations in the workup of syncope of unknown origin. Pacing Clin Electrophysiol 11: 1202–1214
2. Almquist A, Goldenberg IF, Milstein S, Chen MY, Hansen R, Gornick CC, Benditt DG (1989) Provocation of bradycardia and hypotension by isoproterenol and upright posture in patients with unexplained syncope. N Engl J Med 320: 346–351
3. Aronow WS, Lee NH, Sales FF, Etienne F (1988) Prevalence of postural hypotension in elderly patients in a long-term health care facility. Am J Cardiol 62: 336
4. Betzold A von, Hirt L (1867) Über die physiologischen Wirkungen des essigsauren Veratrins. Untersuchungen aus dem physiologischen Laboratorium Würzburg 1: 75–156
5. Grubb BP, Temesy-Armos P, Hahn H, Elliott L (1991) Utility of upright tilt-table-testing in the evaluation and management of syncope of unknown origin. Am J Med 90: 6–10
6. Hohnloser SH, Klingenheben T, Lehmann M, Hablawetz E, Just H (1993) Serial catecholamine determinations in patients with tilt-induced syncope: insights into the pathogenesis of neurally mediated syncope. Pacing Clin Electrophysiol 16 (4/II): 47
7. Hohnloser SH, Klingenheben T, Loo A van de, Hablawetz E, Bartsch S, Just H (1993) Intraindividuelle Reproduzierbarkeit von Kipptischuntersuchungen zur Diagnostik vasovagaler Synkopen. Z Kardiol 82: 352–357
8. Jarisch A (1941) Vasovagale Synkope. Z Kreislaufforsch 267–279
9. Kapoor WN, Brant N (1992) Evaluation of syncope by upright tilt testing with isoproterenol: a nonspecific test. Ann Intern Med 116: 91–106
10. Kapoor WN, Karpf M, Wienand S, Peterson JR, Levey GS (1983) A prospektive evaluation and follow-up of patients with syncope. N Engl J Med 309: 197–204
11. Kenny RA, Ingram A, Bayliss J, Sutton R (1986) Head-up tilt: A useful test for investigating unexplained syncope. Lancet: 1352–1355
12. Klingenheben T, Hohnloser SH (1995) Die neurokardiale Synkope: Pathophysiologie, Diagnostik, Therapie. Z Kardiol 84: 137–145
13. Klingenheben T, Schöpperl M, Zeiher A, Hohnloser SH (1996) Z Kardiol 85: 308
14. Lewis T (1932) Vasovagal Syncope. Br Med J: 873
15. Mahanonda N, Bhuripanyo K, Kangkagate C, Wansanit K, Bang.on K, Nademanee K, Chaithriraphan S (1995) Randomized double-blind placebo-controlled trial of oral atenolol in patients with unexplained syncope and positive upright tilt table test. Am Heart J 130: 1250–3
16. Manolis AS, Linzer M, Salem D, Estes M (1990) Syncope: Current diagnostic evaluation and management. Ann Intern Med 112: 850–863
17. Müller G, Deal BJ, Strasburger JF, Benson DW (1993) Usefulness of Metorprolol for unexplained syncope and positive response to tilt testing in young person. Am J Cardiol 71: 592–595
18. Sra JS, Jazayeri MR, Avitall B, Dhala A, Blanck Z, Deshpande S, Akhtar M (1993) Comparison of cardiac pacing with drug therapy in the treatment of neurocardiogenic (vasovagal) syncope with bradycardia or asystole. N Engl J Med 328: 1085–1090
19. Vinggerhoets AJJM (1984) Biochemical changes in two subjects succumbing syncope. Psychosom Med 46: 95–102

Vagale Wirkungen von β-Blockern verhüten lebensbedrohliche Arrhythmien

H. Mølgaard

Es ist sehr gut belegt, daß β-Blocker die Mortalität nach einem Myokardinfarkt vermindern [1]. β-Blocker reduzieren vor allem die Inzidenz des plötzlichen Herztods – eine Wirkung, die andere antiischämische Medikamente nicht aufweisen. Die für diesen offensichtlich antiarrhythmischen Effekt verantwortlichen Mechanismen sind bisher nicht geklärt. Die Reduktion des plötzlichen Herztods in klinischen Präventionsstudien findet sich vor allem im Zusammenhang mit lipophilen β-Blockern. Der Nutzen ist unter β-Blockern mit ausgeprägter Verteilung im Zentralnervensystem (ZNS), wie Timolol, Propranolol und Metoprolol, weitaus größer als unter hydrophilen β-Blockern, die eine sehr viel geringere ZNS-Verteilung aufweisen. Die für diesen Unterschied verantwortlichen Mechanismen sind unklar. Experimentelle Daten weisen darauf hin, daß zentrale autonome Mechanismen verantwortlich sein könnten. Die intrazerebrale Injektion eines β-Blockers reduziert die kardiale Vulnerabilität gegenüber belastenden externen und internen Inputs [2] über eine β-Blockade in verschiedenen Bereichen des Gehirns. β-Blocker, die in das ZNS penetrieren, müßten daher theoretisch diese günstigen Wirkungen aufweisen.

Pathophysiologie

Man muß sich unbedingt dessen bewußt sein, daß die zentrale Steuerung des autonomen Tonus sehr komplex ist. Die vagale und sympathische Modulation des Herzens ist eine Reaktion auf eine Integration einer Reihe von Inputs von Kreislauf, Atmung, Barorezeptoren, Chemorezeptoren und auch von der Aktivität höherer Anteile des Gehirns.

Dies bedeutet, daß auch milieu- und verhaltensbedingte Faktoren wie Streß die efferente autonome Modulation des Herzens beeinflussen. Es ist gut belegt, daß psychischer Streß oder eine direkte Stimulation des frontalen Kortex einen bedeutenden Einfluß auf die efferente autonome Modulation des Herzens hat. Im allgemeinen verursacht Streß eine Zunahme der sympathischen efferenten Aktivität, darüber hinaus jedoch auch eine Abnahme des Vagotonus. Auf zellulärer Ebene hat die Vagusaktivität einen direkten sowie auch einen indirekten Effekt auf die Herzzelle. Die vagale Modulation hemmt die Sympathikusaktivität präsynaptisch und postsynaptisch. Diese Interaktion ist komplex und nicht einfach additiv. Das bedeutet, daß die Wirkungen der vagalen Modulation auf das gemeinsame Output, wie Herzfrequenz und Automatizität, im Prinzip vom Grad der begleitenden Sympathikusaktivität abhängen. Im klinischen Kontext ist diese indirekte Funktion der vagalen Modulation wahrscheinlich von großer Bedeutung, da sie die allgemein bekannten ungünstigen und potentiell arrhythmogenen Effekte eines hohen Sympathikotonus abpuffert.

Es liegen viele Anhaltspunkte dafür vor, daß Streß einen Einfluß auf die Morbidität und Mortalität bei ischämischer Herzkrankheit hat. Dies gilt für akuten und chronischen Streß, wie Beispielen aus jüngsten Berichten zu entnehmen ist. Das kurze, jedoch äußerst bedrohliche Erdbeben in Los Angeles erhöhte die Anzahl plötzlicher Herztodesfälle infolge einer zugrundeliegenden koronaren Herzkrankheit innerhalb der ersten Stunden um das 5fache [3]. Die Angst vor einem Raketeneinschlag führte zu einem starken Anstieg der Raten plötzlicher Herztodesfälle während der Woche des irakisch-israelischen Krieges [4]. Chronischem Streß kommt jedoch ebenfalls Bedeutung zu, wie anhand des unabhängigen Zusammenhangs zwischen Depression und Mortalität nach einem Myokardinfarkt erkennbar wird [5].

Die Untersuchung der möglichen Rolle der kardialen autonomen Modulation beim wachen Tier oder beim Menschen unter Alltagsbedingungen oder bei experimentell induziertem Streß und Ischämie erfordert indirekte Methoden. Die Messung der Barorezeptorreflexsensitivität (BRS) ist eine Möglichkeit, die verfügbare reflektorische Vagusaktivität abzuschätzen. Die BRS ist unter experimentellen und klinischen Bedingungen ein aussagekräftiger Prädiktor für das Risiko eines plötzlichen Herztods [6–8]. In einem Postinfarktmodell ist die Entwicklung von Kammerflimmern während submaximaler Belastung und kurzzeitiger Ischämie in hohem Ausmaß mit einer niedrigen BRS korreliert, während resistente Hunde nahezu normale Werte der vagalen Reaktionsfähigkeit aufweisen [8]. Dieser Unterschied bezüglich der Disposition für einen plötzlichen Herztod wird nicht durch Unterschiede in der Morphologie des Infarkts verursacht. Diese ausgeprägten interindividuellen Unterschiede der vagalen Reaktionsfähigkeit haben offensichtlich entscheidenden Einfluß auf die Überlebenschance, d. h. ob es zu einer Ruptur einer koronaren Plaque kommt oder Tod infolge Kammerflimmerns auftritt. Diese Hypothese, wonach eine intakte oder normale vagale Reaktionsfähigkeit von Bedeutung für die Arrhythmieschwelle ist, wurde von dieser Arbeitsgruppe weiter bestätigt. Die Wiederherstellung der vagalen Modulation (BRS) durch ein angeleitetes körperliches Trainingsprogramm führte dazu, daß die anfälligen Tiere resistent gegenüber Kammerflimmern wurden. Zudem entwickelten die initial vulnerablen Tiere nach einer anschließenden Periode ohne Training, die mit einer Reduktion der BRS einherging, erneut eine Disposition für Kammerflimmern. Klinische Messungen der vagalen Reaktionsfähigkeit anhand der BRS bei Überlebenden eines Myokardinfarkts ergaben in kleineren Studien vergleichbare Resultate, d. h., eine abgeschwächte vagale Reaktionsfähigkeit ist eng mit der Mortalität korreliert [8].

Die meisten klinischen Befunde zur Rolle der autonomen Dysfunktion stützen sich auf Messungen der Herzfrequenzvariabilität (HFV). Grundlage für die Bestimmung der spontanen autonomen Modulation anhand der HFV ist eine Übereinstimmung zwischen Veränderungen der Nervenaktivität und den unmittelbar nachfolgenden Veränderungen der Herzfrequenz [9]. Diese Herzfrequenz- oder RR-Intervall-Oszillationen können auf verschiedene Weise quantitativ bestimmt und als Indizes der kardialen autonomen Aktivität herangezogen werden. Die Gesamt-HFV während einer 24-h-Periode ist die Summe aus kurzfristigen vagusvermittelten Komponenten und Langzeit-HFV. Die Langzeit-HFV ist Ausdruck der sympathischen neuralen und neurohormonalen Aktivität sowie anderer Faktoren. Daher kann die Gesamt-HFV in einem Holter-Monitoring als grobes Maß für das autonome Gleichgewicht und andere Faktoren gelten. Dies hat sich als sehr wichtiger Marker für ein erhöhtes Risiko des Auftretens eines plötzlichen Herztodes erwiesen [10, 11].

Eine geringe Gesamt-HFV über 24 h ist eng und unabhängig mit der Mortalität und vor allem mit dem plötzlichen Herztod assoziiert. Außerdem scheint diese Assoziation unabhängig von allen unseren bekannten Risikoprädiktoren zu sein, wie Auswurffraktion usw. Diese Assoziation findet sich wahrscheinlich nicht nur im Zusammenhang mit dem Postinfarktstadium, sondern gilt auch für die ischämische Herzkrankheit im allgemeinen und möglicherweise auch für andere pathophysiologische Prozesse wie Diabetes. Die spontane vagale Modulation und auch die BRS sind bei diesen Hochrisikopatienten mit geringer Gesamt-HFV reduziert. Es sind jedoch nicht nur die Durchschnittswerte erniedrigt, sondern es fehlt auch die normale zirkadiane Schwankung des Vagotonus [12]. Eine signifikant abgeschwächte spontane vagale Modulation ist daher eine wichtige Komponente des autonomen Profils dieser Hochrisikopatienten. Daten von Patienten, die nach einem plötzlichen Herztod reanimiert werden konnten, oder von Patienten mit dokumentierter symptomatischer Kammertachykardie ergaben vergleichbar niedrige Werte für die Gesamt-HFV und die Indizes der vagalen Modulation. Dies gilt auch dann, wenn diese Patienten sorgfältig mit Kontrollen in bezug auf den Schweregrad der koronaren Herzkrankheit, das Ausmaß der Myokardschädigung und andere Faktoren abgestimmt wurden [13]. Dies weist darauf hin, daß die autonome Dysfunktion möglicherweise ein chronisches Merkmal dieser Patienten ist, und untermauert weiter den unabhängigen Beitrag eines gestörten autonomen Gleichgewichts zu den Mechanismen des plötzlichen Herztods. Gewisse Daten lassen darauf schließen, daß es innerhalb der letzten Stunde vor Auftreten einer malignen Arrhythmie möglicherweise zu dynamischen Veränderungen der Vaguskontrolle kommt. Die verminderte Gesamt-HFV repräsentiert wahrscheinlich eine Kombination aus einer unangemessenen adrenergen Aktivierung und gleichzeitig niedrigen Werten der spontanen Vagusaktivität. Diese Daten geben insgesamt betrachtet überzeugende Anhaltspunkte dafür, daß ein erhöhtes Risiko für den plötzlichen Herztod unter experimentellen und klinischen Bedingungen mit einer geringen vagalen Reaktionsfähigkeit oder einem verminderten vagalen Spontantonus zusammenhängt. Bei der Pathophysiologie des plötzlichen Herztods scheint diese Abschwächung der vagalen Pufferfunktion die Arrhythmieschwelle für maligne Arrhythmien zu senken.

Wirkung von β-Blockern

Die Wirkung von β-Blockern auf die isolierte vagale Modulation des Herzens ist daher von Interesse. Es ist gut belegt, daß die Messung der respiratorischen Sinusarrhythmie zur Abschätzung der efferenten kardialen Vagusaktivität herangezogen werden kann [9] (Abb. 1). Die Amplitude dieser 4-s-Rhythmus- oder Hoch-

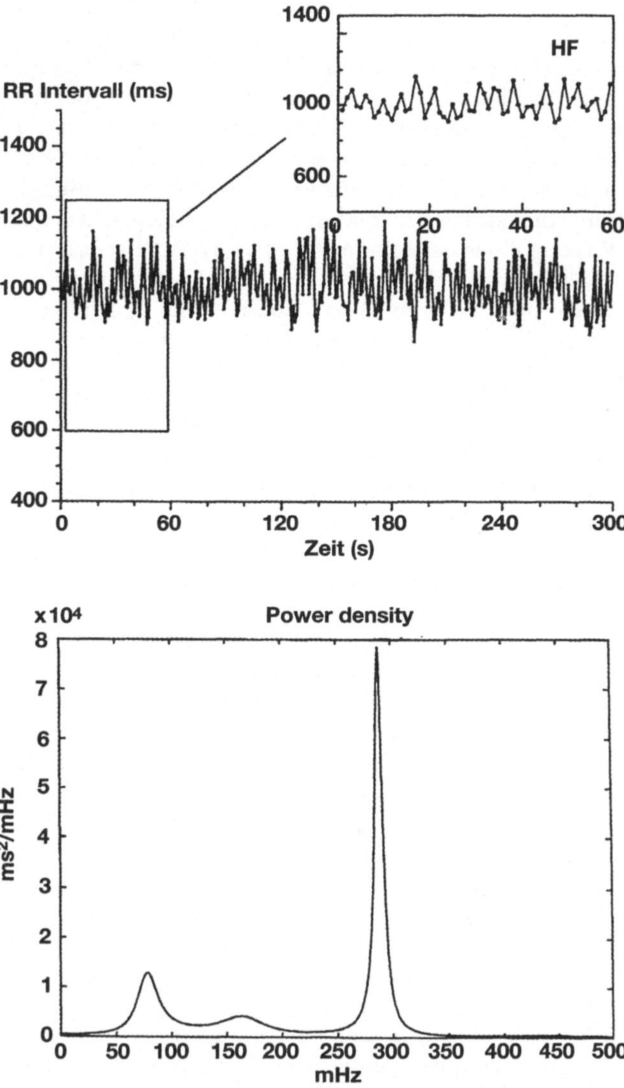

Abb. 1. Die respiratorische Sinusarrhythmie – das biologische Signal, das zur Besimmung der isolierten vagalen Modulation des Herzens herangezogen wird – entspricht einer Hochfrequenz-(HF-)Oszillation bei ungefähr 0,25 Hz. Die Powerspektrumanalyse ist eine sensitive Technik zum Nachweis und zur quantitativen Bestimmung dieser Oszillation. Die unten angegebene Zahl zeigt das in absoluten Einheiten gemessene Ergebnis als HF-Power (ms²). Dieser Parameter kann durch die begleitende Sympathikusaktivität beeinflußt werden, da sich diese auf den mittleren RR-Wert auswirkt

frequenzoszillation (0,25 Hz) ist eng mit dem Vagotonus korreliert. Diese Korrelation stützt sich jedoch hauptsächlich auf Experimente, die unter Bedingungen eines niedrigen Sympathikotonus durchgeführt wurden. Der Standardindex des Vagotonus – die Hochfrequenzpower – kann durch die begleitende Sympathikusaktivität beeinflußt werden, da sich diese auf die mittleren Herzfrequenzwerte auswirkt. Dafür sprechen Daten, aus denen hervorgeht, daß die Infusion von Katecholaminen die Standard-HFV-Indizes des Vagotonus signifikant abschwächt [14]. Dies bedeutet ein grundlegendes Problem bei der Messung und Interpretation dieses Standard-HFV-Index des Vagotonus. Das gilt insbesondere für 24-h-Aufzeichnungen, die einen sehr unterschiedlichen Grad der Sympathikusaktivität umfassen, jedoch auch im experimentellen Streßmodell Untersuchungen dieser sympathovagalen Interaktion bei physiologischer Stimulation zeigen, daß die Wirkung einer bestimmten Vagusaktivität eher mit den relativen (%) als mit den absoluten (ms) Veränderungen der Herzfrequenz korreliert ist. Diese Methode stimmt mit neueren Daten überein, die speziell den Effekt der begleitenden Sympathikusnervenstimulation auf verschiedene HFV-Indizes der Vagusaktivität untersuchten [15]. Der Standardvagusindex (Hochfrequenzpower- (HF)Power), der die Amplitude der respiratorischen Sinusarrhythmie in absoluten Einheiten mißt, wird während eines konstanten Vagotonus durch die Sympathikusaktivität signifikant abgeschwächt. Wenn die Veränderungen der Amplitude der respiratorischen Sinusarrhythmie jedoch relativ gemessen werden, indem der Einfluß des mittleren RR-Werts – der CCV-Index (CCV-HF = ($\sqrt{}$HF-Power/mittlerer RR) x 100) – berücksichtigt wird, bleibt der Vagusindex unbeeinflußt von der unterschiedlichen Sympathikusaktivität. Dieser Parameter erscheint daher für Bedingungen mit unkontrollierter Sympathikusaktivität weitaus besser geeignet.

Bei Patienten, die nach einem akuten Myokardinfarkt untersucht werden, geht die orale Therapie mit Metoprolol mit einer signifikanten Erhöhung des HFV-Index des Vagotonus einher [16]. Bei einer nochmaligen Analyse dieser Daten, bei welcher der β-blockierende Effekt auf den mittleren RR-Wert anhand des CCV-Index berücksichtigt wird (Tabelle 1), zeigt sich jedoch kein Effekt der β-Blockade auf die vagale Modulation aus anderen Studien, in denen hydrophile β-Blocker wie Atenolol angewendet wurden und in denen man andere Patientengruppen mit koronarer Herzkrankheit sowie gesunde Probanden untersuchte, wurde über eine Erhöhung der Indizes des Vagotonus berichtet [17–19]. In diesen Berichten blieb jedoch der mögliche Einfluß der β-Blockade auf die Vagusindizes unberücksichtigt. Bei einer nochmaligen Berechnung dieser Daten, bei denen die Auswirkung der Veränderungen des mittleren RR-Werts berücksichtigt wird, liegen offensichtlich keine Veränderungen der vagalen Modulation vor. Vergleichbare Ergebnisse können in anderen Studien beobachtet werden, die ebenfalls während Alltagsbedingungen ohne Streß durchgeführt wurden. Die Wirkungen auf die vagusvermittelte Kurzzeit-HFV, über die berichtet wurde, beruhen daher wahrscheinlich auf der günstigen Blockade der Sympathikuswirkungen an der Herzzelle.

Aus diesen Berichten ergibt sich kein Unterschied zwischen hydrophilen und lipophilen β-Blockern bezüglich der Wirkung auf den Vagusindex [18]. Wenn die Studien jedoch Belastungsbedingungen einbeziehen, scheinen signifikante Unterschiede in bezug auf die kardiale vagale Steuerung zu bestehen [10,21]. Diese Daten stammen aus Tierversuchen, in denen sich reproduzierbare Streßmodelle erreichen lassen. In einem Kaninchenmodell gingen Metoprolol (lipophil) und Atenolol (hydrophil) mit einer vergleichbaren Reduktion der mittleren Herzfrequenz einher und verhüteten eine Ischämie in demselben Ausmaß [20]. Die Konzentration von Atenolol im Liquor cerebrospinalis (CSF) betrug nur

Tabelle 1. Wirkung von Metoprolol auf 2 Herzfrequenzvariabilitätsindizes der vagalen Modulation bei Postinfarktpatienten. HF = Hochfrequenz (0,25 Hz); $CCV\text{-}HF$ = ($\sqrt{}$ HF-Power/mittlerer RR) x 100. (Daten aus Mølgaard et al. 1993 [16])

	mittlerer RR [ms]	$\sqrt{}$ HF-Power [ms]	CCV-HF [%]
Plazebo	763	6,2	0,80
Metoprolol	987*	7,9*	0,81

*p < 0,01, Plazebo im Vergleich zu Metoprolol; n = 19 (Plazebo), n = 20 (Metoprolol)

10% der therapeutischen Konzentration im Plasma, während Metoprolol im Plasma und im CSF vergleichbare Konzentrationen erreichte. Wenn die Tiere Streß und Ischämie ausgesetzt wurden, war die präventive Wirkung der beiden Medikamente sehr unterschiedlich. In der mit Metoprolol behandelten Gruppe starben nur 33% der Tiere infolge Kammerflimmerns, bei den mit Atenolol behandelten Tieren lag diese Rate hingegen bei 80%, bei den Kontrolltieren erreichte sie 90%. Die vagale Reaktionsfähigkeit war bei den mit Metoprolol behandelten Tieren signifikant stärker ausgeprägt; dies weist auf zentrale Wirkungen hin. Diese Hypothese wurde durch Untersuchungen bei wachen Schweinen weiter untermauert [21]. Wiederum führten beide Medikamente unter streß-freien Bedingungen zu einer Reduktion der mittleren Herzfrequenz auf einen vergleichbaren Wert. Außerdem wurde der CCV-Index der vagalen Modulation von den beiden Medikamenten nicht stark verändert. Wenn die Tiere jedoch Streß ausgesetzt wurden, kam es zu einer unterschiedlichen Reaktion. Die Messung der kardialen vagalen Kontrolle nach Konfrontation mit einem aggressiven fremden Schwein ergab eine deutliche Reduktion sowohl unter Kontrollbedingungen als auch während der Phase der Atenololtherapie. Während der Phase der Metoprololtherapie blieb die vagale Modulation jedoch zum großen Teil erhalten. Diese experimentellen Daten weisen darauf hin, daß β-Blocker, die in das ZNS gelangen, möglicherweise eine duale Wirkung haben: eine ZNS-Blockade, welche die vagale Modulation unter Belastungsbedingungen verstärkt oder bewahrt, und die allgemein bekannte Blockade der Sympathikusaktivität auf zellulärer Ebene. Diese Hypothese kann von klinischer Relevanz sein, da die klinischen Präventionsstudien auf eine ausgeprägtere Reduktion der Inzidenz plötzlicher Herztodesfälle unter β-Blockern mit hoher ZNS-Verteilung, wie etwa Propranolol und Metoprolol, hinweisen, im Vergleich zu Medikamenten mit geringer Verteilung im ZNS. Die künftige Forschung muß sich auf Streßmodelle beim Menschen richten, um diesen potentiellen Wirkungsmechanismus weiter abzuklären.

Zusammenfassung

Eine verminderte vagale Reaktionsfähigkeit und/oder eine geringe spontane vagale Modulation des Herzens ist eine wichtige Komponente der Pathophysiologie des plötzlichen Herztods. Diese Abschwächung der vagalen Pufferfunktion scheint die Arrhythmieschwelle für maligne ventrikuläre Arrhythmien im ischämischen Herzen zu senken.

Der offensichtliche antiarrhythmische Effekt lipophiler β-Blocker in klinischen Präventionsstudien kann auf einer dualen Wirkung beruhen: zum einen auf der allgemein bekannten Reduktion der Sympathikuswirkungen auf kardialer Ebene und zum anderen auf einer Aufrechterhaltung der vagalen Modulation während Belastung und Ischämie über zentrale Mechanismen.

Literatur

1. Yusuf S, Peto R, Lewis J, Collins R, Sleight P (1985) β-blockade during and after myocardial infarction: An overview of the randomized trials. Prog Cardiovasc Dis 17: 335–371
2. Skinner JE (1985) Regulation of cardiac vulnerability by the cerebral defense system. J Am Coll Cardiol 5: 88B–94B
3. Leor J, Poole K, Kloner RA (1996) Sudden cardiac death triggered by an earthquake. N Engl J Med 334: 413–419
4. Meisel SR, Kutz I, Dayan KI et al. (1991) Effect of Iraqi missile war on incidence of acute myocardial infarction and sudden death in Israeli civilians. Lancet 338: 660–661
5. Frasure-Smith N, Lesp'erance F, Talajic M (1993) Depression following myocardial infarction. JAMA 270: 1819–1825
6. Billman G, Schwartz PJ, Stone HL (1982) Baroreceptor reflex-control of heart rate: A predictor of sudden cardiac death. Circulation 66: 874–880
7. Billman GE, Schwartz PJ, Stone HL (1984) The effects of daily exercise on susceptibility to sudden cardiac death. Circulation 69: 1182–1189
8. La Rovere MT, Specchia G, Mortara A, Schwartz PJ (1988) Baroreflex sensitivity, clinical correlates, and cardiovascular mortality among patients with a first myocardial infaction. Circulation 78: 816–824
9. Mølgaard H (1995) 24-hour heart rate variability. Methodology and clinical aspects. Doctoral Thesis, University of Aarhus, Risskov
10. Kleiger RE, Miller JP, Bigger JT, Moss AJ (1987) Decreased heart rate variability and its association with increased mortality after acute myocardial infarction. Am J Cardiol 59: 256–262
11. Farrell TG, Bashir Y, Cripps T et al. (1991) Risk stratification for arrhythmic events in postinfarction patients based on heart rate variability, ambulatory electrocardiographic variables and the signal averaged electrocardiogram. J Am Coll Cardiol 18: 687–697
12. Bigger JT, Kleiger RE, Fleiss JL, Rolnitzky LM, Steinman RC, Miller JP (1988) Components of heart rate variability measured during healing of acute myocardial infarction. Am J Cardiol 61: 208–215
13. Huikuri HV, Koistinen J, Yli-Mäyry S et al. (1995) Impaired low-frequency oscillations of heart rate in patients with prior acute myocardial infarction and life-theatening arrhythmias. Am J Cardiol 76: 56–60
14. Ahmed MW, Kadish AH, Parker MA, Goldberger JJ (1994) Effect of physiologic and pharmacologic adrenergic stimulation on heart rate variability. J Am Coll Cardiol 24: 1082–1090
15. Mølgaard H, Åblad B, Huikuri HV, Axenborg J, Björkman JA, Olsson G (1996) Influence of sympathetic neural activity on indexes of vagal as measured by heart rate variability. Evidence for independence of the coefficient of variance, submitted
16. Mølgaard H, Michley H, Pless P, Bjerregaard P, Møller M (1993) Effects of metoprolol on heart rate variability in survivors of acute myocardial infarction. Am J Cardiol 71: 1357–1359
17. Cook JR, Bigger JTJ, Kleiger RE, Fleiss JL, Steinman RC, Rolnitzky LM (1991) Effect of atenolol and diltiazem on heart period variability in normal persons. J Am Coll Cardiol 17: 480–484
18. Niemelä MJ, Airaksinen KEJ, Huikuri HV (1994) Effect of β-blockade on heart rate variability in patients with coronary artery disease. J Am Coll Cardiol 23: 1370–1377
19. Sandrone G, Mortara A, Torzillo D, La Rovere MT, Malliani A, Lombardi F (1994) Effects of β-blockers (atenolol or metoprolol) on heart rate variability after myocardial infarction. Am J Cardiol 74: 340–345
20. Åblad B, Bjurö T, Björkman J-A (1991) Role of central nervous β-adrenoceptors in the prevention of ventricular fibrillation through augmentation of cardiac vagal tone. J Am Coll Cardiol 17: 165A
21. Åblad B, Forshult E, Olsson G (1992) Increased cardiac vagal tone by central nervous β-blockade in conscious pigs during CNS arousal. J Am Coll Cardiol 19: 251A

VII Migräne

Auch Kinder haben Migräne. Was ist zu tun?

R. Pothmann

Epidemiologische Bedingungen

In der ersten großen, epidemiologischen Studie zu Kopfschmerzen bei Kindern litten 45 % der Kinder an Kopfschmerzen, davon 4,5 % an Migräne [2]. Ende der 70er Jahre stellte sich ein Anstieg der Kopfschmerzprävalenz bei 14jährigen Schülern in Finnland auf 69 % heraus [17].

In einer eigenen Erhebung zur Kopfschmerzsituation von ca. 4 000 Schülern einer mitteldeutschen Großstadt und Umgebung zwischen dem 8. und 16. Lebensjahr fand sich eine Lebensprävalenz je nach Alter von 83–93 % [4]. 12 % litten an Migräne. Die Klassifikation der verschiedenen Kopfschmerzformen erfolgte in Anlehnung an die Kriterien der Internationalen Kopfschmerzgesellschaft (IHS) [20].

Auslöser für Kopfschmerzen waren die Schulsituation (ca. 35 %), Ärger (ca. 29 %), Schlafmangel (29 %) und Wetterwechsel (ca. 30 %). Ärger in der Familie (ca. 41 %) und Klassenarbeiten (ca. 38 %) wurden als besonders belastend angesehen. Daneben werden „traurige Gefühle" von etwa 37 % der Schüler als auslösende Bedingungen von Kopfschmerzen genannt.

Mädchen (41 %) sehen weitaus häufiger als Jungen (28,2 %) Schule wie auch Ärger (32 %/26 %) als auslösendes Moment für ihre Kopfschmerzen an. Ebenso reagieren Mädchen stärker mit Kopfschmerzen speziell auf Ärger in der Familie (44 %/38 %) und auf Klassenarbeiten (41 %/32 %). Es ist somit anzunehmen, daß Mädchen soziale Anforderungen stärker bewerten als Jungen und emotional anfälliger sind, wenn sie leichter mit Enttäuschung und Traurigkeit auf Ärger oder belastende Schulsituationen reagieren.

Mit höherem Alter nehmen die verschiedenen Auslöser an Gewicht zu. Schlechte Zensuren werden in allen Altersstufen fast gleich eingestuft, während die Bedeutung von Streit mit Mitschülern abnimmt (von 24 % auf 13 %). Banale Erkältungen allein verursachen nur in 4,5 % der Fälle Kopfschmerzen, wobei keine Alters- oder Geschlechtsabhängigkeiten bestehen.

Der *Leidensdruck* ist wahrscheinlich bei den Schülern groß, die ihre Kopfschmerzen täglich oder wöchentlich angeben (15 %), ebenso bei jenen Schülern, die unter starken (13 %) oder nicht auszuhaltenden Kopfschmerzen leiden (6 %), bzw. deren Kopfschmerzen einen Tag (14 %) oder länger (6 %) dauern, sowie bei den 22 % der Schüler, die Schmerzmittel einnehmen. Sie dürften somit zu der Gruppe zählen, die als behandlungsbedürftig eingestuft werden muß. Sind 2 oder mehr dieser Kriterien erfüllt, kann man von fehlendem Bewältigungsverhalten ausgehen, wie bei 19 % der Schüler. Vergleichsweise konnten nur 26 % der

Schüler bei Kopfschmerzen ohne Beeinträchtigung ihre jeweiligen Tätigkeiten fortsetzen: 7% hörten ganz auf, 30% machten eine Pause und 35% mußten sich hinlegen.

Unter den Bewältigungsstrategien, die Schüler zu Beginn ihrer Kopfschmerzen einsetzen, überwiegen entspannende Maßnahmen deutlich. Mit zunehmendem Alter lassen sich allerdings bei allen Strategien bedeutsame Unterschiede ausmachen. Während in den 3. Klassen immer noch sehr häufig mit Kopfkühlen und Hinlegen gearbeitet wurde, gingen diese Maßnahmen im 9. Schuljahr z. T. deutlich zurück. Etwa ein Drittel der älteren Schüler griffen bei Kopfschmerzen zu Schmerzmitteln.

Das Verhalten während der Kopfschmerzen bei den älteren Schülern entspricht auch den Ergebnissen anderer Untersuchungen, in denen Schmerzmittel fast 50% aller eingenommenen Medikamente unter Jugendlichen ausmachen [7]. Auch lassen sich Rückschlüsse auf das soziale Krankheitslernen ziehen: Je älter die Kinder werden, desto mehr kopieren sie offensichtlich das Verhalten der Eltern.

Der Trend zur Zunahme der Kopfschmerzprävalenz ist somit auch in Deutschland nachvollziehbar. Die Häufigkeit kindlicher Kopfschmerzen liegt allerdings sogar über den bisherigen skandinavischen Angaben [2, 17]. Das leichte Gefälle zwischen Großstadt und Landkreis deutet auf einen Zusammenhang zwischen auslösenden Umweltbedingungen im weiteren Sinn und dem Auftreten von Kopfschmerzen. Auffällig waren bei Kopfschmerzen auch schon im Kindesalter die Geschlechtsunterschiede, wobei Mädchen wie später Frauen häufiger unter Migräne und Spannungskopfschmerzen leiden als Männer. Eine Mädchenwendigkeit findet sich in der jüngsten Untersuchung bei Kindern zwar nur teilweise, deutlich wird sie allerdings in der doppelten Häufigkeit für Migräne und einem höheren Leidensdruck durch Kopfschmerzen allgemein.

Aus der vorliegenden Situation läßt sich ein umfangreicher therapeutischer und präventiver Ansatz zur Problembewältigung ableiten, vor allem um eine zunehmende Chronifizierung der Kopfschmerzen mit ihren psychischen, sozialen und organischen Folgen aufzuhalten. Die Vernachlässigung der kindlichen Kopfschmerzen erklärt sich teilweise dadurch, daß sie als unvermeidbare Störung angesehen werden. Die Verhaltens- und damit Leistungsbeeinträchtigungen infolge von Kopfschmerzen zwingen jedoch dazu, nach Ursachen und Therapiemöglichkeiten zu suchen. Gerade für Kinder und Jugendliche ist dies notwendig, um frühzeitig und wirkungsvoll negativen Lernmustern bezüglich Krankheitsverhalten und speziell Tablettenkonsum entgegentreten zu können.

Klassifikation und Diagnostik

Definition und Einteilung kindlicher Kopfschmerzen orientieren sich an den Vorschlägen zur Klassifikation und Diagnostik der International Headache Society [20], wobei Besonderheiten der kindlichen Migräne Berücksichtigung finden. Danach wird ein Migräneanfall auch dann akzeptiert, wenn das Kind einschläft und 4 Stunden nach Migränebeginn kopfschmerzfrei erwacht.

Die Diagnose einer Migräne kann nur durch Ausschluß symptomatischer Kopfschmerzen insbesondere bei raumverdrängenden intrakraniellen Prozessen gestellt werden.

Akuttherapie

Die Akutbehandlung beinhaltet in der Regel unspezifische Maßnahmen wie Reizabschirmung, kühlende Kompressen oder einfache Analgetika vom Typ Aspirin bzw. Paracetamol. Die Dosis sollte ausreichend sein: bei Schulkindern 500–1000 mg zu Beginn, bei nicht ausreichendem Ansprechen evtl. nach 0,5–1 h wiederholt. Domperidon, 15 min. vorab gegeben, dämpft bes. das Erbrechen (1 Tr./kg; max. 1 ml). Ergotamintartrat empfiehlt sich, wenn diese Maßnahmen nicht ausreichen: 1–2 mg pro Anfall, maximal 2mal in 1 Woche, spez. als Supp. Sumatriptan kommt alternativ, allerdings erst ab dem 18. Lebensjahr in Betracht (100-mg-Tablette).

Dokumentation mit dem Migränetagebuch

Vor jeder Langzeittherapie muß der Interventionsbedarf durch eine mehrwöchige Dokumentation der zugrundeliegenden Kopfschmerzen überprüft werden. Deshalb wurde ein kindgerechtes Instrumentarium entwickelt [14]. Das Migränetagebuch setzt sich aus einem Anamnesefragebogen für das Kind und für die Eltern sowie 7 Wochenblättern zur Dokumentation der Kopfschmerzen zusammen. Ansprechende Bären und Mäuse, die eigens von Janosch gezeichnet wurden, begleiten durch das Tagebuch und motivieren, ebenso wie bunte Aufkleber, die Kinder zum regelmäßigen Ausfüllen. Das Kopfschmerztagebuch erfaßt in standardisierter Weise das Kopfschmerzverhalten auf verschiedenen Ebenen und orientiert sich an den Forderungen von Kanfer [23].

Die Kinder erhalten den Kalender bereits in einer 4–6wöchigen Vorphase, um die Behandlungswürdigkeit festzustellen. Erfahrungen an ca. 100 Kindern, in über 1 300 Wochen gewonnen, ergaben, daß es bereits in der Baselinephase zu einem signifikanten Sistieren der Beschwerden kam. Dabei entgingen den Eltern ca. 20 % der Kopfschmerzen ihrer Kinder. Die Einschätzung der Kopfschmerzstärke und -dauer ergab dagegen keinen wesentlichen Unterschied zwischen Eltern und Kindern. Die günstigen Ergebnisse der alleinigen Dokumentation auch nach jahrelangem Verlauf sprechen für das zunächst abwartende Verhalten, auch die Gewichtung zwischen den verschiedenen Kopfschmerzformen in der Regel gelingt oft erst aufgrund der Tagebuchaufzeichnungen [15].

Intervallprophylaxe

Bei einer Frequenz von mindestens 2 Anfällen im Monat bzw. einzelnen sehr starken und langanhaltenden Kopfschmerzen stellt sich die Indikation einer 3-monatigen Migräneprophylaxe [21]. Möglichkeiten der Prophylaxe sind:

- Pharmakologie
- β-Blocker (z. B. Metoprolol: 1–2 mg/kg KG, einschleichend, abends),
- Kalziumantagonisten (z. B. Flunarizin: 5–10 mg/die, abends),
- Low-dose-Azetylsalizylsäure (50–200 mg/die, abends),
- Serotoninantagonisten (z. B. Pizotifen 0,5–1 mg/die, abends);
- **Verhaltenstherapie**
- Relaxationsverfahren: progressive Muskelrelaxation (PMR) nach Jacobson, autogenes Training (AT),
- Biofeedbacktherapie: EMG-BFT; Vasokonstriktionstraining (VKT),
- kognitive Umstrukturierung, Hypnotherapie;
- **spezielle Verfahren bei Therapieresistenz**
- Auslaßdiät: Lebensmittelzusatzstoffe, Milch, Süssigkeiten u. a.,
- unter besonderen Bedingungen: Akupunktur,
- transkutane elektrische Nervenstimulation (TENS).

β-Blocker

β-Blocker wurden in den skandinavischen Ländern durch Ludvigsson [9] in die Prophylaxe der kindlichen Migräne eingeführt. Als effektiv gelten allerdings nur wenige Vertreter wie Propranolol und der β_1-spezifische Blocker Metoprolol [19]. Metropolol hat eine therapeutische Überlegenheit im Vergleich zu Propranolol [16]. Hervorzuheben ist vor allem die complianceanhebende retardierte Applikationsform von Metoprolol CR/Zok, was eine Einmalgabe abends erlaubt und damit die Nebenwirkungsrate verschwindend niedrig gestaltet.

So ließ sich in einer eigenen Untersuchung die Wirksamkeit einer abendlichen Dosis von β-Blockern auch bei Kindern mit Migräne belegen. Unter Doppelblindbedingungen zeigte Metoprolol in einer Dosis von 1–1,5 mg/kg KG gegenüber Dihydroergotamin einen signifikant überlegenen Phaseneffekt, der sich in der Nachbeobachtungsphase ausweitete. Die betroffenen Kinder schätzten den Erfolg der medikamentösen Prophylaxe mit Metoprolol insgesamt besser als ihre Eltern ein. Der β-Blocker war vor allem besonders günstig hinsichtlich seiner Langzeitverträglichkeit einzustufen [1], speziell im Vergleich zu Prophylaktika wie Pizotifen oder Flunarizin. Bronchialasthma ist als Kontraindikation zu beachten.

In der Praxis kann man bei Schulkindern mit einer halben 50 mg-Tablette Metoprolol CR/Zok abends in der ersten Prophylaxewoche beginnen. Ab der zweiten Einnahmewoche wird die Dosis gewichtsbezogen auf 1,5–2 mg/kg KG erhöht, was in der Regel 100 mg-Tablette Metoprolol CR/Zok entspricht. Diese Dosis wird solange beibehalten, bis die Migräneanfälle 1 Monat sistieren, mindestens aber über 3 Monate. Zur Vermeidung eines potentiellen Reboundphänomens empfiehlt es sich, ausschleichend in 2 Schritten über 1–2 Wochen zu reduzieren.

Kalziumantagonisten

Flunarizin hat sich seit Beginn der 80er Jahre ebenfalls bewährt. Die Dosierung beträgt bei Kindern 5 mg bzw. 10 mg ab 40 kg KG abends. Eine klinisch signifikante Besserung kann bei ca. 70 % der Kinder erwartet werden [11] und entspricht Ergebnissen einer plazebokontrollierten Studie [18]. Nebenwirkungen wie leichte Müdigkeit und Gewichtszunahme sind vergleichsweise geringfügig und therapeutisch nicht limitierend. Aufgrund der langen Halbwertzeit ist eine alternierende Einnahme (alle zwei Tage) auf Dauer wahrscheinlich schon ausreichend.

Low-dose-Aspirin

In einer Doppelblindstudie an 30 Kindern mit Migräne wurde auch niedrig dosierte Azetylsalizylsäure (ASS) im Vergleich zu Flunarizin untersucht (ASS-Dosis 2–3 mg/kg KG 1mal abends [11]. Die monatliche Migränelinderung von durchschnittlich 8 auf 2 Anfälle unterschied sich nicht von der verglichenen Flunarizinwirkung. Die prophylaktische Wirksamkeit lag damit höher als bei Erwachsenen [5]. ASS wird allgemein gut vertragen, sicherheitshalber sollte die Medikation jedoch mit Hinblick auf eine potentielle Reye-Syndrom-Gefährdung während einer Grippeinfektion und speziell bei Varizellen nicht angewendet werden.

Serotoninantagonisten

Pizotifen spielt in den angelsächsischen Ländern eine größere Rolle. Nebenwirkungen, wie Müdigkeit und Appetitzunahme, sind stärker als bei Flunarizin zu beachten. Die Dosisempfehlung kommt diesem Umstand durch 1malige abendliche Gabe von 1–2 Tabletten entgegen [22].

Dihydroergotamin

Dihydroergotamintropfen sind zwar in der kinderärztlichen Praxis noch sehr weit verbreitet, haben aber bisher den Wirksamkeitsnachweis im Kindesalter nicht antreten können [1]. Die Substanz kommt als Mittel der weiteren Wahl in Tablettenform in Betracht (s.a. β-Blocker), mit ergotaminabhängigen chronischen Kopfschmerzen muß bei Einnahme über 3 Monate hinaus allerdings gerechnet werden.

Verhaltenstherapie

Erfolgreiche psychotherapeutische Ansätze bei kindlichen Kopfschmerzen sind vor allem in Entspannungsverfahren, wie der progressiven Muskelrelaxation nach Jacobson und autogenem Training oder Biofeedback zu sehen [8]. Streßbewältigungstrainings berücksichtigen meistens verschiedene Aspekte zur Verbesserung des Bewältigungsverhaltens und zeichnen sich ebenfalls durch einen schnell einsetzenden Effekt bereits nach 5–7 ambulanten Behandlungen aus [10]. Unter dem Namen Konkordanztherapie ist ein solches Verfahren bereits bei Erwachsenen erfolgreich erprobt worden und zeichnet sich durch gute Langzeitergebnisse aus. Die Kombination von initialer β-Blocker-Prophylaxe und fortgesetzter Verhaltenstherapie bei Erwachsenen ist wahrscheinlich auch für Kinder ein zukunftsweisendes Konzept [6]. Der zeitliche Aufwand für die Einzeltherapie und eine spezielle Ausbildung der Therapeuten begrenzen derzeit noch einen breiteren Einsatz. Gute eigene Erfahrungen in Entspannungsgruppen weisen jedoch den richtigen Weg zur Bewältigung dieses Problems für die Zukunft.

Ernährungsoptimierung

Hierbei spielt weniger das Problem einer Nahrungsmittelallergie als eine Unverträglichkeit von *Lebensmittelzusatzstoffen* eine Rolle. Kinder mit einer zugrundeliegenden Nahrungsmittelintoleranz leiden typischerweise an *häufigen* und *schweren* migräneartigen Kopfschmerzen. Oft bestehen zusätzliche Auffälligkeiten, wie gastrointestinale Beschwerden, Verhaltens- und Konzentrationsstörungen sowie *atopische* Erscheinungsformen wie chronisches Ekzem oder Asthma [3].

Liegen ein oder mehrere der genannten klinischen Zusatzsymptome vor, bietet sich als erster Schritt eine *oligoantigene* Ernährung an. Wie in Doppelblindstudien belegt, kann diese über 4–6 Wochen bei ca. 90 % der Kinder zur Remission führen. Die zugrundeliegenden Auslöser lassen sich durch *Wiedereinführung* einzelner Nahrungsbestandteile identifizieren, die meisten Kinder reagieren dabei auf mehrere Stoffe. Diagnostische Methoden und Labortests, wie IgE-Bestimmung, RAST- oder Prick-Test, sind nicht wegweisend, da die Reaktion auf die Lebensmittelzusatzstoffe selten IgE-vermittelt abläuft.

Entsprechend der Häufigkeit des Auftretens von Unverträglichkeiten empfiehlt sich, den Schwerpunkt auf die Ernährungsberatung zu legen und folgende Nahrungsmittel für mindestens 4–6 Wochen zu vermeiden: Kuhmilch, Lebensmittelfarbstoffe (bunte! Süßigkeiten und Limonaden) und Konservierungsstoffe, Schokolade, Weizenmehl, Eier, Käse, Tomaten, Fisch, Schweinefleisch und Soja [3]. In der Praxis bedeutet dies zunächst Verzicht auf viele liebgewonnene Fertigprodukte.

Eine Diät im angesprochenen Sinn sollte in erster Linie bei Migräne mit hoher Frequenz ($\geq$ 1/Woche) und therapieresistentem Verlauf zum Einsatz kommen und nach 6 Wochen überprüft werden. Klinische Erfahrungen sprechen aber auch bei Spannungskopfschmerzen in zunehmendem Maße für eine primäre Nahrungsmitteloptimierung, die bereits in über 50 % der Fälle erfolgreich ist. Hierdurch lassen sich nachfolgende therapeutische Maßnahmen günstiger gestalten.

Nicht zu unterschätzen ist aber auch der pädagogische Wert einer strukturierenden Ernährungsoptimierung, der vielen Familien den Anstoß gibt, sich wieder stärker aufeinander zu beziehen. Diese Neuorientierung gewinnt somit eine zusätzliche verhaltenstherapeutische Bedeutung.

Transkutane elektrische Nervenstimulation (TENS)

Die Effizienz der TENS ist bei Migräne niedriger als bei Spannungskopfschmerzen [13]. Der Vorteil der Methode liegt vor allem in der Langzeitanwendung bei Kombinationskopfschmerzen, wobei die Unabhängigkeit vom Therapeuten (und von Medikamenten) im Sinn einer verbesserten Selbstkontrollüberzeugung und Emanzipation des Kindes zu verstehen ist. Eine Reduktion von über 50 % der Anfälle kann bei den Spannungskopfschmerzen bei täglich 30-minütiger Anwendung über 1–3 Monate bei ca. 75 % der Kinder erwartet werden.

Akupunktur

Als Reservemethode kommt Akupunktur in der Migränetherapie bei entsprechend motivierten Kindern und Eltern in Betracht, wenn Vorbehalte gegenüber einer pharmakologischen Prophylaxe bestehen oder Nebenwirkungen aufgetreten sind. Die klinisch bedeutsame Wirksamkeit darf allerdings nicht überschätzt werden, sie bewegt sich maximal im Rahmen der Effektivität anderer bekannter Behandlungsverfahren [12]. Nachteilig ist mittelfristig vor allem die therapeutische Abhängigkeit. Die Realisierung einer Akupunkturtherapie ist deshalb in erster Linie durch die relativ kleine Zahl verfügbarer qualifizierter Therapeuten begrenzt. Daneben ist die Methode zeitlich vergleichsweise aufwendig und nur bedingt über die Krankenkassen abrechenbar.

Schlußfolgerung

β-Blocker gehören aufgrund ihrer hohen Effizienz und guten Verträglichkeit unverändert seit dem ersten klinischen Einsatz in den 70er Jahren zu den Migräneprophylaktika der ersten Wahl im Schulkindalter. Die Empfehlungen der internationalen Kopfschmerzgesellschaften (IHS; EHF) für Erwachsene können somit grundsätzlich auch auf das Kindesalter übertragen werden [21]. Wichtig ist der frühzeitige Beginn einer verträglichen und wirksamen Migräneprophylaxe, um damit die bekannte ungünstige Lanzeitprognose zu verbessern [2], wonach ca. 50 % der früheren Migränekinder auch nach über 30 Jahren noch oder wieder an Migräne litten.

Zusammenfassung

Kinder im Schulalter leiden in zunehmendem Maße unter Migräne. Die Prävalenz macht in Mitteleuropa 12 % aus, wobei kein bedeutsamer Unterschied zwischen Jungen und Mädchen besteht. Stressoren wie Ärger in der Schule bzw. in der Familie sind die häufigsten Auslöser.

Die Akutbehandlung beinhaltet in der Regel unspezifische Maßnahmen wie Reizabschirmung, kühlende Kompressen oder einfache Analgetika vom Typ Aspirin bzw. Paracetamol.

Bei einer Frequenz von mindestens 2 Migräneanfällen im Monat bzw. einzelnen sehr starken und langanhaltenden Attacken stellt sich die Indikation einer Migräneprophylaxe. Nach Ausschöpfen aller ernährungsmedizinischen Möglichkeiten zur Vermeidung von Triggersubstanzen sind in erster Linie β-blockierende Substanzen angezeigt. Als besonders vorteilhaft hat sich neben Propranolol in letzter Zeit vor allem Metoprolol in der pharmakologischen Migräneprophylaxe bei Kindern etabliert. Unter doppelblinden Bedingungen schnitt diese Substanz bei einmaliger abendlicher Dosierung über 3 Monate signifikant besser als die pädiatrische Referenzsubstanz Dihydroergotamin ab. Besonders hervorzuheben ist die gute Verträglichkeit im Vergleich zu Prophylaktika wie Pizotifen oder Flunarizin.

β-Blocker gehören aufgrund ihrer hohen Effizienz und guten Verträglichkeit unverändert seit dem ersten klinischen Einsatz in den 70er Jahren zu den Migräneprophylaktika der ersten Wahl im Schulkindalter. Die Empfehlungen der internationalen Kopfschmerzgesellschaften für Erwachsene (IHS; EHF) können somit auch auf das Kindesalter übertragen werden.

Literatur

1. Besken E, Plump U, Pothmann R, Niederberger U, Sartory G (1991) Metoprolol und Dihydroergotamin-Prophylaxe kindlicher Migräne – Erste Ergebnisse. Monatsschr Kinderheilk 139: 727
2. Bille B (1981) Migraine in childhood and its prognosis. Cephalalgia 1: 71–75
3. Egger J, Carter CM, Wilson J, Turner MW (1983) Is migraine food allergy? Lancet 8355: 865–869
4. Frankenberg S v., Pothmann R, Müller B, Sartory G, Hellmeier B, Wolff M (1991) Epidemiologie von Kopfschmerzen bei Schulkindern. Monatsschr Kinderheilk 139: 733
5. Grotemeyer KH, Viand R, Beykirch K (1984) Klinische und laborchemische Ergebnisse zur Prophylaxe der Migräne mit Azetylsalizylsäure. Med Welt 23: 762–767
6. Haag G et al. (1992) Freiburg Migraine Study: Final results of a therapy comparison. 9th Migraine Trust International Symposium, London
7. Hurrrelmann K (1988) Sozialisation und Gesundheit. Somatische, psychische und soziale Risikofaktoren im Lebenslauf. Juventa, Weinheim
8. Labbé E (1988) Childhood muscle contraction headache: current issues in assessment and treatment. Headache 28: 430–434
9. Ludvigsson J (1973) Propranolol in treatment of migraine in children. Lancet II: 799
10. Plump U, Kröner-Herwig B, Besken E, Pothmann, R (1991) Entspannungstraining und EMG-Biofeedback bei Kopfschmerzen. Monatsschr Kinderheilk 139: 728
11. Pothmann R (1987) Migräneprophylaxe mit Flunarizin und Azetylsalizylsäure. Monatsschr Kinderheilk 135: 646–649
12. Pothmann R (1988) Migränetherapie. In: Pothmann R (Hrsg) Chronische Schmerzen im Kindesalter. Hippokrates, Stuttgart, S 77
13. Pothmann R (1990) Transkutane elektrische Nervenstimulation zur Schmerztherapie. Kinderarzt 21(5): 706–712
14. Pothmann R, Plump U, Maibach G, Frankenberg S v., Besken E, Kröner-Herwig B (1991) Migränetagebuch für Kinder. Arcis, München
15. Pothmann R, Plump U, Maibach G, Besken E (1991) Kopfschmerzdokumentation. Schmerz 5: 190
16. Scholz E, Gerber WD, Diener HC, Langohr HD, Reinecke M (1987) Dihydroergotamine vs. flunarizine vs. nifedipine vs. metoprolol vs. propranolol: a comparative study based on time series analysis. In: Clifford-Rose F. (ed.) Current problems in neurology 4 – Advances in headache research. John Libbey, London, 139–146
17. Sillanpää M (1983) Changes in the prevalence of migraine and other headaches during the first seven school years. Headache 23: 15
18. Sorge F, Marano E (1985) Flunarizine vs. placebo in childhood migraine. A double blind study. Cephalalgia 5 (suppl 2): 145–148
19. Soyka D (1985) β-Rezeptorenblocker bei Migräne. Dtsch Med Wochenschr 110(5): 185–186
20. Soyka D (1989) Klassifikation und diagnostische Kriterien für Kopfschmerzerkrankungen, Kopfneuralgien und Gesichtsschmerz. Nervenheilkunde 8: 161–203
21. Soyka D, Diener HC, Pfaffenrath V, Gerber WD, Ziegler A (1992) Therapie und Prophylaxe der Migräne. Überarbeitete Empfehlungen der Deutschen Migräne- und Kopfschmerzgesellschaft. MMW 134: 145–153
22. Symon NK (1991) Pizotifen. Proceedings: International Juvenile Headache Congress, Rom
23. Thompson KL, Varni JW (1986) A developmental cognitive-behavioral approach to pediatric pain assessment. Pain 25: 283–296

W

Z